K. Eibl

Fallbuch Sprachtherapie

Neurologie, Geriatrie und Akutrehabilitation

Katrin Eibl

Fallbuch Sprachtherapie
Neurologie, Geriatrie und Akutrehabilitation

Mit Beiträgen von:
Georgios Alexiadis, Frankenthal; Daniela Jungbluth, Kolbermoor; Verena Kalb, Regensburg; Sabine Leutgäb, Regensburg; Dr. Barbara Seewald, Regensburg

ELSEVIER

Elsevier GmbH, Hackerbrücke 6, 80335 München, Deutschland
Wir freuen uns über Ihr Feedback und Ihre Anregungen an books.cs.muc@elsevier.com

ISBN 978-3-437-45481-3
eISBN 978-3-437-18164-1

1. Auflage 2019

Wichtiger Hinweis für den Benutzer
Ärzte/Praktiker und Forscher müssen sich bei der Bewertung und Anwendung aller hier beschriebenen Informationen, Methoden, Wirkstoffe oder Experimente stets auf ihre eigenen Erfahrungen und Kenntnisse verlassen. Bedingt durch den schnellen Wissenszuwachs insbesondere in den medizinischen Wissenschaften sollte eine unabhängige Überprüfung von Diagnosen und Arzneimitteldosierungen erfolgen. Im größtmöglichen Umfang des Gesetzes wird von Elsevier, den Autoren, Redakteuren oder Beitragenden keinerlei Haftung in Bezug auf jegliche Verletzung und/oder Schäden an Personen oder Eigentum, im Rahmen von Produkthaftung, Fahrlässigkeit oder anderweitig, übernommen. Dies gilt gleichermaßen für jegliche Anwendung oder Bedienung der in diesem Werk aufgeführten Methoden, Produkte, Anweisungen oder Konzepte.

Für die Vollständigkeit und Auswahl der aufgeführten Medikamente übernimmt der Verlag keine Gewähr.
Geschützte Warennamen (Warenzeichen) werden in der Regel besonders kenntlich gemacht (®). Aus dem Fehlen eines solchen Hinweises kann jedoch nicht automatisch geschlossen werden, dass es sich um einen freien Warennamen handelt.

Bibliografische Information der Deutschen Nationalbibliothek
Die Deutsche Nationalbibliothek verzeichnet diese Publikation in der Deutschen Nationalbibliografie; detaillierte bibliografische Daten sind im Internet über http://www.d-nb.de/ abrufbar.

19 20 21 22 23 5 4 3 2 1

Um den Textfluss nicht zu stören, wurde bei Patienten und Berufsbezeichnungen die grammatikalisch maskuline Form gewählt. Selbstverständlich sind in diesen Fällen immer alle Geschlechter gemeint.

Planung: Anne Wiehage, Fröndenberg
Projektmanagement: Marion Kraus, München
Redaktion: Anne Wiehage, Fröndenberg
Herstellung: Ute Landwehr-Heldt, Bremen
Satz: Thomson Digital, Noida/Indien
Druck und Bindung: Drukarnia Dimograf Sp. z o.o., Bielsko-Biała/Polen
Umschlaggestaltung: Spiesz Design, Neu-Ulm
Titelfotografie: Kopf © CLIPAREA.com – stock.adobe.com; Buchstabenwolke © LackyVis – stock.adobe.com

Aktuelle Informationen finden Sie im Internet unter **www.elsevier.de.**

Vorwort

Während in der Medizin Falldarstellungen üblich sind, ist ein Fällebuch in der Sprachtherapie etwas ganz Neues.

Die Idee hinter diesem Buch ist, KlinikerInnen sowie Studierende, die mit neurologischen und geriatrischen PatientInnen bereits arbeiten oder arbeiten wollen, anzusprechen.

In diesem Buch sind Fälle aus der Praxis für die Praxis beschrieben. Ausgehend von der Anamnese und den medizinischen Befunden wird die sprachtherapeutische Vorgehensweise Schritt für Schritt erläutert: Beginnend bei Ersteindruck und Aufnahmebefund über Diagnostik und Therapiezielfindung, die Therapieinhalte bis hin zu den Therapieergebnissen und dem Abschlussbefund.

Die Fälle basieren allesamt auf „echten" Patienten, aus didaktischen Gründen werden sie z. T. verkürzt und an das Thema angepasst dargestellt. Anhand der Falldarstellungen werden einerseits die verschiedenen neurologischen Störungsbilder innerhalb der Sprach-, Sprech- Schluck- und Stimmstörungen, andererseits bestimmte neurologische Erkrankungen erläutert.

Überdies werden standardisierte Diagnostikinstrumente, apparative Untersuchungsverfahren und erprobte und mittlerweile evidenzbasierte Therapieverfahren beschrieben.

Ziel dieses Buches ist, den LeserInnen die praktische Arbeit in der Behandlung von neurologischen und geriatrischen PatientInnen im Akuthaus, in der Rehabilitation und in der Ambulanz nahe zu bringen. Neben einer strukturierten Vorgehensweise wird auch die therapeutische Haltung und die Interdisziplinarität in diesen Bereichen betont.

Die AutorInnen sind alle erfahrene LogopädInnen und klinische LinguistInnen, die seit Jahren mit diesem Patientenklientel arbeiten.

Das Buch ist in fünf Bereiche aufgeteilt: Sprachstörungen, Sprechstörungen, Schluckstörungen, Hirnnervenlähmungen und Geriatrie. Bei den Darstellungen stehen die Praxis und die klinischen Erfahrungswerte im Vordergrund, der theoretische Unterbau wird in Kästen zu klinischem Hintergrund und Exkursen mitgeliefert, insofern er für das Verständnis der Fälle relevant ist. Der besseren Lesbarkeit zugute wurde auf ein Glossar mit medizinischen Begriffen verzichtet, die Definitionen werden stattdessen direkt im Kapitel aufgeführt.

Alle AutorInnen haben mit diesem Buch Neuland betreten. Wir freuen uns daher sehr über Rückmeldungen, Anregungen und konstruktive Kritik.

Wir bedanken uns bei allen KollegInnen, die uns mit Rat beiseite standen und Fallbeispiele geliefert haben. Und wir bedanken uns bei allen PatientInnen, ohne die dieses Buch keine Grundlage hätte.

Alteglofsheim, Mai 2019
Katrin Eibl

Benutzerhinweise

Folgende Fragen werden beantwortet

Lernziele

Definitionen

Definitionen medizinischer Begriffe

ANAMNESE

Bestandsaufnahme

Klinischer Hintergrund

Evidenzen und grundlegende Modelle

INTERDISZIPLINÄR

Beachte!

EXKURS

Blick über den Tellerrand

PRAXISTIPP

Tipps für den täglichen Alltag

Was wäre wenn ...

Weitergedacht ...

Adressen

Katrin Eibl
Krankenhaus Barmherzige Brüder Regensburg
Prüfeninger Straße 86
93049 Regensburg
Katrin.Eibl@barmherzige-regensburg.de

Abbildungsnachweis

Der Verweis auf die jeweilige Abbildungsquelle befindet sich bei allen Abbildungen im Werk am Ende des Legendentextes in eckigen Klammern.

E118-001 Dziewas, T./Warnecke, R.: Neurogene Dysphagien, Diagnostik und Therapie, Kohlhammer Verlag, 2018
E169-002 Hammer, S.: Stimmtherapie mit Erwachsenen, 5. A., Springer 2012
G793 Schröder, A./Stadie, N.: Kognitiv orientierte Sprachtherapie, Elsevier 2009
K353 Jeanette Isfahanian, München
L231 Stefan Dangl. München
M1011 Katrin Eibl, Alteglofsheim
M1011 Katrin Eibl, Alteglofsheim
M1013 Dr. Barbara Seewald, Regensburg
M1014 Daniela Jungbluth, Kolbermoor
M858 Dr. Heidrun Schröter-Morasch, Klinikum Bogenhausen, München
S007-3-24 Paulsen, F./Waschke, J.: Sobotta. Atlas der Anatomie des Menschen. Band 3: Kopf, Hals und Neuroanatomie. Elsevier/Urban & Fischer, 24. Aufl. 2017
V848 Phoenix Technologie UGmbH, Bonn
V849 REHAVISTA GmbH, Bremen

Inhaltsverzeichnis

I Sprachstörungen

KAPITEL 1

Katrin Eibl

Akute Aphasie mit neuropsychologischen Defiziten

Folgende Fragen werden in diesem Fallbeispiel beantwortet

- Welche standardisierte Diagnostik gibt es für akute Aphasien?
- Welche Behandlungsprinzipien gelten in der akuten Phase?
- Welche neuropsychologischen Defizite können eine Aphasie begleiten?
- Ist Aphasietherapie in der akuten Phase effektiv?

Definition

Akute Aphasie

Als akute Aphasie bezeichnet man erworbene Störungen der Sprache und Kommunikation innerhalb der ersten 4–6 Wochen nach einer Hirnschädigung. Sie zeigt ein instabiles Störungsmuster und verändert stark ihre Symptomatik in den ersten Wochen nach Ereignis. Die auftretenden Funktionsstörungen sind auf **Diaschisis-Effekte** sowie auf **Reperfusionsstörungen** der **Penumbra** zurückzuführen. Häufig sind mit einer akuten Aphasie Störungen der Aufmerksamkeit, leichte Bewusstseinseintrübung, **Anosognosie**, Depression sowie Tendenzen zu **Echolalie** und **Perseverationen** (➤ Kap. 2.2.1) assoziiert.

1.1 Falldarstellung

Phase A: Akuthaus Stroke Unit, Phase E: Ambulanz

ANAMNESE

Frau K, 76 Jahre, wurde am Morgen, ca. 1½ Stunden vor Aufnahme, von ihrer Tochter verwirrt gefunden. Sie habe ihre Morgentoilette erledigt und sei dann in die familiäre Bäckerei gegangen. Der Tochter fiel sofort eine rechtsseitige Schwäche und eine Sprachstörung auf. Sie verständigte den Notarzt, der keine Sprachstörung feststellte, nur eine Desorientierung hinsichtlich Zeit und Ort. Die Patientin sei sehr schläfrig gewesen. Es bestand eine hypertensive Entgleisung mit Werten bis 200/120 mmHg. Frau K wurde sofort ins Krankenhaus eingewiesen.

Im nach der Einweisung durchgeführten CCT demarkiert sich bereits eine kleine **frontotemporale linkszerebrale Ischämie,** sodass eine Lysetherapie nicht mehr indiziert ist. Das daraufhin durchgeführte EEG zeigt passend dazu eine frontotemporale Herdstörung links, epilepsietypische Potenziale werden nicht nachgewiesen. Die Annahme eines **epileptischen Anfalls** bei anfänglicher Schläfrigkeit ist möglich.

Medizinische Diagnosen

- hintere Mediateilischämie links, am ehesten **arterio-arteriell-embolischer Genese,** DD (Differenzialdiagnose) **kardiogen-embolisch**
  - **NIHSS** bei Aufnahme 4, bei Entlassung 3
  - **mRS** bei Aufnahme 3 (mittelschwere Beeinträchtigung: benötigt Hilfe im Alltag, kann aber ohne fremde Hilfe bzw. mit Hilfsmitteln (Gehstock, Rollator) gehen); bei Entlassung 2 (leichte Beeinträchtigung: kann sich ohne Hilfe versorgen, ist aber im Alltag eingeschränkt)
- arterielle Hypertonie
- Hypercholesterinämie
- Neuralgie N. Trigeminus links

EXKURS

Skalen der neurologischen Befunderhebung

NIHSS (*National Institute of Health Stroke Scale,* z. B. www.neurologie-wittlich.de//seiten//doku//NIHSS.pdf): bewertet den Schweregrad eines Schlaganfalls; je höher der Wert, desto stärker die Beeinträchtigung (max. 42 Punkte)
mRS (*modified Rankin Scale):* bewertet ebenfalls den klinischen Zustand des Patienten von 0 (keine Symptome) bis 5 (schwere Behinderung), z. B. www.klinikum.uni-heidelberg.de/fileadmin/neurologie/FAST/Modified_Rankin_Scale.pdf

Neurologischer Befund

Patientin ist schläfrig, zur Person orientiert, zeitlich und örtlich völlig desorientiert, keine Kopfschmerzen, kein **Meningismus,** keine Dysarthrie, sensorische und motorische mäßige Aphasie, befolgt Aufforderungen prompt, **Hypakusis** beidseits, Hirnnerven: Geschmacks- und Geruchssinn subjektiv nicht beeinträchtigt. Pupillen isokor, prompt lichtreagibel, kein Nystagmus, Gesichtsfeld fingerperimetrisch eingeschränkt re > li, MER (Muskeleigenreflexe) seitengleich mittellebhaft auslösbar, Babinski Reflex beidseits negativ. Keine Sensibilitätsstörungen. Kein Tremor. **Romberg-Versuch** unsicher mit ungerichteter Fallneigung, Zehen- und Hackengang gut möglich. Koordination: Finger-Nase- und Knie-Hacke-Versuch rechts **dysmetrisch, Bradydiadochokinese** rechtsbetont.

Im CMRT zeigt sich im Verlauf ein größerer Teilinsult im hinteren Mediastromgebiet links.

Definition medizinischer Begriffe

Anosognosie: gestörte Wahrnehmung von körperlichen oder kognitiven Störungen, mangelnde Störungseinsicht

arterio-arteriell-embolische Genese: Verschluss aufgrund sklerotischer Veränderungen in hirnzuführenden Gefäßen

Bradydiadochokinese: Verlangsamung von Bewegungen, z. B. die Finger schnell hintereinander auf den Daumen tippen

Diaschisis-Effekt: Ausbreitung einer Schädigung auf nicht direkt geschädigte Hirnareale, weil diese mit ihnen durch Afferenzen verbunden sind; dadurch entstehen vorübergehende Funktionsstörungen, die mit dem Heilungsprozess wieder abklingen

dysmetrisch: gestörte Zielgerichtetheit von Bewegungen

Embolie: Verschluss eines Gefäßes durch Material, das eingespült wird

epileptischer Anfall: synchrone Überaktivität von Neuronen, die zu vorübergehenden verschiedenen Symptomen wie Gangunsicherheit, Schläfrigkeit, Sprechunfähigkeit führen können

Hypakusis: Schwerhörigkeit

hypertensive Entgleisung: wenn der Blutdruck pathophysiologisch zu hoch ist

kardiogen-embolische Genese: Verschluss aufgrund eines Embolus, der vom Herzen her in die Hirngefäße geschwemmt wurde; Ursache dafür ist häufig ein **Vorhofflimmern**

Meningismus: Nackensteifigkeit, bei Bewegung zeigt sich ein erhöhter Widerstand und es ist schmerzhaft; oft als Symptom einer **Meningitis** (Hirnhautentzündung, ausgelöst durch Bakterien oder Viren)

Neuralgie: Nervenerkrankung, die zu plötzlichen Schmerzen führt, häufig ist der N. trigeminus betroffen

Penumbra: der Bereich, der unmittelbar an die geschädigte Region angrenzt und dadurch minderdurchblutet ist; hier sind noch Nervenzellen erhalten, die es zu erhalten gilt; deswegen gehört zur Erstintervention beim Schlaganfall die Wiederherstellung der Durchblutung durch eine Auflösung der verstopften Arterie (Thrombolyse, ➤ Kap.5.1)

Reperfusion: Wiederdurchblutung nach einer Unterbrechung, z. B. durch eine Läsion

Romberg Versuch: Teil der neurologischen Untersuchung, der Patient steht mit Füßen zusammen, Armen ausgestreckt und geschlossenen Augen, es wird auf Schwankungen und Fallneigungen geachtet

Vorhofflimmern: häufige Herzrhythmusstörung, bei der sich das Blut durch uneffektive Kontraktion des Vorhofes staut und dadurch Thromben entstehen können, die wiederum ursächlich für Schlaganfälle sind

1.2 Sprachtherapeutische Maßnahmen

Frau K wird am nächsten Tag auf der Stroke Unit von der zuständigen Sprachtherapeutin aufgenommen. Sie wird dort täglich behandelt. Nach ihrer Entlassung 6 Tage später kommt sie täglich für eine Stunde in die Ambulanz, um die Zeit bis zur geplanten Reha zu überbrücken.

Klinischer Hintergrund

Therapie in der Akutphase

Drei Phasen der spontanen Rückbildung nach Ereignis (post onset):

- **Aktivierungsphase:** die ersten 4 Wochen; in diesem Zeitraum werden die nicht geschädigten linkshemisphärischen Sprachareale deutlich weniger aktiviert und homologe Areale in der rechten Hemisphäre hochreguliert; dies führt i. d. R. zu Leistungsverbesserungen

- **störungsspezifische Phase:** umfasst die nächsten 1–12 Monate, in der die wesentlichen Verbesserungen durch gezieltes störungsspezifisches Üben erreicht werden; die rechtshemisphärische Aktivierung wird zurückgefahren und die linkshemisphärische nimmt wieder zu
- **Konsolidierungsphase:** fällt in den Zeitraum der **chronischen Phase** (ab 12 Monate)

(Nobis-Bosch et al. 2013)

Die Rückbildung wird gezielt durch **sprachaktivierende und stimulierende,** die Spontanremission fördernde Maßnahmen unterstützt, die die Umbauprozesse in den Hirnregionen ansprechen. Nachdem in den ersten Tagen die homologen rechtshirnigen Areale die Funktion der ausgefallenen Sprachareale übernehmen, sind z. B. **hochautomatisierte Sprachphrasen** wie die Wochentage, Zählreihen, Kinderreime und -lieder sehr gut abrufbar. Auch emotionale Sprache wie Flüche oder Ausrufe gelingen den Patienten in den ersten Tagen eher als nüchterne Benennleistungen oder Bildbeschreibungen. Sie nutzen automatisierte Sprache, um z. B. einen Small Talk mit Floskeln zu führen (Nobis-Bosch et al. 2013). Gerade bei schweren akuten, nicht-flüssigen Aphasien schöpfen die Patienten Hoffnung, wenn sie merken, dass die Sprache noch da ist. Sie können vielleicht ein Lied mitsingen oder die Wochentage mitsprechen. Über Gestik und Mimik können Begrüßungsfloskeln und Verabschiedungen elizitiert werden. Gleichzeitig ist es wichtig, überschießende Sprachproduktion wie **Perseverationen, Logorrhoe** und **Jargon** (➤ Kap. 2.2.1) zu hemmen und zu unterbinden, sodass sich keine falschen Muster einprägen (Nobis-Bosch et al. 2013). Eine hohe Intensität der Sprachtherapie in den ersten Wochen, z. B. 60 Minuten täglich, ist seit der FCET2EC-Studie (Breitenstein et al. 2014; ➤ Kap. 4.3) nachgewiesenermaßen effektiv. II

1.2.1 Aufnahmebefund

Ersteindruck

Die Patientin ist freundlich zugewandt und wach. Sie ist immer noch nicht ganz zeitlich orientiert, weiß aber, wo sie sich befindet. Ihre Spontansprache ist flüssig mit erheblichen Wortfindungsstörungen und einigen phonematischen Paraphasien. Im Small Talk fallen ihre sprachlichen Defizite kaum auf, bei genauerem Nachfragen zeigt sie insbesondere Probleme beim Sprachverstehen. Einige Fragen müssen wiederholt werden.

Da die Patientin ausreichend belastbar wirkt, wird direkt das **Bielefelder Aphasie Screening (BIAS)** durchgeführt.

BIAS

Das BIAS (Richter, Wittler & Hielscher-Fastabend 2006) ist ein standardisierter Test für akute schwere bis leichte Aphasien, das sowohl eine Schweregradeinteilung vornimmt als auch sprachsystematische Defizite aufdeckt. Zudem überprüft es die Stimulierbarkeit durch Hilfen und ist somit eine gute Basis für die Therapieplanung.

Der Test ist in vier Teile gegliedert: auditives Sprachverständnis, automatisierte Sprache, elizitierte mündliche Sprachproduktion und Schriftsprache. Die einzelnen Aufgaben zeigt ➤ Tab. 1.1.

Zu Beginn führt man ein kurzes Gespräch (5–10 Minuten), welches anhand der 6-stufigen Skala der Spontansprachebewertung des AAT (Aachener Aphasie Test, Huber et al. 1983) beurteilt wird. In der Auswertung des BIAS erhält man ein Leistungsprofil, das vorne auf dem Protokollbogen eingezeichnet wer-

Tab. 1.1 Untertests des BIAS

Untertests	Beschreibung
Auditives Sprachverständnis	1. auditive Wort-Bild-Zuordnung 2. auditive Satz-Bild-Zuordnung 3. Entscheidungsfragen („Ist eine Zitrone süß")
Automatisierte Sprache	1. Reihensprechen (Wochentage, Zahlen 1–10) 2. Sprichwörter ergänzen („Was du heute kannst besorgen, …") 3. Floskeln nachsprechen („Guten Appetit")
Elizitierte mündliche Sprachproduktion	1. Benennen von Gegenständen (Fotos) 2. Beschreiben von Situationsbildern 3. Wortflüssigkeitsaufgaben (semantisch „Tiere, Supermarkt", phonologisch „R")
Schriftsprache	1. Wort-Bild-Zuordnung 2. lautes Lesen („Plantage") 3. Schreiben nach Diktat („Augenlid")

1

den kann, außerdem eine Schweregradeinteilung. Eine Syndromklassifikation (➤ Kap. 4.2.2) wird nicht vorgenommen.

Die Spontansprache wird gemäß ➤ Tab. 1.2 bewertet.

Tab. 1.2 Bewertung Spontansprache Frau K

Bereich	Bewertung	Beschreibung
Kommunikationsverhalten	3	• Patient kann sich über fast alle Alltagsprobleme mit nur geringer Unterstützung unterhalten UND • Gespräch ist wegen deutlicher sprachlicher Beeinträchtigungen erschwert
Artikulation und Prosodie	5	• keine Störung der Artikulation UND • der Prosodie
Automatisierte Sprache	3	• viele sprachliche Stereotypien UND/ODER • starke Echolalie UND/ODER • einige Sprachautomatismen
Semantik	3	• viele semantische Paraphasien UND/ODER • viele inhaltsleere Redefloskeln UND/ODER • sehr starke Wortfindungsstörungen
Phonematik	3	• viele phonematische Paraphasien UND/ODER • phonematische Neologismen
Syntax	4	• einige falsche Flexionsformen bzw. Funktionswörter UND/ODER • einige Satzverschränkungen UND/ODER • viele Satzabbrüche bzw. fragmentarische Sätze

Die Ergebnisse von Frau K ergeben eine **mittelschwere Aphasie** mit mittelgradigen Defiziten in allen Modalitäten (➤ Abb. 1.1): Auditives Sprachverstehen (Prozentrang 27), Automatisierte Sprache (PR 42), Elizitierte mündliche Sprachproduktion (PR 40) und Schriftsprache (PR 31).

Beispiele für Fehlleistungen: Beim auditiven Sprachverstehen ist Test 3 (Entscheidungsfragen) nicht durchführbar, auf Satzebene zeigt sie immer den nahen Ablenker; bei Sprichwörter ergänzen produziert sie „Wer andern eine Grube gräbt…, fällt er in den Boden“. Beim Benennen braucht sie immer die phonologische Anlauthilfe, die Wortflüssigkeit ist gar nicht durchführbar. Beim Lesen und Schreiben produziert sie fast durchgängig phonematische Paralexien bzw. -graphien, z. B. „fantaron“ für PLANTAGE, „Silinder“ für ZYLINDER.

Während der Testung fallen eine reduzierte Aufmerksamkeit und kognitive Belastbarkeit auf. Frau K fragt häufig nach oder wiederholt die Anweisung. Oft kommt es zu Missverständnissen im Gesprächsverlauf.

Schlussfolgerungen

Diagnose:

- mittelschwere flüssige akute Aphasie
- leichte bis mittelgradige Dysgraphie und Dyslexie

Schwerpunkte der akuten therapeutischen Intervention:

- auditives Sprachverständnis
- Anregung Wortfindung über Spontansprache
- Abklärung neuropsychologische Defizite

In der Akutphase einer Aphasie stehen mehrere Testungen zur Auswahl, die meisten davon standardisiert. Welche Untersuchung gewählt wird hängt vom klinischen Eindruck sowie von praktischen Erwägungen ab. Einige Testverfahren sind leicht am Bett zu handhaben, einige haben gut erkennbare Bilder, einige nutzen Realgegenstände, einige legen den Schwerpunkt auf die Stimulierbarkeit usw. Sicherlich spielt die Erfahrung des Untersuchers eine weitere Rolle. Die weiteren zur Verfügung stehenden Testverfahren beschreibt der Exkurs.

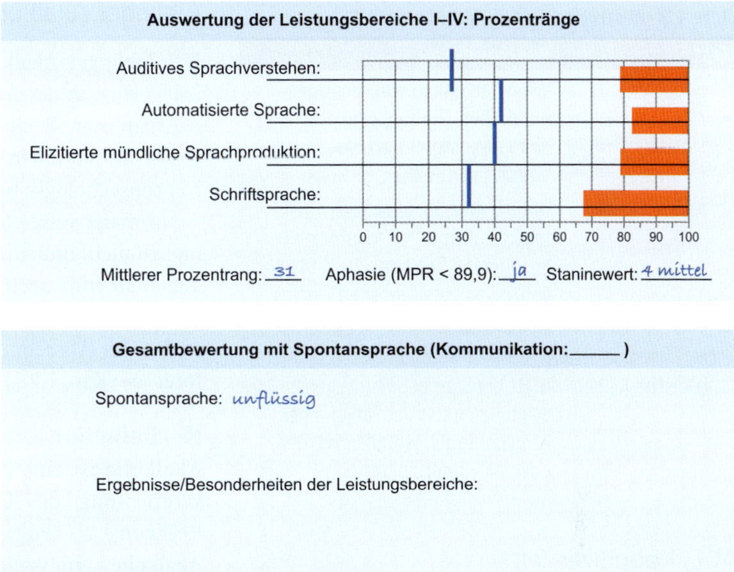

Abb. 1.1 BIAS Leistungsprofil Frau [K L231]

EXKURS

Diagnostik der akuten Aphasie

- **Aphasie Schnell Test** (**AST**, Kroker 2000): zeitökonomisches Instrument für das Erfassen einer Aphasie; Durchführungsdauer liegt bei ca. 15–20 Minuten; Screening kann auch von nicht-sprachtherapeutischem Personal durchgeführt werden; sechs Untertests prüfen anhand einer Berglandschaftsszene auf der einen und geometrischen Formen auf der anderen Seite folgende sprachlichen Leistungen: Verstehen, Ausdruck, Schriftsprache
- **Aachener Aphasie Bedside Test** (**AABT**, Biniek 1993): besonders ist, dass noch keine gezielte Überprüfung der einzelnen sprachlichen Modalitäten im Vordergrund steht, sondern vielmehr die Stimulierbarkeit der sprachlichen Fähigkeiten; gleichzeitig werden Begleitstörungen wie Dysarthrie oder Sprechapraxie erfasst; pro Untertest gibt es eine 4-stufige Stimulierung; zuerst erfolgt die verbale Aufforderung, dann eine Wiederholung der verbalen Aufforderung, daraufhin wird die Bewegung vorgemacht, zum Schluss noch einmal und evtl. zusätzlich taktil oder situativ stimuliert; je nach Durchführbarkeit (Abbruchkriterien liegen in jedem Testteil vor) dauert der Test 15–40 Minuten; Untertests: globales Kommunikationsverhalten, Spontansprache, Blick- und Kopfbewegungen, Mundmotorik und bukkofaziale Apraxie, Artikulation und Phonation, Singen, Reihensprechen, Floskeln, Identifizieren von Objekten und Benennen
- **Aphasie Check Liste** (**ACL**, Kalbe, Reinhold, Ender & Kessler 2002): ist sowohl für die Akut- als auch für die postakute und chronische Phase normiert; umfassende Testung aller sprachlichen Modalitäten und enthält kognitiven Teil, der neuropsychologische Begleitstörungen aufdecken soll (➤ Kap. 1.2.1); erhebt den Anspruch, sich von der Syndromklassifikation (➤ Kap. 4.2.2) zu lösen und erstellt daher in der Auswertung ein rein linguistisches Profil im Sinne eines Individualsyndroms
- **Kurze Aphasieprüfung** (**KAP**, Lang, Dehm, Dehm, Leuschner 1999): soll unter zeitökonomischen Gesichtspunkten eine Aphasie klassifizieren, in Syndrome einteilen und ihren Verlauf überprüfen; ist sowohl für die Akut- als auch für die chronische Phase konzipiert; überprüft alle sprachlichen Modalitäten in elf Untertests, von denen einige fakultativ sind und bei verminderter Belastbarkeit weggelassen bzw. umgekehrt als Screening verwendet werden können

(Eibl 2019; Nobis-Bosch et al 2013)

1.2.2 Diagnostik

Neben der Aphasietestung muss geprüft werden, wie ausgeprägt die neuropsychologischen Defizite sind. Diese werden durch die Kollegen der Neuropsychologie erfasst, doch der kognitive Teil der Aphasie Check Liste (➤ Tab. 1.3) kann durch Sprachtherapeuten durchgeführt und interpretiert werden. Er ermöglicht einen eigenen Eindruck, ersetzt aber in keiner Weise eine neuropsychologische Testung.

Tab. 1.3 Beschreibung ACL, kognitiver Teil

Test	Beschreibung
1. Gedächtnis	Wiedererkennen von sechs geometrischen Figuren, einmal direkt, einmal verzögert nach der Durchführung von Test 2
2. Aufmerksamkeit	Überprüfen der selektiven Aufmerksamkeit durch Ankreuzen von bestimmten Zeichen, die in Spalten von vielen verschiedenen Zeichen unter Zeitdruck wieder gefunden werden müssen
3. Logische Reihen	in Reihen von geometrischen Symbolen muss der Fehler einer Abfolge/Regel gefunden werden, ebenfalls unter Zeitdruck

ACL, Kognitiver Teil

Der Untertest besteht aus drei Teilen, die alle nonverbal sind (➤ Tab. 1.3): einer Gedächtnisprüfung (direkt und verzögert), einer Prüfung der Aufmerksamkeitsleistung und einer Prüfung des logischen Denkens und des Erkennens von Gesetzmäßigkeiten. Die alterskorrigierten Ergebnisse geben einen Hinweis auf Leistungen im Normal-, im auffälligen und im Ratebereich.

Frau K zeigt normale Leistungen im Gedächtnisbereich, aber deutliche Beeinträchtigungen im Bereich der selektiven Aufmerksamkeit und des logischen Denkens.

INTERDISZIPLINÄR

Bei Verdacht auf kognitive bzw. **neuropsychologische Defizite** ist es sinnvoll, sich das neuropsychologische Konsil genauer anzuschauen. Bei Frau K sind eine Woche nach Aufnahme der Mini Mental Status Test (MMST, ➤ Kap. 22.2.2) und der Uhrentest (➤ Kap. 22.2.2) durchgeführt worden. Die Ergebnisse bestätigen den Eindruck:

Neuropsychologischer Befund

Die Patientin erreicht im MMST 15 Punkte von 30, zeigt erhebliche Störungen der Aufmerksamkeit, des Anweisungsverständnisses, des Gedächtnisses, Rechnens und der Sprache. Im Uhrentest ist die Zahlenanordnung korrekt, aber sie ist nicht in der Lage, die Uhrzeit mit den Zeigern einzuzeichnen. Insgesamt weist der Befund auf erhebliche neuropsychologische Defizite hin. Eine neuropsychologische Reha ist dringend empfohlen.

Aiblinger Akalkulie Screening

Das Aiblinger Akalkulie Screening (Keller & Maser 2004) wird in der Ambulanz durchgeführt, um das Ausmaß der Rechenstörung zu bestimmen, die schon im stationären Aufenthalt auffiel. Auch die Neuropsychologin bestätigt diesen Befund.

Normalerweise steht die Prüfung der Rechenfähigkeit nicht unbedingt an erster Stelle in den ersten Tagen so früh nach Schlaganfall. Doch bei Frau K geht es um das mittelfristige Aktivitätsziel, das Erstellen der Abrechnungen in der familiären Konditorei (➤ Kap. 1.2.3).

Definition

Akalkulie ist eine erworbene Störung der Zahlenverarbeitung, des Umgangs mit Zahlen und des Rechnens als Folge einer Hirnschädigung. Eine Akalkulie kann isoliert auftreten (**primäre Akalkulie**) oder als Folge anderer kognitiver Störungen wie Aphasie, Störung der Aufmerksamkeit, Störung der visuellen Wahrnehmung, räumlich-konstruktive Störungen oder Neglect (**sekundäre Akalkulie**).
Unterteilung der Symptome in:

- **Störungen der Zahlenverarbeitung,** z. B. Störungen des Transkodierens
- **Störungen der Zahlengrößenrepräsentation,** z. B. Vergleich von Größen, Abschätzen von Mengen
- **Störungen des Rechnens,** z. B. selektive Störung einzelner Rechenoperationen

(Willmes-von-Hinckeldey 2005)

Das Aiblinger Akalkulie Screening überprüft die Transkodierungsleistungen von Zahlwort zu Zahl und von Zahl zu Zahlwort, das laute Lesen von Zahlen und Jahreszahlen, Schreiben von Zahlen nach Diktat, einfache Rechenoperationen, das Berechnen von Jahreszahlen, das Eintragen von Uhrzeiten und den Umgang mit Geld anhand einer Textaufgabe.

Ergebnisse Akalkulie Screening

Es stellt sich heraus, dass Frau K v. a. Probleme mit dem Arbeitsgedächtnis bei Rechenoperationen und der Transkodierung von Zahlwörtern zu Ziffern und umgekehrt hat. So liest sie z. B. die Zahl 50460 als „50480", schreibt „*einvierzig" für 41, „*vierhunderteinunddreiundzwanzig" für 423 und transkodiert „vierhundertdreiundzwanzig" in „42324". Sowohl bei der Textaufgabe als auch bei der Berechnung von Jahreszahlen macht sie Fehler.

Am deutlichsten zeigen sich jedoch die Beeinträchtigungen im Instruktionsverständnis, womöglich aufgrund der gestörten Aufmerksamkeit, und im Arbeitsgedächtnis. Sie zeigt viele Unsicherheiten und „verheddert" sich beim Rechnen, während die Rechenoperationen an sich nicht gestört sind.

Schlussfolgerungen

- Probleme mit der selektiven Aufmerksamkeit
- neuropsychologische Defizite wirken sich stark auf die Leistung im auditiven Sprachverständnis, insbesondere im Instruktionsverständnis aus
- leichte (sekundäre) Akalkulie als Folge der neuropsychologischen Defizite

Klinischer Hintergrund

Neuropsychologische Defizite

Die Exekutivfunktionen spielen eine große Rolle in der Kommunikation. Denn um zu kommunizieren reicht eine korrekte sprachliche Leistung nicht aus. Es müssen auch **metasprachliche** Prozesse stattfinden, damit die Kommunikation erfolgreich ist. Diese metasprachlichen Prozesse sind:

- **Aufmerksamkeitsleistungen:** während wir sprechen, hören wir über die phonologische Schleife unsere innere Sprache; die Äußerungen werden ständig neu angepasst und reguliert (Monitoring)
- **Planungsfähigkeit:** Äußerungen müssen geplant werden, damit sie verständlich und strukturiert sind
- **kognitive Flexibilität:** Umstellungsfähigkeit, die einen befähigt, sich auf rasche Themenwechsel einzustellen, auf Missverständnisse zu reagieren oder sich auf alternative Kommunikationsmethoden umzustellen (Spitzer, Binofski, Willms et al. 2017)
- **Arbeitsgedächtnis:** Beiträge müssen innerhalb eines Gesprächs mit einem oder mehreren Teilnehmern geplant und kurzfristig gespeichert werden, um sie mit dem Langzeitgedächtnis abzugleichen

Diese kognitiven Fähigkeiten sind Teil der Exekutivfunktionen.

In einem Gespräch wissen wir vorher nicht, was der andere sagt. Themenwechsel finden statt, das Gespräch wird unterbrochen und später wieder aufgenommen. Man befindet sich in der Kommunikation immer in neuen, unbekannten Situationen, für die es noch kein festes Schema gibt. Die dafür nötige kognitive Flexibilität ist bei Menschen mit Aphasie sehr häufig gestört. Sie tun sich sehr schwer, flexibel in einem Gespräch zu reagieren, schnelle Themenwechsel oder wechselnde Sprecher erschweren ihnen die Konversation.

(Eibl 2019; Spitzer, Grötzbach & Beushausen 2013; Spitzer et al. 2017)

Definition

Selektive Aufmerksamkeit

Die selektive Aufmerksamkeit lenkt die Aufmerksamkeit auf bestimmte Reize und blendet gleichzeitig andere aus (umgangssprachlich: Konzentrationsfähigkeit). Sie befähigt dazu, relevante Reize (z. B. wenn man sich in einem Gespräch befindet) von irrelevanten Reizen (z. B. der Straßenlärm von draußen) zu trennen bzw. zu unterdrücken. Auch steuert sie die **kognitive Flexibilität,** schnell zwischen verschiedenen Sinneseindrücken und Informationsquellen zu wechseln. Eine Störung der selektiven Aufmerksamkeit zeigt sich in erhöhter **Interferenzanfälligkeit** und erhöhter **Ablenkbarkeit.**

1.2.3 Therapieziele

Frau K ist für ihr Alter eine sehr rüstige, aktive Frau, die jeden Tag in ihrem Café steht, die meisten Kunden mit Namen kennt, die Abläufe der Konditorei und Bäckerei verinnerlicht hat und jeden Abend die Abrechnungen macht. Es ist für sie undenkbar, sich allein auf das Privatleben zu konzentrieren. Daher ist es ihr Ziel, wieder voll einsatzfähig im Café zu sein, sich mit den Stammkunden unterhalten zu können und die Belege des Tages abzurechnen. Hinzu kommt, dass sie auf das Autofahren angewiesen ist, da sie die Fleischwaren vom Großhandel aus dem Landkreis bezieht. Es werden mit ihr folgende kurz-, mittel- und langfristigen Ziele vereinbart.

Partizipation

- ≤ 3 Monaten: Erledigung der Abrechnungen
- ≤ 3 Monaten: Übernahme der Kundenbetreuung im Café

Aktivitäten

- Merken von Kundennamen
- eigenständige Durchführung der Rechenoperationen mit Selbstkorrektur
- Begrüßung der Kunden am Morgen und Bedienung an der Theke

Körperfunktionen

- Formulierung ganzer Sätze
- Bemerken und Korrigieren von semantischen Paraphasien
- Durchführung der Transkodierung von Zahlwörtern zu Zahlen und umgekehrt
- Konzentrationsspanne von 45 Minuten

1.2.4 Therapieinhalte

Der Therapieschwerpunkt liegt zunächst auf der Verbesserung von Aufmerksamkeit und Konzentrationsfähigkeit. Zudem Arbeit an Semantik, Wortfindung, Schriftsprache und Zahlenverarbeitung. Die steht für Frau K zunächst im Vordergrund.

Zahlenverarbeitung

Übungen können selbst erstellt werden oder Zugriff auf Materialien wie „Zahlenverarbeitung" aus dem NAT-Verlag. Außerdem Nutzung von Spielgeld, Zeitungsbeilagen von Supermärkten, Einkaufs- oder Restaurantbelege:
- Diktat Zahlen 1- bis 3-stellig
- Lesen von Zahlen 1- bis 3-stellig
- Geldbeträge nach Diktat/Lesen von Geldbeträgen
- Transkodierung Zahlwort – Wort und umgekehrt
- Diskriminieren von Zahlen bzw. Zahlwörtern
- Kopfrechnen von Euro-Beträgen
- mit Geldbeträgen (z. B. mit Spielgeld) arbeiten (Geld herausgeben, bezahlen, nach auditiver/visueller Vorgabe zusammensuchen)

Aufmerksamkeit und Sprachverständnis

Dafür werden z. B. Bildvorlagen aus Zeitungen, Zeitschriften oder selbst zusammengestellte Materialien genutzt, für die das Bild als Ganzes und in seinen Einzelheiten erfasst werden muss. Dazu werden gezielte Fragen gestellt, die weiterhin die Aufmerksamkeit auf die Vorlage lenken. Durch das Material kann die Sprachverstehensleistung anders überprüft werden, als allein durch ein Gespräch zu einem Thema.

Beispiel aus der prozessorientierten Aphasietherapie nach Bindel (1993): Es wird eine Vorlage mit verschiedenen Tieren erstellt, z. B. Nashorn, Tiger, Kamel, Igel, Eule, Fisch. Dann Formulierung von Fragen dazu, die mehr oder weniger komplex sind:
- Welches Tier ist ein Raubtier?
- Welches Tier ist ein Nachttier?
- Welches Tier lebt im Wasser?
- Welches Tier wird auch Wüstenschiff genannt?
- Welches Tier trägt die Waffe auf der Nase?

Die Patientin ist also die ganze Zeit gefordert, sich mit der Vorlage zu befassen, sie muss Schlüsse ziehen, Verknüpfungen und Assoziationen herstellen, sie muss die Frage rein sprachlich verstehen und sich auf das Thema konzentrieren.

Grammatikalisch kontrollierte Übungen zum Sprachverständnis finden sich z. B. in den Satzverständnisübungen aus dem Material Logotherapia (Engl, Kotten, Poser, Ohlendorf 1996).

Ganz wichtig bei dieser Patientin ist, dass sie kognitiv nicht überfordert wird. Es zeigt sich schon in den ersten Sitzungen, dass ihre geistige Belastbarkeit bei max. 30–40 Minuten liegt. Danach fallen ihre sprachlichen Leistungen rapide ab, es kommt gehäuft zu Fehlern, Paraphasien, Wortfindungsstörungen und Sprachverständnisdefiziten. Jede Sitzung muss so geplant werden, dass schwierige Aufgaben und Übungen, die viel Konzentration erfordern, am Anfang stehen. Danach eine kurze Pause mit Small Talk, dann z. B. schriftliche Übungen, die ihr grundsätzlich leichter fallen, zum Ende der Sitzung. Diese grundlegenden Überlegungen gelten für jede Sitzung in der Aphasietherapie (➤ Tab. 1.4).

Sätze formulieren

- Sätze bilden nach Vorgabe von Subjekt – Infinitiv – Objekt

Tab. 1.4 Überblick über die Phasen einer Therapiesitzung (Tesak 2000; Lutz 1996)

Phase	Inhalte
Beginn	Begrüßung, Small Talk, Aufwärmen
Orientierung/Metakommunikation	Überblick über die Inhalte geben, Ziele wiederholen
Übung/Kommunikation	konkretes Üben
Entspannung	kurzes Ablenken, vom Thema abschweifen
Gespräch	Aufbau der Beziehung, Anwendung des Geübten
Abschluss	Reflexion, positives Feedback

- Sätze bilden mit Wortkarten
- Bildergeschichte formulieren: Bild für Bild vorgehen, erst mündlich, dann schriftlich, dabei die Patientin mit Vorgaben unterstützen
- Therapiematerial „Komplexe Sätze" (Schröder, Lorenz, Burchert, Stadie 2009) nutzen

Semantik

In der Akutphase wird v.a. assoziativ, intuitiv und emotional gearbeitet. Die Themen müssen die Patientin bewegen und interessieren. Bei Frau K ist es die Konditorei, ihre Familie und der Glaube. Diese Informationen sind wichtig für gelenkte Gespräche, für assoziative Wortfindungsübungen, Begriffe aus dem Bereich Bäckereifachgeschäft können gesammelt werden etc. Dadurch wird gezielt auch die Spontansprache genutzt, es ist wesentlich, die Äußerungen in die richtige Bahn zu lenken.

Schriftsprachetraining

Die meisten Übungen werden sowohl mündlich als auch schriftlich durchgeführt. Um Paralexien und Paragraphien zu therapieren, kann das NAT-Material „Lexikalisch-phonematische Störungen" genutzt werden, aber auch jede Gelegenheit, die die Übungen zum Rechnen und mit Blick auf die Syntax zum Schreiben und Lesen bieten. Wichtig dabei ist, dass für die Patientin klar ist, was gerade geübt wird: Steht das Schreiben im Vordergrund, werden Fehler korrigiert; steht die Semantik oder das Rechnen im Vordergrund, werden Fehler ignoriert bzw. die Aufmerksamkeit nicht darauf gelenkt.

- Übungen mit Anagrammen, z. B. Wortkniffel, Scrabble
- Schreiben einer Einkaufsliste
- Schreiben einer Bestellung von Zutaten

Was wäre, wenn …

… die neuropsychologischen Defizite keine gezielte Sprachtherapie zuließen?
Wenn sich die kognitiven Beeinträchtigungen massiv auf Konzentration und Aufmerksamkeit auswirken, sodass keine gezielte Übung durchführbar ist, steht die Aktivierungsstrategie der Akutphase im Vordergrund: die Arbeit mit emotional beladenen Themen; das Führen vieler Gespräche, in denen die Sprachproduktion geschickt angeregt wird; im stationären Rahmen können kürzere Einheiten über den Tag verteilt werden; in der Ambulanz Bearbeitung von einem Thema pro Sitzung, möglichst ohne Zeitdruck. Man muss dann auf die Mechanismen der Spontanremission hoffen, die ein störungsspezifisches Arbeiten nach ein paar Wochen ermöglichen könnte.

1.2.5 Therapieergebnisse

Frau K erholt sich bereits in den ersten Tagen nach Ereignis, in denen sie auf der Stroke Unit versorgt ist. Sie ist bereits am zweiten Tag soweit belastbar, sodass eine Testung und gezielte sprachtherapeutische Interventionen durchgeführt werden können. Die intensive, hochfrequente (60 Min./Tag) ambulante Sprachtherapie zeigt in kurzer Zeit Ergebnisse: Spontansprache wird flüssiger, erst nach ca. 45 Minuten phonematische Unsicherheiten und semantische Paraphasien. Die Unterhaltung gelingt bei fast allen Themen ohne viel Hilfe. Die anfängliche Rechenstörung wird von Mal zu Mal weniger. Frau K sitzt zu Hause bereits über den Abrechnungen, die aber von ihrer Tochter noch kontrolliert werden. Das Lesen zeigt kaum noch Paralexien, beim Schreiben kommt es noch gelegentlich zu Paragraphien, die sie meist selbst bemerkt.

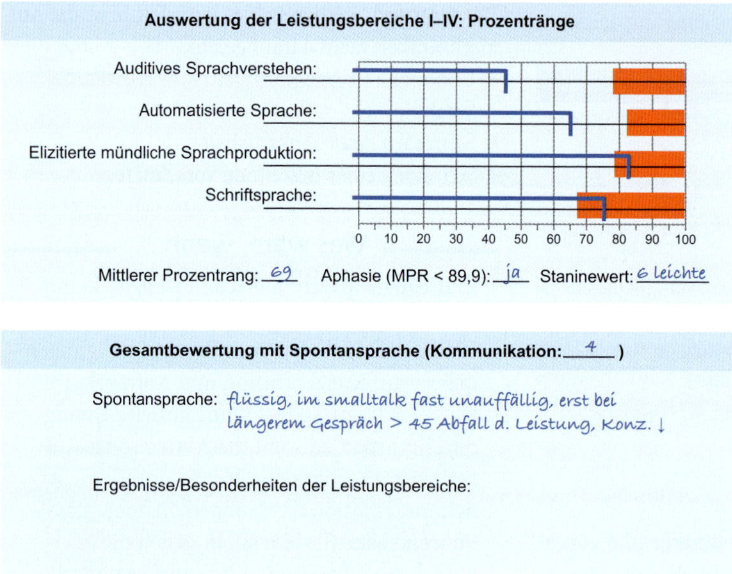

Abb. 1.2 BIAS Leistungsprofil Frau K 3 Monate post onset [L231]

4 Monate nach Ereignis wird erneut das BIAS durchgeführt, es zeigt sich eine deutliche Verbesserung in allen Modalitäten (➤ Abb. 1.2): Auditives Sprachverständnis: PR 46; Automatisierte Sprache: PR 66; Elizitierte mündliche Sprachproduktion: PR 87; Schriftsprache: PR 87. Insgesamt kommt sie auf einen mittleren Prozentrang von 69 im Vergleich zur Anfangstestung mit einem mittleren Prozentrang von 31.

Die Spontansprache wird wieder nach den AAT-Kriterien bewertet (➤ Tab. 1.5).

Tab. 1.5 Bewertung Spontansprache Frau K nach 3 Monaten

Bereich	Bewertung	Beschreibung
Kommunikationsverhalten	4	• Flüssigkeit der Sprachproduktion ist vermindert UND/ODER • es liegen einige sprachliche Beeinträchtigungen vor
Artikulation und Prosodie	5	• keine Störung der Artikulation UND • der Prosodie
Automatisierte Sprache	4	• einige sprachliche Stereotypien UND/ODER • leichte Echolalie
Semantik	4	• wenige semantische Paraphasien UND/ODER • einige inhaltsleere Redefloskeln UND/ODER • starke Wortfindungsstörungen
Phonematik	4	• einige phonematische Paraphasien UND/ODER • phonematische Unsicherheiten
Syntax	4	• einige falsche Flexionsformen bzw. Funktionswörter UND/ODER • einige Satzverschränkungen UND/ODER • viele Satzabbrüche bzw. fragmentarische Sätze

1.3 Zusammenfassung und Befund

In diesem Fall wird das Vorgehen bei einer akuten Aphasie beschrieben. Anders als in der störungsspezifischen Phase liegt der Schwerpunkt auf der intensiven Aktivierung aller sprachlichen Modalitäten. Typisch für diese akute Aphasie sind die begleitenden neuropsychologischen Defizite, die häufig die sprachsystematischen Defizite überlagern, wenn nicht sogar behindern können. Frau K zeigt eine ausgewogene Mischung aus beiden Symptomkomplexen und hat den Vorteil, unter keinen weiteren körperlichen Einschränkungen zu leiden. Sie ist Fußgängerin, selbstständig und hochmotiviert.

Empfehlung weiteres Vorgehen

Frau K wird nach den 16 Einheiten ambulanter Therapie in die teilstationäre Reha überwiesen, in der sie 2 Wochen lang insbesondere neuropsychologische und sprachtherapeutische Therapie erhält. Danach kommt sie zurück in die Ambulanz, wo sie 2-mal wöchentlich 60 Minuten Sprachtherapie erhält. Auch wenn es weiterhin sinnvoll wäre, die hohe Frequenz täglicher Therapie aufrecht zu erhalten, lässt sie sich nicht auf mehr als zwei Einheiten pro Woche ein.

8 Monate post onset erfolgt eine erste Therapiepause. Die Fortschritte sind mittlerweile erheblich, sodass die Pause sinnvoll ist, damit Frau K sich allein im Alltag ausprobieren kann. Ihre sehr kommunikative Art und ihr herzliches Wesen sind ihr großer Pluspunkt im Alltag: Sie hat keine Scheu auf Leute zuzugehen und hat für jeden ein paar Minuten Zeit zum Plaudern. Sie ist wieder voll im Café integriert, nimmt sich aber mehr Pausen und lässt die körperlich anstrengende Arbeit des Bedienens aus.

Befund für den Arztbrief

Befund von der Stroke Unit, 5 Tage post onset
Bei der Patientin besteht eine akute flüssige Aphasie. Sie kann ihre Bedürfnisse und Wünsche mit nur geringer Hilfe mitteilen. Aufgrund deutlicher Einschränkungen im auditiven Sprachverständnis und in der auditiven Aufmerksamkeitsspanne kommt es schon im einfachen Gespräch zu Missverständnissen. Es bestehen deutliche zentrale semantische Defizite über die auditive Route, nur über das Lesen gelingt ein sicherer Zugang. Das Nachsprechen ist ebenfalls betroffen. Beim Lesen und Schreiben treten viele phonematische Paralexien bzw. Paragraphien auf. Eine Selbstkorrektur gelingt nur teilweise. Ein Störungsbewusstsein ist vorhanden, die Motivation sehr hoch. Eine intensive Fortsetzung der Therapie ist dringend indiziert.

Befund aus der Ambulanz, 8 Monate post onset
Sehr geehrter Dr. X,
hiermit berichte ich über ihrer Patientin Frau K, geb. XXX, wohnhaft XXX, die sich von xx.xx.xxxx bis zum xx.xx.xxxx in meiner logopädischen Behandlung befand.

Initial bestand bei ihr eine mittelgradige flüssige Aphasie (BIAS mittlerer Prozentrang: 31). Jetzt besteht noch eine leichte flüssige Aphasie (BIAS mittlerer Prozentrang: 69) im Sinne einer amnestischen Aphasie.

In der Spontansprache ist sie flüssig und zeigt eine gute Kompensation über Small Talk. Bei längeren Gesprächen fallen zunehmend noch Wortfindungs- und Wortabrufstörungen sowie vereinzelte phonematische und semantische Paraphasien auf.

Zudem bestehen weiterhin leichte neuropsychologische Defizite im Sinne einer reduzierten kognitiven Belastbarkeit, reduzierter Konzentration und Aufmerksamkeit. Bei kognitiv anspruchsvollen Aufgaben lässt die Konzentration nach ca. 35–45 Minuten deutlich nach und die sprachsystematischen Fehler nehmen zu. In der Schriftsprache kommt es noch vereinzelt zu Auslassungen von Buchstaben bzw. Paralexien. Außerdem besteht noch ein leichter Paragrammatismus, d. h. Frau K hat Probleme, die Funktionswörter (Präpositionen, Pronomen, Artikel) sowohl expressiv als auch rezeptiv zu verarbeiten. Hierbei kommt es häufig zu Missinterpretationen bzw. Missverständnissen.

Die Therapieziele wurden mit Frau K gemeinsam besprochen: Zunächst lagen die Schwerpunkte auf der Verbesserung der auditiven Merkspanne und Aufmerksamkeit, um v. a. eine Verbesserung des auditiven Sprachverständnisses zu erreichen. Gleichzeitig wurde an der Wortfindung und der Wortbildung gearbeitet, um v. a. die grammatischen Paraphasien zu beseitigen. Dabei lag der Schwerpunkt auf der Verbverarbeitung und den prädikativen Relationen.

Initial wurde auch insbesondere die bestehende Akalkulie behandelt, da Frau K weiterhin im Geschäft tätig ist und dort die Abrechnungen macht. Die Akalkulie remittierte sich innerhalb der ersten 3 Monate.

In den letzten 3 Monaten wurde der Schwerpunkt mehr auf die Textverarbeitung und -produktion gelegt. Frau K klagte darüber, eine Geschichte, die ihr erzählt würde, oft nicht behalten oder wiedergeben zu können. Dabei zeigte sich, dass sie häufig das Erzählte mit Ausschmückungen und naheliegenden Interpretationen verfälschte.

Frau K ist in der Lage, stundenweise im Café mitzuhelfen, sich mit den Kunden kurz zu unterhalten und abends die Abrechnungen zu machen. Allerdings ist ihre allgemeine Belastbarkeit reduziert. In ihrer Alltagskommunikation ist sie nur wenig beeinträchtigt: In einem kurzen Kontakt mit ihr würde die Aphasie nicht unbedingt auffallen. Dennoch leidet sie darunter, sprachlich nicht mehr so beweglich zu sein, nach Wörtern suchen zu müssen und längere Passagen nicht mehr lesen zu können.

Die Patientin soll die Therapiepause nutzen, um das Gelernte zu festigen und sich im Alltag zu behaupten. Eine Fortführung der Therapie ist indiziert, insbesondere, um die grammatikalisch bedingten Sprachverständnissstörungen zu verbessern und die Lesefähigkeit zu steigern.

Für Rückfragen stehe ich gerne zur Verfügung.

LITERATUR

Bindel R. Zurück zur Sprache: prozeßorientierte Sprachtherapie. Das Übungsprogramm. Bände 1 / 2 / 3. Pressevertrieb Saar, 1993.(leider vergriffen).

Biniek R. Akute Aphasien. Stuttgart: Thieme, 1993.

Breitenstein C, Grewe T, Flöel A, et al. Wie wirksam ist eine intensive Aphasietherapie unter regulären klinischen Bedingungen? Die deutschlandweite Aphasieversorgungsstudie FCET2EC, Sprache, Stimme, Gehör 2014; 38: 14–19.

Eibl K. Sprachtherapie in Neurologie, Geriatrie und Akutrehabilitation. München: Elsevier; 2019.

Engl EM, Kotten A, Ohlendorf I, Poser E. Sprachübungen zur Aphasiebehandlung. 4 Teile. Logotherapia Bd. 1. 5. Aufl. Berlin: Marhold, 1996.

Huber W, Poeck K, Weniger D. Der Aachener Aphasie Test (AAT). Göttingen: Hogrefe, 1983.

Kalbe E, Reinhold N, Ender U. Aphasie-Check-Liste (ACL). Köln: Prolog, 2002.

Keller I, Maser I. Aiblinger Akalkulie Screening AAS. Hofheim: NAT Verlag, 2004.

Kroker U. Aphasie-Schnell-Test (AST). Leverkusen: Steiner, 2000.

Lang C, Dehm A, Dehm B & Leuschner T. Kurze Aphasieprüfung. Frankfurt: Swets, 1999.

Lutz L. Das Schweigen verstehen. Hamburg: Springer, 1996.

Nobis-Bosch R, Rubi-Fessen I, Biniek R, Springer L. Diagnostik und Therapie der akuten Aphasie. Forum Logopädie, Stuttgart: Thieme, 2013.

Richter K, Wittler M, Hielscher-Fastabend M. BIAS (Bielefelder Aphasie Screening). Hofheim: NAT, 2006.

Schröder A, Lorenz A, Burchert F, Stadie N. KOMPLEXE SÄTZE. Störungen der Satzproduktion: Materialien für Diagnostik, Therapie und Evaluation. Hofheim: NAT-Verlag, 2009.

Spitzer L, Binofski F, Willmes K, Abel S. Exekutivfunktionen bei Aphasie: Entwicklung und Evaluation eines neuen Therapiekonzeptes zur Verbesserung der Umstellungsfähigkeit bei Aphasie. Sprache - Stimme - Gehör 2017; 41:204–211.

Spitzer L, Grötzbach H, Beushausen U. Störungen der Exekutivfunktionen bei Aphasie. Forum Logopädie 2013; 6(27): 24–29.

Tesak J . Grundlagen der Aphasietherapie. 2. Aufl. Idstein: Schulz-Kirchner, 2000.

Wallesch CW, Johannsen-Horbach H, Bartels C. Akute vaskuläre Aphasien. Sprache - Stimme - Gehör 2008; 32: 157–163.

Willmes-von-Hinckeldey K. Akalkulie. In: Karnath HO, Hartje W, Ziegler W. Kognitive Neurologie. Stuttgart: Thieme Verlag, 2005.

KAPITEL

2 Flüssige (Wernicke-)Aphasie mit phonologischer Störung

Katrin Eibl

Folgende Fragen werden in diesem Fallbeispiel beantwortet

- Was ist eine Wernicke-Aphasie?
- Was ist eine phonologische Störung?
- Wie behandelt man eine phonologische Störung?
- Wie klassifiziert man phonematische Paraphasien?

Definition

Wernicke-Aphasie

Im Sinne der Lokalisationslehre wird immer noch von Aphasiesyndromen gesprochen (➤ Kap. 4.2.2). Die Wernicke-Aphasie ist charakterisiert durch eine flüssige Spontansprache bis hin zur **Logorrhoe,** ein eingeschränktes auditives Sprachverständnis, Defizite beim Nachsprechen und Benennen und Störungen der Schriftsprache, meist eine **Oberflächendyslexie** und eine **phonologische Dysgraphie.** Im Gegensatz zu einer unflüssigen Aphasie ist die Spontansprache gekennzeichnet durch eine normale Artikulation und ein normales Sprechtempo. Dabei herrscht der Eindruck einer inhaltsleeren Sprache vor. Bei der Wernicke-Aphasie kommt es gehäuft zu verbalen Paraphasien, gekoppelt mit einer gestörten Eigenwahrnehmung und **Anosognosie.** Es gibt Formen, die vermehrt semantische Paraphasien oder Jargon aufweisen, andere zeigen vorwiegend phonematische Paraphasien bzw. Jargon.
(Huber, Stachowiak, Poeck, Kerschensteiner 1975)

2.1 Falldarstellung

Phase C: Weiterführende Rehabilitation

ANAMNESE

Herr M erleidet in der Nacht einen Schlaganfall. Beim Aufstehen möchte er seiner Frau etwas mitteilen, bringt aber zunächst kein Wort heraus. Seine Frau reagiert prompt und ruft den Notarzt. Er wird zunächst ins örtliche Kreiskrankenhaus gebracht, dort wird jedoch nach einer ersten Bildgebung entschieden, ihn in die Neurologie ins große Krankenhaus der nächsten Stadt zu bringen. Für eine Lysetherapie (➤ Kap. 5.1) ist es bei Eintreffen zu spät. Bei Ankunft ist er verwirrt und logorrhoeisch mit phonematischem Jargon.

Neurologischer Befund

Der 78-jährige Patient ist in gutem Allgemein- und Ernährungszustand. Der Hirnnervenbefund ist unauffällig, kein **Nystagmus**, keine faziale Parese. Leichte **Hypakusis**. Keine latenten Paresen, Reflexe beidseits normal, Finger-Nase-Versuch und Knie-Hacke-Versuch unauffällig, keine Koordinationsstörung, keine Sensibilitätsstörung. Als Risikofaktor besteht ein Bluthochdruck.

Sozialanamnese

Herr M ist gelernter Zimmermann und hat jahrelang auf Montage gearbeitet. Er ist verheiratet, lebt mit seiner Ehefrau im Eigenheim, hat zwei Kinder und zwei Enkel. Es bestehen keine familiären oder finanziellen Belastungen.

Definition medizinischer Begriffe

Hypakusis: Schwerhörigkeit
Nystagmus: schnelle Augenbewegungen nach rechts und links, die nicht kontrolliert werden können

2.2 Sprachtherapeutische Maßnahmen

Herr M kommt direkt aus seinem Zuhause in die Reha. Das Ereignis ist schon über 2 Wochen her. Die Wartezeit auf die stationäre Rehabilitation hat diese Verzögerung verursacht. Er ist Fußgänger, braucht aber zunächst Hilfe beim Zurechtfinden im Haus. Er bekommt täglich Einzeltherapie, 2-mal wöchentlich Gruppentherapie und zusätzlich 3–5 Einheiten pro Woche Computertherapie.

2.2.1 Aufnahmebefund

Ersteindruck

Für die Aufnahme wird Herr M auf seinem Zimmer besucht. Er ist in einem Doppelzimmer untergebracht, da er noch als pflegebedürftig eingestuft ist. Er sitzt am Tisch und liest die Zeitung. Er freut sich sehr über den Besuch, da er bereits im Krankenhaus Sprachtherapie erhalten hat. Er hat keine weiteren motorischen Ausfälle, keine faziale Parese, keine Lähmungen der rechten Körperhälfte.

Seine Spontansprache ist flüssig, aber noch sehr entstellt durch viele Automatismen, z. B. „heute" und „morgen", Stereotypien wie „ich geh kaputt" und Perseverationen. Zunächst wird versucht, ein Anamnesegespräch zu führen. Dabei kann er nur in Ansätzen vermitteln, was passiert ist. Er wirkt sehr aufgeregt und redet schnell und übermäßig viel. Er muss gebremst werden, da er dabei viele phonematische Paraphasien zeigt, die keine adäquate Information vermitteln. Er berichtet vom Krankenhaus und der Kollegin dort und nutzt immer wieder die Geste „Daumen hoch", dass sie sehr gut gewesen sei. Diese Phrase perseveriert er sehr häufig mit dem Automatismus „heute".

Tab. 2.1 Symptome automatisierter Sprache (Eibl 2019)

Symptom	Beschreibung
Automatismus	für den einzelnen Patienten sind entweder neologistische Abfolge von Einzellauten und Silben oder von beliebigen Wörtern und Phrasen charakteristisch, die weder lexikalisch noch syntaktisch in den sprachlichen Kontext passen, z. B. „dododo", „heute … komme ich nicht auf das Wort … heute … wenn ich was sagen will … heute"
recurring utterance	Aneinanderreihung von inhaltsleeren Wörtern, Silben oder Phrasen, die fortlaufend produziert werden, können globale kommunikative Inhalte durch variable Intonation ausdrücken, z. B. „bin oma bin oma"
Stereotypie	inhaltsleere Phrasen und Redewendungen, die ständig wiederkehren, angemessen sind und in den sprachlichen Kontext passen, z. B. „Achja", „Und so weiter", „meine Güte"
Floskel	variieren in der Form, werden immer wieder – meist adäquat – eingesetzt, inhaltsarm, z. B. „weißt schon", „wie sagt man noch?"
Echolalie	mehr oder weniger wortwörtliches Wiederholen der letzten Äußerung des Gesprächspartners, dabei werden Pronomina, Flexionen und Wortstellung dem veränderten Redekontext angepasst, z. B. TH: „Wie geht es Ihnen heute?" – P: „Wie geht es mir heute?"
Perseveration	Wiederholen von vorher selbst geäußerten oder gehörten sprachlichen Reaktionen, die ohne Zögern und Suchverhalten auftreten; treten auch beim Nachsprechen, Benennen und lauten Lesen auf, z. B. BUCH „Buch", TISCH „das ist ein Buch.. äh .. Buch .. äh .. Tuch.. äh.. Tisch, ja" HAMMER „Buch .. äh nein äh Bu..äh .. Hammer, ja äh Buch ja"

Schlussfolgerungen

- flüssige Spontansprache
- sie ist durch viel **automatisierte Sprache** und **phonematische Paraphasien** entstellt
- leichte **Logorrhoe**
- Sprachverständnis erscheint im einfachen Gespräch erhalten
- häufige **Perseverationen**
- Patient muss gebremst und beruhigt werden

Elemente automatisierter Sprache sind ein häufiges Symptom flüssiger aphasischer Spontansprache. Dabei werden verschiedene Phänomene unterschieden (➤ Tab. 2.1).

Gerade in der Akut- und Postakutphase ist es für den weiteren Verlauf wesentlich, diese inadäquate Sprachproduktion zu durchbrechen und zu stoppen. Denn je öfter ein Patient diese äußert, desto mehr verfestigt sie sich und wird im Gehirn „gebahnt". Ein ähnliches Phänomen entsteht, wenn Patienten zu früh mit störungsspezifischem Üben überfordert werden. Im Verlauf ist es dann schwierig, diese Fehler wieder zu korrigieren. In einem anderen Fall kam ein Patient ca. 10 Tage nach Ereignis in die Reha. Jede Antwort bestand aus einem Wortpaar wie „groß und klein", „Ja und nein", „Kind und Kegel" etc. Er selbst konnte diese Äußerungen kaum stoppen.

Definition

Logorrhoe: wörtlich „Sprechdurchfall", eine pathologische Erhöhung des Redeflusses mit gestörter Pausensetzung und Missachtung von Konversationsregeln, Patienten sind in einem Redeschwall, der nur schwer zu durchbrechen ist

Oberflächendyslexie: Form der erworbenen Lesestörung, bei der die ganzheitliche Route des Lesens gestört ist; durch die Verwendung der einzelheitlichen Route kommt es vermehrt zu phonematischen Paralexien; unregelmäßige Fremd- und Pseudowörter können nicht oder nur fehlerhaft gelesen werden, weil laut Logogenmodell (➤ Kap. 4.2.1) der Abruf im graphematischen Eingangslexikon nicht gelingt

Phonologische Dysgraphie: analog dazu die Störung beim Schreiben; es kommt gehäuft zu Regularisierungsfehlern und phonematischen Paragraphien (➤ Kap. 10.2.1); Pseudowörter können nicht geschrieben werden

2.2.2 Diagnostik

Auch wenn sich Herr M noch in der Akutphase befindet, wird der Aachener Aphasie Test (AAT, Huber et al. 1983) als standardisierte Diagnostik durchgeführt. Sowohl der AST (➤ Kap. 1.2.1), der AABT (➤ Kap. 1.2.1) und die KAP (➤ Kap. 1.2.1), die für die Akutphase konzipiert sind, würden die Aphasie nicht so gründlich erfassen und erscheinen für diesen Patienten zu einfach. Das BIAS und die ACL (➤ Kap. 1.2.1) lagen nicht vor.

Klinischer Hintergrund

Der **Aachener Aphasie Test** (**AAT**, Huber et al. 1983) war lange Zeit das einzige Instrument für die Erfassung von sprachsystematischen Störungen in Deutschland und ist nach wie vor die einzige Testung, die eine Syndromklassifikation vornimmt (➤ Kap. 4.2.2). Dabei wird von Leitsymptomen der Aphasieformen ausgegangen. Entsprechend werden die Leistungen in Standard- und Nicht-Standard-Syndrome eingeteilt (➤ Kap. 4.2.2). Diese Sichtweise ist mittlerweile umstritten, dennoch sind die Bezeichnungen und Beschreibungen der Aphasieformen geblieben.

Der AAT besteht aus sechs Untertests (➤ Tab. 2.2), die alle sprachlichen Modalitäten abdecken. Ein Teil des AAT ist der Token Test (Orgass 1976a, b), der auch isoliert (evtl. zusammen mit dem Subtest Schriftsprache) durchgeführt werden kann (➤ Kap. 11.2.2), wenn es nur darum geht, die Unterscheidung Aphasie/keine Aphasie zu treffen.

Der AAT beginnt mit einem semi-standardisierten 10-minütigen Interview mit Fragen zur Krankheit, Familie, Beruf und Freizeit. Dieses wird aufgezeichnet und transkribiert. Die Spontansprache wird anhand der Kriterien Kommunikationsverhalten, Artikulation und Prosodie, automatisierte Sprache sowie semantische, phonematische und syntaktische Struktur bewertet.
(Eibl 2019)

Tab. 2.2 Untertests des AAT (Huber et al. 1983, aus Eibl 2019)

Untertest	Beschreibung
Spontansprache	10-minütiges Interview mit Fragen zu Krankheit, Familie, Beruf, Hobby
Token Test	fünf Untertests mit Aufgaben zum Zeigen von farbigen Vierecken und Kreisen
Nachsprechen	Laute, Wörter (ein-, zweisilbig), Lehn- und Fremdwörter, Komposita, Sätze
Schriftsprache	drei Teile: lautes Lesen von Wörtern und Sätzen, Zusammensetzen von Wörtern und Sätzen mit Buchstaben-/Wortplättchen, Schreiben nach Diktat von Wörtern und Sätzen
Benennen	Nomina, Farbadjektive, Komposita, Situationsbilder
Sprachverständnis	zwei Teile: auditives Sprachverständnis für Wörter und Sätze, Lesesinnverständnis für Wörter und Sätze

2

Tab. 2.3 Transkript AAT Benennen

Benennen Nomina und Nomina Komposita
(Tisch) M: „Ja … ja, das ist … die decken für die Feierstag so oder wie? Ich krieg's ja gar nit" – TH: „Hmm" – M: „den stick, den stisch, den kleinen … ich weiß nicht, ob's richtig ist" – TH: „Ist das ein Tisch?" – M: „ein stick ja ein schit ja ja"
(Buch) M: „ein stuch, ja." – TH: „Hmm, ein Buch" – M: „Stuch, sind die seiten von der…, die von oben und dann da … seite wieder"
(Besen) M: „Hmm… Reiser. Besen. Wesenen. Reiser."
(Gürtel) M: „Äh Jäger … nen Gürtel"
(Zigarre) M: „eine Kerze, ta, drei oder wie mit'n Draht dran"
(Kerze) M: „Hmm… ne K andere Kerze" – TH: „Hm" – M: „mit Wald. Geld. Krieg's nit richtig raus alles" – TH: „Meinen Sie dies?" – M: „N … ja. vorne dann die…" – TH: „ist der Docht" – M: „Kocht, Ko, koch tocht oder so"
(Rollschuh) M: „ja ja … tollach … schuse … tollch … schu schust"

AAT

Der AAT wird innerhalb von zwei Sitzungen mit Herrn M durchgeführt. Wie erwartet zeigt er deutliche Defizite in allen Bereichen, vorherrschend sind die phonematischen Paraphasien und Neologismen beim Nachsprechen, Benennen und lautem Lesen. Das auditive und das Lesesinnverständnis sind mittelgradig eingeschränkt. Beispielhaft zeigt ➤ Tab. 2.3 einen Ausschnitt des Untertests Benennen.

Die phonematischen Paraphasien sind v. a. gekennzeichnet durch Metathesen, die einen Hinweis auf Probleme mit der Sequenzierung der Phoneme geben. Dann kommt es zu Substitutionen und Additionen einzelner Phoneme, die ebenfalls auf die gestörte einzelheitliche Verarbeitung hinweisen.

Klinischer Hintergrund

Klassifikation der expressiven Phänomene phonologischer Störungen

- *segmentale Fehler/phonematische Paraphasien:*
  - *Phonemsubstitution:* Ersetzen von einem oder mehreren Phonemen durch ein oder mehrere andere, z. B./ʃt/für/b/in [ʃtuç] statt BUCH
  - *Phonemelision/Silbenelision:* Auslassen eines oder mehrerer Phoneme oder auch ganzer Silben (Simplifikation), z. B. [lilputanɐ] für LILLIPUTANER
  - *Phonemaddition:* Hinzufügen eines oder mehrerer Phoneme bzw. Silben, z. B. [pjakɐ] statt BAGGER
  - *Umgebungsfehler:* Assimilation von Phonemen aufgrund der räumlichen Nähe, entweder innerhalb einer Silbe/eines Morphems oder silben-/morphemübergreifend:
    - *Antizipation:* ein Phonem wird vorweggenommen, z. B. [ʃtIʃ] statt TISCH
    - *Perseveration:* ein Phonem wird wiederholt, z. B. [pilo:p] statt PILOT
    - *Metathese* (Umstellung): Phoneme sind vorhanden, werden aber vertauscht, z. B. [ʃIt] statt TISCH
- *formale Paraphasie:* Entstehung eines lexikalischen Wortes aufgrund einer segmentalen Veränderung, z. B. / kanne / statt TANNE
- *phonematischer Neologismus:* keine Ähnlichkeit zum Zielwort mehr erkennbar, z. B. / bieschersch / für KÜHLSCHRANK
- *conduite d'approche:* Annäherung an ein Zielwort, z. B. / karz…ker…kerza… kerze / für KERZE
- *conduite d'écart:* Entfernung vom Zielwort, z. B. / stick…ssistock…sisch … stosch / für TISCH

(Dittmann 1991; Corsten & Mende 2007)

Die phonetische Ähnlichkeit ist ausschlaggebend für die Fehleranfälligkeit. Eine genaue Analyse der Paraphasien zeigt häufig, dass manchmal nur ein distinktives Merkmal, z. B. nur der Artikulationsort oder die Artikulationsart, verändert wurde. Gerade bei flüssigen Aphasien zeigen sich aber gehäuft Veränderungen in zwei oder drei Merkmalen (Dittmann 1991). Der Auslaut ist häufiger betroffen als der Anlaut. Je länger das Wort, desto häufiger treten Fehler auf (sog. Längeneffekt).

Die Spontansprache von Herrn M wird wie folgt bewertet (➤ Tab. 2.4):

Schlussfolgerungen

- AAT-Auswertung ergibt eine mittelschwere **Wernicke-Aphasie,** auch das klinische Bild ist vereinbar mit dieser Klassifikation; klassische Aphasieklassifikation wird in ➤ Kap. 4.2.2 wiedergegeben
- Verdacht auf eine schwere, vornehmlich **expressive phonologische Störung**
- Herr M zeigt sehr gute kommunikative Fähigkeiten, muss aber in seiner Spontansprache gebremst werden

Tab. 2.4 AAT Bewertung Spontansprache Herr M

Bereich	Bewertung	Beschreibung
Kommunikationsverhalten	2	• Unterhaltung über vertraute Themen ist nur mit Hilfe des Gesprächspartners möglich UND • häufig gelingt es nicht, den jeweiligen Gedanken zu übermitteln
Artikulation und Prosodie	5	• keine Störung der Artikulation UND • der Prosodie
Automatisierte Sprache	3	• einige Sprachautomatismen UND/ODER • viele sprachliche Stereotypien UND/ODER • starke Echolalie
Semantik	3	• viele semantische Paraphasien UND/ODER • sehr starke Wortfindungsstörungen UND/ODER • viele inhaltsleere Redefloskeln
Phonematik	3	• viele phonematische Paraphasien UND • phonematische Neologismen
Syntax	3	• lange, komplexe Sätze • mit vielen Satzverschränkungen bzw. Verdopplung von Satzteilen UND/ODER • mit vielen falschen Flexionsformen bzw. Funktionswörtern UND/ODER • mit sehr vielen Satzabbrüchen

Diagnostik der phonologischen Störung

Eine genauere Diagnostik der phonologischen Störung erfolgt neben der Analyse der **Spontansprache** und der **expressiven und rezeptiven Leistungen** im AAT anhand des **Logogen-Modells** (➤ Kap. 4.2.1). Vor Therapiebeginn muss der Ansatzpunkt feststehen. Da die Störungen in allen Modalitäten auftreten können, müssen Informationen gesammelt werden:

- Welche Modalität ist betroffen?
- Gibt es Unterschiede zwischen mündlichen und schriftlichen Leistungen?
- Gibt es Unterschiede zwischen rezeptiven und expressiven Leistungen?
- Wie ist die Häufigkeit von phonematischen Paraphasien?
- Wie ist die Häufigkeit von phonematischen Neologismen? Wie ist das Verhältnis?
- Wie verteilen sich die phonematischen Paraphasien/Neologismen auf die Modalitäten?

(Thode 1997)

Analyse der phonematischen Paraphasien

- Welche Fehlerarten treten vermehrt auf?
- In welchem Segment treten die Fehler auf? Wortanfang, Wortmitte, Wortende?
- Kommt es zu Vereinfachungen durch Silbenergänzungen bzw. -auslassungen?
- Gibt es einen Wortlängeneffekt?
- Gibt es einen Einfluss der phonetischen Komplexität?

Analyse der phonologischen Fähigkeiten

- Wie ist die auditive Analysefähigkeit? Muss der Patient bei auditiven Stimuli oft nachfragen?
- Wie ist die visuelle Analysefähigkeit? Kann der Patient Grapheme sicher zuordnen?

2

EXKURS

Theoretischer Hintergrund phonologischer Störungen bei Aphasie

Man unterscheidet zwischen Dekodierungs- und Enkodierungsstörungen. Erstere treten im Sprachverstehen auf, sind aber häufig nur durch gezielte Testverfahren erkennbar; letztere zeigen sich in der Sprachproduktion in Form von phonematischen Paraphasien, Neologismen oder formalen Paraphasien.

Dekodierungsstörungen

- *akustisch-phonetische Ebene* (im Logogenmodell das Modul auditive Analyse): führen zu einem gestörten auditiven Diskriminieren von Phonemen bis hin zu Worttaubheit, wenn Phoneme nicht mehr als Sprachlaute erkannt werden; auf dieser Stufe wird Sprachschall analysiert und Merkmale der Phoneme herausgefiltert; Störungen wirken sich auf die nachfolgenden Ebenen aus
- *Ebene des prälexikalisch-phonologischen Dekodierens* (auditiver Input-Buffer): Phoneme können zwar diskriminiert, aber nicht identifiziert werden, z.B. in Reimwortpaaren; sog. Phonemmonitoring ist gestört; ursächlich können gestörte Aktivierung der Phoneme oder zu früher Aktivierungszerfall sein, die eine fehlerhafte phonologische Repräsentation hervorrufen; Phoneme werden sequenziell verarbeitet, sodass Fehler gehäuft am Wortende auftreten
- *Ebene des lexikalisch-phonologischen Dekodierens* (phonologisches Input-Lexikon): es werden fehlerhafte lexikalische Entscheidungen getroffen, Wörter nicht als Wörter des Deutschen erkannt; auch hier wird von sequenzieller Verarbeitung ausgegangen, d.h. die Elemente am Wortanfang werden stärker aktiviert und es entsteht ein Wettbewerb zwischen den am stärksten aktivierten Items; Wortfrequenz hat einen positiven Einfluss auf den Abruf, während die phonologische Ähnlichkeit eher zu Fehlabrufen führt

Enkodierungsstörungen

- *Ebene des lexikalisch-phonologischen Zugriffs* (phonologisches Output-Lexikon): äußern sich in Zugriffs- oder Repräsentationsstörungen der Wortform; sie enthält Informationen über die Anzahl der Segmente, ihre Reihenfolge und über die metrische Form, die die Silbenanzahl und bei unregelmäßigen Wörtern auch das Betonungsmuster enthält; hochfrequente Wörter und Wörter mit geringer phonologischer Ähnlichkeit sind leichter zu aktivieren
- *postlexikalisch-phonologische Ebene* (phonologischer Output-Buffer): Enkodierung umfasst Generierung der metrischen Form und ihrer Segmente; Phoneme werden dann von links nach rechts in den phonologischen Rahmen gesetzt und das Wort in seine Silben aufgeteilt, die je nach Kontext verschwimmen können; häufig Suchverhalten; Längen- und Positionseffekt (mehr Fehler am Wortende), weil die Aktivierung mit zunehmender Anzahl der Phoneme abnimmt
- *phonetische Enkodierung:* Phoneme werden in silbischen Einheiten den artikulatorischen Mustern zugeordnet; auf dieser Ebene wird die *Sprechapraxie* (➤ Kap. 10; ➤ Kap. 11) verortet, bei der eine Zugriffsstörung auf den Silbenspeicher vermutet wird

(Corsten & Mende 2007; Corsten 2016)

LEMO

Um herauszufinden, welchen Ursprung die phonematischen Paraphasien haben, werden einige ausgewählte Tests aus der LEMO 2.0-Batterie (Stadie, Cholewa, De Bleser 2013; ➤ Kap. 4.2.2) durchgeführt. Zudem muss festgestellt werden, ob die Störung der phonologischen Fähigkeiten nur expressiv oder auch rezeptiv bei der auditiven Verarbeitung (Dekodierung) zu finden ist.

Die Ursache für eine expressive phonologische Störung, wie Herr M sie zeigt, kann in verschiedenen Modulen und Routen des Logogenmodells (➤ Kap. 4.2.1; Abb. 4.1) zu finden sein. Dabei spricht man von Enkodierungsstörung (Corsten & Mende 2007; Corsten 2016):

- Störung liegt im **phonologischen Ausgangslexikon** (phonologisches Output-Lexikon, **POL**):
  - *Störung des lexikalisch-phonologischen Zugriffs:* Informationen aus dem semantischen System kommen an, aber der Abruf der korrekten phonologischen Repräsentation gelingt nicht; dabei können schon Phoneme ausgetauscht bzw. verändert und fehlerhaft weitergeleitet werden; es kommt zu Teilabruf und Nullreaktionen oder zum Zugriff auf phonologische Nachbarn, was dann zu formalen Paraphasien führt
  - *Störung der lexikalisch-phonologischen Speicherung:* es zeigt sich ein konsistentes Fehlermuster und viele phonematische Paraphasien und Neologismen
- Störung liegt im **phonologischen Output-Buffer (POB)** bei der postlexikalischen-phonologischen Enkodierung: die phonologische Repräsentation zerfällt im Buffer, weil das Arbeitsgedächtnis nicht reibungslos funktioniert (➤ Kap. 1.2.4),

somit entstehen falsche Phonemselektionen und -sequenzen; dabei kann es zu Interferenzen mit vorher aktivierten Phonemen kommen, die entweder noch aktiv sind oder nicht gehemmt werden; mangelnde Inhibition der Phoneme führt u. a. zum Conduite d'approche-Phänomen und es zeigt sich ein auffälliger Längeneffekt

Eine gestörte auditive Diskriminierung von Phonemen in Wörtern oder Nicht-Wörtern kann isoliert auftreten, ohne dass sich die Defizite bei der Sprachproduktion bemerkbar machen. Diese Dissoziation spricht gegen eine supramodale phonologische Störung (Dittmann 1991), die man aufgrund des klinischen Eindrucks vermuten könnte.

Mit folgenden LEMO 2.0-Tests kann die Störung genauer lokalisiert werden:

- Überprüfung der auditiven Diskriminierung:
  - zentraler Test Nr. 1: Neologismenpaare auditiv
- Überprüfung des phonologischen Ausgangslexikons (POL):
  - zentraler Test Nr. 13: Mündliches Benennen
  - zentraler Test Nr. 8: Lautes Lesen GPK regelmäßige/unregelmäßige Wörter
  - relevanter Test Nr. 5: Nachsprechen Neologismen
  - relevanter Test Nr. 11: Auditive Wort-Bild-Zuordnung
  - vertiefender Test Nr. 18: Reime finden
- Überprüfung des phonologischen Output-Buffers (POB):
  - zentraler Test Nr. 5: Nachsprechen Neologismen
  - zentraler Test Nr. 7: Lesen Neologismen

Alternativ zu LEMO 2.0 können in der Diagnostik auch die **Materialien zur neurolinguistischen Aphasiediagnostik** eingesetzt werden, z. B. **Wortproduktionsprüfung** (Blanken, Döppler, Schlenck 1999) und **Auditives Sprachverständnis: Wortformen** (Blanken 1999). Die verwendeten Items sind bereits nach den Parametern Wortlänge, Wortkomplexität und Frequenz kontrolliert. Das erleichtert die Analyse der Paraphasien.

Schlussfolgerungen

- phonologische Störung zeigt sich beim Benennen, Nachsprechen und lauten Lesen
- weniger Probleme beim Wort-Bild-Zuordnen (Test Nr. 11)
- auditive Analyse der Phoneme ist nur leicht beeinträchtigt (Test Nr. 1)
- schwere Störung im phonologischen Ausgangslexikon sowohl beim phonologisch-lexikalischen Zugriff als auch bei der Repräsentation; Test Nr. 18 Reime finden ergab Ergebnisse im Ratebereich; das laute Lesen regelmäßiger Wörter war besser als das unregelmäßiger Wörter (Test Nr. 8); beim Nachsprechen von Neologismen (Test Nr. 5) zeigen sich auch Lexikalisierungen, die wiederum auf eine Störung bei der Dekodierung phonologischer Informationen hinweisen
- mittelschwere Störung im phonologischen Output-Buffer, Herr M zeigt häufig eine Conduite d'approche (Tests Nr. 5 und Nr. 7)

2.2.3 Therapieziele

Herr M ist ein sehr geselliger Mensch mit einem großen Freundeskreis. Er ist aktiv im heimischen Sportverein, wo er regelmäßig zum Stammtisch geht. Auch ist er ein leidenschaftlicher Fußballfan und fährt aktiv Fahrrad. Er lässt sich kein Spiel des FC Bayern München entgehen, fährt häufig nach München oder auch zu Auswärtsspielen. Familie ist ihm genauso wichtig, er kümmert sich regelmäßig um seine Enkelkinder. Seine Kleidung kauft er vorrangig in einem Herrenmodegeschäft in München. Auch das ist ihm wichtig. Für ihn steht fest, dass er all diese Aktivitäten wieder aufnehmen und weiterhin seinen Freundeskreis pflegen möchte. Die mündliche Kommunikation hat für ihn oberste Priorität.

Die Zielformulierungen auf der Grundlage der ICF werden gemeinsam erarbeitet.

Partizipation

Teilhabeziel:

- in 2 Monaten wieder zum Stammtisch gehen und Freundeskreis pflegen

Aktivitäten

- in 4 Wochen zuhause Telefonanrufe entgegennehmen

2

- sich in 4 Wochen über ein Fußballspiel unterhalten können
- in 4 Wochen im Lieblingsgeschäft in München selbstständig Kleidung einkaufen

Körperfunktionen

- automatisierte Sprache wird gebremst
- Verbesserung von auditivem und Lese-Sinn-Verständnis auf Wort- und Satzebene
- Verbesserung der phonologischen Fähigkeiten auf Wortebene
- Erarbeitung des Grundwortschatz „Fußball" phonematisch sicher in Wort und Schrift
- Erarbeitung des Grundwortschatz „Kleidung" phonematisch sicher in Wort und Schrift
- Verbesserung der Spontansprache durch kommunikative Übungen in der Gruppe
- Verbesserung des Lesens und Schreibens durch gezielte Übungen am PC

2.2.4 Therapieinhalte

Zur Behandlung der phonematischen Paraphasien müssen die Therapieziele definiert sein. Es liegt eine gestörte **Organisation des deutschen Phoneminventars** vor. Die Phoneme sind nicht abhandengekommen, der Patient kann sie nur nicht korrekt wahrnehmen und differenzieren. Daher folgende Ziele:

- Phoneme unterscheiden
- Phoneme richtig auswählen
- Phoneme in die richtige Reihenfolge bringen

(Thode 1997)

Diese Ziele betreffen die rein funktionale Ebene. Die Übungen sollten demnach im Sinne der Teilhabe um kommunikative und alltagsrelevante Übungen ergänzt werden.

Therapie der phonologischen Störung

Die **Arbeit mit Minimalpaaren** entspricht dem Goldstandard der Behandlung phonologischer Störungen. Im Minimalpaar-Setting können die Defizite am besten fokussiert werden (Corsten 2016).

Es muss gezielt das sprachliche Material ausgewählt werden, mit dem die phonologische Störung behandelt werden soll. Dabei gelten folgende **Prinzipien:**

- verschiedene Ebenen beachten: Laut – Wort – Satz
- Wortlänge beachten: je mehr Segmente, desto fehleranfälliger das Item
- phonetische Komplexität beachten: Konsonantencluster sind schwieriger als einfache CVC-Verbindungen
- Phonemposition beachten: im Wortauslaut ist die Produktion von Konsonantenclustern einfacher als im Wortanlaut
- Wortart beachten: Substantive sind leichter als Verben
- Wortfrequenz beachten: hochfrequente Wörter sind einfacher als niederfrequente
- Semantik beachten: konkrete Wörter sind einfacher als abstrakte
- zunächst mit starken Kontrasten arbeiten: phonologisch und semantisch
- mit schriftlichem Material unterstützen: die visuelle Wahrnehmung ist genauer, die auditive zerfällt schneller
- mit entsprechenden Hilfen unterstützen: Patient mit fehlerhaften Äußerungen durch Aufschreiben oder lautes Vorlesen konfrontieren

Anhand dieser Prinzipien kann Material selbst zusammengestellt werden, was individuell auf den Patient zugeschnitten ist. Unterstützend eignen sich kommerzielle Materialien wie:

- NAT-Material Lexikalisch-phonematische Störungen
- NAT-Material Bild-phonematische Störungen
- NAT-Material Ther-A-Phon

Therapie auditive Diskriminierung (prälexikalisch-phonologische Dekodierung)

Hier wird mit Pseudowörtern gearbeitet, damit die lexikalische Verarbeitung unterdrückt wird und der Fokus rein auf der phonetischen Ebene liegt. Es gilt, dass der Kontrast im Wortauslaut schwieriger zu erkennen ist als im Wortanlaut. Entsprechend sind die Übungen aufzubauen:

- Phoneme im Wort identifizieren: Variation von phonetischer Ähnlichkeit der Kontraste und der Phonemposition im Wort, z. B. „Hören Sie ein / m / in …?" oder „Was hören Sie am Anfang von …?" oder „Wo hören Sie ein / m / in …?"
  - Anlaut: Mode, Lager, Maler, Miete, Tasse, Stein
  - Auslaut: Baum, Leim, Wald, Haus, Kamm, Auge
  - Inlaut: Rahmen, Seide, Wiese, Kiemen, Taler

- Erkennen der Position des phonetischen Kontrasts: „Wo hören Sie den Unterschied?"
  - Anlaut: Welt - Zelt, Schuss - Kuss, Garten - Karten, Strand - Brand
  - Auslaut: Korn - Korb, Mohn - Mond, Forst - Form
  - Inlaut: Kanne - Kasse, Motte - Mode, Mappe - Matte
- Unterscheiden Wort/Neologismus „Ist … ein Wort?"
  - großer Kontrast: Apfel - gelmer - Magen - Wolke - niter
  - geringer Kontrast: Haut - Maut - baul - Mauer - rauter

Therapie korrekter Phonemabruf (lexikalisch-phonologische Enkodierung)

Die Minimalpaarübungen werden in allen expressiven Modalitäten angeboten: Benennen, Nachsprechen, lautes Lesen. Hier werden Wörter verwendet, um die lexikalische Repräsentation zu festigen. Der Kontrast sollte wortinitial sein, dafür eignen sich Reimwörter. Zudem sollte zwischen Laut-, Wort- und Satzebene variiert werden. Unterstützend Bild- und Wortkarten hinzunehmen, um die Anforderungen an das auditive Arbeitsgedächtnis zu minimieren.

- Bilder zeigen: auditive Wort-Bild-Zuordnung
- Wörter nachsprechen: Therapeutin spricht beide Items vor, Patient spricht nur das zweite nach, z. B. Haus - Maus, Bauer - Mauer, Turm - Wurm
- schriftliche Wort-Bild-Zuordnung mit Wortkarten
- Wortkarte mit Lücken: Phonem einsetzen (mit/ohne Vorgabe einer Auswahl)
- Lückensätze mit phonetischem Kontrast (mit/ohne Vorgabe), z. B. Der Mann kauft eine Flasche ________ , Der Vogel steht auf einem ________ , Der Gast bestellt ein Glas ________ usw.

Therapie korrekte Sequenzierung (postlexikalisch-phonologische Enkodierung)

Auf dieser Ebene geht es um die metrische und segmentale Struktur der Wörter. Es kommt zu Suchverhalten und phonematischen Paraphasien. Das bedeutet, die Patienten sollen wieder ein Bewusstsein für die Abfolge der Phoneme und Silben bekommen, unterstützt durch die metrische Struktur. Auf dieser Ebene verortet man auch das **Tip-of-the-tongue-Phänomen:** Auch bei gesunden Sprechern zeigt sich, dass die Anzahl der Silben, evtl. der Wortanfang bekannt ist, wenn das Wort selbst aber nicht abgerufen werden kann. Auch hier bietet sich die Arbeit mit Minimalpaaren an, am besten mit Pseudowörtern, um den Fokus auf die segmentale Struktur zu lenken. Außerdem:

- Anagramme: auf Laut- oder Silbenebene, mit/ohne Bildunterstützung, als einzelnes Wort oder im Satzzusammenhang, in semantischen Kategorien, z. B. Berufe: RMELA, ÄCKERB
- Fehler korrigieren: auf Wort- oder Satzebene, z. B. Die Maus schuht in das Loch.
- Arbeit mit Nicht-Wörtern: Minimalpaare, die im Auslaut kontrastieren, z. B. farst-falst, denks-denks

Individualisierte Therapie

Mit Herrn M gemeinsam wird eine Liste mit Fußballwörtern erstellt (➤ Tab. 2.5). Hier liegt der Schwerpunkt auf der Semantik, daher rücken die phonematischen Eigenschaften in den Hintergrund. Viele der Begriffe sind i. d. R. mehrsilbig und teilweise phonetisch komplex. Dafür zeigt der Patient eine hohe Motivation, sich diese zu erarbeiten. Diese Liste wird in mündlichen, schriftlichen und in den Übungen am

Tab. 2.5 Wortbeispiele Fußballliste

Item	Struktur
Tor	einsilbig, phonetisch einfach CVC
Ball	einsilbig, phonetisch einfach CVC
Torwart	zweisilbig, Kompositum, phonetisch komplex CV_CVCC
Stürmer	zweisilbig, phonetisch komplex CCV_CV
Verteidiger	viersilbig, phonetisch einfach CV_CV_CV_CV
Schiedsrichter	dreisilbig, phonetisch komplex CVCC_CVCCV
Libero	dreisilbig, Fremdwort, markierter Akzent, phonetisch einfach CV_CV_CV
unentschieden	viersilbig, Adjektiv, phonetisch komplex VC_VC_CCV_CVC
Bundesliga	viersilbig, Kompositum, phonetisch komplex CVC_CVC_CV_CV
Champions League	dreisilbig, Fremdwort, phonetisch komplex CCVC_CVVCC_CVC

PC eingesetzt, ganz nach den Prinzipien des motorischen Lernens (➤ Kap. 3.2.4). Möglichst bald soll hochfrequent und intensiv geübt werden, die Modalität variiert und die Übungen sind für den Patienten relevant.

Therapie auditives Sprachverständnis

Herr M befindet sich in der frühen postakuten Phase, dem Beginn der störungsspezifischen Phase. Hier intensive Arbeit an der Sprachsystematik und Schwerpunktsetzung auf der Erarbeitung korrekter Strukturen in allen Modalitäten. Im Gegensatz zur chronischen Phase (➤ Kap. 3) ist es hier Aufgabe, soviel wie möglich an sprachlichem Wissen zu reaktivieren und pathologische Symptome zu unterdrücken.

Übungen können sein:

- MODAK-Einheiten zur Aktivierung aller Modalitäten (➤ Kap. 11.2.4): der Vorteil von MODAK bei flüssigen Aphasien liegt in der Fokussierung auf das Material; der Ablauf ist stringent vorgegeben und der Patient ist immer wieder gefordert, seine Aufmerksamkeit auf die vier Bilder auf dem Tisch zu lenken; gleichzeitig werden sowohl die rezeptiven als auch die expressiven Fähigkeiten aktiviert; der 8-stufige Ablauf ist in ➤ Tab. 2.6 aufgeführt
- gezielte Sprachverständnisübungen mit kontrolliertem (Bild-)Material (➤ Kap. 1.2.4): Präsentation eines Bildes von einer Situation, von bestimmten Gegenständen oder von abstrakten Formen und dazu Fragen stellen; Patient ist angehalten, sich auf das Bild zu konzentrieren und bewegt sich gleichzeitig in einem begrenzten semantischen Rahmen

Was wäre, wenn …

Warum liegt keine phonetische Störung vor?
Eine phonologische Störung bei Aphasie ist immer auf den höheren Ebenen der phonologischen Repräsentation anzusiedeln. Eine phonetische Störung führt zu phonetischen Entstellungen und Verzerrungen, zu einer fehlerhaften Artikulation der Phoneme an sich und zu einer unflüssigen, angestrengten Sprechweise, so wie es sich bei einer Sprechapraxie oder einer Dysarthrie zeigt. Gerade bei anterioren Mediainfarkten kann es jedoch zusätzlich auch zu einer Sprechapraxie oder Dysarthrie kommen. Daher ist die ausführliche Analyse der Spontansprache und der expressiven Modalitäten unerlässlich für eine Differenzierung. Bei Verdacht auf Sprechapraxie gibt die 10-Punkte-Checkliste (➤ Kap. 10.2.2; ➤ Kap. 11.2.2) weitere diagnostische Hinweise.

2.2.5 Therapieergebnisse

In den 4 Wochen seines Aufenthaltes verbessert sich die sprachliche Leistung von Herrn M in erstaunlichem Ausmaß: Die Spontansprache ist jetzt flüssig mit nur sehr seltenem Auftreten von Elementen automatisierter Sprache, es kommt noch zu vielen

Tab. 2.6 Ablauf MODAK-Einheit (Lutz 2016)

Schritt	Ablauf	Modalität
1	Bilder zeigen	auditives Sprachverständnis „Zeigen Sie mir trinkt Kaffee"
2	Satzstreifen zuordnen	lautes Lesen
3	Satzstreifen zurückgeben	Lesesinnverständnis „Geben Sie mir trinkt Kaffee"
4	Bilder zurückgeben	auditives Sprachverständnis „Geben Sie mir trinkt Kaffee"
5	Wort legen	Schriftsprache: Buchstaben nach Vorgabe zusammensetzen
6	Wort abschreiben und Vokal einsetzen	Schriftsprache: Wort kopieren, Vokal wurde entfernt
7	Wort selbstständig schreiben	Schriftsprache: verzögertes Kopieren
8	Dialog	auditives Sprachverständnis, Benennen, Spontansprache TH: „Der Mann trinkt etwas. Trinkt er Bier?" – P: „Nein, Kaffee." – TH: „Trinken Sie auch Kaffee?" – „P: Ja, freilich" – TH: „Wie trinken Sie denn Ihren Kaffee?" – P: … usw.

phonematischen Paraphasien, aber häufig gelingt es ihm, diese selbst zu korrigieren bzw. sich an das Zielwort anzunähern. Das laute Lesen auf Wortebene gelingt ebenfalls mit nur wenigen Unsicherheiten. Beim Schreiben zeigen sich dagegen noch etwas mehr Paragraphien. Das auditive Sprachverständnis im einfachen Gespräch ist gut, bei längeren, komplexeren Sachverhalten treten noch Missverständnisse auf. Herr M ist in der Einzel- und Computertherapie durchgehend hochmotiviert. In den Gruppentherapien hat er sich manchmal aufgrund der unterschiedlichen Leistungsunterschiede unwohl gefühlt.

2.3 Zusammenfassung und Befund

Herr M zeigt einen schönen Verlauf einer postakuten flüssigen Aphasie, die aufgrund der stationären Rehabilitation intensiv behandelt wird. Exemplarisch steht der Fall für flüssige Aphasien mit phonologischen Störungen, die häufig in der Praxis zu finden sind. Im Verlauf findet bei Herrn M durch weitere intensive ambulante Therapie laut erneuter Testung mit dem AAT ein Syndromwandel zu einer amnestischen Aphasie statt. Nach insgesamt 2-jähriger ambulanter Behandlung wird Herr M mit noch bestehenden sprachsystematischen Defiziten entlassen, die er jedoch durch seine kommunikative und gesellige Art im Alltag sehr gut zu kompensieren weiß. Seine wenigen Berührungsängste von Anfang an helfen ihm dabei, offen mit seiner Sprachstörung umzugehen.

Empfehlung weiteres Vorgehen

Nach der stationären Rehabilitation wird eine Empfehlung für die Fortführung der Therapie im ambulanten Rahmen ausgesprochen. Aus medizinischer Sicht besteht kein weiterer Interventionsbedarf. Die Aphasie ist die herausragende Störung nach dem Schlaganfall. Herr M kommt daraufhin 2-mal wöchentlich für 60 Minuten in die Ambulanz. Dort werden in den nächsten Monaten die phonematischen Defizite weiter intensiv behandelt.

Befund für den Arztbrief

Bei dem Patienten besteht nach AAT eine mittelschwere Wernicke-Aphasie mit expressiver phonologischer Störung, mittelgradiger Dyslexie und Dysgraphie. Die Spontansprache ist durch viele phonematische Paraphasien und vereinzelte Automatismen gekennzeichnet. Im Gespräch kann der Patient seine Informationen und Bedürfnisse mit nur wenig Hilfe mitteilen. Dennoch kommt es aufgrund von mittelgradigen Defiziten im Sprachverständnis immer wieder zu Missverständnissen im Gespräch. Erschwerend kommt eine Hypakusis hinzu. Auch zu Hause kommt es häufig zu Streitigkeiten. Daher wurde mit beiden, dem Patienten und seiner Ehefrau, ein beratendes Gespräch geführt.

Inhalte der Therapie waren die Behandlung der phonologischen Störung in den expressiven Modalitäten (Nachsprechen, lautes Lesen, Spontansprache) sowie Übungen zur Verbesserung des Sprachverständnisses. Die Schriftsprache wurde in gezielten Übungen am PC behandelt.

Bei Entlassung zeigen sich Verbesserungen in allen behandelten Bereichen: Die Diagnose eine mittelschweren Wernicke-Aphasie bleibt bestehen, es zeigt sich ein gutes Potenzial für weitere Verbesserungen. Eine intensive ambulante Fortführung der Therapie ist dringend indiziert.

LITERATUR

Blanken G, Döppler R, Schlenck KJ. Wortproduktionsprüfung. Hofheim: NAT-Verlag, 1999.

Blanken G. Materialien zu neurolinguistischen Aphasiediagnostik Auditives Sprachverständnis: Wortformen. Hofheim: NAT-Verlag, 1999.

Corsten S, Mende M. Ther-A-Phon. Therapieprogramm für aphasisch phonologische Störungen. Hofheim: NAT-Verlag, 2011.

Corsten S, Mende M. Therapie phonologischer Störungen bei Aphasie. Seminarskript Würzburger Aphasietage 2007.

Corsten S. Modellorientierte Therapie bei phonologischen Störungen bei Aphasie. Spektrum Patholinguistik 2016; 9: 1–26.

Dittmann J. Phonematische Störungen bei Aphasie. In: Blanken G (Hrsg). Einführung in die linguistische Aphasiologie. Freiburg, 1991.

GAB & DGNKN Leitlinien. Gesellschaft für Aphasieforschung und -behandlung (GAB), Deutsche Gesellschaft für Neurotraumatologie und Klinische Neuropsychologie (DGNKN). Qualitätskriterien und Standards für die Therapie von Patienten mit erworbenen neurogenen Störungen der Sprache (Aphasie) und des Sprechens (Dysarthrie). Leitlinien

2000. www.aphasiegesellschaft.de/files/6013/6268/2690/LL_2000_GAB_DGNKN.pdf.(zuletzt abgerufen am 09.01.19).
Huber W, Poeck K, Weniger D. Der Aachener Aphasie Test (AAT). Göttingen: Hogrefe, 1983.
Huber W, Stachowiak JF, Poeck K, Kerschentsteiner M. Die Wernicke-Aphasie. Klinisches Bild und Überlegungen zur neurlinguistischen Struktur. J. Neurol. 1975; 201: 77–97.
Lutz L. MODAK – Modalitätenaktivierung in der Aphasietherapie. Ein Therapieprogramm. 3. Aufl. Berlin: Springer, 2016.
Neuber C, Rüffer N, Zeh-Hau M. Bild-phonematische Störungen. Hofheim: NAT-Verlag, 1998.
Neuber C, Rüffer N, Zeh-Hau M. Lexikalisch-phonematische Störungen. Hofheim: NAT-Verlag, 1994.
Orgass B. Eine Revision des Token Tests I. Vereinfachung der Auswertung, Itemanalyse und Einführung einer Alterskorrektur. Diagnostica 1976a; 22:70–87.
Orgass B. Eine Revision des Token Tests II. Validätsnachweis, Normierung und Standardisierung. Diagnostica 1976b; 22:141–156.
Stadie, N., Cholewa, J., De Bleser R. LEMO 2.0 Lexikon modellorientiert. Diagnostik für Aphasie, Dyslexie und Dysgrafie. Hofheim: NAT-Verlag, 2013.
Thode P. Die Behandlung phonologischer Störungen bei Aphasie. Seminarskript. Fortbildung der Landesgruppen SH/HH des dbl. Hamburg, 1997.

KAPITEL **3**

Katrin Eibl

Chronische nicht-flüssige („Broca-")Aphasie mit Agrammatismus

Folgende Fragen werden in diesem Fallbeispiel beantwortet

- Welche therapeutische Herangehensweise erfordert die Aphasietherapie im chronischen Stadium?
- Welche Behandlungsmöglichkeiten des Agrammatismus gibt es?
- Lassen sich in der chronischen Phase bei Aphasie noch Verbesserungen erzielen?
- Wie kann man den Einsatz von Unterstützter Kommunikation fördern?

Definition

Agrammatismus

Der Agrammatismus ist eine syntaktische Störung, bei der die Verwendung von Inhaltswörtern (syntaktischen Hauptkategorien Nomen, Verb, Adjektiv, Adverb) bevorzugt wird, während Funktionswörter und Affixe fehlen oder inkonsistent auftreten. Man spricht von „Telegrammstil". Die Patienten produzieren meist Ein- bis Zweiwort-Äußerungen, die nebeneinander gereiht sind (parataktische Verknüpfung) und es kommt zu vielen Satzabbrüchen. Dabei können die Patienten mittels einer Schlüsselwortstrategie Informationen vermitteln. Meistens kommt eine Sprechanstrengung hinzu, nicht selten anfangs auch eine Sprechapraxie.

3.1 Falldarstellung

Phase E: Ambulanz

ANAMNESE

Der 52-jährige Patient Herr Z kommt ambulant zur Sprachtherapie, nachdem er eine stationäre Frührehabilitation und eine weiterführende neurologische Rehabilitation in den letzten Monaten absolviert hat. Das Ereignis liegt ungefähr ein Jahr zurück. Er selbst kann keine Anamnesefragen beantworten, er wirkt zunächst mutistisch und indifferent.

Vor einem Jahr wird Herr Z von seinen Eltern fast bewusstlos, am Boden unter dem Schreibtisch liegend aufgefunden. Bis der Notarzt kommt ist er somnolent, zeigt eine rechtsseitige Hemisymptomatik mit Neglect und Aphasie.

Herr Z erleidet ein Jahr zuvor einen raumfordernden Anterior- und Mediainfarkt links bei Verdacht auf **Carotis-T-Verschluss** mit Aphasie, **hirnorganischem Psychosyndrom,** Dysphagie und armbetonter sensomotorischer Hemisymptomatik rechts. Nachdem er den ersten Tag kreislaufstabil ist, wird er nicht intubiert. Am Folgetag kommt es zur Hirnschwellung. Es wird eine **osteoklastische Entlastungstrepanation** mit **Duraerweiterungsplastik** und Drainageeinlage **epidural** durchgeführt. Daraufhin wird er 10 Tage lang unter **Analgosedierung** intubiert. Nach 7 Tagen wird eine PEG-Sonde gelegt, am Tag darauf erfolgt die Dilatationstracheotomie (➤ Kap. 15.1).

Es zeigen sich dann plötzliche motorische Entäußerungen, fokale epileptische Anfälle, die sofort medikamentös eingestellt werden. Gleichzeitig bekommt Herr Z eine Antibiose bei beidseitiger Pneumonie und steigenden Infektwerten. Er wird nach 12 Tagen mit einer geblockten Trachealkanüle (TK), PEG-Sonde und unter invasiver Beatmung in die Frührehabilitation verlegt. Die Reimplantation des Schädeldeckels ist in 3 Monaten geplant. Es besteht eine schwerste Dysphagie (BODS-SCORE 8+ 8; ➤ Anhang III.4) bei Speichelaspiration, nach 3 Wochen ist das **Weaning** abgeschlossen und Herr Z atmet spontan über die Trachealkanüle, die sogar bis zu einer Stunde verschlossen werden kann. Er ist mutistisch, kommuniziert nur über Nicken und Kopfschütteln. Er selbst unternimmt keine Sprechversuche.

In den folgenden 4 Wochen, bereits 2 Monate **post onset,** wird er wacher und kontaktfreudiger. Er ist psychomotorisch ruhig, seine Stimmung ist jedoch gedrückt und er wirkt frustriert. Mittlerweile ist er in der Lage, im Aktivrollstuhl mehrere Stunden zu sitzen und mit nur wenig Unterstützung Lagewechsel durchzuführen. Die Dysphagie remittiert sich, eine Dekanülierung (➤ Kap. 15.2.4) ist 8 Wochen nach TK-Anlage möglich. Daraufhin erfolgt die problemlose Oralisierung und der Kostaufbau bis hin zur Normalkost.

Sprachtherapeutischer Befund 3 Monate p. o.

Eine Kommunikation ist über Nicken und Kopfschütteln eingeschränkt möglich. Verbale Aufforderungen werden teilweise befolgt. Eine erste sprachsystematische Befundung ergibt ein bis auf die einfache Satzebene relativ gut erhaltenes Sprachverständnis und eine deutlich reduzierte unflüssige Spontansprache auf Wortebene. Benennen von Nomen und Verben gelingt selten spontan mit eindeutiger Perseverationstendenz.

Herr Z erhält noch insgesamt weitere 7 Monate lang eine stationäre weiterführende neurologische Rehabilitation. Zuletzt konnte er sich dort auf Stationsebene mit dem Stock fortbewegen. Die Plegie des rechten Arms besteht jedoch weiterhin, es zeigen sich nur minimale Tonusveränderungen in der Schulter. Problematisch während des gesamten stationären Aufenthaltes ist die geringe Eigeninitiative des Patienten, auch wenn Herr Z Motivation erkennen lässt. Die Abschlussbefunde der Sprachtherapie und Neuropsychologie zeigen die noch massiven sprachsystematischen und kognitiven Einschränkungen.

Neuropsychologischer Befund 11 Monate p. o.

Schwerpunkte der Behandlung waren die Förderung der konzentrativen Belastbarkeit und des Reaktionsvermögens, eine verbesserte und spontane visuelle Exploration nach rechts sowie die Förderung der Sicherheit bei einfachen, alltagsnahen Rechenanforderungen und Zahlenverarbeitung. Die Stimmung von Herrn Z wirkte (fast immer) freudlos bedrückt, im therapeutischen Kontakt wurde er aber lockerer und zugewandter. Aufgrund der ausgeprägten Sprachstörung war hier eine eingehendere Bearbeitung nur rudimentär möglich. Es liegt eine Verlangsamung vor, komplexe Aufmerksamkeitsleistungen (parallele Informationsverarbeitung) sind vermindert, einfache Aufmerksamkeitsleistungen (Ablenkbarkeit, ➤ Kap. 1.2.2) waren im Verlauf normgerecht. Die konzentrative Belastbarkeit bei schwierigem Material ist eingeschränkt, innerhalb einer Therapieeinheit lässt die Qualität der Leistung oft noch nach. Es liegt eine geringe Gesichtsfeldeinschränkung nach rechts vor sowie eine visuelle Vernachlässigung rechts; ebenso eine massive Zahlenverarbeitungsstörung (➤ Kap. 1.2.2). Herr Z machte im Verlauf eher langsam Fortschritte, dennoch zeigte er ein gutes Durchhaltevermögen. Unter Zeitdruck sind die Leistungen vermindert und fehleranfällig. Hinsichtlich des Antriebs schien Herr Z von der vorgegebenen Tagesstruktur im Klinikalltag sehr zu profitieren, er konnte nach Aufforderung auch selbstständig zu den Therapieräumen kommen.

Sprachtherapeutischer Befund 11 Monate p. o.

Es besteht eine schwere sprachsystematische Störung im Sinne einer unflüssigen Aphasie mit rezeptiven und produktiven Einschränkungen. Die Schwerpunkte wurden auf die Förderung des Sprachverständnisses, der Sprachproduktion und des Aufbaus eines kleinen Wortschatzes für den Alltag sowie das Einsetzen der Schriftsprache gelegt. Herr Z zeigt im Therapieverlauf neben dem Einsatz von Floskeln vermehrt spontane Einwortäußerungen, die Angaben persönlicher Daten waren ergänzend möglich und die Verwendung des erarbeiteten Wortschatzes bei verbessertem Sprachverständnis war meist einsetzbar. Bei den Übungen erwiesen sich Schriftbildunterstützung und Wiederholungen als förderlich. Auch wurde in die Therapiesitzungen der Umgang mit dem Computer eingebunden, wobei sich die Vernachlässigung nach rechts auswirkte. Herr Z arbeitet motiviert mit.

Sozialanamnese

Herr Z ist ledig, alleinstehend, keine Kinder. Er hat bisher allein gewohnt. Er ist gelernter Bauzeichner und hat selbstständig als Immobilienmakler und -verwalter gearbeitet. Seine Eltern sind als seine gesetzlichen Betreuer eingesetzt. Sie wohnen bei ihm in seiner behindertengerechten Wohnung.

Definition medizinische Begriffe

Analgosedierung: Kombination von Schmerz- und Beruhigungs- bzw. Betäubungsmitteln bei kleineren Eingriffen oder zur kontrollierten invasiven Beatmung

Carotis-T-Verschluss: Verschluss befindet sich an der Gabelung der A. carotis interna

Duraerweiterungsplastik: die harte Hirnhaut (Dura mater) wird mit Material erweitert, damit sie dehnbar bleibt; ist bei erhöhtem Hirndruck z. B. nach einer Blutung indiziert

epidural: auf der harten Hirnhaut (Dura mater) gelegen
Gesichtsfeldeinschränkung: zentrale Visusstörung, bei der nur eine Seite oder ein ¼ des Gesichtsfeldes auf beiden Augen eingeschränkt ist, auch *Hemianopsie* bzw. *Quadrantenanopsie*
hirnorganisches Psychosyndrom: psychische Veränderungen/Auffälligkeiten aufgrund einer organischen Ursache wie Ischämie, Blutung, Tumor, Entzündung, meist akut auftretend, kann sich aber auch chronifizieren
osteoklastische Trepanation: Eröffnung des Schädels, meist durch ein Bohrloch, und Verschließen der Wunde nicht mit dem Knochendeckel, sondern mit einem Ersatz aus Metall oder Kunststoff
post onset (p. o.): Englisch für „nach Ereignis", mit dem die akute Erkrankung (i. d. F. der Apoplex) gemeint ist
visuelle Exploration: eingeschränktes Sehen aufgrund einer Vernachlässigung der visuellen Reize auf einer Seite (*Neglect*), dabei liegt keine Schädigung im Sehzentrum oder der Sehbahn vor
Weaning: Entwöhnung von der künstlichen Beatmung mit Ausbau der Spontanatmungsphasen

Herr Z ist demnach ein sehr schwer betroffener Patient, der diesen schweren Schlaganfall überlebt, aber mit massiven Behinderungen zu kämpfen hat. Er zeigt fast alle Begleitstörungen (➤ Tab. 3.1), die bei Aphasie zusätzlich vorhanden sein können.

Tab. 3.1 Begleitstörungen bei Aphasie (Eibl 2019)

Bezeichnung	Beschreibung	Funktionsebene	Mögliche Folgen
Hemiparese/-plegie	Schwäche oder Lähmung des rechten Arms oder Beins	sensomotorisch	Unselbstständigkeit beim Waschen, Anziehen, Essen, Schreiben, Gehen, Toilettengang, rollstuhlpflichtig
faziale Parese	Schwäche oder Lähmung des 2. und 3. Asts des N. facalis	sensomotorisch	hängender Mundwinkel, Speichelfluss, *Drooling* beim Trinken, verwaschene Artikulation
Dysphagie	Schluckstörung für feste und/oder flüssige Konsistenzen	sensomotorisch	angepasste Kost/künstliche Ernährung durch nasogastrale oder PEG-Sonde
Dysarthrie/Sprechapraxie	Sprechstörung	motorisch	zusätzlich eingeschränkte Verständlichkeit
Hemianopsie	halbseitige oder viertelseitige (Quadrantenanopsie) Einschränkung des Gesichtsfeldes	kognitiv	• Probleme beim Lesen • Unfallgefahr beim Gehen • Autofahren verboten
Neglect	• nicht-Wahrnehmung der betroffenen Körperhälfte • kann visuell, taktil, funktionell sein	kognitiv	• eingeschränkte Störungseinsicht • erschwerte Rehabilitation
Apraxie	Störung der Planung von Handlungsabläufen	kognitiv	• Umgang mit alltäglichen Gegenständen (Besteck, Waschzeug) gestört • Unselbstständigkeit in den ADLs
Anosognosie	Nichterkennen eines krankhaften Zustands, fehlende Störungseinsicht	kognitiv	• erschwerte Therapieeinsicht und Rehabilitation • mangelnde Compliance
Akalkulie	Störung der Zahlenverarbeitung	kognitiv	Probleme beim Umgang mit Geld, Uhrzeit, Fahrplänen etc.
Aufmerksamkeits-, Konzentrations-, Gedächtnisdefizite	Störungen der Merkfähigkeit	kognitiv	kann Therapieinhalten nur bedingt folgen, kurze Belastbarkeit, Perseverationen
Antriebsstörung	Störung der Bereitschaft, eine sprachliche und/oder motorische Handlung auszuführen	kognitiv	Patienten sind eher reaktiv, sprechen von sich aus wenig, verhalten sich sehr passiv

3.2 Sprachtherapeutische Maßnahmen

Der Patient kommt auf eigenen Wunsch in die Ambulanz. Nach einem langen stationären Aufenthalt wollte er keine hochfrequente Sprachtherapie mehr. Die Therapiefrequenz liegt bei 2-mal wöchentlich für 45 Minuten.

3.2.1 Aufnahmebefund

Ersteindruck

Herr Z wird im Rollstuhl von seinem Vater in den Therapieraum gebracht. Der Vater verlässt den Raum. Herr Z zeigt eine Hemiparese rechts, der rechte Arm liegt schlaff auf der Rollstuhllehne. Seine Jacke möchte er nicht ausziehen. Herr Z zeigt einen neutralen Gesichtsausdruck, er lächelt nicht, er spricht nicht.

Es liegen noch keine ausführlichen Informationen über den Patienten vor, über seine sprachlichen Leistungen, ein erster Besuch dient dazu. Bekannt ist nur, dass er lange stationär aufgrund eines Schlaganfalls behandelt wurde, im Anschluss eine Reha stattfand.

Auf die Frage „Wie geht es Ihnen?“ äußert er „Passt!“ Allgemeine Anamnesefragen werden genutzt:
- „Was ist passiert?“
- „Wie geht es Ihnen mit dem Sprechen?“
- „Was sind Sie von Beruf?“
- „Wo wohnen Sie?“

Es wird sehr schnell klar, dass Herr Z nicht in der Lage ist, die offenen Fragen zu beantworten. Es kommt entweder keine Reaktion oder es fällt eine deutliche Sprechanstrengung mit starkem Suchverhalten auf. Zusätzlich setzt eine Geste ein: er zeigt mit den Fingern der linken Hand, als würde er zählen, „eins, zwei, drei“.

Auf geschlossene Fragen wie „Waren Sie in der Reha?“, „Hat es Ihnen in der Reha gefallen?“ kommt eher ein „Ja“ oder „Nein“, aber es wirkt nicht sicher. Die Fragen werden mit Schriftbildern unterstützt: „Schlaganfall“, „Reha-Dauer?“, „Beruf?“ Daraufhin kommt vom ihm „blabla“. Immerhin eine Antwort, auch wenn sie ohne weitere Informationen nicht gedeutet werden kann.

Schlussfolgerungen
- Herr Z ist sehr stark in seiner expressiven Sprache betroffen, er antwortet nur einsilbig oder in Ein-Wort-Phrasen
- Sprachverständnis erscheint für einfache Fragen erhalten, aber er kommt schnell an seine Grenzen, wenn man zu schnell oder zu viel redet
- Ja-Nein-Kommunikation erscheint nicht sicher
- insgesamt eher antriebsarm, fast schon depressiv

Informationen über das Ereignis und die Sprachstörung werden von seinem Vater am Ende der Sitzung eingeholt. Der Patient scheint noch Zeit zu benötigen, um sich an die neue Therapeutin und die veränderten Rahmenbedingungen der Therapie zu gewöhnen.

Aphasie-Screening

Zunächst soll in der ersten Sitzung ein Screening der sprachlichen Fähigkeiten durchgeführt werden, erst dann eine standardisierte Testung. Behutsam muss herausgefunden werden:
- Wieviel versteht er? (Einfache Aufforderungen? Komplexe Fragen?)
- Was kann er sagen? (Seine persönlichen Daten?)
- Kann er schreiben? (Seinen Namen? Ein paar Sätze?)
- Kann er lesen? (Einzelne Wörter, Sätze, Zeitungsartikel?)

Ziel ist es dabei, eine Beziehung zum Patienten aufzubauen, ihn nicht zu belasten und ihn gleichzeitig die Erfahrung machen zu lassen, dass trotz der Sprachstörung ein Gespräch möglich ist. Diese Herangehensweise bezeichnet Lutz (1996) als **„Theragnostik“**, sie bietet sich gerade in einer ersten Sitzung an. Dem Patienten gegenüber gilt trotzdem Transparenz, er wird einbezogen: Es muss herausgefunden werden, „was geht“ und „was nicht geht“.

Automatisierte Sprache
- Zählen von 1–10: gelingt von 1–4, danach braucht er Hilfe
- Frage nach dem Wochentag: Wortkarten mit den Wochentagen werden vorgelegt und Aufforderung, diese in die richtige Reihenfolge zu legen; er braucht viel Zeit, ist unsicher, ganz korrekt schafft er es nicht

Benennen
- Bildkarten von hoch- und niederfrequenten Nomina wie HAUS, KUH, KINDERWAGEN, KÜRBIS werden vorgelegt; schon nach drei Bildern wird deutlich, dass massive Probleme im Wortabruf bestehen, mit Anlauthilfe wird meist das richtige Item produziert; Abbruch nach fünf Bildern
- Vorlegen des COOKIE THEFT-Bildes und Versuch, ihm einige Wörter zu entlocken; Unterstützung durch Nachfragen, z. B. „In welchem Raum spielt die Szene?" „Sehen Sie einen Jungen?" „Was macht die Frau?"; auf das überlaufende Wasser zeigen und fragen: „Ist das normal?"

Bildbeschreibung Herr Z:

TH: „…dass Sie mal versuchen, mir zu erzählen, was Sie auf diesem Bild sehen."
Z (langes Schweigen): „ … ?eks … (lange Pause)"
TH: „Hm… irgendein Wort, irgendetwas muss raus!"
Z: „keks"
TH: „Aha, weil Sie's lesen. Hm. (zeigt auf die Mutter… wer is'n das hier?"
Z: „…"
TH: „Ist das ein Mann?"
Z: „junge"
TH:„Ist das ein Mann?"
Z: „frau"
TH: „Ja. Aha. Und das hier ist ein …? Junge oder Mädchen?"
Z: „junge"
TH: „Genau, und das hier ist das …? das ist der Junge und das ist das/m/…?"
Z: „mädchen"
TH: „Und was passiert hier? (zeigt auf das überlaufende Wasser). Da läuft was über, nämlich das/w/…"
Z: „wasser"
TH: „Genau. Prima."

Auch hier braucht Herr Z viel Unterstützung. Er findet zwar die Wörter, kann sie aber nur mit Anlauthilfe abrufen. Es kann sich also um eine schwere Störung im phonologischen Output-Lexikon und/oder phonologischem Output-Buffer (➤ Kap. 2.2.2) handeln.

Lesen
Zeigen einiger Wortkarten mit Wörtern wie TAL, PAPPE, HUMOR. Herr Z winkt ab, er gestikuliert, dass er die Wörter erkennt, aber nach einem halbherzigen Leseversuch bricht er ab.

Schreiben
Aufforderung, seinen Namen zu schreiben. Den Nachnamen schreibt er ohne Zögern, beim Vornamen wird er unsicher.

Schlussfolgerungen

Am Ende der Sitzung wird der Vater hereingerufen, der eine kurze Zusammenfassung der Erkrankung und des Verlaufs gibt. Er berichtet auch, dass Herr Z froh ist, endlich wieder zu Hause zu sein. Es wird für die nächste Sitzung vereinbart, dass sich beide Gedanken über ihre Erwartungen und Ziele an die Sprachtherapie machen sollen.
- sehr schwere unflüssige chronische Aphasie
- starke Einschränkung von Sprachproduktion und Sprachverständnis
- schwere Sprechanstrengung und -initiierung, naheliegender Verdacht auf begleitende Sprechapraxie
- aus modelltheoretischer Sicht besteht Verdacht auf Störung im Wortabruf, also im phonologischen Ausgangslexikon und/oder Buffer des Logogenmodells (➤ Kap. 4.2.1)
- Schriftsprache ebenso schwer betroffen, Schreiben des eigenen Namens ist möglich – Herr Z kann die Unterschrift auf der Heilmittelverordnung leisten
- trotz langer, intensiver stationärer Rehabilitation sind bisher nur wenige Fortschritte erzielt worden

Herr Z muss sehr unter seiner Situation leiden: Er ist noch relativ jung, seine Eltern haben die Pflege übernommen und wohnen in seiner Wohnung, er kann nicht mehr arbeiten, er kann nicht einmal mehr seine Bedürfnisse mitteilen. Es ist ihm sehr unangenehm, er scheint sich unwohl in seiner Haut zu fühlen. Er hat nicht einmal die Jacke ausgezogen. Er ist froh, als die Therapiesitzung beendet ist.

Klinischer Hintergrund

Therapeutische Haltung gegenüber Patienten mit chronischer Aphasie

In der chronischen Phase der Aphasie können noch Verbesserungen eintreten. Diese werden jedoch v. a. dann erreicht, wenn die Patienten eine **hochfrequente intensive Intervalltherapie** erhalten. Die deutschlandweite FCET2CE-Studie (Breitenstein

et al. 2014; ➤ Kap. 4.3) hat gezeigt, dass die Therapieeinheiten mind. 120 Minuten täglich an 5 aufeinanderfolgenden Tagen 3 Wochen lang stattfinden sollten, um Verbesserungen in den sprachlichen Fähigkeiten zu erzielen. Diese Intensivtherapien werden mittlerweile in manchen Kliniken oder Aphasiezentren angeboten, jedoch sind es bei Weitem noch zu wenige. Außerdem erfordern die meisten eine hohe Selbstständigkeit der Patienten. Pflegebedürftige, rollstuhlpflichtige Betroffene wie Herr Z können dort nicht ohne Begleitperson bleiben.
Somit bleibt für die meisten Betroffenen die ambulante „tröpfchenweise" Therapie mit ein oder zwei Therapieeinheiten wöchentlich, wie sie auch am häufigsten von den Hausärzten verschrieben wird. Damit ist klar, dass die Therapieinhalte vorrangig kompensatorisch und adaptiv ausgerichtet sein sollten und die Teilhabe und den Transfer in den Alltag zum Ziel haben. Therapie ist in diesem Sinne eine Form der **Begleitung.** Eine Restitution der Funktionen lässt sich nur in geringem Ausmaß erreichen. Ein so schwer betroffener Patient wie Herr Z braucht zusätzlich zu den sprachtherapeutischen Maßnahmen das Gefühl, dass er trotz seiner Behinderung ein erwachsener, intelligenter Mann ist, dem man respektvoll gegenübertritt und sich für seine Meinungen, Einstellungen und Erwartungen interessiert. Auch bei einer schweren Aphasie ist eine Unterhaltung möglich.

3.2.2 Diagnostik

Obwohl die Screeningergebnisse unbefriedigend waren, wird eine standardisierte Testung durchgeführt. Gründe sind:

- Objektivierung der Defizite und Ressourcen
- Wiederholbarkeit der Testung und damit Möglichkeit zur Evaluation der Therapieergebnisse
- detaillierte Erfassung der Leistungen in den einzelnen Modalitäten
- Anspruch an evidenzbasiertes Arbeiten

Aachener Aphasie Test

Die Testung mit dem AAT benötigt nur eine Sitzung, da es in fast allen Untertests zu Abbrüchen kommt. ➤ Tab. 3.2 zeigt die Ergebnisse.

Die Spontansprache wird mit 1 2 2 3 2 1 bewertet (➤ Tab. 3.3). Die wenigen Äußerungen, die Herr Z macht, zeigen zumindest, dass Ansätze in der Semantik, Phonologie oder Syntax vorhanden sind.

Tab. 3.2 Ergebnisse AAT Herr Z

Untertest	Punktzahl	Probleme	Ressourcen
Token Test	nicht durchführbar	• bereits in Teil 1 10 Fehlerpunkte • hoher Anspruch an Aufmerksamkeit und Konzentration	
Nachsprechen	77	• zusammengesetzte Wörter und Sätze, HAUSTÜR „tür", DER HUND BELLT „hund" • phonetisch komplexe Strukturen (CCV), z. B. SPRUCH/pruç/ • Verkürzung auf zwei Silben, z. B. MODERATOR „modor"	• Erfassung des Schlüsselworts • einsilbige einfache Wörter, Wortakzent vorhanden • Erfassung der Semantik, z. B. HANDSCHUHFACH „handschuhe"
Schriftsprache	5	einzelheitliche Route beim Lesen und Schreiben, z. B. WAHL „wahn", SCHLICHT/fuç/	Semantik wird erfasst, z. B. SIE WILL MEIN AUTO „Auto"
Benennen	20	• niederfrequente Nomina • Komposita • Farben • Sätze nicht geprüft	• hochfrequente Items • setzt Gestik oder Zeichnen ein, z. B. bei GÜRTEL
Sprachverständnis auditiv	51		gute Leistung auf Wort- (18 Punkte) und Satzebene (25 Punkte)
Lese-Sinnverständnis		auf Wortebene (8) schon schwierig, Satzebene nicht möglich (0)	erkennt hochfrequente Wörter ganzheitlich

Tab. 3.3 AAT Bewertung Spontansprache Herr Z

Bereich	Bewertung	Beschreibung
Kommunikationsverhalten	1	• Kommunikation erfolgt nur durch unvollständige meist unverständliche Äußerungen UND • Hörer muss den Sinn des Gesagten erschließen, erfragen und erraten
Artikulation und Prosodie	2	• starke Dysarthrie UND/ODER • starke Dysprosodie
Automatisierte Sprache	2	• viele Sprachautomatismen UND/ODER • sehr viele sprachliche Stereotypien UND/ODER • sehr starke Echolalie
Semantik	3	• viele semantische Paraphasien UND/ODER • sehr starke Wortfindungsstörungen UND/ODER • viele inhaltsleere Redefloskeln
Phonematik	2	• sehr viele phonematische Paraphasien UND/ODER • phonematische Neologismen
Syntax	1	• meist Ein- und Zwei-Wort-Sätze UND • nahezu keine Flexionsformen bzw. Funktionswörter

Vorherrschend in seiner Spontansprache sind Stereotypien, die er gerne verwendet, z. B. „Passt!" auf Nachfragen des Befindens oder der Anstrengung, „Wörter!", wenn ihm das Wort partout nicht aus dem Mund will und „Keine Ahnung!", wenn er etwas nicht weiß oder ihm die Aufgabe zu anstrengend wird.

Schlussfolgerungen

- laut AAT ergeben die Leistungen eine Globale Aphasie, der klinische Eindruck deutet jedoch auf eine **schwere Broca-Aphasie** hin, weil das Sprachverständnis relativ gut ist und die spontanen Äußerungen in der Situation adäquat sind: Diskrepanz zwischen der AAT-Auswertung und dem klinischen Eindruck (➤ Kap. 4.2.2)
- typischer **Agrammatismus:**
  - produziert nur Ein-Wort-Äußerungen
  - lässt unbetonte Silben am Wortanfang weg
  - reduziert mehrsilbige Wörter auf max. drei Silben, z. B. LILLIPUTANER wird zu „illiput"
  - spricht nur in Nomina und Adjektiva
  - produziert keine Funktionswörter, keine Artikel, keine Präpositionen
  - spricht stark unflüssig mit vielen Pausen
- kognitive Belastbarkeit ist noch deutlich reduziert – die 45 Minuten Therapie reichen vollkommen, denn gegen Ende der Sitzung zeigt sich ein deutlicher Leistungsabfall, den Herr Z meist mit „Blackout" bezeichnet
- eine so schwere Aphasie wird sich nach einem Jahr nicht mehr vollständig erholen, das wird Herrn Z kommuniziert: „Wir werden versuchen, möglichst viel Sprache zurückzuholen, aber es wird nicht wieder wie vorher werden."
- als Folge: kompensatorischer Therapieansatz, nur sparsamer Einsatz restituierender störungsspezifischer Methoden
- Entscheidung für die Durchführung der Reduzierten Syntax Therapie (REST)

REST-Screening Nomina

Vor Beginn Durchführung eines Screenings. Dabei geht es darum, dass die Patienten zumindest einfache, hochfrequente Items benennen können. Wenn die Sprachproduktion zu stark betroffen ist, kann der Ansatz nicht greifen.

REST ist ein modellbasierter Ansatz. Er geht von dem **Sprachproduktionsmodell von Garrett** (1980) aus, das seriell aufgebaut ist: Auf der Nachrichtenebene wird eine Aussage generiert, die an die **funktionale Ebene** weitergeleitet wird, auf der die Satzteile und Phrasen ihre Plätze bekommen. Auf der **positionalen Ebene** wird die grammatische Struktur des Satzes festgelegt, z. B. Frage, Aussage, Aktivsatz, Passivsatz, Relativsatz usw. Dabei werden Funktionswörter und Flexionen eingesetzt. Erst auf der untersten Ebene, der **phonetischen,** werden die lautlichen Repräsentationen abgerufen. Beim Agrammatismus liegen die Schwierigkeiten v. a. auf der positionalen Ebene. REST macht sich dies zunutze, indem die Sätze, die generiert werden, syntaktisch vereinfacht werden. So besteht eine Aussage z. B. aus einer Nominalphrase (NP) und einer Verbphrase (VP), die nicht flektiert sind, z. B. „Fenster putzen" anstatt „das Fenster putzen" oder „Ich putze das Fenster". Die Patienten lernen, unflektierte Aussagen zu produzieren, sie überspringen praktisch die positionale Ebene.

Klinischer Hintergrund

Reduzierte-Syntax-Therapie (REST, Schlenck, Schlenck, Springer 1995)

REST ist geeignet für schwer betroffene Patienten mit Agrammatismus. Dabei werden syntaktisch einfache Strukturen erarbeitet, die zwar nicht vollständig, aber inhaltlich korrekt sind, z. B. „Kaffee trinken morgen". Sie vermeiden dadurch die agrammatischen Probleme mit Funktionswörtern. Der Patient lernt, seine syntaktischen Defizite im Alltag durch einfachere Strukturen zu kompensieren.

Ablauf: Behandlung ist in fünf Phasen eingeteilt, in denen die reduzierten Strukturen erarbeitet werden:

- *Phase 1:* Erarbeiten von Zwei-Konstituenten-Phrasen, z. B. Infinitiv-Objekt-Phrase, Adverb-Verb-Phrase; zunächst mit engem semantischem Zusammenhang, z. B. Kaffee trinken, Blumen gießen, lange geschlafen, viel gegessen; später auch mit Variation: Kaffee kochen, Blumen pflücken; dabei werden kleine Dialoge geübt: „Katrin will heute Kaffee trinken. Was will Katrin heute tun?"; gleichzeitig werden früh auch Perfektformen eingeführt, z. B. Kaffee getrunken, München gefahren; syntaktische Strukturen: NP-V-Phrasen; AP-V-Phrase
- *Phase 2:* Präpositionalphrasen erarbeiten, z. B. „nach Berlin gefahren", „aus München gekommen"; syntaktische Strukturen: PP-V-Phrase
- *Phase 3:* wird erst durchgeführt, wenn Strukturen aus den vorhergehenden Phasen sicher sind; manche Patienten erreichen diese Phase aber auch nicht; hier werden Strukturen umfangreicher, z. B. Thomas geduscht, Katrin Kuchen gegessen, Hermann laut gelacht; syntaktische Strukturen: NP-V, NP-NP-V, NP-AV-V, NP-PP-V
- *Phase 4:* freie Ergänzungen und Änderung der Wortstellung, z. B. Katrin Kuchen in München gegessen, Im Hotel Thomas lange geduscht; syntaktische Strukturen: AP/PP-NP-AP-V; NP-NP-PP-V
- *Phase 5:* Erarbeitung von transitiven Verben, die zwei Objekte nehmen können, z. B. Katrin Thomas Kuchen geschenkt; syntaktische Strukturen: …-NP-NP-V-…

Material: Bildkarten mit Objekten, Handlungen und Situationen, die Nomina und Verben sind in der Handanweisung vorgegeben. Sehr gut eignen sich die MODAK- oder LOGOTHERAPIA-Bilder.

(Eibl 2019)

Zu benennen sind 30 konkrete Nomina, die aus dem Alltagswortschatz kommen. Herr Z schlägt sich tapfer: Während der Prüfung fällt auf, dass er sehr gut auf phonematische Anlauthilfen reagiert, aber sich auch semantisch gut deblockieren lässt. Die semantischen Paraphasien zeigt ➤ Tab. 3.4. Von den 30 Wörtern benennt er neun spontan, sieben mit semantisch nahen Paraphasien und den Rest mit phonematischen (fünf) und semantischen (neun) Hilfen.

Tab. 3.4 Screening Benennen REST

Item	Reaktion
Kuchen	„Torte"
Blume	„Blüte"
Zeitung	„Uhr"
Geld	„zahlen"
Auto	„Bus"
Tisch	„Stuhl"
Schuh	„Turn…schuh"
Wurst	„Salami"

Schlussfolgerungen

- guter passiver Wortschatz
- größtes Problem ist Wortabruf, dabei spielt die leichte Sprechapraxie mit Problemen der Sprechinitiierung eine große Rolle
- semantischen Paraphasien, die meist nah am Zielwort sind, lassen sich sehr gut für die Kommunikation nutzen
- Deblockierung über semantische Hilfen soll vermehrt eingesetzt werden
- Herrn Z mehr in seiner Sprachproduktion fordern, denn er braucht sehr viel Ansporn, um zu sprechen; er ärgert sich immer sehr über seine „Fehler", die er meist sofort bemerkt

Fazit: Sprachtherapeutische Aufgabe besteht darin, ihn in seiner Sprachproduktion zu bestärken und ihm die Angst vor den „Fehlern" zu nehmen.

3.2.3 Therapieziele

In der nächsten Sitzung wird im Rahmen der Zielfindung gemeinsam überlegt, was für die ambulante Therapie realistisch und sinnvoll ist. Es ist eindeutig, dass Herr Z nie wieder flüssig sprechen wird. Aber er hat das Potenzial, wenn man intensiv mit ihm übt, die Ein-Wort-Äußerungen zumindest auf kurze Zwei-Wort-Phrasen auszubauen. Also: Beginnender Therapieversuch mit der REST Methode für die nächsten 6 Wochen (12 Einheiten). Wenn es nicht gelingt, Rückgriff auf Methoden der Unterstützten Kommunikation (z. B. Kommunikationsbuch, Talk Pad).

Partizipation

Herr Z und sein Vater kommen zur Zielbesprechung: Für beide ist ganz klar, dass er wieder sprechen will. Er äußert dies: „Sprechen … reden … Wörter!" Die Sprachtherapeutin zeigt Verständis und erklärt, dass dies auch versucht wird, aber mit einer Methode, die das Sprechen vereinfacht. Ein weiteres Ziel, was Herr Z äußert, ist das Schreiben.

Erschwerend für die Formulierung des Therapieziels sind die personellen und Umweltfaktoren, die den Alltag von Herrn Z bestimmen: Er ist alleinstehend, hat keine Kontakte außer den Therapeuten der Physio- und Ergotherapie, die zu ihm nach Hause kommen und der Nachbarin, die sich um die Wohnung kümmert. Als Bezugspersonen hat er nur seine Eltern und einen Bruder, der allerdings nicht vor Ort lebt. Vor dem Schlaganfall hat er nur gearbeitet und ist weder Hobbys noch Sport nachgegangen. Seine einzigen Interessen sind Antiquitäten, die er eine Weile gesammelt hat. Es ist also schwierig, ein Ziel für das Sprechen im Alltag zu finden. Denn seine Eltern sind schon so gut auf ihn eingestellt, dass die Kommunikation zu Hause reibungslos und fast „ohne Worte" funktioniert. Dennoch lässt Herr Z von seiner Erwartung nicht ab. Sein Vater schreibt auf „besser sprechen ist mir wichtig!"

- Herr Z will langfristig wieder sprechen und sich unterhalten können

Aktivitäten

- mittelfristig: äußern in Zwei-Wort-Phrasen bzw. Objekt-Infinitiv-Strukturen
- täglich 30 Minuten Eigenübungen zu semantischen Feldern am PC
- Wochenplan erarbeiten und mitteilen können (Nennen des Wochentags und der Therapieeinheit)
- Beginnen einer Unterhaltung aus eigenem Antrieb
- Schreiben einzelner Wörter

Körperfunktionen

- Produktion von Objekt-Infinitiv-Strukturen
- kommunikative Übungen mit Schwerpunkt auf der Sprechinitiierung
- Lesen und Schreiben auf Wortebene (hochfrequente, konkrete Nomina)
- Wochentage sicher abrufen
- Therapien sicher benennen (evtl. mit Namen des/der TherapeutIn)

3.2.4 Therapieinhalte

Für die Aphasietherapie gelten besondere Therapieprinzipien, die je nach Therapiephase anders gewichtet werden. Bei einer chronischen Aphasie stehen das ressourcenorientiere Arbeiten, die Förderung der Selbstständigkeit, die Funktion vor Form und die Akzeptanz der veränderten Kommunikationsfähigkeit im Vordergrund.

EXKURS

Prinzipien der Aphasietherapie

- **Diagnostik:** eine ausführliche linguistische Erfassung des Störungsbildes
- **Begleitstörungen:** erkennen und berücksichtigen
- **prämorbides Sprachniveau:** kennen und berücksichtigen
- **Beginn:** so früh wie möglich
- **Menschenbild:** der Patient ist erwachsen, entsprechendes Material verwenden
- **Ressourcen:** erkennen und damit arbeiten, die Defizite weniger betonen
- **Funktion vor Form:** nicht die korrekte grammatikalische Realisierung, sondern die kommunikative Nachricht ist wesentlich
- **aktiv statt passiv:** den Patienten möglichst viel allein und selbstständig machen lassen
- **Prinzipien des motorischen Lernens:** häufige Wiederholung der Übungen, Variation der Übungen, Anpassung des Schwierigkeitsgrades und Relevanz der Übungen für den Patienten
- Therapie soll **Freude** machen: die Übungen so gestalten, dass der Patient motiviert ist und das Lernen nebenbei erfolgt
- **Selbstständigkeit** fördern: der Patient soll sein eigener Therapeut werden, damit er sich nicht, gerade bei jahrelangen Therapien, nur auf die Therapeutin verlässt
- **Angehörige** dabei sein lassen: regelmäßige Hospitationen zulassen, den Angehörigen als Unterstützer mit einbeziehen, falsche Vorstellungen auflösen
- **Akzeptanz** erarbeiten: der Patient muss lernen, mit seiner neuen Sprachfähigkeit umzugehen und diese akzeptieren

(Eibl 2019; Tesak 2000; Lutz 1996)

Zur Förderung der Sprachproduktion und der kommunikativen Fähigkeiten wird eine feste Abfolge der Übungen und Einheiten innerhalb der Therapiesitzungen festgelegt. Da insbesondere die kognitive Flexibilität (Umstellungsfähigkeit; ➤ Kap. 1.2.2) beeinträchtigt ist, helfen feste Rituale, die in die Sitzung eingebaut werden, an denen sich der Patient orientieren kann.

Gleichzeitig wird erwartet, dass er zu Hause täglich Eigenübungen auf dem PC mit einem Aphasieprogramm durchführt. Dabei wird der Schwerpunkt auf die Semantik, das Schreiben und die Wort-Bild-Zuordnung gelegt.

Die Sitzungsstruktur bei Herrn Z ist wie folgt aufgebaut (➤ Tab. 3.5):

Im Laufe der Wochen wird ein Wochenplan erarbeitet, der die verschiedenen Therapien umfasst.

Wochenplan (➤ Abb. 3.1)

Nachdem er mit den Wochentagen sicherer wird, kommt der nächste Schritt: „An welchen Tagen haben Sie Physio- und an welchen Tagen Ergotherapie?" Die Sprachproduktion wird mit Wortkarten unterstützt. Nach und nach werden die Tageszeiten Morgen, Vormittag, Mittag, Nachmittag und Abend hinzugenommen. So entsteht am Tisch ein Plan, in dem sichtbar ist, wann welche Therapie stattfindet. Phrasen wie „am (Montag) (Vormittag) (Physiotherapie)", „am (Freitag) (Pause)", „am (Mittwoch) (Nachmittag) (Ergotherapie)" werden elizitiert.

Diese Übung findet immer zu Beginn der Sitzung nach dem Small Talk statt. Auch der wird erweitert, um die Beschreibung des Wetters. Bild-Wortkarten mit Adjektiven wie „windig, sonnig, regnerisch, trüb, diesig, kalt, warm" werden erstellt, so kann nach und nach der Wortschatz ausgebaut werden.

REST

Ziel ist die Stabilisierung von Zwei-Wort-Phrasen im Sinne von „Kaffee trinken", „Auto fahren", „Essen gehen". Dies entspricht der ersten Phase der REST-Therapie. Um diese Phrasen zu üben, wird zunächst auf das MODAK-Programm (Lutz 2016) zurückgegriffen, denn diese Strukturen finden sich genau dort in Gruppe Zwei (➤ Kap. 11.2.4).

MODAK

Der Vorteil von MODAK liegt zudem darin, dass alle Modalitäten angeregt werden und dass die Zeichnungen erwachsenengerecht, gut erkennbar und ansprechend gestaltet sind. Als letzter Punkt steht immer der Dialog, der die Patienten fordert, in dem vorgegebenen semantischen Zusammenhang selbst Äußerungen zu formulieren (➤ Kap. 2.2.4).

Abwechselnd mit anderen semantischen und kommunikativen Übungen werden regelmäßig in den nächsten Wochen MODAK-Einheiten durchgeführt.

Um gleichzeitig die REST-Strukturen zu festigen, werden ähnliche Zeichnungen/Fotos mit Tätigkeiten mitgenommen. Vorgabe des Satzes: „Ich möchte …

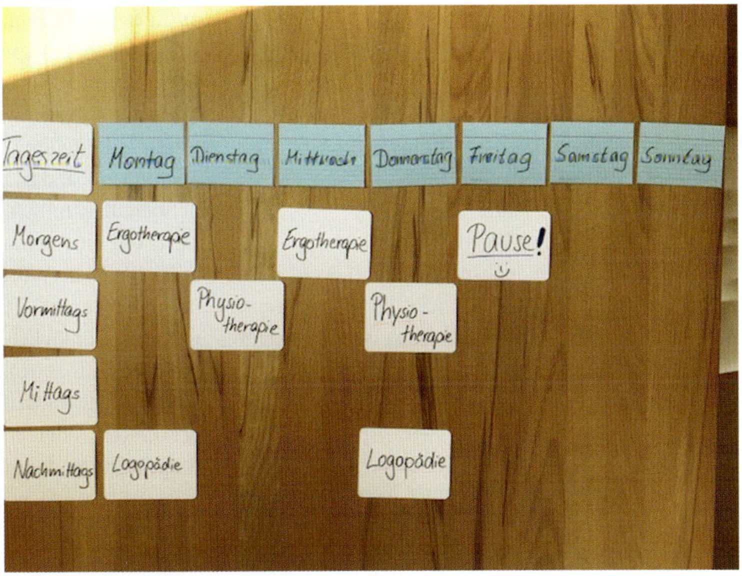

Abb. 3.1 Wochenplan Herr Z [M1011]

Tab. 3.5 Struktur einer Therapiesitzung

Phase	Inhalte
Beginn: • Begrüßung • Small Talk • Aufwärmen	TH: „Hallo" – linke Hand geben – Z: „Hallo" TH: „Wie geht es Ihnen?" – Z: „Passt!" TH: „Gut oder schlecht? (Daumen hoch/runter)" – Z: „mittel" TH: „Wie ist das Wetter heute? (Blick aus dem Fenster)" – Z: „bewölkt" TH: „Ist es warm oder kalt?" – Z: „schwül" TH: „Wie war Ihr Wochenende?" – Z: (Schulterzucken) „Keine Ahnung" TH legt Wortkarten mit den Wochentagen durcheinander auf den Tisch: „Welcher Tag ist heute?" – Z sortiert die Wochentage, zeigt dann auf DONNERSTAG und sagt „Montag". TH springt ein und hilft, indem gemeinsam alle Tage gezeigt und durchgesprochen werden: „Montag, Dienstag, Mittwoch etc.", dann wieder auf DONNERSTAG zeigen und gemeinsam „Donnerstag" sprechen, dabei gibt TH den Satz vor „Heute ist … Donnerstag."
Übung/Kommunikation	• MODAK-Einheit • Semantik-Einheit „Was gehört zusammen?", „Was ist anders" etc. • PACE-Einheit mit z. B. Tiermemory
Entspannung: kurzes Ablenken, vom Thema abschweifen	z. B. Sprache und Bewegung nach L. Lutz mit Präpositionen als Antonyme, z. B. Auf und Ab, Hoch und Tief, Vorne und Hinten, Groß und Klein, Schnell und Langsam usw; dabei werden entsprechende Gesten und Bewegungen gemacht, die den körperlichen Fähigkeiten angepasst werden müssen; Herr Z kann nur eine und nur die linke Hand einsetzen, also gilt das auch für den Therapeuten TH und Z sitzen sich (ohne Tisch dazwischen) gegenüber; TH macht vor, Z macht nach bzw. mit „Jetzt machen wir Gymnastik: Auf und nieder, hoch und tief, oben und unten … (TH zeigt mit dem Finger nach oben und nach unten, bewegt die Hand hoch und tief usw.)"
Gespräch: Aufbau der Beziehung, Anwendung des Geübten	TH: „Haben Sie gestern Abend Fußball geschaut?" – Z: „Schrott!" TH: „Ich dachte, Sie sind Bayern-Fan?" Z: (winkt ab) „Schrott!" TH: „Aber die haben doch gewonnen!" – Z: „langweilig"
Abschluss: Reflexion, positives Feedback	TH: „Das hat heute aber gut geklappt mit dem Sprechen. Sie haben ja richtig viele Wörter gefunden. Wir werden das weiter ausbauen und trainieren." Z: „Passt!"

Auto fahren." bzw. „Ich möchte nicht … Kuchen backen". Diese Formulierungen werden immer mit den entsprechenden Wortkarten unterstützt: *ICH MÖCHTE, NICHT.* Bei so einem Satz helfen zusätzlich die Prosodie und der Rhythmus bei der Elizitierung:

- Ich MÖCHte AUto fahren
- Ich möchte NICHT KUCHen backen

Das Modalverb kann auch noch variiert werden in z. B. *Ich brauche, Ich sollte.* Dabei hilft zudem, wenn das Verb zweisilbig ist, also *Ich muss* ist schwieriger zu produzieren als *Ich müsste.*

PACE

Ein weiterer Therapiebestandteil ist die Förderung der Eigeninitiative. Er ist in seiner Kommunikation absolut passiv, er reagiert auf Ansprache, aber von sich aus beginnt er kein Gespräch. Eine hilfreiche Methode, den Patienten hier zu fordern, ist der PACE-Ansatz (Promoting Aphasics Communicative Effectiveness). Die Grundidee basiert auf vier Prinzipien:

1. Therapeut und Patient sind gleichwertige Kommunikationsteilnehmer
2. es findet ein Austausch neuer Informationen statt
3. Einsatz aller Kommunikationsmittel (Sprechen, Zeichnen, Schreiben, Gestikulieren) ist erlaubt
4. es treten natürliche Feedback-Mechanismen und turn-taking-Sequenzen auf

Der Ansatz kann wie ein Spiel umgesetzt werden. Er ist für zwei Personen möglich, aber auch sehr gut als Gruppentherapie geeignet. Die **CIAT** (Constraint Induced Aphasia Therapy) von Pulvermüller et al. (2001) basiert letztendlich auch auf diesem Prinzip und hat sich als sehr effektiv erwiesen. Sie kann allerdings nur im Gruppensetting angewendet werden.

Therapeut und Herr Z sitzen sich gegenüber, dazwischen ist eine Wand aufgebaut, sodass keiner dem anderen in die Karten sehen kann. In der Mitte liegt ein Kartenstapel mit Bildern von Dingen oder Situationen. Einer zieht eine Karte und beschreibt sie dem anderen. Dabei darf er alles einsetzen, er darf nur nicht die Karte selbst zeigen. Ziel ist, dass der andere versteht, was auf der Karte ist. Im Fall von Herrn Z, der so schwer betroffen ist, wird mit Memory Karten gearbeitet. Jeder bekommt eine Anzahl an Karten, z. B. zehn Bilder, sodass die Auswahl der Informationen begrenzt ist. Da Herr Z weder Gestik noch Zeichnen einsetzt, wird ihm eine Frage gestellt, um seine Wortfindung zu begleiten. Dabei wird so wenig Hilfestellung wie möglich gegeben, damit er gezwungen ist, das, was ihm in den Kopf kommt, zu nennen. Bekannt ist, dass er teilweise Wörter produziert, die eine semantische Ähnlichkeit aufweisen, teilweise auch Wörter nennt, die absolut spontan und korrekt sind. Er zeigt leider immer noch Hemmungen, womöglich etwas Falsches zu sagen.

Das PACE-Setting kann in vielfältigen Formen abgewandelt werden, auch können individuelle Bilder erstellt oder für höhere Anforderungen Zeitungsartikel o. Ä. verwendet werden.

Unterstützte Kommunikation

Nach 2 Monaten Therapie mit Herrn Z wird deutlich, dass die Fortschritte gering sind, auch wenn die Familie berichtet, er würde mehr sprechen, er würde plötzlich von ganz allein Wörter produzieren, die adäquat sind und alle überraschen. Dennoch ist klar, Herr Z braucht eine Kommunikationshilfe. Denn durch die wenigen Sprachtherapieeinheiten pro Woche können nur sehr geringe Verbesserungen erzielt werden. Auch die Ergotherapeutin meldet zurück, dass die Kommunikation für die Kollegen sehr eingeschränkt ist. Da Herrn Z die mündliche Kommunikation sehr wichtig ist, wird das Thema Unterstützte Kommunikation sehr behutsam angesprochen und v. a. die Vorteile eines sog. Talkpads in den Mittelpunkt gestellt.

Definition

Unterstützte Kommunikation

UK bzw. im Englischen *augmentative and alternative communication (AAC)* ist innerhalb der Sprachtherapie ein spezielles Fachgebiet und insgesamt sehr interdisziplinär besetzt. Es ist ausgerichtet an den kommunikativen Bedürfnissen der Betroffenen und ihrer Gesprächspartner. Dabei werden drei Formen von UK unterschieden:

- körpereigene Kommunikationsformen
- nicht-elektronische Kommunikationsformen
- elektronische Kommunikationsformen

Abhängig von den Fähigkeiten, Ressourcen und Bedürfnissen des Betroffenen entscheidet man sich für eine Variante.

Eine weitere Unterscheidung besteht zwischen:
- *non-speaking:* schwere Dysarthrie und Anarthrie
- *non-verbal:* schwere sprachsystematische Defizite ▌▌

Denn der erfolgreiche Einsatz von UK steht und fällt mit der Akzeptanz des Betroffenen und seiner Bezugspersonen. Für manche kommt es einer Niederlage gleich, wenn ein Kommunikationsgerät ihr ständiger Begleiter sein soll. Für die meisten neurologischen Patienten, die unter einer erworbenen Sprach- oder Sprechstörung leiden, die also vorher eine normale Sprach- und Sprechfähigkeit hatten, muss ein Prozess der Krankheitsverarbeitung stattfinden, um zu erkennen, dass sie von einem Kommunikationsgerät oder -buch profitieren können. Die Aufgabe der Sprachtherapeutin besteht auch darin, die Patienten zu ermuntern und zu bestärken, sich auf einen alternativen Kommunikationskanal einzulassen.

Andererseits müssen die Patienten auch gewisse Voraussetzungen mitbringen, um UK einsetzen zu können:
- ausreichende visuelle Wahrnehmung für das Erkennen der Bilder und Icons
- ausreichendes Sprachverständnis für Instruktionen, um das Gerät bedienen zu können

Schriftsprachefähigkeiten sind von Vorteil, aber nicht maßgeblich.

Herr Z ist entgegen voriger Befürchtung gar nicht abgeneigt, ein Talkpad zu beantragen. Im Gegenteil: er zeigt sich sehr aufgeschlossen und verständig. Auch ihm ist bewusst, dass die Wiedererlangung der Sprechfähigkeit ein sehr langsamer Prozess ist. Das Argument für das Gerät ist v. a. seine Selbstständigkeit. Bisher ist er immer in Begleitung seines Vaters unterwegs, alle Informationen werden über den Vater kommuniziert, er hat gar keinen Grund, selbst zu sprechen. Aber sein langfristiges Ziel ist es und muss es in Anbetracht des Alters der Eltern sein, selbstständig zu Hause mit Pflegeunterstützung leben zu können. Dazu braucht er die UK.

▌▌ Klinischer Hintergrund

Beantragung eines Kommunikationsgeräts

Grundsätzlich ist es möglich, über die Krankenkasse ein Kommunikations-Tablet zu beziehen. Es wird wie ein Hilfsmittel beantragt und gilt als Leihstellung. Es gibt verschiedene Firmen, die diese Geräte vertreiben und sowohl bei der Antragstellung als auch bei Schulung und Wartung helfen. Aufgabe der Sprachtherapeutin ist es, eine Stellungnahme zu formulieren, in der deutlich wird, dass der Patient auf dieses Gerät angewiesen ist und es ihm in seiner Selbstständigkeit im Alltag helfen würde. Die Stellungnahme für Herrn Z ist hier in Auszügen beispielhaft aufgeführt:

Herr Z ist seit xx.xx.xxxx 2-mal wöchentlich in meiner logopädischen Behandlung. Bei ihm besteht eine chronische Broca-Aphasie mit schwerem Agrammatismus. (Beschreibung der Symptome)

Herr Z ist aufgrund dieser schweren Aphasie schwerst in seiner Kommunikationsfähigkeit eingeschränkt. Derzeit ist er vollkommen von seinen Eltern abhängig, die alle Angelegenheiten für ihn regeln und meistens für ihn sprechen.

Im Sinne der ICF-Ebenen Aktivitäten und Partizipation gibt man Herrn Z die Möglichkeit, mithilfe eines Kommunikationsgerät wieder mehr Selbstständigkeit und Teilhabe am Leben zurückzuerlangen. Ein solches Gerät ermöglicht es ihm, ein Gespräch von sich aus zu initiieren. Mithilfe eines Talkpads könnte er visuell und akustisch kommunizieren, sodass der Gesprächspartner versteht, worum es im Gespräch geht. In der Therapie konnte ich feststellen, dass er wieder mehr Vertrauen in seine sprachlichen Fähigkeiten gewinnen muss und dies auch schaffen könnte, unterstützt durch ein Talkpad. Neben der Einweisung durch die Firma würde ich die Bedienung und Kommunikation mit diesem Gerät intensiv therapeutisch begleiten. ▌▌

Nach 6 Wochen erhält Herr Z sein eigenes Rehatalkpad. Es ist bereits ein wenig personalisiert mit seinen persönlichen Daten (Name, Alter, Adresse) und den wichtigsten Bezugspersonen (Familie, Therapeuten). Jetzt geht es darum, das Talkpad nach und nach zu individualisieren: Bis jetzt sind für alle Kategorien, z. B. Essen und Trinken, Kleidung, Ausgehen, Aktivitäten, Wohnung etc. vorgefertigte Seiten mit den Bildern der Software vorhanden. Um diese Seiten auf Herrn Z abzustimmen, werden Fotos von den wichtigsten Dingen gemacht. Jede Seite kann individuell auf ihn zugeschnitten werden, z. B. Essen und Trinken. Herr Z mag weder Fisch noch grünen Salat, dafür gerne Schnitzel und Schaschlik. Also werden die Seiten entsprechend programmiert:

Manche Items können entfernt und durch andere ersetzt werden.

Die Therapieeinheiten mit dem Talkpad bestehen immer aus den Elementen Wortfindung, auditive Wort-Bild-Zuordnung und Satzbildung. So z. B.:
1. Sammeln und Assoziieren: „Was machen Sie gerne?" Einkaufen, ins Einkaufszentrum gehen, Fernsehen, Schlafen, Essen gehen, Uhren sammeln
2. Wörter und Formulierungen festlegen, z. B. in Arkaden gehen
3. Icon finden (idealerweise später ein Foto einfügen) und bearbeiten
4. Sprachverständnisprüfung: auditive Wort-Bild-Zuordnung auf der Seite üben, z. B. „Zeigen Sie mir fernsehen", „Zeigen Sie mir in Arkaden gehen" usw.

Der Wochenplan, der vorher „analog" am Tisch erarbeitet wurde, ist ebenfalls programmiert, sodass er weiterhin zur Aufwärmphase jeder Sitzung gehört.

Was wäre, wenn …

Welche anderen therapeutischen Möglichkeiten gibt es in der chronischen Phase?

- Neben dem Einsatz von UK und konservativen Methoden der Sprachtherapie hat sich in den letzten Jahren ein weiteres Feld aufgetan, welches vielversprechende Ergebnisse zeigt: die **transkranielle Magnetstimulation (TMS)** und die **transkranielle Gleichstromstimulation (tDMS).**
- Bei der TMS werden z. B. die der zum Broca-Areal homologen Areale der rechten Hemisphäre stimuliert. Dabei können die Areale gehemmt oder erregt werden. Bei der tDMS werden strukturell erhaltene Areale der linken Hemisphäre stimuliert, indem die Aktionspotenziale der Neuronen moduliert werden. Auch hier können Bereiche inhibiert oder exzitiert werden.
- Beide Verfahren wurden bislang bei Aphasikern in der postakuten und chronischen Phase getestet und zeigen z. T. signifikante Verbesserungen in den getesteten Benennleistungen bzw. in den AAT-Werten. Die Verbesserungen hielten bis zu 2 Wochen an und zeigten auch Generalisierungseffekte.

(Miller et al. 2013; Ziegler 2012)

3.2.5 Therapieergebnisse

Herr Z kommt 2 Jahre lang in die Ambulanz. In dieser Zeit gewinnt er sehr viel mehr Selbstvertrauen in seine sprachlichen Fähigkeiten. Er taut förmlich auf und entpuppt sich als humorvoller, interessierter Mensch, der auch keine Scheu vor Fremden mehr zeigt. Um seine kommunikativen Fähigkeiten zu fordern, werden regelmäßig Hospitantinnen in die Therapie integriert, außerdem wird er von den Kolleginnen auf dem Gang, während er wartet, angesprochen. Dabei beweist er jedes Mal Schlagfertigkeit und äußert sich meistens adäquat. Das Ziel, dass er in Zwei-Wort-Phrasen spricht, konnte nicht erreicht werden. Herr Z bleibt bei Ein-Wort-Äußerungen, dafür schafft er es immer häufiger, diese aneinanderzureihen, und kann damit Informationen vermitteln. So berichtete er von einem Wochenendausflug: „Essen … Mutter … weit … Wiese … Kuh … Blumen … Laufen … Stock … Buffet". Letztlich ging es um einen Muttertagsauflug in ein Restaurant außerhalb der Stadt, wo es ein besonderes Buffetessen gab.

Das Talkpad hat er immer dabei, braucht es für den Small Talk jedoch nicht, er setzt es aber bei genaueren Nachfragen ein, wenn auch noch zögerlich.

Die Eigenübungen zu Hause am PC führt er nach wie vor durch. Das Üben der Schriftsprache wurde in Absprache mit Herrn Z jedoch nach einem ½ Jahr beendet, weil sich keine Fortschritte zeigten und die einzelheitliche Erarbeitung der Buchstaben mit einem Merkalphabet zuviel Zeit und Kapazitäten in Anspruch nahmen.

Von den auf der Ebene der Körperfunktionen und Aktivitäten formulierten Zielen wurde eine Verbesserung der kommunikativen Fähigkeiten erreicht, wenn auch das Initiieren von Gesprächen immer noch sehr dürftig ist. Eine Festigung des Wochenplans mit Nennung der Wochentage und Therapien sowie das Einhalten der Eigenübungen wurde ebenfalls erreicht. Nicht erreicht wurde das Schreiben auf Wortebene, das Lesen gelingt etwas besser.

Die Verbesserungen sind nicht mit einer standardisierten Testung zu erfassen, sie lassen sich nur über das klinische Bild beschreiben. Eine erneute

Tab. 3.6 AAT Bewertung Spontansprache Herr Z nach zwei Jahren

Bereich	Bewertung	Beschreibung
Kommunikations-verhalten	2	• Unterhaltung über vertraute Themen ist nur mit Hilfe des Gesprächspartners möglich UND • häufig gelingt es nicht, den jeweiligen Gedanken zu übermitteln
Artikulation und Prosodie	3	• leichte Dysarthrie UND/ODER • leichte Dysprosodie UND/ODER • langsame Sprechgeschwindigkeit
Automatisierte Sprache	4	• einige sprachliche Stereotypien UND/ODER • leichte Echolalie
Semantik	3	• viele semantische Paraphasien UND/ODER • sehr starke Wortfindungsstörungen UND/ODER • viele inhaltsleere Redefloskeln
Phonematik	3	• viele phonematische Paraphasien UND • phonematische Neologismen
Syntax	1	• meist Ein- und Zwei-Wort-Sätze UND • nahezu keine Flexionsformen bzw. Funktionswörter

Bewertung der Spontansprache nach AAT am Ende der Therapie ergibt: 2 3 4 3 3 1 (➤ Tab. 3.6).

Das Screening Benennen für den REST-Ansatz wurde ebenfalls 1 Jahr später wiederholt. Hier zeigten sich Verbesserungen, indem er acht Items spontan richtig benennt, nur eine Anlauthilfe benötigt und alle restlichen 21 Items mit semantisch nahen Paraphasien benennt (➤ Tab. 3.7).

Tab. 3.7 Screening Benennen REST Verlaufskontrolle

Item	Reaktion
Schiff	„Boot"
Zeitung	„blättern … Seite"
Messer	„sägen"
Fisch	„Diät"
Brief	„breit … Adresse"
Brot	„Toastbrot"
Wein	„Chianti"
Rad	„Radl"

3.3 Zusammenfassung und Befund

Herr Z ist kein Einzelfall. Die Behandlung schwerer chronischer Aphasien fällt häufig in den Bereich der Ambulanz. Viele Jahre nach Ereignis beantragen die Betroffenen selten noch stationäre Maßnahmen. Es wird die Vorgehensweise bei chronischer Aphasie beschrieben, wie sie sich in Anbetracht der niedrigen Therapiefrequenz oft darstellt. Es wäre wünschenswert, gerade für diese Betroffenen die Therapiemodalitäten Frequenz und Intensität seitens der Ärzte, der Krankenkassen und der Leistungserbringer zu überdenken.

Empfehlung weiteres Vorgehen

Die ambulante Sprachtherapie hat Herrn Z ein Stück begleitet und ein wenig vorangebracht. Weitere Verbesserungen sind v. a. im Rahmen einer stationären Intensivtherapie zu erwarten. Dies wird mit Herrn Z und seinen Eltern besprochen: Es gibt noch Potenzial, aber auch die Überlastung der Eltern und die eingeschränkte Selbstbestimmtheit von Herrn Z wird gesehen. Empfohlen wird eine Aphasie-Intensiv-Therapie im stationären Rahmen ohne die Eltern.

Leider können die auf Aphasie spezialisierten Zentren wie das Josef-Bergmann-Zentrum in Vechta oder das Logo-Zentrum in Lindlar den Patienten aufgrund seiner Pflegebedürftigkeit nicht nehmen. Also wird eine stationäre Rehabilitation beantragt.

Befund für den Arztbrief

Sehr geehrter Herr Dr. XXX,
hiermit berichte ich über Ihren Patienten Herrn Z, geb. xx.xx.xxxx, wohnhaft in der XXXstr. 1, in XXX.

Herr Z befindet sich seit dem xx.xx.xxxx in meiner sprachtherapeutischen Behandlung.

Bei Herrn Z besteht eine schwere chronische Broca-Aphasie mit Agrammatismus, mäßiggradig erhaltenem Sprachverständnis, schwerer Dysgraphie und Dyslexie.

Die Therapie begann 1 Jahr nach Ereignis. Eine initiale Testung mit dem Aachener Aphasie Test (AAT) war nicht möglich, da die meisten Testteile abgebrochen werden mussten (Token Test, Schriftsprache, Benennen, Lesesinnverständnis für Sätze). Lediglich das Nachsprechen gelang mit einer Leistung von 40 %. Herr Z sprach fast gar nicht. Er äußerte nur einzelne Floskeln und Stereotypien wie „passt", „keine Ahnung". Der spontane Wortabruf gelang überhaupt nicht, nur mit viel Anlauthilfe. Lautes Lesen war nur mit Hilfe möglich, Schreiben des eigenen Namens auch nur mit Hilfe.

Es wurde mit verschiedenen Stimulationsmethoden (PACE, MODAK) gearbeitet.

Nach 2 Monaten (14. Sitzung) wurde gemeinsam beschlossen, Unterstützte Kommunikation einzusetzen. Daraufhin wurde ein Talkpad beantragt, das im Februar xxxx bewilligt und geliefert wurde. Das Talkpad wurde im weiteren Verlauf der Therapie personalisiert mit persönlichen Daten, Aktivitäten, Kleidung, Essen & Trinken usw.

Herr Z setzt das Talkpad ein, um sich selbst beim Sprechen zu deblockieren, sein Hauptziel in der Therapie ist jedoch weiterhin das spontane Sprechen.

Weiteres Therapieziel waren das Lesen und Schreiben. Dieses Ziel wurde jedoch nach ca. 20 Sitzungen revidiert. Es hatte sich in der Therapie gezeigt, dass die Anbahnung der Schriftsprache viel zeitliche und kognitive Kapazitäten bindet, ohne Erfolge zu zeigen, sodass wir gemeinsam davon Abstand nahmen.

Seit der 28. Sitzung und verstärkt seit Anfang des Jahres arbeiten wir an der Verbesserung der Spontansprache durch das Erlernen vereinfachter syntaktischer Strukturen (REST-Methode) wie „Ich möchte … Kaffee trinken", „Ich möchte nicht … Fenster putzen", „Ich brauche … Geld" usw. Gleichzeitig werden assoziative Wortfindungsübungen zur Verbesserung des Wortabrufs durchgeführt.

Herr Z zeigt insbesondere in den letzten Monaten deutliche Verbesserungen in der Spontansprache, er äußert sich in Ein-Wort-Phrasen, zuletzt sogar in einer Reihung von drei bis vier Phrasen. Er ist damit in der Lage, z. B. von seinem Wochenende (mithilfe des Gesprächspartners) zu erzählen: „Kühe … Wiesen … Felder … Garten … Essen … Laufen lang … Stock". Er ist insgesamt aufgeschlossener, aufmerksamer und viel belastbarer als zu Beginn der Therapie.

Die Bewertung der Spontansprache nach dem AAT zeigt eine deutliche Veränderung:

- *initiale Bewertung: 1 2 2 3 2 1*
- *letzte Bewertung (1,5 Jahre später): 2 3 4 3 3 1*

Aufgrund dieser erfreulichen Entwicklung wurde von meiner Seite angeregt, eine Intensiv-Therapie durchzuführen, da sich dadurch wesentliche Verbesserungen der sprachlichen Leistungen erzielen lassen (Leitlinien DGN „Rehabilitation nach Schlaganfall"). Auch angesichts der sozialen Situation von Herrn Z, nämlich, dass sich vornehmlich seine Eltern um ihn kümmern, ist eine stationäre Rehabilitationsmaßnahme angezeigt. So hat Herr Z die Möglichkeit, neue Kontakte und Gesprächssituationen zu erleben und das Erlernte auszuprobieren.

Eine Fortführung der Therapie ist weiterhin angezeigt.

Ich bedanke mich für Ihr Vertrauen und stehe Ihnen bei Rückfragen gerne telefonisch zur Verfügung unter xxxx
Mit freundlichen Grüßen

LITERATUR

Garrett M. Levels of Processing in Language Production. In: Butterworth B (Hrsg). Language Production Vol. 1, Speech and Talk. London: Academic Press, 1980.

Lutz L. Das Schweigen verstehen. Hamburg: Springer, 1996.

Lutz L. MODAK – Modalitätenaktivierung in der Aphasietherapie. Ein Therapieprogramm. 3. Aufl. Berlin: Springer, 2016.

Miller S, Kühn D, Ptok M. Transkranielle Stimulationsverfahren in der Aphasietherapie. Forschung Sprache 2013; 2, DOI: 10.2443/skv-s-2013-57020130203, www.forschung-sprache.eu/fileadmin/user_upload/Dateien/Heftausgaben/2013-2/FS_2013-02_34-43_Miller_Kuehn_Ptok.pdf (zuletzt abgerufen am 13.02.2019)

Pulvermüller F, Neininger B, Elbert T, Mohr B, Rockstroh B, Koebbel P, Taub E. Constraint-induced therapy of chronic aphasia after stroke. Stroke 2001; 32:1621–1626.

Schlenck C, Schlenck KJ, Springer L. Die Behandlung des schweren Agrammatismus. Reduzierte Syntax-Therapie (REST). Stuttgart: Thieme, 1995.

Tesak J. Einführung in die Aphasiologie. 2. Aufl., Stuttgart: Thieme, 1997.
Tesak J. Grundlagen der Aphasietherapie. 2. Aufl. Idstein: Schulz-Kirchner, 2000.
Wallesch CW, Johannsen-Horbach H, Bartels C. Akute vaskuläre Aphasien. Sprache–Stimme–Gehör 2008; 32: 157–163.
Ziegler W. S1-Leitlinie Rehabilitation aphasischer Störungen nach Schlaganfall. Deutsche Gesellschaft für Neurologie dgn. www.dgn.org/images/red_leitlinien/LL_2012/pdf/030-090l_S1_Schlaganfall_Rehabilitation_aphasischer_Störungen_2013_verlaengert.pdf (zuletzt abgerufen am 13.02.2019)

KAPITEL 4

Katrin Eibl

Nicht-flüssige („nicht-klassifizierbare") Aphasie nach Hirnblutung

Folgende Fragen werden in diesem Fallbeispiel beantwortet

- Kann sich das klinische Bild einer Aphasie vom AAT-Ergebnis unterscheiden?
- Wie helfen Modellvorstellungen bei der Therapieplanung?
- Liegen bei einer Aphasie immer zusätzliche neuropsychologische Defizite vor?
- Ist Unterstützte Kommunikation auch dann sinnvoll, wenn sie nur vorübergehend genutzt werden soll?

Definition

Amnestische Aphasie

Die amnestische Aphasie ist die leichteste Form der vier Standardsyndrome aus der Lokalisationslehre der Aachener Schule und zeigt als Leitsymptom **Wortfindungsstörungen.** Die Spontansprache ist flüssig mit häufigem Suchverhalten und Satzabbrüchen. Es kommt zu semantischen Paraphasien, seltener zu phonematischen. Aufgrund der ausgeprägten Wortfindungsstörungen entstehen Lücken im Sprachfluss und viele Satzabbrüche. Es werden ersatzweise Floskeln oder Füllwörter wie „dings" benutzt. Insgesamt entsteht so der Eindruck einer eher informationsarmen und redundanten Rede, wobei Patienten mit amnestischer Aphasie häufig sehr gute Ersatzstrategien wie Zeigen, Pantomime oder Umschreiben einsetzen, die die Kommunikation aufrechterhalten (Poeck et al. 1975).
Amnestische Aphasien entwickeln sich auch durch **Syndromwandel** aus initialen Broca-, Wernicke- und transkortikal-sensorischen Aphasien.

4.1 Falldarstellung

Phase D: Weiterführende Rehabilitation

ANAMNESE

Herr S wird aus dem Akutkrankenhaus aufgenommen. Er klagt noch über mäßige Kopfschmerzen links temporal. Er tut sich sehr schwer mit dem Lesen und dem Sprechen. Häufig findet er nicht das richtige Wort, sondern sagt etwas Ähnliches. Er klagt zudem über eine Einschränkung der Sehfähigkeit am rechten Gesichtsfeldrand.

Der 47-jährige Patient spürt beim Toilettengang 15 Tage zuvor stärkste Kopfschmerzen. Er wird ins Krankenhaus mit der Verdachtsdiagnose einer **SAB** eingeliefert. Im dort durchgeführten CCT zeigt sich eine **Hirnmassenblutung** links temporo-parietal mit **perifokalem Ödem.** Im Verlauf kommt es zu keinen Hirndruckzeichen. Die Sehstörung wird durch das Ödem erklärt.

Medizinischer Aufnahmebefund

Kräftiger Patient in gutem Allgemein- und Ernährungszustand. Wach, normaler Antrieb, ausgeglichene Stimmung. Orientierung bei Aphasie nicht prüfbar. Kognitive Leistungen nicht beurteilbar. Hirnnervenbefund unauffällig. Leichte Gesichtsfeldeinschränkung rechts. Reflexe, Motorik, Koordination und Sensibilität unauffällig.

Sozialanamnese

Herr S ist verheiratet und hat drei Kinder (9, 21, 24 Jahre), die noch im Haushalt leben. Er bewohnt ein Eigenheim und ist Selbstversorger. Es bestehen keine familiären oder finanziellen Belastungen.

Berufliche Anamnese

Von Beruf ist Herr S staatlich geprüfter Bautechniker im Bereich Straßenbauplanung. Er betreibt zusammen mit fünf Geschäftspartnern eine eigene Firma. Er ist vollzeitbeschäftigt mit einer überwiegend leichten körperlichen Tätigkeit am Bildschirm im Büro als auch im Außeneinsatz. Er führt viele Besprechungen und Beratungen mit Bürgermeistern und Grundbesitzern. Seine Tätigkeit erfordert viel Konzentration, einen erhöhten Leistungsdruck und eine erhöhte Sprechbelastung.

Subjektive Beeinträchtigungen der Aktivitäten und Teilhabe im Beruf
Die verbale und schriftliche Kommunikation ist erheblich beeinträchtigt. Herr S ist elementar auf Hilfestellung und kontextbezogene Interpretation seiner Gesprächspartner angewiesen. Eine Berufsausübung erscheint ihm selbst im Augenblick wegen seiner Sprachstörung völlig unmöglich. Er kompensiert die derzeitigen Beeinträchtigungen durch die Verwendung von Piktogrammen, auf die er deuten kann.

Definition medizinischer Begriffe

Aneurysma: Aussackung einer Arterie, in der sich das Blut sammeln kann
Hirnmassenblutung: sehr große, zerstörende Blutung, die raumfordernd sein und bei Einklemmung zum Tod führen kann
perifokales Ödem: Schwellung von gesundem Gewebe in der Umgebung einer Läsion/Schädigung
Ruptur: Riss, Platzen
SAB: Subarachnoidalblutung, meist als Folge eines rupturierten Aneurysmas

4.2 Sprachtherapeutische Maßnahmen

Herr S wird in die Sprachtherapie überwiesen und erhält in den 6 Wochen täglich Einzel- und 1-mal wöchentlich auch Computertherapie.

4.2.1 Aufnahmebefund

Ersteindruck

Im Erstkontakt zeigt sich eine massiv eingeschränkte Sprachproduktion mit vielen Stereotypien und Floskeln, die nicht immer adäquat sind. Dabei treten gehäuft phonematische Paraphasien auf. Er spricht meist in Ein- bis-Zwei-Wort-Sätzen, nahezu ohne Flexionsformen und Funktionswörter. Die Sprachtherapeutin muss den Sinn des Gesagten erschließen, erfragen und erraten. Außerdem versucht Herr S ganz viel über seine Mimik und Gestik mitzuteilen, er nutzt nonverbale Zeichen wie Nicken und Kopfschütteln. Das Sprachverständnis wirkt dabei deutlich besser als die Sprachproduktion. Hinweise auf eine Sprechapraxie liegen nicht vor, mit nur vier „Ja"-Antworten und ein „Nein" bei Frage 3 in der 10-Punkte-Checkliste (➤ Tab. 4.1).

Schlussfolgerungen

Trotz massiver Einschränkungen in der Sprachproduktion ist die Kommunikation und der Informationsaustausch mit Herrn S relativ gut möglich.

- Hypothese 1: es liegen keine oder kaum neuropsychologische Defizite vor

Tab. 4.1 10-Punkte-Checkliste Herr S

	Ja	Nein
Es besteht ein Infarkt/eine Blutung der mittleren Hirnarterie links.	X	
Die Artikulation ist durch phonetische und phonematische Störungen gekennzeichnet.	X	
Die Lautentstellungen sind inkonstant und inkonsistent.		X
Es treten „Inseln" störungsfreier Sprachproduktion auf.		X
Es sind Suchbewegungen zu beobachten.		X
Sprechstimme und -atmung sind vergleichsweise wenig oder nicht beeinträchtigt.	X	
Der Redefluss ist durch Fehlversuche, Iterationen, Selbstkorrekturen unterbrochen.		X
Sprechanstrengung ist sicht- oder hörbar.		X
Die Störung betrifft alle Modalitäten mündlicher Sprachproduktion in ähnlichem Ausmaß.	X	
Es besteht eine bukkofaziale Apraxie.		X

- neuropsychologische Befund bestätigt diese Annahme: in der Diagnostik normale Leistungen im Arbeitstempo, Sorgfaltsleistung, selektiven Aufmerksamkeit und allgemeinen Aufmerksamkeitsleistung
- Hypothese 2: aus modelltheoretischer Sicht erscheinen zentrale Stellen wie das semantische System ungestört; Störungen sind eher an der Peripherie, in den Input- und Output-Lexika zu lokalisieren

EXKURS

Logogenmodell

Das Logogenmodell (➤ Abb. 4.1; Morton 1980) ist ein serielles Modell für die Einzelwortverarbeitung. Die einzelnen Module bilden die sprachlichen Leistungen in den vier Modalitäten Sprechen, Verstehen, Lesen und Schreiben ab. Dabei geht man von einem zentralen Modul, dem semantischen System, und von jeweils einem Eingangs- und einem Ausgangslexikon für die gesprochene und die geschriebene Sprache aus. Die verschiedenen Routen lassen Hypothesen zu, wie Wörter verarbeitet werden bzw. an welcher Stelle im Modell eine Störung zu vermuten ist. In Kombination mit einer modellorientierten Diagnostik (➤ Kap. 4.2.2) ist das Logogenmodell von hohem diagnostischem und therapeutischem Wert für die Sprachtherapie.

4.2.2 Diagnostik

In den Folgesitzungen Beginn einer ausführlichen Diagnostik mit dem einzigen in Deutschland standardisierten und normierten Verfahren für die postakute und chronische Phase bei Aphasie, welches eine Syndromklassifikation erlaubt, dem AAT.

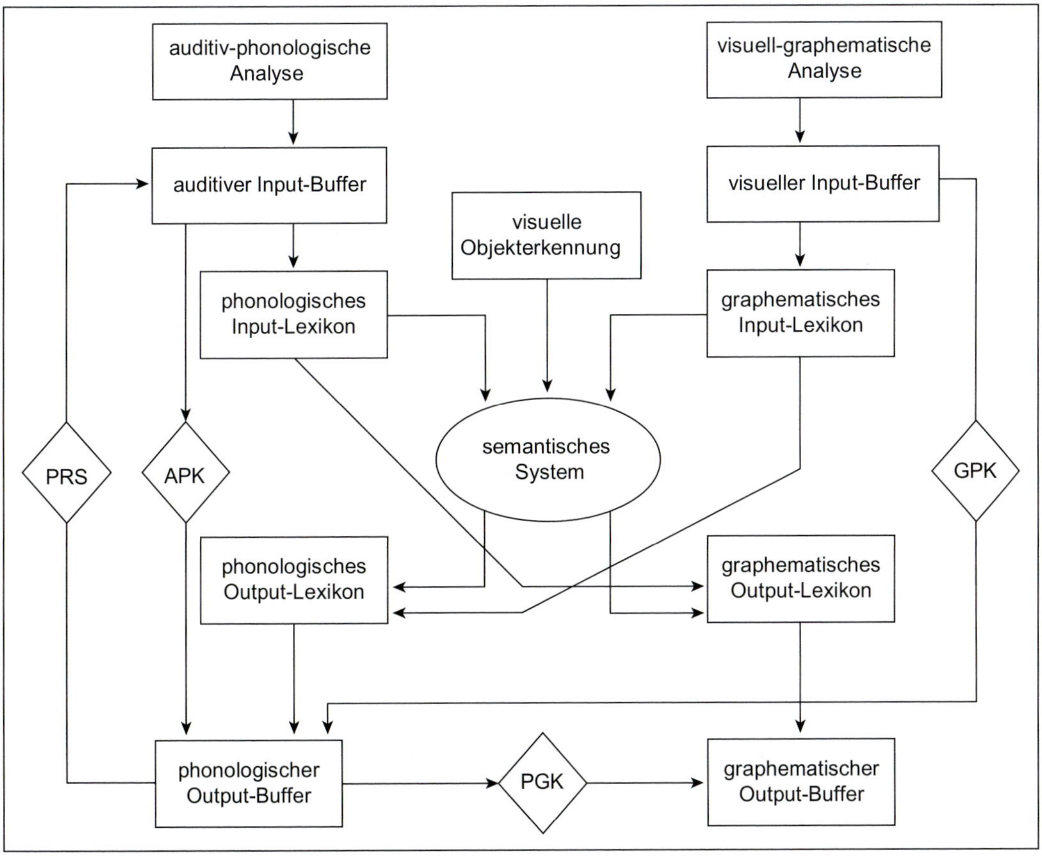

Abb. 4.1 Logogenmodell [G793]

Tab. 4.2 Ergebnisse AAT Herr S

Untertest	(Fehler-) Punkte	Prozent	Schweregrad
Token Test	43	21	schwer
Nachsprechen	50	18	schwer
Schriftsprache	15	27	schwer
Benennen	31	26	schwer
Sprachverständnis	64	32	mittel
auditiv	35		
Lese-Sinn-Verständnis	29		

Aachener Aphasie Test (AAT)

Der Test wird komplett durchgeführt, die Ergebnisse zeigt ➤ Tab. 4.2.

Das Spontansprachprofil wird wie in ➤ Tab. 4.3 bewertet:

Laut AAT Auswertung (➤ Abb. 4.2) hat Herr S eine **globale Aphasie.** Dies entspricht jedoch nicht dem klinischen Bild. Die Reaktionen in den einzelnen Untertests erklären die niedrigen Punktwerte:

- Nachsprechen: sehr viele Nullreaktionen, wird auf Wunsch des Patienten abgebrochen
- Schriftsprache: beim lauten Lesen produziert er phonematische Paralexien, meist mit geringer Ähnlichkeit zum Zielwort und vier Nullreaktionen; beim Zusammensetzen nach Diktat zeigen fünf Items Ähnlichkeit oder geringe Ähnlichkeit mit der Zielform, eines wird nach Wiederholung korrekt realisiert, beim Schreiben nach Diktat ist keine korrekte Realisierung möglich und wird abgebrochen
- Benennen von Gegenständen und Farben: viele Nullreaktionen, bei den Adjektiven 3-mal Ähnlichkeit mit der Zielform, bei den Nomina Komposita nur Nullreaktionen
- Benennen von Situationen und Handlungen: stark unvollständige Äußerungen mit inhaltlichen Abweichungen

Tab. 4.3 AAT Bewertung Spontansprache Herr S

Bereich	Bewertung	Beschreibung
Kommunikationsverhalten	1	• Kommunikation erfolgt nur durch unverständliche bzw. meist unverständliche Äußerungen UND • Hörer muss den Sinn des Gesagten erschließen, erfragen und erraten
Artikulation und Prosodie	4	• minimale Zeichen einer Dysarthrie UND/ODER • einer Dysprosodie UND/ODER • leicht verlangsamte Sprechgeschwindigkeit
Automatisierte Sprache	2	• viele Sprachautomatismen UND/ODER • sehr viele sprachliche Stereotypien UND/ODER • sehr starke Echolalie
Semantik	2	• sehr viele semantische Paraphasien UND/ODER • semantische Neologismen UND/ODER • sehr viele inhaltsleere, oft kommunikativ nicht adäquate Redefloskeln
Phonematik	2	• sehr viele phonematische Paraphasien UND/ODER • phonematische Neologismen
Syntax	1	• meist Ein- und Zwei-Wort-Sätze UND • nahezu keine Flexionsformen bzw. Funktionswörter

Ergebnisse der Untertests

	Punktwerte	Prozentränge	Schweregrad allgemein	Schweregrad Syndrom
Spontansprache (Profil)	142221	-----	-----	
Token Test (alterskorr.)	43	21	* S* M	* M* L
Nachsprechen	50	18	* S*	* M* L
Schriftsprache	15	27	* S*	* L*
Benennen	31	26	* S*	* L*
Sprachverständnis	64	32	S* M*	M* L*

MI: Minimal
L: Leicht
M: Mittel
S: Schwer

Diagnose:

(×) Aphasie
( ) keine Aph./Restsympt.
( ) nicht-klass. Aphasie

(×) Global Aphasie
( ) Wernicke Aphasie
( ) Broca Aphasie
( ) Amnestische Aphasie

( ) Leitungsaphasie
( ) transkortikale Aph.

( ) Alexie ohne Agraphie
( ) Alexie mit Agraphie
( ) Agraphie
( ) Dysarthrie
( ) Sprechapraxie

ALLOC-KLASSIFIKATION:

Aphasie (A):	100.0%	keine Aphasie (NA):	0.0%
Global Aphasie (GL):	100.0%	Wernicke Aphasie (WE):	0.0%
Broca Aphasie (BR):	0.0%	Amnestische Aphasie (AM):	0.0%

Sortierte T-Werte:

NACH	TT	BEN	SCHRIFT	SV
41	42	43	44	45

SIGNIFIKANT:
(GES.-ALPHA = 10%)

TT: Token Test
NACH: Nachsprechen
SCHR: Schriftsprache
BEN: Benennen
SV: Sprachverständnis

Sonstiges:

Abb. 4.2 AAT Auswertung Herr S [V848/L231]

- auditives Sprachverständnis: auf Wortebene drei Nullreaktionen, auf Satzebene 4-mal Zeigen des Ablenkers
- Lese-Sinn-Verständnis: auf Wortebene 3-mal Bild ohne sprachliche Ähnlichkeit, 2-mal Ablenker, auf Satzebene 6-mal Zeigen des Ablenkers
- Token Test: vielen Fehlerpunkte weisen auf eine schwere aphasische Störung hin

Schlussfolgerungen

Zwischen der statistischen AAT-Auswertung und der klinischen Beurteilung klafft eine Diskrepanz. Obwohl Herr S sehr schlechte Werte zeigt, so ist er doch klinisch in seiner Kommunikation nicht so schwer gestört, wie es das Syndrom einer **globalen Aphasie** bedingen würde. Er setzt nonverbale Kommunikation und Hilfsmittel ein, das situative Sprachverständnis und das Instruktionsverständnis sind relativ gut erhalten. Aufgrund der schweren phonologischen Störung, die sich in allen expressiven Modalitäten äußert, kann auch eine **Leitungsaphasie** vermutet werden. Dagegen spricht jedoch die unflüssige Spontansprache mit den Ein- bis Zwei-Wort-Sätzen und die Nähe der phonematischen Paraphasien zu den Zielwörtern:

- zunächst Befund einer **nicht-klassifizierbaren** Aphasie
- weitere modellgeleitete Diagnostik ist erforderlich

EXKURS

Syndromansatz und AAT

Die neoklassische Einteilung in die **Standard-** und **Nicht-Standardsyndrome,** die auf dem klassischen konnektionistischem Modell von Wernicke und Lichtheim beruht (Lokalisationslehre), ist noch immer die am weitesten verbreitete und für den interdisziplinären Austausch die am besten geeignete. In Deutschland wird dieser Ansatz durch die **Aachener Schule** vertreten. Allein durch die standardisierte Diagnostik des **Aachener Aphasie Tests (AAT)** lassen sich bis zu 80 % aller Aphasien nach Schlaganfall in die vier Standardsyndrome einteilen (Huber et al. 2013; ➤ Tab. 4.4). Die restlichen sind entweder nicht klassifizierbar oder entfallen auf die Nicht-Standardsyndrome.

Der AAT vollzieht anhand der Schweregradangaben der einzelnen Untertests in Kombination mit der Beurteilung der Spontansprache eine Zuordnung zu einem Syndrom. Diese rein statistische Berechnung muss aber nicht dem klinischen Bild entsprechen. Denn das ist ausschlaggebend für die Therapie.

Insofern ist auch die Frage nach einem Syndrom zu diskutieren. Der Einzelfallansatz verlässt dieses Konzept und beschreibt jede Aphasie vorrangig als flüssig oder nicht-flüssig bzw. nimmt keine weitere Klassifikation neben dem Schweregrad vor.

Herr S hat demnach eine schwere nicht-flüssige Aphasie.

Lexikon Modellorientiert (LEMO 2.0)

Folgende Tests aus der modellorienterten Testbatterie LEMO 2.0 (Stadie et al. 2013) werden genutzt:

- Auditives Diskriminieren von Wörtern (Test Nr. 2): keine Fehler (unauffällig)
- Lexikalisches Entscheiden Wort/Neologismus auditiv (Nr. 5): vier Fehler (unauffällig)
- Synonymie auditiv und visuell (Nr. 26, 27): neun Fehler im visuellen Bereich
- Lesen intern: Reime (Nr. 18): 14 Fehler (auffällig)

Klinischer Hintergrund

LEMO 2.0

LEMO 2.0 (Stadie, Cholewa, De Bleser 2013) ist ein Verfahren zur Überprüfung der Wortverarbeitung bei Aphasie, Dyslexie und Dysgraphie. Es ist unabhängig von Art und Ort der Läsion und basiert auf dem Einzelfallansatz und dem Logogenmodell (➤ Abb. 4.1). Das bedeutet, die aphasische Symptomatik wird in diesem Modell eingeordnet und

Tab. 4.4 Vereinfachtes Klassifikationsschema (GAB & DGNKN Leitlinien 2000)

Syndrom	Leitsymptom	Sprachfluss	Kommunikation
Standard-Syndrome			
Globale Aphasie	Sprachautomatismen	stark eingeschränkt, oft dysarthrisch	sehr schwer bis schwer gestört
Wernicke-Aphasie	Paragrammatismus, Paraphasien, Jargon	unauffällig, teilweise überschießend (Logorrhoe)	bei Jargon schwer gestört, sonst schwer bis mittelgradig
Broca-Aphasie	Agrammatismus, Sprechapraxie	eingeschränkt, oft dysarthrisch	schwer bis mittelgradig gestört
Amnestische Aphasie	Wortfindungsstörungen	unauffällig, aber häufig Suchverhalten und Satzabbrüche	mittelgradig bis leicht gestört
Nicht-Standard-Syndrome			
Leitungsaphasie	herausragend gestörtes Nachsprechen mit phonematischen Paraphasien und Suchverhalten, stark reduzierte verbale Merkspanne	unauffällig, aber häufig phonematisches Suchverhalten und Satzabbrüche	mittelgradig gestört
Transkortikale Aphasie	herausragend gutes Nachsprechen	• unauffällig, aber eingeschränktes Verstehen (transkortikal-sensorisch) • stark eingeschränkt mit gutem Verstehen (transkortikal-motorisch) • stark eingeschränkt mit schlechtem Verstehen (transkortikal-gemischt)	mittelgradig bis stark gestört

zeigt die Störungen in einzelnen Komponenten oder Routen an. LEMO 2.0 umfasst insgesamt 33 Tests in den Bereichen: Diskriminieren, lexikalisches Entscheiden, Nachsprechen, Lesen, Schreiben, Sprachverständnis, Benennen. Das Material besteht aus insgesamt 40 monomorphematischen Wörtern und 40 Neologismen sowie Adjektiven und Funktionswörtern. Diese sind nach den linguistischen Kriterien Wortlänge, Silbenstruktur, Wortfrequenz und Konkretheit kontrolliert.
Es ist nicht sinnvoll, alle Tests durchzuführen, sondern man geht hypothesengeleitet vor und überprüft einzelne Routen oder Module.

Schlussfolgerungen

Die Ergebnisse aus den LEMO-Untertests zeigen, dass die zweite Hypothese bestätigt wird:

- keine Störung im perzeptiven Bereich, auditives Diskriminieren unauffällig, das phonologische Input-Lexikon ist erhalten
- keine Störung im semantischen System, Erkennen von Synonymen auditiv im normalen Bereich, schriftlich nur gering beeinträchtigt
- ausgeprägte Störungen beim Zugriff auf das phonologische Output-Lexikon, Reime wurden nicht korrekt realisiert
- ausgeprägte Störungen beim Zugriff auf das graphematische Output-Lexikon und den graphematischen Output-Buffer, es traten mehr Fehler bei unregelmäßiger Graphem-Phonem-Korrespondenz auf
- Klinik weist deutlich auf eine schwere **amnestische Aphasie** i. S. des Syndromsansatzes hin

4.2.3 Therapieziele

Für Herrn S steht fest, er möchte wieder zurück in seinen Beruf. Daher ist sein vorrangiges Ziel für den Reha-Aufenthalt, wieder besser sprechen und lesen zu können und möglichst viel logopädische Übung zur Verbesserung der Sprache zu bekommen.

Da die Sprache sein vorrangiges Problem ist, kann Herr S klar seine Wünsche und Erwartungen formulieren, ganz im Sinne der **partizipativen Zielfindung** (➤ Kap. 11.2.3).

Partizipation

Aufgrund der guten Prognose bei bisherigem Verlauf werden die langfristigen Ziele umfassend formuliert:

- im häuslichen und beruflichen Umfeld wieder möglichst vollständige Übernahme der prämorbid ausgefüllten Rollen (≤ 6 Monaten)
- berufliche Wiedereingliederung

Aktivitäten

- Verbesserung der sprachlichen Kompetenzen und Lesefähigkeit
- Abbau der nonverbalen Hilfsmittel zugunsten einer verstärkt verbalen Kommunikation
- kurzes Beratungsgespräch (ca. 5 Minuten) führen
- kurzen Text (ca. 100 Wörter) aus dem beruflichen Bereich lesen

Körperfunktionen

- Gesichtsfeld: Exploration, Kompensation
- Erarbeitung des beruflichen Wortschatzes mündlich und schriftlich
- Erarbeiten einer selbstständigen Deblockierung

EXKURS

Einschränkungen im Gesichtsfeld

Eine Einschränkung im Gesichtsfeld, eine **homonyme Hemianposie** (oder Quadrantenanopsie) muss in der Auswahl und Darbietung der Therapiematerialien berücksichtigt werden. Die Übungsitems müssen am Tisch so angeordnet werden, dass der Patient sie visuell alle erfassen kann. Schriftliche Vorlagen sollten so platziert werden, dass sie vollständig gelesen werden können: bei Gesichtsfeldeinschränkung nach rechts mehr nach links schieben und umgekehrt.
Die Therapie wird von den Kollegen der Neuropsychologie durchgeführt.

4.2.4 Therapieinhalte

Um die mündliche und schriftliche Kommunikationsfähigkeit zu verbessern, wird zunächst mit Material aus der neurolinguistischen Aphasietherapie (NAT) gearbeitet. Hierbei kann systematisch, ganz gezielt und mit streng kontrolliertem Wortmaterial (nach Konkretheit, Silbenzahl, Silbenkomplexität, Wortklasse, semantischer Kategorie usw.) die Störung im phonologischen und graphematischen Output-Lexikon beübt werden.

NAT-Material

Das NAT-Material besteht aus DIN A4 Übungsblättern, die man gemeinsam mit dem Patienten durchführen oder als angeleitete Eigenübungen mitgeben kann. Genutzt werden Arbeitsblätter aus folgenden Übungssammlungen:

- Lexikalisch-semantisch
- Bild-phonematisch
- Lexikalisch-phonematisch
- Satzergänzung mündlich/schriftlich

Die Anforderungen werden von Wort- zu Satzebene gesteigert, von konkreten zu abstrakten Wörtern, von phonematisch-einfachen zu phonematisch-komplexen Wörtern. Um die Intensität der Therapie zu erhöhen, werden regelmäßig Arbeitsblätter mitgegeben, die Herr S nach voriger Anleitung selbstständig bis zum nächsten Tag ausfüllen soll.

EXKURS

Eigenübungen

Gerade in der Aphasietherapie ist es sinnvoll, den Patienten mit Eigenübungen („Hausaufgaben") zu betrauen. Dadurch erhält er zusätzliches Training über die Therapieeinheiten hinaus. Wichtig bei der Auswahl der Übungen ist, dass der Patient die Aufgabe verstanden hat und dass das Niveau nicht zu hoch und nicht zu niedrig sein darf. Die Übungen sollten ihn an seiner Leistungsgrenze fordern, aber nicht überfordern. Überdies sollte die Auswahl modell- und hypothesengeleitet sein. Übungen, die nicht gezielt auf das Defizit abzielen, z. B. im phonologischen Output-Lexikon, sind verschwendete Zeit und Energie.

Gespräche

Im Verlauf des Reha-Aufenthalts steigen die Anforderungen in der Therapie und es werden immer mehr Gespräche eingebaut, die Herrn S' kommunikative Fähigkeiten herausfordern. Damit es möglichst realitätsnah ist, hat Herr S sich seine Fachbücher von zu Hause bringen lassen. So wird gemeinsam sein berufsspezifischer Wortschatz sowohl mündlich als auch schriftlich erarbeitet, z. B. mit folgenden Übungen:

- Definitionen/Erklärungen von Fachbegriffen geben, z. B. „Was bedeutet Tiefbau?"
- Fachbegriffe erkennen nach Vorgabe einer Definition, z. B. „Wie heißt das Zeichenprogramm für Bautechniker?" (Antwort: CAD)
- assoziative Wortfindungsübungen nach Bereichen geordnet, z. B. „Infrastruktur", „Wasserversorgung"
- Satzergänzungsübungen
- Anagramme
- Rollenspiel, z. B. Bürgermeister sucht Informationen über Entwässerungsanlagen
- kurze Vorstellung seines Berufes

Elemente Unterstützter Kommunikation

Herr S ist im Klinikalltag stark in seiner Kommunikation eingeschränkt, deswegen versucht er v. a. nonverbal über Mimik und Gestik zu kompensieren. Er hat eine kleine Tafel mit Piktogrammen, die er einsetzt, und immer einen Block und Stift dabei. Teilweise kann er sich über den Anfangsbuchstaben oder eine kleine Zeichnung selbst deblockieren und das gesuchte Wort abrufen. Diese Kommunikationsweisen werden unterstützt, indem er anfangs auch in der Therapie dazu aufgefordert wird, diese Hilfsmittel einzusetzen. Im Verlauf der Reha werden diese Hilfen eingestellt und Herr S ermuntert, sich mehr verbal zu verständigen. Auf Station oder auf dem Gang setzt er es jedoch weiterhin vermehrt ein. Beispiele für unkomplizierte Hilfsmittel der Unterstützten Kommunikation sind:

- Piktogramm Wörterbuch
- Langenscheidt OhneWörterBuch
- Block und Stift
- Gestik

Was wäre, wenn …

… zusätzliche neuropsychologische Defizite bestünden?

Die Therapie würde sich deutlich schwieriger gestalten, umso mehr als eine Differenzierung zwischen sprachsystematischen oder neuropsychologischen Defiziten in der Bewertung einer Leistung schwierig ist. Es lässt erwarten, dass die Fortschritte geringer sind bzw. sich langsamer einstellen.

4.2.5 Therapieergebnisse

Der Patient hat im Verlauf erhebliche Fortschritte erzielt. Zwar ist der Zugriff auf das phonologische Output-Lexikon noch verzögert, was zu Unflüssigkeiten führt, eine Gesprächsführung ist jedoch auf komplexer Ebene ohne semantische bzw. syntaktische Einschränkungen möglich. Auch das Schreiben ist sicherer geworden, die meisten arbeitsbezogenen Begriffe kann er schreiben. Probleme treten insbesondere bei zweiten oder dritten Kompositumteilen auf.

Insofern konnten die Feinziele auf der Funktionsebene erreicht werden. Das mittelfristige Ziel der beruflichen Wiedereingliederung ist zumindest nicht unrealistisch. Mit weiterer intensiver Therapie wird sich Herr S noch mehr verbessern.

4.3 Zusammenfassung und Befund

Dieser Fall ist zum einen ein schönes Beispiel für einen wünschenswerten Verlauf in der Akut- und Postakutphase bei Aphasie, zum anderen für die Schwierigkeit der Syndromklassifikation von Aphasie. Der AAT ist das Standardinstrument der Diagnostik in Deutschland, auch wenn die Testbatterien Aphasie Check Liste und Bielefelder Aphasie Screening sich immer mehr behaupten. Daher ist zu diskutieren, inwieweit die Auswertung, die ein Syndrom postuliert, wirklich unumstößlich ist. Die statistischen Angaben zu den Leistungen in den einzelnen Untertests behalten dennoch ihre Gültigkeit. Jeder Patient ist individuell und so ist auch jede Aphasie nicht in eine Schublade zu stecken. Dabei hilft ein modellorientierter Einzelfallansatz, der von einem **Individualsyndrom** ausgeht und keine Klassifikation vornimmt.

Letztlich sollte immer die Klinik mit Blick auf die Teilhabe im Vordergrund stehen: Welche Symptome zeigt der Patient? Wie verhält er sich in der Alltagskommunikation? Wie erfolgreich sind seine Kommunikationsstrategien? Die Bezeichnung des Syndroms kann aus rein pragmatischen Gründen erfolgen: Die Begriffe sind in der medizinischen Fachwelt geläufig, im multidisziplinären Austausch sind sie daher hilfreich.

Empfehlung weiteres Vorgehen

Für diesen Patienten ist es ganz wichtig, dass er die bisher erreichten Fortschritte ausbaut und nahtlos eine Fortführung der Therapie erhält. Diese sollte möglichst hochfrequent ambulant stattfinden.

EXKURS

Effektivität von hochfrequenter intensiver Therapie

Die deutschlandweit durchgeführte Studie zur Wirksamkeit von Aphasietherapie bei postakuter und chronischer Aphasie (p.o. > 6 Monate) **„FCET2EC"** konnte nachweisen, dass intensive Intervalltherapie nachhaltig effektiv ist. Die Patienten erhielten 3 Wochen lang mind. 10 Stunden Einzel- und Gruppentherapie plus mind. eine Stunde Eigenübungen zu Hause. Die Ergebnisse zeigten Transfereffekte bei nicht geübten Situationen und waren auch nach 6 Monaten noch nachweisbar (Breitenstein, Grewe, Flöel et al. 2014).

Zudem ist es sinnvoll, Herrn S in naher Zukunft eine weitere stationäre Maßnahme zu gewähren, um intensive therapeutische Interventionen zu erhalten.

Befund für den Arztbrief

Bei Aufnahme lautete die Diagnose mittelschwere bis schwere nicht-klassifizierbare nicht-flüssige Aphasie. Der Patient produzierte hauptsächlich Stereotypien, teilweise adäquate Floskeln und sehr viele phonematische Paraphasien. Bereits zu Beginn der Therapie konnte der Patient sich manchmal durch Schreiben des Initialgraphems mit dem Finger auf der Tischplatte selbst deblockieren.

Ziel der Therapie war es v. a., den Zugriff auf das phonologische Output-Lexikon bzw. auf das graphematische Output-Lexikon zu verbessern.

Als Ergebnis kann festgehalten werden, dass der Patient erhebliche Fortschritte erzielt hat. Die Anfangsdiagnose einer nicht-klassifizierbaren Aphasie hat sich geändert in eine mittelschwere bis leichte nicht-flüssige Aphasie i. S. einer amnestischen Aphasie.

Bei Entlassung bestehen noch tagesformabhängig leichte bis mittelschwere Störungen in der Spontansprache und beim Schreiben. Im privaten Alltag kann der Patient sich über alle vertrauten Themen verständigen. Eine Fortsetzung der Therapie in möglichst hochfrequenter ambulanter Form ist dringend zu empfehlen. Weiter scheint eine Wiederholung der stationären Reha-Maßnahme in ca. 4–6 Monaten sinnvoll, um die Rückkehr in das Berufsleben optimal vorzubereiten.

EXKURS

IRENA

Die intensivierte Rehabilitationsnachsorge der Deutschen Rentenversicherung ist eine Anschlussbehandlung an eine stationäre Reha-Maßnahme, die vom Patienten wohnortnah in Anspruch genommen werden kann. Dabei empfehlen die Ärzte die Dauer und Anzahl der Einheiten. Bei neurologischen Krankheiten können bis zu 36 Therapieeinheiten bewilligt werden. Diese Maßnahme kann auch berufsbegleitend in den Abendstunden stattfinden. (www.deutsche-rentenversicherung.de/Bund/de/Navigation/2_Rente_Reha/02_reha/05_fachinformationen/infos_fuer_rehaeinrichtungen/6_nachsorge/irena_node.html)

LITERATUR

Breitenstein C, Grewe T, Flöel A et al. Wie wirksam ist eine intensive Aphasietherapie unter regulären klinischen Bedingungen? Die deutschlandweite Aphasieversorgungsstudie FCET2EC, Sprache, Stimme, Gehör 2014; 38: 14–19.

GAB & DGNKN Leitlinien. Gesellschaft für Aphasieforschung und -behandlung (GAB), Deutsche Gesellschaft für Neurotraumatologie und Klinische Neuropsychologie (DGNKN). Qualitätskriterien und Standards für die Therapie von Patienten mit erworbenen neurogenen Störungen der Sprache (Aphasie) und des Sprechens (Dysarthrie). Leitlinien 2000. www.aphasiegesellschaft.de/files/6013/6268/2690/LL_2000_GAB_DGNKN.pdf (zuletzt abgerufen am 13.02.2019)

Huber W, Poeck K, Springer L. Klinik und Rehabilitation der Aphasie. Forum Logopädie, Stuttgart: Thieme, 2013.

Huber W, Poeck K, Weniger D. Der Aachener Aphasie Test (AAT). Göttingen: Hogrefe, 1983.

Morton J. The logogen model and orthographic structure. In: Firth U (Hrsg.). Cognitive Processes in Spelling. London: Academic Press, 1980.

Poeck K, Kerschensteiner M, Stachowiak FJ, Huber W. Die Aphasien. Act.neurol. 1975; 2:159–169.

Stadie, N., Cholewa, J., De Bleser R. LEMO 2.0 Lexikon modellorientiert. Diagnostik für Aphasie, Dyslexie und Dysgrafie. Hofheim: NAT-Verlag, 2013.

KAPITEL

5

Georgios Alexiadis

Diagnostik und Therapie bei bilingualer Aphasie

Folgende Fragen werden in diesem Fallbeispiel beantwortet

- In welcher Sprache wird die Diagnostik im Falle eines bilingualen Aphasikers durchgeführt?
- Wie stellt man den Grad der Sprachbeherrschung sowohl in der Muttersprache (L1) als auch in den weiteren Sprachen (L2, L3 etc.) des Aphasikers fest, und welche Diagnostikmaterialien eignen sich hierzu?
- Welche Diagnostikverfahren existieren im Bereich der bilingualen Aphasien?
- Nach welchen Kriterien wird die Therapiesprache festgelegt?
- Was sind die Leitsymptome in der akuten Phase einer bilingualen Aphasie?
- Ab wann ist die gleichzeitige Behandlung beider Sprachen zulässig?
- Welche therapeutischen Maßnahmen unterstützen eine mögliche Rückbildung der aphasischen Störung eines bilingualen Aphasikers?

Definition

Bilingualismus oder Zwei- bzw. Mehrsprachigkeit ist die Fähigkeit eines Sprechers oder einer Sprachgemeinschaft, zwei oder mehr Sprachen auf annähernd gleichem Niveau zu sprechen. Dabei ist es wichtig, dass sich der Sprecher in beiden Sprachen „zuhause“ fühlt. Die sprachlichen Fähigkeiten können aktiv oder passiv sein, sie beinhalten die Kenntnis der grammatikalischen und semantischen Eigenschaften der Sprache, ein muttersprachliches Niveau ist nicht zwingend.

5.1 Falldarstellung

Phase C und E: Rehabilitation und Ambulanz

ANAMNESE

Herr K wurde bewusstlos im Treppenhaus eines Restaurants in Österreich von seiner Frau aufgefunden. Während der gemeinsamen Mahlzeit beklagte er sich über leichte Übelkeit und Schwindel bei seiner Frau. Auf dem Weg zur Toilette ist er unterwegs dahin plötzlich umgefallen.

Medizinische Anamnese

Laut medizinischer Diagnostik kam es bereits vor seiner Einlieferung in die Notaufnahme des nahgelegenen Krankenhauses zu einem **Mediateilinfarkt links**. Daraufhin wurde eine **Thrombolyse** bei einer akuten Aphasie und einer mittelgradigen **sensomotorischen Hemiparese** rechts durchgeführt. Die Gesamtsymptomatik war dadurch bereits nach Stunden leicht rückläufig. Die Verlegung ins Klinikum Mannheim erfolgte ca. 10 Tage nach Ereignis. **Echokardiographisch** fand sich transösophageal ein kleiner **Septumdefekt,** der als Ursache für den Schlaganfall gedeutet wurde. Es wurde ein schneller Therapiebeginn bei fortbestehender schwerer Aphasie bewilligt, da Herr K anfänglich nicht in der Lage war, wichtige Entscheidungen selbstständig zu treffen.

Sozialanamnese mit Kontextfaktoren

Es handelt sich um einen 27-jährigen bilingualen Patienten, der mit seiner Frau und den gemeinsamen drei Kindern im Alter zwischen 4 und 9 Jahren im zweiten Stock eines Mehrfamilienhauses im Zentrum einer Großstadt lebt. Er ist zweisprachig aufgewachsen, ist als Kind simultan mit zwei Sprachen in Berührung gekommen. Mit seinem Vater spricht er von Geburt an Russisch und mit seiner Mutter konsequent

Deutsch. Da seine Frau ähnlicher Abstammung ist, ist die dominante Familiensprache Russisch, obwohl auch die Ehefrau des Patienten über muttersprachliches Niveau in der deutschen Sprache verfügt.

Arbeitsanamnese mit Kontextfaktoren

Der Patient arbeitete vor dem Insult seit fast 3 Jahren im Handy-Laden seiner Frau als Verkäufer. Er hatte sehr viel Kundenkontakt, nachdem er hauptsächlich für den Verkauf zuständig war. Er hat einen deutschen Realschulabschluss, begann danach eine kaufmännische Lehre, die er aber abbrach.

Definition medizinischer Begriffe

sensomotorische Hemiparese: Halbseitenlähmung nach einer neurologischen Schädigung aufgrund eines Schlaganfalls, dabei liegen motorische und sensible Funktionsstörungen vor

Septumdefekt: unvollständiger Verschluss der Herzsepten, welche die linke und rechte Hälfte des Herzens voneinander trennen, stellt einen der häufigsten Faktoren für die Entstehung eines Schlaganfalls dar

Thrombolyse (auch Lyse genannt): wird bei der *Therapie* eines akuten Schlaganfalls heute standardmäßig zur Auflösung von Blutgerinnseln angewandt; das Verfahren wird auch zur Behandlung des Herzinfarkts (Myokardinfarkt) oder bei einer Lungenembolie eingesetzt

transösophageale Echokardiographie (TEE): Ultraschalluntersuchung des Herzens durch die Speiseröhre, die nach Schlaganfall durchgeführt wird um festzustellen, ob der Schlaganfall durch ein Blutgerinnsel im Herzen verursacht wurde

5

5.2 Sprachtherapeutische Maßnahmen

Herr K wurde vom Neurologen mit der Diagnose einer **globalen Aphasie** in die Sprachtherapie überwiesen. Die kommunikative Leistung in der zweiten Muttersprache Russisch basierte auf der Fremdanamnese durch die Frau während des Gesprächs mit dem Neurologen. Sie beschrieb eine diffuse Störung mit dem Hauptsymptom des zufälligen Vermischens der beiden Sprachen Deutsch und Russisch.

5.2.1 Aufnahmebefund

Ersteindruck

Das Erstgespräch mit dem Sprachtherapeuten fand 3½ Wochen nach dem Ereignis (in Anwesenheit der Ehefrau) nach der Aufnahme des Patienten in einer Rehabilitationseinrichtung statt. Im Akuthaus wurde eine globale Aphasie mittels des AST (Aphasie-Schnell-Test) diagnostiziert. Das Gespräch fand in deutscher Sprache statt. Der Patient wirkte während des gesamten Gesprächs sehr aufgeregt, fast überdreht und stark ablenkbar. Andererseits bemühte er sich, am Gespräch teilzunehmen und startete regelmäßig Versuche etwas zu erzählen – mit mäßigem Erfolg. Das Hauptproblem des Patienten während des gesamten Gesprächs war das Vermischen der beiden Sprachen Deutsch und Russisch sowie eine starke Wortfindungsproblematik mit vielen Satzabbrüchen:

- er reagiert auf Ansprache, versucht am Gespräch teilzunehmen, aber vermischt beide Sprachen stark, ohne dass es ihm bewusst ist
- gleichzeitig stark ausgeprägtes Störungsbewusstsein, da es ihm selten gelingt, seine Gedanken adäquat zu äußern; während des Aufnahmegesprächs sehr hoher Leistungs- und Leidensdruck, äußert sich in Frustration
- vollständige Rückbildung der anfangs vorhandenen motorischen Defizite sowie der rechtsbetonten Hemiparese laut physiotherapeutischer Aufnahmeuntersuchung
- laut sprachtherapeutischer Erstabklärung im Akuthaus keine faziale Parese sowie keine Sprech- bzw. buccofaziale Apraxie
- Patient ist freundlich und zugänglich, aber gleichzeitig frustriert, wenn etwas nicht so gelingt, wie er es sich vorstellt
- Ehefrau fällt Persönlichkeitsveränderung auf; er sei leichter reizbar als früher, gehe bei Kleinigkeiten häufiger direkt „in die Luft"
- aufgrund einer mittelstark ausgeprägten Aufmerksamkeitsstörung hat er außerdem laut neuropsychologischer Diagnostik Schwierigkeiten, zielgerichtete Aktivitäten über längere Zeiträume durchzuhalten

Schlussfolgerungen

- Patient hat keine ausgeprägten Sprachverständnisdefizite, da er im gesamten Verlauf des Erstge-

sprächs vorwiegend nonverbal kommunikativ-adäquat reagiert
- ist freundlich zugewandt, aber stark ablenkbar und hat ein sehr ausgeprägtes Störungsbewusstsein, da er fast immer frustriert reagiert, wenn ihm etwas kommunikativ nicht gelingt
- Verdacht auf globale Aphasie bestätigt sich aufgrund der unauffälligen Sprachverständnisleistung sowie der gesamten kommunikativen Leistung innerhalb des Aufnahmegespräches nicht

Subjektive Beeinträchtigung der Aktivitäten und Teilhabe
Der Alltag ist erheblich durch die Sprachstörung eingeschränkt, es fehlt auch die Orientierung zu Zeit und evtl. auch Raum. Neuropsychologische Fähigkeiten sind v. a. bezüglich der Konzentration und Aufmerksamkeit sehr stark beeinträchtigt. Die kognitive Belastbarkeit lässt i.d.R. nach ca. 15 Minuten sowohl in der Übungssituation als auch bei etwas längeren Alltagsgesprächen deutlich nach.

5.2.2 Diagnostik

In der Praxis stellt sich selten die Frage, in welcher Sprache die Diagnostik durchgeführt wird, da die überwiegende Anzahl der Therapeuten aufgrund von nicht-vorhandenen bzw. mangelnden Kenntnissen in der Muttersprache (L1) des mehrsprachigen Patienten nicht in der Lage ist, die Diagnostik in der L1 durchzuführen.

Eine Durchführung in deutscher Sprache anhand von deutschen Diagnostikmaterialien (AAT, ACL, BIAS etc.) setzt voraus, dass der Patient prämorbid über genügend Deutschkenntnisse verfügte. Um den Grad der Sprachbeherrschung sowohl in der L1 als auch in den weiteren Sprachen (L2, L3 etc.) feststellen zu können, führt man als erstes eine detaillierte Eigen- bzw. Fremdanamnese durch. Hierzu eignen sich zwei Instrumente:

1. **LEAP-Questionnaire** (https://bilingualism.northwestern.edu/leapq/): Durch die ausführliche Befragung des Patienten bzw. seine Angehörigen mittels des LEAP-Questionnaire bekommt man wichtige Informationen über die sprachliche Kompetenz des bilingualen Aphasikers in allen seine Sprachen. ➤ Tab. 5.1 listet einige Beispiele auf. Ein zuverlässiger Überblick über die prämorbide Sprachbeherrschung erleichtert enorm die Entscheidung des Therapeuten, ob eine modalitätenspezifische Diagnostik in der L2 (Deutsch) mittels der herkömmlichen Diagnostikmaterialien (AAT, BIAS etc.) durchgeführt werden soll und kann.
2. **Anamnese-Erhebung der Mehrsprachigkeit** aus dem **Bilingual Aphasia Test (BAT;** www.mcgill.ca/linguistics/research/bat/#construct): gezieltes Anamnesegespräch zu den Hintergründen der Zweisprachigkeit; Ziele:
   - detaillierte Hinterfragen der Zweisprachigkeit

Tab. 5.1 Beispiele aus dem LEAP-Questionnaire

Fragen	Einschätzung
Listen Sie alle Sprachen, die Sie beherrschen, in der Reihenfolge nach Zeitpunkt des Erlernens auf (beginnend mit Ihrer Muttersprache!).	Angabe von bis zu fünf Sprachen möglich.
Sie unterhalten sich mit jemanden, der alle von Ihnen gesprochenen Sprachen gleichermaßen beherrscht. Wie häufig (in % und anteilig an der Gesamtzeit) würden Sie welche Sprache im Gespräch wählen?	Auflistung der Sprachen und Angabe des prozentualen Anteils. Insgesamt müssen die Angaben 100 % ergeben.
Bitte bewerten Sie auf einer Skala von 0–10 Ihre Fähigkeiten in der Muttersprache (Fremdsprache) für die Bereiche Sprechen, Verstehen, Lesen.	Einschätzung von 0 keine, 1 sehr gering, 2 gering, 3 einigermaßen, 4 etwas schlechter als ausreichend, 5 ausreichend, 6 etwas besser als ausreichend, 7 gut, 8 sehr gut, 9 ausgezeichnet, 10 perfekt
Wie stark ist Ihrer Meinung nach Ihr Akzent, wenn Sie L1 (L2) sprechen?	Einschätzung von 0 nicht vorhanden, 1 kaum bemerkbar, 2 sehr wenig vorhanden, 3 wenig vorhanden, 4 mäßig vorhanden, 5 merklich vorhanden, 6 deutlich vorhanden, 7 stark, 8 sehr stark, 9 extrem stark, 10 verunstaltend

- Erfassung der Beherrschbarkeit der jeweiligen Sprache

Die detaillierte Anamnese anhand dieser standardisierten Verfahren spielt bei bilingualen Patienten eine zentrale Rolle, da man als Therapeut ein vollständiges Bild über das **prämorbide Sprachniveau des Patienten** braucht, um abschätzen zu können, ob die Fehlerquellen mit der prämorbiden Sprachbeherrschung in der L1 bzw. in der L2, L3 usw. zusammenhängen, oder ob sie pathologisch bedingt sind.

Zeigt die Anamnese:

- dass prämorbid genügend Sprachkenntnisse der deutschen Sprache vorhanden waren, können die gängigen Diagnostikverfahren ACL, BIAS etc. in der akuten Phase bzw. der AAT in der postakuten Phase angewendet werden
- dass prämorbid nicht genügend Sprachkenntnisse vorhanden waren, muss die Therapie **mithilfe von Angehörigen** in der L1 des Patienten durchgeführt werden; dabei muss der Therapeut in einem Angehörigengespräch Folgendes klären, damit im Laufe der Zeit keine Konflikte bzw. Missverständnisse entstehen:
  - **Angehörige als Co-Therapeut:** Die meisten Angehörigen fragen sich, wie der Therapeut ihrem Angehörigen sprachtherapeutisch helfen kann, wenn er die L1 des Patienten nicht einmal ansatzweise spricht? In diesem Fall muss der Therapeut von Anfang an die Rollenverteilung gegenüber dem Angehörigen als Co-Therapeut klar definieren. Der Therapeut ist für die Methodik zuständig und legt die Inhalte fest, der Angehörige überträgt diese in die L1 des Patienten. Daher ist die Art und Weise, wie z. B. eine Wortfindungsstörung behandelt wird, sprachübergreifend relativ einheitlich.
  - **Verwendung der Therapiesprache:** Während des Rückbildungsprozesses einer aphasischen Störung bei multilingualen Aphasikern kommt es vorwiegend in der akuten Phase relativ oft zu einer gegenseitigen sprachlichen Beeinflussung (**Interferenz**). Um den Interferenzeinfluss zu begrenzen bzw. zu minimieren, müssten sämtliche Gesprächspartner des Patienten übergangsweise in der Alltagskommunikation nur *die* Sprache verwenden, die von Patient, Therapeut und Co-Therapeut als Therapiesprache festgelegt wurde.

LEAP-Questionnaire

Im Fall von Herrn K wurde die LEAP-Questionnaire sowohl für die deutsche als auch für die russische Sprache durchgeführt. Da er zweisprachig simultan aufgewachsen ist, fiel die Entscheidung für die Festlegung der deutschen Sprache als Therapiesprache relativ leicht. Die Angehörigen wurden aufgefordert, solange die deutsche Sprache als dominante Sprache in der Alltagskommunikation anzuwenden, bis die Interferenzerscheinungen vollständig nachgelassen haben. Bislang war sowohl für die Ehefrau als auch für den Vater des Patienten Russisch die dominante Alltagssprache, daher fiel beiden diese Umstellung sehr schwer. Das Leitsymptom in der spontanen Rede vom Herrn K war eindeutig das unbewusste Vermischen (**pathologische Interferenz**) zwischen der L1 und der L2, deswegen war die Festlegung einer dominanten Therapie- und Alltagssprache allen Angehörigen gut zu erklären.

Bielefelder Aphasie Screening (BIAS)

Das BIAS (Bielefelder Aphasie Screening; Richter et al. 2006) wurde ca. 3 Wochen nach dem Ereignis durchgeführt. Herr K befand sich noch in der akuten Phase, daher war dieses Screening passend. Da er noch stark vigilanzgemindert war und laut neuropsychologischer Testung erhebliche Probleme mit der Konzentration und Aufmerksamkeit aufwies, wurde die Testung an zwei aufeinanderfolgenden Tagen zur selben Tageszeit und zu gleichen Anteilen durchgeführt.

Testergebnisse

In der **Spontansprache:**

- stockende Sprachproduktion
- langsames, gehemmtes Sprechen mit zahlreichen Pausen
- große Sprachanstrengung

In allen getesteten Bereichen des auditiven Sprachverständnisses waren nur minimale Auffälligkeiten festzustellen.

Im Bereich der **automatisierten Sprache:**

- erhebliche Probleme mit der Auswahl der richtigen Sprache: sowohl beim Zählen von 1 bis 10 als auch beim Aufzählen der Wochentage wählt er Russisch und ist erst nach mehrmaliger Aufforderung in der Lage, die deutsche Sprache zu aktivieren; zwischendurch war er deutlich irritiert und fest davon überzeugt, dass er gerade deutsch spricht

- keine Auffälligkeiten beim Ergänzen von Sprichwörtern sowie beim Nachsprechen von Floskeln
- in der elizitierten mündlichen Sprachproduktion:
  - deutliche Wortfindungsprobleme beim Benennen von Gegenständen: vereinzelt hat Herr K die russische Entsprechung des gesuchten Wortes aufgerufen, in den meisten Fällen fehlte das gesuchte Wort komplett
  - sehr viele Satzabbrüche beim Beschreiben von Situationsbildern aufgrund der ausgeprägten Wortfindungsstörung sowie eine deutliche Beeinträchtigung der Formulierungsfähigkeit durch lange, verschachtelte Sätze sowie die permanente Auslassung notwendiger Bestandteile einer Erzählung
- Durchführung des Wortflüssigkeitstestes wurde auf Wunsch des Patienten abgebrochen, da er merkte, dass er die Aufgabe nicht lösen konnte

In der **Schriftsprache:**
- keine Probleme in den Bereichen Lesesinnverständnis sowie beim lauten Lesen
- zahlreiche graphematische Interferenzen beim Schreiben nach Diktat

Diagnostik im Verlauf

Der Patient war ca. 5 Monate nach Ereignis und intensiver ambulanter Sprachtherapie in deutscher Sprache (trotz noch stark ausgeprägten Wortfindungsproblemen) in der Lage, konsequent die L1 von der L2 zu trennen und das sowohl beim Benennen als auch im graphematischen Bereich. Die Anzahl der interlingual bedingt interferierten Elemente nahm während der Therapie allmählich ab. Bei den ersten Versuchen, sich in Anwesenheit des Therapeuten auf Russisch zu unterhalten, war eine ähnliche Symptomatik wie in der deutschen Sprache direkt nach dem Ereignis zu beobachten. Hauptmerkmale waren vorwiegend die stockende Sprachproduktion mit zahlreichen Pausen und großer Sprach- und Sprechanstrengung, Merkmale also, die während der Behandlung der deutschen Sprache in den ersten 5 Monaten erheblich nachgelassen hatten.

Bilingual Aphasia Test (BAT)

Als Diagnostikinstrument zur Beurteilung der sprachlichen Leistung in der russischen Sprache wurde sowohl der zweite als auch der dritte Teil der BAT (die volle Version) mithilfe der Ehefrau als Co-Therapeutin durchgeführt.

Klinischer Hintergrund

Bilingual Aphasia Test (BAT)

Der Test besteht insgesamt aus drei Teilen mit insgesamt 38 Subtests:

- **Teil 1: Anamnese,** dem allgemeineren Teil, der für alle Sprachen vom Aufbau her gleich ist. Er besteht aus insgesamt 50 Fragen zur Bilingualität. Das Anamnesegespräch zielt auf die Hintergründe der Zweisprachigkeit ab und kann mit dem Patient selbst oder mit seinen Angehörigen durchgeführt werden. Das Gesamtspektrum der Zweisprachigkeit wird hinterfragt und der Grad der Beherrschbarkeit der jeweiligen Sprachen entsprechend objektiv erfasst. Durch den detaillierten Aufbau bekommt man ein ganzheitliches Bild der prämorbiden sprachlichen Kompetenzen des Patienten sowohl in der L1 als auch in den weiteren Sprachen (L2, L3 usw.). Die detaillierte Erfassung der Zweisprachigkeit ist der wichtigste Faktor, wenn es später im Rahmen der Diagnostik um die Frage geht, ob die kommunikativen Fehlleistungen des Patienten aphasisch bedingt sind, *oder* ob sie mit seinem prämorbiden Sprachniveau in der jeweiligen Sprache zusammenhängen.
- **Teil 2: Sprachspezifischer Teil,** in dem es um die modalitätsspezifische Beurteilung der sprachlichen Leistungen des Patienten in der jeweiligen Sprache geht. Er besteht aus insgesamt 32 Subtests. Aufbau und Schwierigkeitsgrad sind bei allen Sprachen identisch und die Durchführung erfolgt in der jeweiligen Sprache. Überprüft wird die sprachliche Leistung in den folgenden vier Modalitäten:
  - Hörverständnis
  - Lesesinnverständnis
  - mündliche Produktion
  - schriftliche Produktion
- **Teil 3: Übersetzungsteil,** in dem man detaillierte Informationen über die Übersetzungsfähigkeiten des Patienten in die unterschiedlichen Sprachen bekommt. Dieser besteht aus den vier Subtests:
  - Erkennen von Wörtern
  - Übersetzen von Wörtern

- Übersetzen von Sätzen
- Beurteilung der Grammatik

Die Durchführung des Übersetzungsteils ist nur dann zu empfehlen, wenn sich die **Symptomatik des Vermischens**, die als Hauptsymptom in der akuten Phase häufiger zu beobachten ist, vollständig zurückgebildet hat. Sonst droht oft die Gefahr, dass diese Symptomatik dadurch zunimmt.

Sowohl die Testsystematik als auch die Art und Weise der Durchführung sind für alle Sprachen relativ ähnlich. ■

Testergebnisse

In folgenden Bereichen war die expressive sprachliche Leistung des Patienten auffällig:

- **Wortfindungsleistung** generell: mittelschwere Auffälligkeiten in allen Subtests, welche mit der Wortfindungsleistung zusammenhängen (semantische Kategorien, Synonyme und Gegensätze benennen, semantische Oppositionen etc.)
- **expressive Sprachleistung:** deutliche Probleme in fast allen Subtests (auditive Diskrimination, Nachsprechen von Wörtern und Sätzen, Reihensprechen, lautes Lesen von Wörtern und Sätzen etc.)

Gleichzeitig waren keine Auffälligkeiten in den Subtests festzustellen, welche die rezeptive Leistung überprüfen (Aufforderungen, syntaktisches und semantisches Verständnis, Textverständnis etc.).

Schlussfolgerungen

- erhebliche Schwierigkeiten in allen Bereichen der Testung mit Bezug auf die expressive Sprach- und Sprechleistung
- Beobachtung von therapeutischen Lerneffekten während der Durchführung, die aufgrund der hohen Aufgabenzahl relativ zeitintensiv ist; auffällig war eine schnelle Verbesserung der expressiven Sprechleistung im Russischen im Vergleich zum Rückbildungsprozess der deutschen Sprache
- gute Rückbildungsprognose, da ähnliche Symptomatik sowohl in der L1 als auch in der L2 zu diesem Zeitpunkt, was eher die Ausnahme als die Regel ist (König-Linek 1995)
- bei den Übersetzungsaufgaben des BAT war eine zuverlässige Trennung zwischen der L1 und der L2 seitens des Patienten während der gesamten Durchführung festzustellen

5

5.2.3 Therapieziele

Anhand der ICF wurden folgende Therapieziele festgelegt:

Körperfunktionen und -strukturen

In Bezug auf die Körperfunktionen handelte es sich in der akuten Phase um eine erhebliche Beeinträchtigung der betreffenden Funktionen, die am sprachlichen Ausdrucksvermögen des Patienten beteiligt waren, und zwar sowohl im lautsprachlichen (b16710.3) als auch im schriftsprachlichen (b16711.3) Bereich. Hierfür wurden in Absprache mit dem Patienten folgende mittel-, länger- und langfristigen Therapieziele festgelegt:

- mittelfristig:
  - konsequente Unterscheidung der L1 von L2 in allen möglichen Beziehungen
  - Benennung von 20 hochfrequenten, konkreten Alltagsgegenständen aus dem häuslichen Bereich in deutscher Sprache ohne jegliche Vorlagen und fremde Hilfe
- längerfristig:
  - Führen kurzer Gespräche sowohl in deutscher als auch in russischer Sprache ohne Assistenz
- langfristig:
  - Führen eines Verkaufsgesprächs ohne erhebliche Probleme mit nur geringer Unterstützung

Aktivitäten und Partizipation

Im Hinblick auf die Aktivitäten und die Partizipation hatte Herr K in der akuten Phase laut ICF erhebliche Probleme im Bereich des Kommunizierens als Sender und speziell in den Unterkategorien Sprechen (d330.3), Konversation (d350.3) sowie Diskussion (d355.3).

Hier wurden folgende langfristige Therapieziele festgelegt:

- Rückkehr in den Beruf als Verkäufer
- Wiederaufnahme seiner alten Rolle in der Familie als Mitentscheider

5.2.4 Therapieinhalte

Nach Abschluss der Erstdiagnostik in deutscher Sprache erfolgte die Auswahl von geeignetem Therapiematerial. Die Therapieschwerpunkte lagen in den Bereichen:

1. Reduzierung der intralingualen, pathologisch bedingten, interferierenden Wirkung der L1 auf die L2 (auch in umgekehrter Richtung) sowohl in der spontanen Rede als auch im graphematischen Bereich
2. Verbesserung der Wortfindung in beiden Sprachen
3. Reduzierung der Sprach- und Sprechanstrengung

Zu 1.:

Es ist wissenschaftlich nachgewiesen, dass die gleichzeitige Behandlung beider Sprachen einen hemmenden Einfluss auf die Erholung der prämorbid beherrschten Sprachen hat. Gleichzeitig ist davon auszugehen, dass die Zahl der Interferenzen v. a. im lexikalischen Bereich dadurch steigt. Daher auch hier die Entscheidung, dass in der akuten Phase Deutsch als Therapiesprache eingesetzt wird. Parallel dazu wurden die Angehörigen entsprechend beraten, sodass sämtliche Gesprächspartner nur die Sprache sprechen sollen, die auch als Therapiesprache angewendet wird. Trotz ausführlicher Beratung ist es in den meisten Fällen sehr schwer, eine Änderung der dominanten Sprache in der häuslichen Umgebung des Patienten durchzusetzen.

EXKURS

Übertragungseffekte von der Therapiesprache in die nicht therapierte(n) Sprache(n)

Inzwischen geht man davon aus, dass es therapeutisch sinnvoll ist, die L2 ausschließlich als Therapiesprache festzulegen, weil man mit Sicherheit davon ausgehen kann, dass durch das Therapieren in der L2 auch die L1 davon profitiert. Es gibt zahlreiche wissenschaftliche Untersuchungen, die eindeutig nachweisen, dass die nicht-therapierten Sprachen durch die Therapie in der Umgebungssprache des Patienten auch erheblich davon profitieren.

Studienergebnisse:

- Übertragungseffekte (ÜE) von der therapierten L2 auf nicht behandelte Sprachen:
  bei ähnlichem Störungsbild (z. B. Wernicke-Symptomatik sowohl in der L1 als auch in der L2), aber zu unterschiedlichen Zeitpunkten:
  - Patient EG (erste Studie): nach 6 Wochen ÜE zu beobachten (Filiputti at al. 2002)
  - Patient BL (zweite Studie): nach 8 Monaten ÜE zu beobachten (Miertsch 2009)
- Transfer von der therapierten zur nicht-therapierten Sprache sehr eingeschränkt; Grad der Verbesserung in der therapierten L2 (Englisch) war in allen Modalitäten wesentlich höher als der in der nicht behandelten Sprache (Japanisch, Watamori & Sasanuma 1996):
  - Erklärung: die extremen Differenzen in den beiden Sprachsystemen
  - Annahme der Autoren: eine Verbesserung der jeweiligen Sprache steht in direktem Zusammenhang mit der individuellen Behandlung der Sprache

Aktuelle Annahme:

Je näher der Verwandtschaftsgrad der verschiedenen Sprachen, desto größer ist die Menge des Transfers; je weniger sich die Sprachen in Bezug auf Phonologie, Morphologie, Syntax und Lexikon gleichen, desto weniger kann durch die Therapie der einen Sprache auf die andere übertragen werden.

Im Fall von Herrn K war dies kein Problem, da seine Frau über ein muttersprachliches Niveau in der deutschen Sprache verfügte. Doch da vor dem Ereignis konsequent zu Hause russisch gesprochen wurde, war die Umstellung für die Kinder der Familie ungewöhnlich. Der Anteil der Interferenzen in der Spontansprache des Patienten war direkt nach dem Ereignis relativ hoch und zwar in den Bereichen, in denen er auch die meisten Probleme hatte. So blieben die Bereiche Syntax und Morphologie im Gegensatz zu Lexikon und Graphematik interferenzfrei. ➤ Tab. 5.2 gibt einen Überblick über die häufigsten Interferenzphänomene bei mehrsprachigen Aphasikern.

Im Bereich Lexikon zeigte Herr K anfänglich eine zufällige Verwendung von Begriffen aus der L2 aus allen Wortfamilien, unabhängig von Frequenz bzw. Abstraktionsgrad des gesuchten Lexems ohne Störungsbewusstsein seitens des Patienten. Und das nicht nur in der Testsituation, sondern auch in der spontanen Rede. Aus der Zeit stammen folgende Beispiele:

Beispiel 1 (➤ Abb. 5.1): Der Patient verwechselt beim ersten Versuch die Sprachen. Die Vorgabe war,

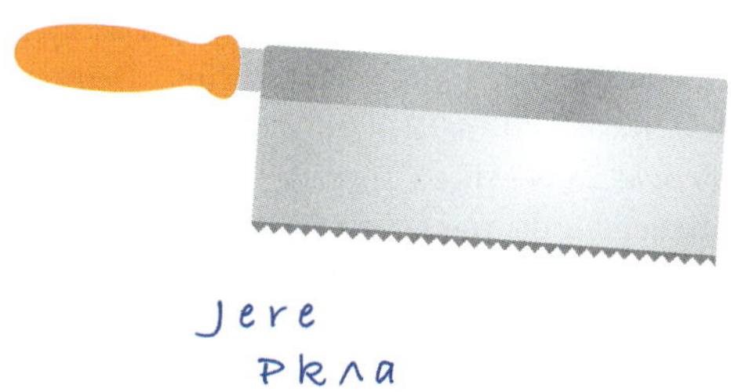

Abb. 5.1 Beispiel 1: Säge [L231]

Tab. 5.2 Tabellarische Beschreibung der häufigsten Interferenzphänomene

Bereich	Phänomene
Phonologie	• **Unterdifferenzierung:** Unterdifferenzierung von Phonemen tritt auf, wenn zwei Laute des Sekundärsystems (L2), deren Entsprechungen im Primärsystem (L1) nicht unterschieden werden, nicht korrekt auseinandergehalten werden – z. B. gr. δε(ν) [ðɛ(n)] dt. nicht und gr. θέλω ['θɛlɔ] dt. wollen, in beiden Fällen werden die Anfangslaute unterdifferenziert und als/s/ausgesprochen • **Überdifferenzierung:** werden in der Primärsprache zwei Laute unterschieden und diese Unterscheidung existiert in der Sekundärsprache nicht, dann spricht man von Überdifferenzierung – z. B. [s] vs. [ʃ] gr. [sa'puni] Seife wird als ʃαπούνι [ʃa'puni] ausgesprochen • **Phonemersatz:** wenn ein Phonem sowohl im L1- als auch im L2-Lautsystem vorkommt, aber unterschiedlich in der jeweiligen Sprache realisiert wird – z. B./ch/ – dt. Buch [bu: x] und dt. Milch [mIlç] beides stimmloser velarer Frikativ ausgesprochen als dt Milch *[mIlx]
Lexikon	• **Wort-für-Wort Übersetzung:** Grund dafür ist mangelhafte Kenntnis der gesuchten L2-Struktur und Übertragung von L1-Einheiten in L2 – dt. Ich will ins Bad – gr. * θέλω στο Bad (statt μπάνιο ['baɲɔ]) • **falsche Freunde:** Wörter, die in zwei Sprachen materiell mehr oder weniger ähnlich sind, aber mehr oder weniger verschiedene Bedeutungen haben, z. B. – Sie ist in der Apotheke – gr.*είναι στην αποθήκη [apɔ'θici] (Sie ist im *Lager) Verwechslung wegen der phonologischen Ähnlichkeit zwischen dt. Apotheke und gr. αποθήκη [apɔ'θici] dt. Lager • **falsche lexikalische Zuordnung:** das neugriechische Verb πλένω (pleno „waschen") und seine Entsprechungen im Deutschen (waschen, putzen spülen je nach Kontext) – z. B. dt. *Ich wasche das Geschirr statt dt. ich spüle das Geschirr • **Sprachmischung:** wenn völlig unveränderte lexikalische Einheiten in Form von Phrasen von der L1 in die L2 übernommen werden - z. B.*gr. schau mal, έρχεται (dt. schau mal er kommt)
Syntax	• Übertragung von syntaktischen Eigenheiten der L1 in die L2, z. B. die Anwendung der Verbendstellung bei der Bildung von Nebensätzen von der L1 (Deutsch) in die L2 (Griechisch) • dt. er kommt nicht, weil er krank ist • *gr. δεν έρχεται γιατί άρρωστοζ είναι statt • gr. δεν έρχεται γιατί είναι άρρωστοζ (dt. wortwörtlich übersetzt:* er kommt nicht, weil er ist krank)

dass er das abgebildete Konkretum („Säge" auf Deutsch, ПИЛА auf Russisch) auf Deutsch benennt und schreibt. Er erkennt es als „Säge", schreibt aber das Wort mit Elementen aus der kyrillischen Schrift als „JeГe". Hier handelt es sich um eine lexikalische Interferenz (Sprachmischung) sowie auch eine graphematische Interferenz (➤ Tab. 5.2). Das kyrillische Graphem / Г / wird statt / G / im Deutschen sowie / P / statt / П / in ПИЛА verwendet.

Beispiel 2 (➤ Abb. 5.2): In der Anfangsphase der Einbeziehung der russischen Sprache als zweite Therapiesprache waren noch Reste der interferierten Wirkung der L1 auf die L2 zu beobachten. Der Patient benennt das Wort „Arm" richtig, schreibt aber das Wort mit / P / (im Russischen die Entsprechung für Deutsch / R /).

- die **bilinguale Stimulation, also das parallele Therapieren in beiden Sprachen,** ist eine effektive Methode, wenn die Wiederherstellung der Therapiesprache bis zu einem bestimmten Grad fortgeschritten ist
- Mittel zur Therapie der zweiten Sprache eines Patienten sind v. a. Übersetzungsübungen von der ersten in die zweite Sprache

Zu 2.:

Zur Verbesserung der Wortfindung dienten anfänglich leichte Wortfindungsaufgaben aus dem NAT-Material in der Therapiesprache (Deutsch) sowie auch Textübungen anhand von leichten Texten aus dem Therapiematerial „Lesetexte für Sprachbehinderte".

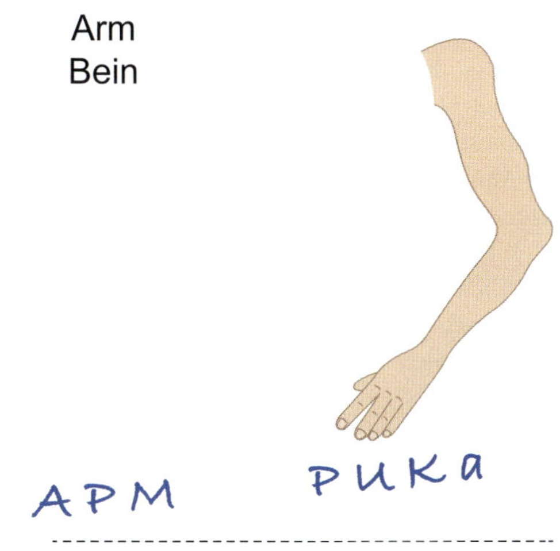

Abb. 5.2 Beispiel 2: Arm/Bein [L231]

5 Monate nach Ereignis konnte mit Sicherheit davon ausgegangen werden, dass der Patient in der Lage war, konsequent die L1 sowohl in der Therapiesituation als auch spontan von der L2 zu trennen; es wurde auch die L2 (Russisch) mittels folgender Materialien in die Therapie mit einbezogen:

- **Wörterbuch Pons** (https://de.pons.com/übersetzung, mit Sprechoutput):
  - 15 Sprachen mit beliebigen Kombinationen
  - Angabe von Kollokationen
  - Übersetzungsprogramm
- **Vokabeltrainer dict.cc** (http://de-el.my.dict.cc/trainer/):
  - als Frage wird ein Wort in der Ausgangssprache angezeigt; man tippt Lösung im Eingabefeld ein; wird die Eingabe als richtig erkannt, erscheint automatisch das nächste Wort; richtig beantwortete Fragen wandern ins nächste Fach, falsch beantwortete zurück ins erste Fach; ist eine Vokabel im letzten Fach angekommen, sollte sie im Langzeitgedächtnis gespeichert sein
- **Wörterbuch linguee** (www.linguee.com, mit Sprechoutput);
  - Linguee (100 Millionen zweisprachige Texte aus insgesamt 25 unterschiedlichen Sprachen, die man nach Wörtern und Ausdrücken durchsuchen kann)
  - Angabe von Kollokationen

Zu 3.:
Bei gut erhaltener Selbstwahrnehmung und Selbstkorrekturfähigkeit seitens des Patienten wurde in der Therapie versucht, die Sprechflüssigkeit der spontanen Rede anhand von speziellen Übungen – anfänglich auf Laut- und Wort-, später auf Satzebene – zu verbessern. Zielsetzung war in der Anfangsphase die Anbahnung und Präzisierung einzelner Lippen- und Zungenlaute. Anschließend wurde vorwiegend anhand des **metrischen Ansatzes** mit ein- und zweisilbigen einfachen und zunehmend komplexeren Wörtern geübt. Inzwischen ist der Patient in den meisten Fällen in der Lage, sein Sprechverhalten und -tempo der Umgebung und dem Zuhörer anzupassen. Nur in Stresssituationen bzw. bei Müdigkeit lässt sich eine Verlangsamung und Sprechanstrengung in der expressiven Leistung des Patienten noch erkennen. Er ist aber auch in solchen Situationen durch die intensive Therapie in der Lage, Strategien anzuwenden (z.B. Verlangsamung des Sprechtempos, silbisches Sprechen etc.), die zur vollständigen Verständlichkeit seiner Aussagen führen.

Was wäre, wenn …

Bei Patienten, die nur über rudimentäre Kenntnisse der Therapiesprache (meistens Deutsch) verfügen, sind die meisten Therapeuten mit der Entscheidung überfordert, ob eine Therapie in der L2 lohnt. Früher hat man versucht, dem bilingualen Aphasiker einen bilingualen Therapeuten zu vermitteln, der teilweise in einer Therapiestunde sowohl die L1 als auch die L2 des Patienten als Therapiesprachen verwendet hat. Doch im Laufe der Zeit hat man festgestellt, dass die Probleme mit der Trennung zwischen der L1 und L2 erheblich zugenommen haben, deswegen hat man von dieser Art der Therapie sehr schnell Abstand genommen.

Der Therapeut muss die Angehörigen über die Notwendigkeit aufklären, dass sämtliche Gesprächspartner während der akuten Phase, in der die Interferenzphänomene am häufigsten vorkommen, nur die Sprache sprechen sollten, die als Therapiesprache angewendet wird. Auch wenn diese Personen nicht über muttersprachliches Niveau verfügen. Im Gegensatz zu bilingualen Kindern ist nicht mit Nachahmungseffekten in Aussprache, Intonation und Prosodie zu rechnen.

5.2.5 Therapieergebnisse

Die Gesamtsymptomatik der aphasischen Störung befindet sich sowohl in der Therapiesprache (Deutsch) als auch in der zweiten Sprache des Patienten (Russisch) in deutlicher Rückbildung.

5.3 Zusammenfassung und Befund

Aufnahmebefund mit Anamnese
27-jähriger bilingualer Patient mit Russisch als Muttersprache und simultanem Erwerb der deutschen Sprache mit Mediateilinfarkt links.

Diagnose
1. Diagnostik in deutscher Sprache mit BIAS (Durchführung ca. 3 Wochen nach Ereignis)
Testergebnis:
    a. stockende Sprachproduktion mit gehemmtem Sprechen, zahlreichen Pausen und großer Sprachanstrengung
    b. erhebliche Probleme mit der Auswahl der richtigen Sprache
    c. deutliche Wortfindungsprobleme beim Benennen von Gegenständen und Beschreibung von Situationen mit zahlreichen Satzabbrüchen und erhebliche Beeinträchtigung der Formulierungsfähigkeit
    d. zahlreiche graphematische Interferenzen beim Schreiben nach Diktat
2. Diagnostik in russischer Sprache mit BAT
Testergebnis:
    a. mittelschwere Wortfindungsstörung
    b. deutliche Probleme der expressiven Sprechleistung mit Sprechanstrengung und unflüssiger Sprechweise

Therapieziele
- Reduzierung der intralingualen pathologisch bedingten interferierenden Wirkung der L1 auf die L2 und natürlich auch in umgekehrter Richtung sowohl in der spontanen Rede des Patienten als auch im graphematischen Bereich
- Verbesserung der Wortfindung
- Reduzierung der Sprach- und Sprechanstrengung

Therapieinhalte
Als Therapie- und Familiensprache wurde nach Abschluss der Diagnostik die deutsche Sprache festgelegt. Durch die konsequente Verwendung der Therapiesprache in allen Kontexten war eine deutliche Abnahme der pathologisch bedingten Interferenzen festzustellen. Übungen zur Verbesserung der Wortfindungsleistung fanden anfangs ausschließlich in deutscher Sprache statt, ca. ab dem 5. Monat nach Ereignis parallel dazu auch in russischer Sprache.

Empfehlung weiteres Vorgehen

Da weitere Fortschritte in allen Bereichen zu erwarten sind, ist die Fortsetzung der intensiven sprachtherapeutischen Behandlung dringend notwendig, sodass der Patient im Laufe der Zeit wieder in der Lage sein wird, seinen Alltag selbstständig zu bewältigen.

Befund für den Arztbrief

Aufnahmebefund: Während der Aufnahme stellte sich heraus, dass erhebliche Einschränkungen der sprachlichen Fähigkeiten gegeben sind, v. a. im Bereich Wortfindung sowohl in der Erstsprache (Russisch) als auch in der zweiten Sprache (Deutsch). In der Anfangsphase kam es vermehrt dazu, dass der Patient nicht in der Lage war, die eine von der anderen Sprache nicht nur expressiv zu unterscheiden, sondern auch im graphematischen Bereich. Gleichzeitig war eine deutliche Sprech- und Sprachanstrengung vorhanden.

Abschlussbefund: Die Behandlung begann mit einer Aktivierung aller sprachlicher Modalitäten, anfangs in der Therapiesprache (Deutsch) und erst ab dem 5. Monat nach Ereignis auch in der Zweitsprache (Russisch), nachdem die interferierte Wirkung der einen auf die andere Sprache vollständig nachgelassen hatte. Später verlagerten sich die Inhalte der Therapie gezielt auf Übungen zur Verbesserung der Wortfindung und der Kommunikationsfähigkeit insgesamt. Gleichzeitig wurden spezielle Übungen zur Reduzierung der Sprach- und Sprechanstrengung durchgeführt, anfänglich auf Laut- und Silbenebene, später auf Wort- und Satzebene.

Bei Entlassung besteht weiterhin eine erhebliche Wortfindungsstörung bei gleichzeitigem Nachlassen der Sprach- und Sprechanstrengung. Eine weitere sprachtherapeutische Behandlung ist deswegen dringend erforderlich.

LITERATUR

Bilingual Aphasia Test (BAT). www.mcgill.ca/linguistics/research/bat (zuletzt abgerufen am 13.02.2019)

Filliputti D, Tavano A, Vorano L, De Luca G, Fabbro F. Nonparallel recovery of languages in a quadrilingual aphasic patient. International Journal of Bilinguism 2002; 6: 395–410.

König-Linek C. Aphasie bei Mehrsprachigkeit. Dissertation. Hamburg, 1995.

Miertsch B, Meisel JM, Isel F. Non-treated languages in aphasia therapy of polyglots benefit from improvement of the treated language. Journal of Neurolinguistics 2009; 22: 135–150.

Puller B, Steiner J, Worms U. Lesetexte für Sprachbehinderte. Leverkusen: Spiess-Verlag, 1987.

Richter K, Wittler M, Hielscher-Fastabend M. BIAS (Bielefelder Aphasie Screening). Hofheim: NAT, 2006.

Watamori T & Sasanuma S. The recovery process of a bilingual aphasic. Journal of Communication Disorders 1976 (9): 157–166.

II Sprechstörungen

KAPITEL

6 Schlaffe Dysarthrie bei ALS

Katrin Eibl

Folgende Fragen werden in diesem Fallbeispiel beantwortet

- Was ist Amyotrophe Lateralsklerose?
- Was ist der Beitrag der Sprachtherapie in der Diagnostik von ALS?
- Wie werden die Dysarthrien klassifiziert?
- Was ist eine schlaffe Dysarthrie?
- Welche sprachtherapeutischen Behandlungsmöglichkeiten gibt es bei ALS?
- Wie kann man die Sprechstörung nach ICF kodieren?

Definition

Amyotrophe Lateralsklerose (ALS)

Die ALS ist eine degenerative Erkrankung des ersten (motorische Nervenzellen im Kortex) und zweiten Motoneurons (motorische Nervenzellen in Hirnstamm und Rückenmark). Das bedeutet, dass nebeneinander progrediente zentrale und periphere Lähmungen auftreten. Es kommt sowohl zu Reflexsteigerungen (erste Motoneuron) als auch -abschwächungen (zweite Motoneuron), zu Tonussteigerungen (erste Motoneuron) als auch Muskelatrophien (zweite Motoneuron). Frühsymptom, insbesondere bei der **bulbären** Form (Beginn an Sprech- und Schluckmuskulatur), ist eine Dysarthrie. Eine Handschwäche oder eine Fußheberschwäche sind Frühzeichen der **spinalen** Form (Krankheitsbeginn an den Extremitäten). Auffällig sind **Faszikulationen,** die sich in bestimmten Muskelgruppen, meist auch in der Zunge beobachten lassen. Sensibilitätsstörungen treten dagegen gar nicht auf. Die Krankheit schreitet oft schnell voran, sodass es nach 3–4 Jahren zu einer **Tetraparese,** einer **Anarthrie** (➤ Kap. 16), schweren Dysphagie und Atemstörung kommt. Letztlich können die Patienten ihr Leben nur über eine invasive künstliche Beatmung und Ernährung (PEG-Sonde, ➤ Kap. 20.2.4) verlängern und sich über Unterstützte Kommunikation (➤ Kap. 3.2.4) verständigen. Zu kognitiven Einschränkungen kommt es eher selten oder nur in einem geringen Ausmaß, sodass die Patienten ihre Krankheit bei vollem Bewusstsein erleben. Die Ursachen sind bis heute nicht bekannt, ebenso wenig wie eine heilsame Therapie.

6.1 Falldarstellung

Phase A: Akutphase im Krankenhaus

ANAMNESE

Der Patient Herr P stellt sich in der Klinik für Neurologie mit seit einem Jahr zunehmender Sprechstörung sowie Schwierigkeiten beim Schlucken vor. Er bemerkt außerdem Probleme mit der Koordination und Feinmotorik in den Armen und Händen.

Herr P, 76 Jahre alt, leidet zusätzlich an einer schweren **COPD Gold IV,** weswegen er bereits mehrfach im Krankenhaus behandelt und ambulant mit Sauerstoff versorgt wurde. Er kommt zur Abklärung seiner Symptomatik. Bereits bei Aufnahme auf die Station wird anhand der **Klinik** der Verdacht auf eine **Motoneuronerkrankung** gestellt.

EXKURS

Diagnose einer ALS

Bevor man die Diagnose stellt, werden mehrere Untersuchungen zu verschiedenen Zeitpunkten durchgeführt. Die klinischen Symptome Lähmungen, Faszikulationen und die Abwesenheit von sensiblen Störungen sind dabei richtungsweisend. Abgesichert wird die Diagnose durch die elektromyographischen (EMG) und elektroneurographischen (ENG) typischen Zeichen:

- EMG (Messung der elektrischen Muskelaktivität): Denervierungszeichen in mind. drei Körperregionen

- ENG (Messung der Nervenleitgeschwindigkeit): keine Leitungsblöcke (um 50 % verringerte Muskelsummenaktionspotenziale), die differenzialdiagnostisch auf eine multifokale motorische Neuropathie hinweisen
- SSEP (somato-sensible evozierte Potenziale): Beurteilung der Funktion sensibler Nervenbahnen; diese erscheinen regelrecht

Neurologische Untersuchung

Der Patient ist wach, orientiert und bewusstseinsklar. Es besteht eine **Affektlabilität,** teilweise pathologisches Weinen. Dysarthrie. Dysphagie. **Zungenfibrillationen** beidseits li < re. Hirnnervenbefunde unauffällig. Keine latente Parese, unauffällige Motorik. **Faszikulationen** im Bereich aller vier Extremitäten. Keine Muskelatrophie, Tonus unauffällig. Muskeleigenreflexe der oberen Extremitäten brüsk auslösbar, untere Extremitäten **PSR** (Patella-Sehnen-Reflex) seitengleich gesteigert auslösbar, **ASR** (Achilles-Sehnen-Reflex) rechts < links. Positives Babinskizeichen beidseits. Finger-Nase-Versuch unauffällig, Knie-Hacke-Versuch unauffällig. Stand und Gang inkl. erschwerter Gangprüfungen regelrecht.

6

Befund EMG (Elektromyographie)

Untersuchung Zunge, Bizeps-, Delta-, Wadenmuskel. Keine positiven scharfen Wellen oder Fibrillationen, jedoch Faszikulationen komplexer Morphologie bei chronisch neurogenen Veränderungen vereinbar mit der Verdachtsdiagnose einer Motoneuronerkrankung.

Befund ENG-(Elektroneurographie)

Gemessen wird an Oberarm, Unterarm, Unterschenkel und Fuß (N. peroneus superficialis rechts, N. tibialis links, N. suralis rechts, N. medianus rechts, N. ulnaris rechts, N. radialis rechts). Befundkonstellation passend zu leichtgradiger **Polyneuropathie,** kein Hinweis auf einen Leitungsblock.

Befund SSEP (somato-sensible-evozierte Potenziale)

Medianus-SSEP und Tibialis SSEPs regelrecht.

Lungenfunktion

Da eine schwere COPD besteht, wird eine Lungenfunktionsprüfung (LUFU) durchgeführt. Die LUFU ist eine **Spirometrie,** bei der Verengungen der Atemwege und die Lungenkapazität geprüft werden. Dabei wird eine **BGA** (Blutgasanalyse) durchgeführt und der Säure-Basen-Haushalt (pH-Wert) bestimmt. Gemessen werden hierfür u. a. die Vitalkapazität der Lunge und die Einsekundenkapazität (**FEV1**). Herr P zeigt einen FEV1 von 30 % des Sollwerts (*GOLD IV*).

Sozialanamnese

Herr P lebt gemeinsam mit seiner Lebensgefährtin in einer Wohnung im 1. Stock. Von Beruf war er Lastkraftwagenfahrer. 35 Jahre lang hat er in den USA gelebt. Er ist bereits mit Pflegestufe 1 eingestellt und nimmt einen Pflegedienst in Anspruch.

Es wird die Verdachtsdiagnose auf eine Motoneuronerkrankung gestellt. Mit Herrn P und seiner Freundin werden das Krankheitsbild, die Prognose und die zu erwartenden Probleme besprochen. Dabei werden sie auf die im Verlauf entstehenden Notwendigkeiten einer künstlichen Ernährung über eine PEG-Sonde sowie eine Heimbeatmung aufgeklärt.

Klinische Verlaufskontrolle

4 Monate später kommt Herr P elektiv zur Verlaufskontrolle. Die Dysarthrie und Dysphagie haben sich verschlechtert, ebenso die Feinmotorik- und Koordinationsstörungen im Bereich der oberen Extremitäten. Er kann mit der linken Hand z. B. Besteck nicht mehr halten. Die Mahlzeiten isst er mit Mühe, zerkleinert mit der rechten Hand. Das Gehen hat sich verschlechtert. Er leidet zusätzlich unter einem starken **Meteorismus.** 1-mal wöchentlich geht er zur Logopädin. Die neurologische Untersuchung zeigt im Vergleich zur Voruntersuchung im Armhalteversuch links eine **Pronation,** rechts unauffällig, im Beinhalteversuch links eine unvollständige Anhebung, rechts unauffällig. FNV und KHV sind diskret **dysmetrisch** rechts > links, Verdacht auf linksseitiges Hinken, Seiltänzergang nicht durchführbar. Die EMG-Befunde zeigen in allen Messungen Verschlechterungen, im ENG zeigen sich erloschene Potenziale im N. peroneus superficialis links und N. suralis beidseits, was auf eine axonale Schädigung deutet. Die Lungenfunktion hat sich leicht verschlechtert, unter Raumluft erreicht er eine Sauerstoffsättigung von 93 %, mit 2 l Sauerstoff 100 %. Bei der erneuten LUFU zeigt sich eine Verschlechterung der Einsekundenkapazität mit einem FEV1 von 24 % des Sollwerts.

Aufgrund dieser Befunde wird jetzt die Diagnose einer Amyotrophen Lateralsklerose gestellt. Mit Herrn P und seinen Angehörigen wird erneut besprochen, welche Probleme zu erwarten sind. Es wird insbesondere auf die Notwendigkeit einer invasiven Beatmung hingewiesen, zu der er konkret und nicht erst in der Notsituation Stellung beziehen sollte, damit eine notfallmäßige Intubation vermieden werden kann (die er explizit nicht wünscht).

Definition medizinischer Begriffe

Affektlabilität: schneller Wechsel der Grundstimmung, wird meist bewusst erlebt
BGA (Blutgasanalyse): bestimmt die Partialdrücke (in mmHg) von Sauerstoff (pO_2) und Kohlendioxid (pCO_2) im arteriellen Blut, gibt in Kombination mit dem pH-Wert Hinweise auf eine respiratorische Insuffizienz
bulbär: den Hirnstamm betreffend, hier das verlängerte Mark, die Medulla oblongata
COPD Gold IV: chronisch obstruktive Lungenerkrankung (*chronic obstructiv pulmonary disease*), bei der sich die Fläche des Gasaustausches aufgrund einer Verengung der Atemwege und einer Zerstörung der Alveolen verringert; Betroffene muss gegen einen Widerstand ausatmen; das führt zu erhöhten CO_2-Werten, Überblähungen und regelmäßigen Entzündungsschüben (Exazerbationen) mit starker Verschleimung bis hin zur Beatmungspflichtigkeit; Schweregrade werden nach *GOLD* (*Global Inititiave of Chronic Obstructive Lung Disease*) anhand des FEV1-Werts in der Spirometrie von GOLD 1 leicht (FEV1 ≥ 80 % des Sollwerts) bis GOLD IV sehr schwer (FEV1 < 30 % des Sollwerts) eingeteilt
Dysmetrie, dysmetrisch: ungezielte Bewegungen
Faszikulationen: unregelmäßige, unwillkürliche sichtbare Muskelzuckungen
FEV1: forciertes exspiratorisches Volumen in einer Sekunde, also das Luftvolumen, welches nach max. Einatmung und bei größter Anstrengung ausgeatmet wird
Fibrillationen: Zuckungen kleinster Muskelpartien oder einzelner Muskelfasern, nur an der Zunge sichtbar, sonst nur über EMG messbar
Klinik: medizinischer Ausdruck für das Beschwerdebild eines Patienten
Meteorismus: Schluckauf
Motoneuronerkrankung: inhomogene Gruppe von neurodegenerativen Erkrankungen entweder nur des oberen oder unteren oder von beiden Motoneuronen
Polyneuropathie: Oberbegriff für Erkrankung der peripheren Nerven, motorisch, sensibel als auch vegetativ; kann unterschiedlichste Ursachen haben (Diabetes mellitus, Alkoholmissbrauch, Vergiftungen, idiopathisch)
Pronation: Einwärtsdrehung von Hand oder Fuß
spinal: das Rückenmark betreffend
Spirometrie: in einer Kabine sitzt man vor einem Gerät (Spirometer) mit einem Schlauch, dessen Mundstück man fest mit dem Mund umschließt (wie beim Tauchen); um Nasenatmung zu verhindern, trägt man Nasenklammer; Aufforderung, normal ein- und auszuatmen, forciert ein- und auszuatmen und dann ganz schnell mit einem Atemstoß die ganze Luft auszuatmen; dabei werden die Luftmengen beim Ein- und Ausatmen gemessen: u. a. Bestimmung von Vitalkapazität, Lungen- und Residualvolumen
Tetraparese: unvollständige Lähmung aller vier Extremitäten

6.2 Sprachtherapeutische Maßnahmen

Bei jedem Aufenthalt von Herrn P im Krankenhaus wird ein Konsil an die Sprachtherapie für eine Einschätzung der Sprech- und der Schluckstörung gestellt. Er bleibt jedes Mal nur 3 Tage für die Untersuchungen. Das ist üblich bei solchen elektiven Fällen, die zur Abklärung kommen. Für Diagnostik und Therapie stehen also nur ein oder zwei Sitzungen zur Verfügung.

6.2.1 Erster Aufnahmebefund

Ersteindruck

Herr P sitzt am Bettrand, ist freundlich zugewandt. Er ist wach und vollständig orientiert. Im Aufnahmegespräch erzählt er davon, dass das Sprechen seit fast einem Jahr auffällig und in letzter Zeit nochmal schlechter geworden sei. Es fällt sofort der raue Stimmklang auf, die unterschießende Artikulation und die Schwerfälligkeit der Sprechbewegungen. Er ist noch gut verständlich, aber das Sprechen klingt nicht mehr natürlich. Im Gespräch finden sich keine Hinweise auf eine kognitive Einschränkung oder auf sprachsystematische Defizite. Er berichtet, dass er 3 Monate zuvor eine Lungenentzündung hatte und bis vor 1½ Jahren noch geraucht habe. Ganz früher habe er in einem Männergesangsverein im Tenor gesungen. Mittlerweile sei das Sprechen so schlecht, dass er nicht mehr ans Telefon gehe. Beim Essen und Trinken gehe alles etwas langsamer, er vermeide Reis und Salat, esse aber sonst alles.

Schlussfolgerungen

- mittelschwere bis schwere Dysarthrophonie mit Störungen in allen drei Funktionskreisen
- keine kognitiven oder sprachlichen Auffälligkeiten
- Verdacht auf leichte Dysphagie:
  - am Folgetag Essbegleitung zum Mittagessen
- Durchführung einer ausführlichen standardisierten Diagnostik der Sprech- und Schluckschwierigkeiten

Klinischer Hintergrund

Beitrag der Sprachtherapie zur Diagnosestellung einer ALS

Eine umfassende Diagnostik mit einer ausführlichen schriftlichen und akustischen Dokumentation ist gerade bei progredienten Erkrankungen sinnvoll. Nur so können Veränderungen und Verschlechterungen festgestellt werden. Dies betrifft die Sprech- und Schluckstörungen bei Motoneuronerkrankungen ebenso wie u. a. bei Morbus Parkinson, Multipler Sklerose, Morbus Huntington, Dystonien, Ataxien und ähnlichen fortschreitenden Erkrankungen, die mit einer Dysarthrophonie einhergehen. Dabei lässt sich die Dysarthrie (und in vielen Fällen auch die Symptomatik der Dysphagie) der Grunderkrankung zuordnen (➤ Tab. 6.3). Gerade im Frühstadium einer noch unbekannten Erkrankung können die Erkenntnisse aus der sprachtherapeutischen Diagnostik richtungsweisend sein und wichtige Hinweise liefern.

6.2.2 Diagnostik

Überprüfung sensomotorische Funktion der Sprechorgane

Die zugänglichen und sichtbaren Sprechorgane Lippen, Kiefer, Zunge und Gaumensegel werden sowohl in Ruhe als auch in Bewegung geprüft. Die Strukturen und Bewegungen des Kehlkopfes können nur in einer laryngoskopischen Untersuchung beobachtet werden. Wenn der klinische Eindruck besteht, dass die Störungen der Phonation auf mögliche Lähmungen und Funktionsstörungen der Stimmlippen zurückzuführen sind, muss ein Konsil beim HNO-Arzt/Phoniater eingeholt werden. Beobachtung in Ruhe hinsichtlich:

- Symmetrie

Beobachtung in Bewegungsprüfung hinsichtlich:

- Selektivität
- Auslenkung
- Tempo
- Kraft

Die Untersuchungsaufgaben werden immer als klare Aufforderung vorgegeben, bei Unsicherheiten durch Vorbild unterstützen. ➤ Tab. 6.1 fasst mögliche Aufgaben zusammen.

Bei Herrn P besteht der Verdacht auf eine Motoneuronerkrankung (bulbäre Form). Besonders muss auf folgende mögliche spastische oder schlaffe Symptome geachtet werden:

- Faszikulationen der Zunge in Ruhe und Bewegung
- zigarrenförmige Form der Zunge beim Herausstrecken/hypotone Zunge, Sulcusbildung bei Atrophie
- eingeschränkte Bewegung der Zunge/der Zungenspitze nach oben
- schwerfällige und verlangsamte Artikulations- und fazioorale Bewegungen insgesamt
- Schwäche des Gaumensegels, ein- oder beidseitig/Tonuserhöhung des Gaumensegels
- inkompletter Lippenschluss durch erhöhte Lippenspannung mit Retraktion/reduzierte Lippenspannung
- zurückgezogener/herabhängender Kiefer

Schlussfolgerungen

- alle Artikulatoren sind in Bewegung verlangsamt
- Auslenkung der Zunge nach oben ist nicht mehr möglich
- fester Lippenschluss wird nicht mehr erreicht
- selektive Kieferbewegungen möglich
- Velum hebt sich, zeigt aber eine Schwäche rechts
- es bestehen keine Paresen
- Sensibilität ist erhalten

Tab. 6.1 Aufgabensammlung zur Beurteilung der Sprechorgane

Sprechorgan	Bewegung	In Ruhe
Lippen	• spitzen • spreizen • spitzen – spreizen im Wechsel (10-mal) • auf Unterlippe beißen • auf Oberlippe beißen • vorstülpen • platzen lassen • mit den Lippen einen Spatel festhalten	Symmetrie
Kiefer	• öffnen • schließen - zubeißen • öffnen - schließen im Wechsel (5-mal) • nach rechts und links im Wechsel (5-mal; nicht für das Sprechen relevant, aber für das Kauen)	Öffnung
Zunge	• herausstrecken (5-mal) • seitlich hin- und herbewegen (10-mal) • auf und abbewegen (10-mal) • über die Lippen kreisen • schnalzen • in die rechte und die linke Wange bohren • am Gaumen entlang von vorne nach hinten streichen • Zungenspitze gegen einen Spatel drücken • Zungenspitze rechts und links gegen einen Spatel drücken	Abweichung
Gaumensegel	• auf/a/phonieren • auf/a-a-a/phonieren	

Der Befund der nicht-sprachlichen Untersuchung der Sprechorgane lässt keine Rückschlüsse auf die auditiven Merkmale der Dysarthrie zu. Auch der Schweregrad der Dysarthrie bemisst sich nicht anhand der sensomotorischen Funktionen der Sprechorgane. Die Ergebnisse geben aber Hinweise auf die zugrundeliegende neurologische Erkrankung und ihre Bewegungsstörung. Bei einer Schädigung des ersten Motoneurons kommt es zu Tonuserhöhungen bis hin zur Spastik. Die Bewegungen sind verlangsamt, erschwert und erfordern große Anstrengung. Bei einer Schädigung des zweiten Motoneurons kommt es zu peripheren Lähmungen und im Verlauf zu einer Atrophie der Muskulatur. Die Bewegungen sind abgeschwächt (schlaff) und in ihrer Auslenkung reduziert (➤ Kap. 15.2.2). Herr P zeigt also ein typisches Bild einer gemischten Symptomatik.

Klinische Schluckuntersuchung (KSU)

Durchführung eines Schluckversuchs ergänzend zur sensomotorischen Funktionsprüfung:

- Inspektion des Mundes: trockene Schleimhäute, Herr P klagt über wenig Speichel, dennoch klingt Stimme eher feucht
- Prüfung von Würge- und Palatalreflex: ersterer ist leicht gesteigert, Palatalreflex links ist reduziert
- kräftiger Hustenstoß
- beim Leerschluck verzögerte Schluckreflexauslösung
- Kehlkopfhebung ist palpatorisch eingeschränkt
- ein TL Wasser wird gut abgeschluckt
- für einen Schluck Wasser benötigt Herr P vier pumpende Kehlkopfbewegungen
- es kommt zu Drooling, welches er selbst bemerkt und entfernt
- Stimmprobe zeigt eine „wet voice", welche Herr P spontan und suffizient reinigt
- ½ Glas Wasser austrinken ohne abzusetzen (90-ml-Wassertest, ➤ Kap. 11.2.1) ist nicht möglich

Essbegleitung

Am nächsten Tag Beobachtung beim Mittagessen. Er bekommt Vollkost, vermeidet aber Salat, Reis und ähnliche körnige Konsistenzen. Für das Mittagessen benötigt Herr P ca. 20 Minuten. Er lässt sich Zeit und nimmt sehr kleine Schlucke. Kauen ist leicht verlangsamt, die Schluckreflexauslösung erscheint verzögert. Es ist nicht direkt eine Aspiration zu beobachten, nur unregelmäßiges Drooling und gelegentliches Räuspern. Die Kehlkopfclearance erscheint klinisch vollständig.

Schlussfolgerungen

- leichte Dysphagie nach BODS-SCORE (➤ Anhang III.4) gesamt 4 (BODS 1:2; BODS 2: 2)
- Kompensation über kleine Schlucke und Vermeiden gefährlicher Konsistenzen

- Vorhandensein von geringer Aspirationsgefahr, die durch erhaltenen Hustenreflex und kräftigen willkürlichen Hustenstoß kompensiert wird
- Kostformanpassung ist nicht angezeigt, es wäre eine Bevormundung und Einschränkung der Lebensqualität; Herr P korrigiert sich bisher ohne Probleme selbstständig
- instrumentelle Diagnostik wäre verfrüht, klinischer Befund ist vorerst ausreichend; zudem keine Hinweise auf pulmonale Entzündungszeichen; bei Verschlechterung der Dysphagie im Verlauf ist eine FEES (➤ Kap. 12) auf jeden Fall indiziert; nicht zuletzt auch, weil bei Fortschreiten der Erkrankung rechtzeitig die Anlage einer PEG-Sonde (➤ Kap. 20.2.4) diskutiert werden muss

Dysarthrie-Untersuchung

Diagnostisch wird das **Frenchay Dysarthrie Assessment-2** (FDA-2, Enderby & Palmer 2012) durchgeführt, denn die Ergebnisse liefern ein visualisiertes Störungsprofil (➤ Abb. 6.1) und die Durchführung dauert nur ca. ½ Stunde. Die BoDys (Ziegler, Schölderle, Staiger & Vogel 2015; ➤ Kap. 8.2.2) oder die UNS (Breitbach-Snowdon 1995) wären eine Alternative, kommen aber aus folgenden Gründen nicht in Betracht:

- FDA-2 bietet eine ausführliche Bewertung der nicht-sprachlichen Bewegungen, die eine Evaluation der Bewegungsstörung, insbesondere im Vergleich, ermöglicht
- Aufgabe besteht vorerst in Erhebung eines Status quo der Sprechstörung, intensive Analyse jedes einzelnen Funktionskreises daher nicht erforderlich
- in der Kürze der Zeit können nur Therapieempfehlungen ausgesprochen werden, die eigentliche Therapie erfolgt dann in einer freien Praxis, die sicherlich ebenfalls eine Diagnostik durchführen wird

Klinischer Hintergrund

Das **Frenchay Dysarthrie Assesment-2** (Enderby & Palmer 2012, dt. Fass. Grosstück et al.) ist eine Weiterentwicklung der Frenchay Dysarthrie Untersuchung, die 1983 entwickelt wurde. Es besteht aus sieben Abschnitten, die sowohl nicht-sprachliche als auch sprachliche Aufgaben enthalten. Dabei be-

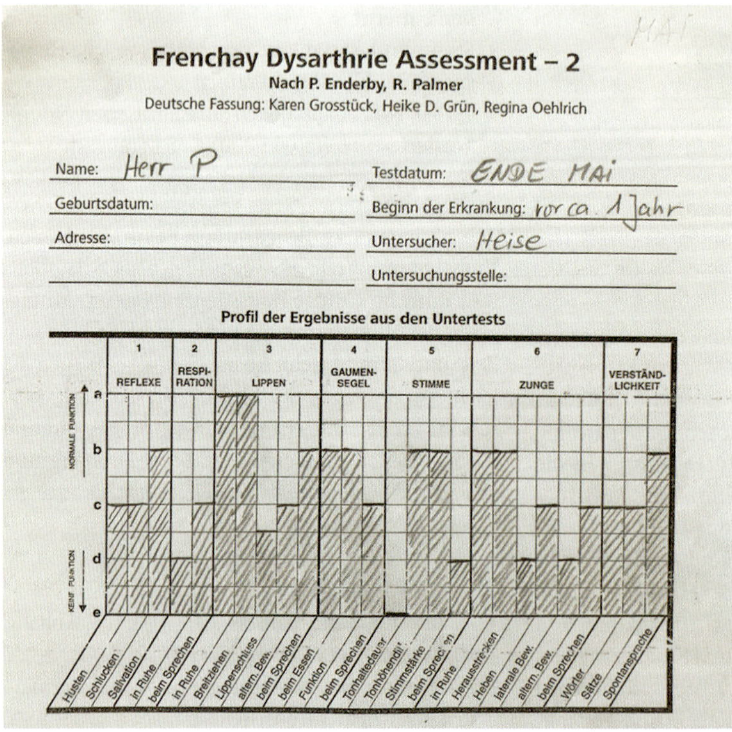

Abb. 6.1 FDA-2 Profil Herr P im Mai [M1011]

Tab. 6.2 Frenchay Dysarthrie Assessment-2 (Enderby & Palmer 2012)

Nr.	Bereich	Untertest	Beispiele für Aufgaben
1	Reflexe	• Husten • Schlucken • Salivation	• Müssen Sie beim Essen husten oder würgen? • Pat. soll zügig ⅛l Wasser trinken und 1 Keks essen
2	Respiration	• in Ruhe • beim Sprechen	• langsam und tief durch den geöffneten Mund ein- und ausatmen • in einem Atemzug von 1–20 zählen
3	Lippen	• in Ruhe • breitziehen • Lippenschluss • alternierende Bewegungen • beim Sprechen	• übertrieben lächeln • Wangen aufblasen und 15 Sekunden lang halten • 10-mal hintereinander/U-I/sprechen
4	Gaumensegel	• beim Essen • Funktion • beim Sprechen	• / ah/sagen lassen (Spatel, Taschenlampe) • „mein/Pein", „nein/Bein" sprechen
5	Stimme	• Tonhaltedauer • Tonhöhendifferenz • Stimmstärke • beim Sprechen	• Tonleiter von sechs Tönen singen • mit zunehmender Lautstärke von 1–5 zählen
6	Zunge	• in Ruhe • herausstrecken • heben • laterale Bewegungen • alternierende Bewegungen • beim Sprechen	• 5-mal vor-und zurück herausstrecken (Zeitmessung) • 5-mal auf-und abbewegen (Zeitmessung) • 5-mal hin-und herbewegen (Zeitmessung)
7	Verständlichkeit	• Wörter • Sätze • Spontansprache	• 12/22 Wörter vorlesen • 12/22 Sätze vorlesen • 5-minütiges Gespräch

schränken sich die sprachlichen Aufgaben auf die Bereiche Stimme, Diadochokinese und Verständlichkeit, die nicht-sprachlichen Aufgaben prüfen auch das Schlucken und die Reflexe (➤ Tab. 6.2). Es wird aber darauf hingewiesen, dass die FDA-2 keine Dysphagie-Diagnostik ersetzt. Die Ergebnisse werden protokolliert und auf einer 9-stufigen Skala in ein Profil eingetragen, das auf einen Blick Hinweise auf ein bestimmtes Dysarthrie-Syndrom, die Störungsschwerpunkte sowie den Schweregrad sichtbar macht. Die Beurteilung erfolgt auf einer 5-stufigen Skala von **a** (keine Schwierigkeiten) bis **e** (deutliche Beeinträchtigung) mit möglichen Zwischenstufen. Die Bewertungskriterien für die Stufen sind im Protokollbogen hinterlegt. Die Verständlichkeit wird im Transkriptionsverfahren überprüft: Der Patient liest 10 Wörter bzw. Sätze vor, die Untersucherin protokolliert, was sie versteht. Es gibt auch eine Langversion mit jeweils 20 Items. Das FDA-2 ist das einzige standardisierte Verfahren in Deutschland und gut geeignet für eine erste Diagnosestellung bei der Aufnahme eines Patienten. Eine ausführliche neuro*phonetische* Beurteilung der Dysarthrie ist anhand der wenigen sprachlichen Aufgaben nicht möglich, dafür gibt sie gute Hinweise auf die zugrundeliegende Bewegungsstörung. ▮▮

Auswertung FDA-2

Das Profil (➤ Abb. 6.1) zeigt deutliche Einschränkungen in allen Bereichen, insbesondere im Bereich der Reflexe, der Phonation, der Resonanz und der Zunge. Die Bewertung im Einzelnen:

1. Reflexe:
   a. Husten: c) Patient muss besonders vorsichtig sein; er verschluckt sich 1- oder 2-mal während des Tages; hat Schwierigkeiten Schleim abzuhusten
   b. Schlucken: c) Essen ist deutlich verlangsamt; einige Nahrung wird vermieden

   c. Salivation: b) gelegentlicher Speichelfluss oder Feuchtigkeit in den Mundwinkeln; leichter Speichelfluss beim Trinken
   d. **Bemerkungen:** Herr P vermeidet bereits körnige Konsistenzen, er isst sehr langsam; ab und zu verschluckt er sich beim Essen und Trinken
2. Respiration:
   a. Atmung in Ruhe: d) wenig Kontrolle über die Atemfrequenz von In- und Exspiration – wirkt kurzatmig; Störung deutlicher ausgeprägt als bei c)
   b. Atmung beim Sprechen: c) Patient muss schnell sprechen, um die schlechte Atemkontrolle auszugleichen, die Stimme wird schwächer; Patient muss u. U. bis zu 4-mal Luft holen, um die Aufgabe auszuführen
   c. **Bemerkungen:** aufgrund der COPD hat Herr P bereits eine eingeschränkte Lungenfunktion, die sich auch beim Sprechen bemerkbar macht
3. Lippen:
   a. in Ruhe: a) keine Störung
   b. Breitziehen: a) keine Störung
   c. Lippenschluss: c) – d) zu 1 (Wangen aufblasen) Lippenschluss für 7–10 Sekunden; zu 2 (kräftig/P/sprechen): Lippenschluss erfolgt, ist aber nur schwach als „P" hörbar
4. Gaumensegel:
   a. beim Essen: b) gelegentliche Schwierigkeiten (bisher 1- bis 2-mal in den letzten Monaten aufgefallen), gelegentlich beim Husten
   b. Funktion: die Gaumensegelbewegung ist leicht asymmetrisch, aber voll erhalten
   c. beim Sprechen: c) mäßige Hyperrhinophonie oder unausgeglichene nasale Resonanz, etwas nasaler Durchschlag
   d. **Bemerkungen:** Velum von Herrn P zieht leicht nach links oben, Sprechen klingt leicht nasal
5. Stimme:
   a. Tonhaltedauer: e) Tonhaltedauer beträgt nicht mehr als 3 Sekunden; Stimme ist durchgängig heiser, hyperton, angestrengt oder guttural
   b. Tonhöhendifferenzierung: b) es ist dem Patienten möglich, aber er hat einige Schwierigkeiten; Stimme wird brüchig oder kippt
   c. Stimmstärke: b) minimale Schwierigkeiten, einige Zahlen sind in gleicher Lautstärke
   d. beim Sprechen (Intonation/Prosodie): d) die Stimmgebung ist in den meisten Situationen insuffizient und unangemessen; der Patient hat Schwierigkeiten bei der klaren Stimmproduktion (der Stimmlippen), bei der Anpassung der Lautstärke an die Umgebung oder dem adäquaten Einsatz der Tonhöhe
   e. **Bemerkungen:** obwohl Herr P eine Tonhaltedauer von 12 Sekunden hat, die eine Bewertung zwischen a) und b) erhalten würde, ist das Merkmal der Stimmqualität ausschlaggebend, daher bekommt er e); bei der Bewertung der Stimme beim Sprechen fällt ebenfalls die auffällige Stimmqualität mehr ins Gewicht als die noch relativ gut erhaltenen Fähigkeiten der Modulation
6. Zunge:
   a. in Ruhe: b) Zunge zeigt gelegentlich unwillkürliche Bewegungen oder minimale Abweichungen
   b. Herausstrecken der Zunge: b) Bewegungen sind verlangsamt (zwischen 4–6 Sekunden), aber sonst normal
   c. Heben der Zunge: d) Zunge kann nur in eine Richtung bewegt werden, oder die Bewegungen sind schwerfällig
   d. laterale Bewegungen der Zunge: c) Zunge bewegt sich in beide Richtungen, aber nur schwerfällig und unvollständig; Patient benötigt 7–8 Sekunden
   e. alternierende Bewegungen der Zunge (10-mal hintereinander „KALA" sprechen): d) Zunge verändert noch ihre Stellung und einige Laute können erkannt werden
   f. beim Sprechen: c) meistens findet er korrekte Artikulationsstelle, aber verlangsamte alternierende Bewegungen lassen die Sprechweise schwerfällig erscheinen; es werden einige Konsonanten ausgelassen
7. Verständlichkeit:
   a. Wörter: c) 7–9 Wörter werden richtig verstanden
   b. Sätze: c) 7–9 Sätze werden richtig verstanden
   c. Spontansprache: b) Sprechen ist auffällig, aber verständlich; Patient muss sich gelegentlich wiederholen
   d. **Bemerkungen:** trotz der doch schon fortgeschrittenen Beweglichkeitseinschränkung der Artikulatoren ist Verständlichkeit dennoch ausreichend gegeben

Schlussfolgerungen

- mittelschwere, **gemischte schlaffe-spastische Dysarthrie** mit vorwiegend schlaffer Symptomatik:
  - inkompletter Mundschluss aufgrund einer Schwäche der Lippenspannung (schlaff)
  - verlangsamte Artikulation aufgrund eines Hypertonus der Zunge (spastisch)
  - hypernasale Resonanz aufgrund einer Schwäche der Velumfunktion (schlaff)
  - Phonation ist angestrengt, rau und durchgängig heiser; entweder primär durch eine erhöhte Stimmlippenspannung (spastisch) oder sekundär als Kompensation für den nasalen Luftverlust bei Velumschwäche (schlaff)
  - kurzatmige Respiration, gestörte Atem-Sprech-Koordination (beides)
- Therapieschwerpunkte sind die Phonation, Resonanz und Atmung
- außerdem Beweglichkeit von Zunge, Lippenschluss und Velumfunktion trainieren

Definitionen

- **schlaffe (peripher-paretische / hypotone) Dysarthrie:** typische schlaffe Dysarthrie tritt bei der **Bulbärparalyse** auf, wenn das zweite Motoneuron geschädigt ist; ebenso findet sich diese Form bei der **Myasthenia gravis** (➤ Kap. 9), dort treten Symptome innerhalb einer Ermüdungsphase auf; Sprechen ist verlangsamt und Artikulationsbewegungen sind reduziert, in schweren Fällen spricht man vom „offenen Artikulieren“: Plosive werden lenisiert, es findet kaum noch eine Obstruktion bei der Konsonantenbildung statt; Phonation ist sehr behaucht, weil die Stimmlippenadduktion geschwächt ist; hinzu kommt eine Hypernasalität, welche sich wiederum auf die Sprechatmung auswirkt; kommt zu Luftverlust, häufigem hörbarem Einatmen und verkürzten Exspirationsphasen
- **spastische (zentral-paretische / hypertone) Dysarthrie:** Unterscheidung zwischen einer zentralen und einer peripher-paretischen Dysarthrie ist nicht immer einfach; in beiden Fällen zeigt sich verlangsamte und eingeschränkte Beweglichkeit, welche einem verminderten oder auch erhöhten Tonus zugesprochen werden kann; bei einseitigen kortikalen oder subkortikalen Läsionen (z. B. nach Schlaganfall oder Blutung) kommt es nur vorübergehend zu einer (meist leichten) spastischen Dysarthrie; nach wenigen Wochen bildet sich diese kortikale Dysarthrie meist vollständig aufgrund der bilateralen neuronalen Verschaltung der Sprechmuskulatur zurück;
  schwere Formen findet man z. B. im Fall einer **Pseudobulbärparalyse** oder auch eines **Foix-Chavany-Marie-Syndroms** (➤ Kap. 16): angespannter und eher geschlossener Kiefer; schmale, „zigarrenförmige“ Zunge; eher verdickte und verkürzte Stimmlippen; dadurch gepresste und raue Phonation, durch den starken Tonus erhöhte Sprechstimmlage
  Phonation ist somit ein wichtiges Differenzierungsmerkmal zwischen einer zentral- und einer peripher-paretischen Dysarthrie; Artikulation ist „geschlossen“, Sprechatmung verkürzt mit erhöhten Inspirations- und kurzen Exspirationsphasen; das führt entweder zu einer leisen Sprechweise oder aber auch zu einer erhöhten Lautstärke, um Glottiswiderstand zu überwinden; Artikulation ist entweder offen oder geschlossen, die Plosive sind lenisiert und es besteht auch hier eine Hypernasalität; Sprechen ist monoton und unflüssig

Die Dysarthrien werden in fünf Syndrome eingeteilt, wobei sich in der Klinik – wie auch in diesem Fall – häufig Mischformen zeigen. Die Klassifikation anhand der zugrundeliegenden Bewegungsstörung nach Ziegler & Vogel (2010) zeigt ➤ Tab. 6.3.

6.2.3 Zweiter Aufnahmebefund

Nach 3 Monaten ist Herr P zur Verlaufskontrolle im Haus und wird erneut der Sprachtherapie zugewiesen. Das Sprechen ist auffällig schlechter geworden, die Verständlichkeit deutlich mehr eingeschränkt. Er ist sehr kurzatmig und schafft nur wenige Silben pro Atemzug. Seit seinem letzten Aufenthalt erhält er regelmäßig 1-mal wöchentlich Logopädie, wo das Sprechen und das Schlucken beübt werden.

6.2.4 Diagnostik

Klinische Schluckuntersuchung (KSU)

Anamnese: Er hat ca. 10 kg an Körpergewicht verloren, klagt aber nicht über mangelnden Appetit. Mittlerweile esse er bevorzugt weiche Kost, seine Tabletten

Tab. 6.3 Klassifikation der Dysarthrien (Ziegler & Vogel 2010)

Dysarthrieform	Sprechatmung	Phonation	Resonanz	Artikulation	Prosodie	Mögliche neurologische Grunderkrankung
peripher-paretische (schlaffe) Dysarthrie	Exspiration verkürzt, hörbares Einatmen	rau und behaucht, Lautstärke reduziert, Sprechstimmlage erniedrigt, Tonhöhenumfang reduziert	Hypernasalität	unscharf, reduziert, vorverlagert, Lenisierung von Plosiven, Vokale entstellt, offen	monoton, verlangsamt	Läsion zweites Motoneuron
zentral-paretische (spastische) Dysarthrie	Exspiration verkürzt	rau, gepresst, heiser, Sprechstimmlage erhöht, Lautstärke reduziert, Tonhöhenumfang reduziert	Hypernasalität	reduziert, unscharf, rückverlagert, geschlossen	verlangsamt, monoton, viele Sprechpausen	Schlaganfall, Läsion erstes Motoneuron
rigid-hypokinetische Dysarthrie	Exspiration verkürzt, Atmung flach verkürzt	behaucht, rau, leise, Sprechstimmlage erhöht, Tonhöhenumfang reduziert	Hypernasalität	unscharf, reduziert, geschlossen	monoton, leicht beschleunigtes Sprechtempo	Morbus Parkinson
hyperkinetische Dysarthrie	Exspiration verkürzt unkontrolliert, nicht dosierbar	fluktuierend rau, gepresst, aphon, behaucht, geflüstert	mangelnde Kontrolle, Hypernasalität, Hyponasalität	unkontrolliert, Artikulationsgeräusche, Artikulationsabbrüche	verlangsamt, stockend, Lautstärke schwankt, Tonhöhe schwankt	Morbus Huntington, muskuläre Dystonien
ataktische Dysarthrie	paradoxes Atemmuster, Exspiration verkürzt, inspiratorisches Sprechen	Schwankungen von gepresst – rau – behauchter Stimmqualität, Tonhöhe fluktuiert, Stimmtremor um die 2–3 Hz	wechselnde Hypo- und Hypernasalität	wechselnd reduziert und übersteigert, verlangsamt	verlangsamt, skandierend, viele Pausen	Kleinhirnschädigung

nehme er mit Pudding ein. Beim Trinken klagt er über regelmäßiges Verschlucken v.a. bei Mineralwasser, bei Kaffee passiere das nicht. Er trinke nur schluckweise, dicke aber nicht an.

Sensomotorische Funktionsprüfung: Im Vergleich zum Vorbefund zeigen sich bei den Reflexen, dem Leerschluck und der Kehlkopfhebung kaum Verschlechterungen. Deutlich verschlimmert haben sich die Einschränkungen der Zungenmotilität und -kraft.

Schluckversuch: Der 90-ml-Wassertest (➤ Kap. 11.2.1) ist positiv, wie bereits im Erstbefund. Herr P hat nach wie vor einen sehr kräftigen willkürlichen und reflektorischen Hustenstoß. Er kompensiert das unregelmäßige Verschlucken weiterhin gut.

Schlussfolgerungen

- weiterhin besteht nach dem BODS-SCORE gesamt eine leichte Dysphagie (BODS 1:2, BODS 2:2)
- Einstufung auf weiche Vollkost (so wie zu Hause)

- Einleitung, dass er schluckweise mit *Chin tuck* (➤ Kap. 12.2.4) trinkt
- apparative Schluckuntersuchung (VFSS oder FEES) ist angezeigt; Dysphagie und Dysarthrie haben sich verschlechtert, die orale Phase ist bereits eingeschränkt, der 90-ml-Wassertest war positiv; alle Faktoren zusammengenommen sind nach Daniels „*2 out of 6*" (➤ Kap. 12.2.2) Prädiktoren für eine hohe Aspirationsgefahr
- aufgrund der vielen anderen Untersuchungen ist leider während des stationären Aufenthalts keine Zeit mehr, eine FEES durchzuführen; eine ambulante Durchführung bei einem HNO-Arzt wird empfohlen

Frenchay Dysarthrie Assessment-2

Erneut wird die FDA-2 durchgeführt und am Profilblatt (➤ Abb. 6.2) können deutliche Verschlechterungen in den nicht-sprachlichen Bewegungen, der Phonation und der Verständlichkeit abgelesen werden. Die Tonhaltedauer ist mittlerweile reduziert auf 5–7 Sekunden. Die Stimmqualität noch rauer und gepresster, nach RBH-Skala (Nawka, Anders, Wenders 1994; ➤ Kap. 19.2.1) R3 B1 H3. Die Zungenbeweglichkeit ist mittlerweile in alle Richtungen deutlich eingeschränkt und zeigt sichtbare Faszikulationen. Bei der Verständlichkeitsprüfung werden nur noch 5–6 Items verstanden.

Schlussfolgerungen

- schwere, vorwiegend schlaffe Dysarthrie
- aktuell wichtig: kompensatorische Strategien zur Verbesserung der Verständlichkeit und Erhalten der Kommunikationsfähigkeit

6.2.5 Therapieziele

Herr P ist trotz seiner jetzigen Einschränkungen motiviert, Therapieangebote anzunehmen und möglichst viel zu tun, um den Verlauf der Erkrankung zu verlangsamen. Seitens der Ärzte ist er mit dem Wirkstoff Riluzol eingestellt, dem bisher einzig wirksamen Mittel, das die Lebenserwartung etwas verlängern kann.

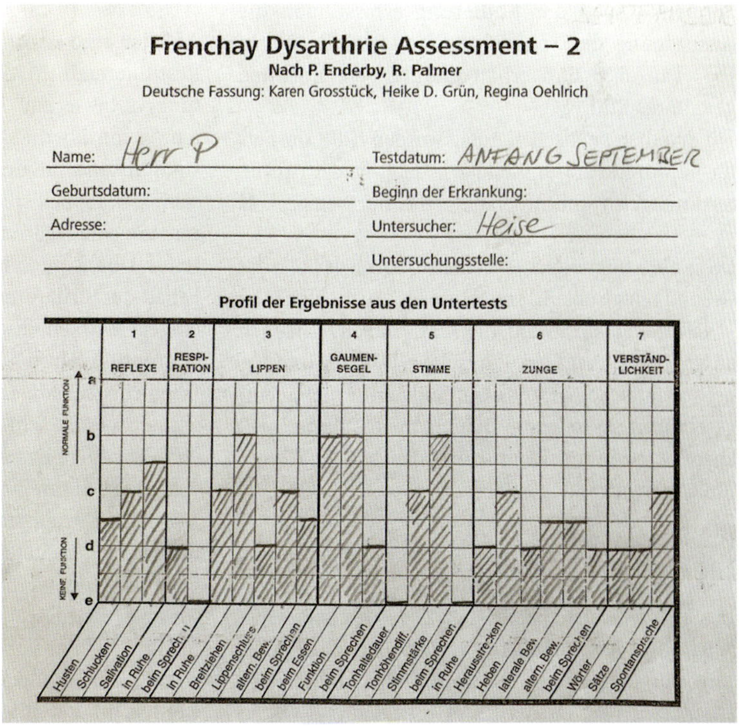

Abb. 6.2 FDA-2 Profil Herr P September [M1011]

Ihm ist wichtig, sich möglichst lange noch verbal mitteilen sowie essen und trinken zu können. Im Folgenden (➤ Tab. 6.4) wird eine beispielhafte ICF-Kodierung des Gesundheitszustands anhand der klinischen Untersuchung (nur bezogen auf die für die Sprachtherapie relevanten Symptome Atmen, Sprechen, Schlucken) vorgenommen. Die Strukturen Kehlkopf und Atemmuskulatur sowie Gehirn bleiben in ihrer Ausprägung daher nicht spezifiziert.

Klinischer Hintergrund

Kodierung eines Gesundheitsproblems anhand der ICF

Die Kodierung ist zunächst nur eine Erfassung des Gesundheitszustands. Es können Schädigungen von Strukturen (Kode **s**xxx), Probleme von Körperfunktionen (**b**xxx) und Probleme von Aktivitäten und Partizipation (**d**xxx) erfasst werden. Die Kodierung allein gibt aber keinen Hinweis auf die Auswirkungen des Gesundheitsproblems auf die Teilhabe im Alltag. Diese Auswirkungen ergeben sich aus den personenbezogenen und den Umweltfaktoren, die sowohl förderlich (Förderfaktoren) als auch hinderlich (Barrieren) sein können. Neben der Kodierung erfasst man die Ausprägung der Schädigung bzw. des Problems (➤ Tab. 6.5) und erhält dadurch ein nochmal genaueres Bild.

Für den therapeutischen Alltag wurden ICF-Core Sets für bestimmte Störungsbilder erstellt. Leider existieren im Bereich Sprachtherapie bisher nur wenige.

Die Kodierung erleichtert einen Überblick über das Gesundheitsproblem von Herr P. Auch wenn an vielen Stellen die Schädigung/das Problem erheblich ausgeprägt ist, ist Herr P in seiner Teilhabe und Lebensqualität, so wie er es empfindet, nur mäßig eingeschränkt. Er telefoniert nicht mehr gerne, geht aber weiterhin mit seiner Lebensgefährtin z. B. zum Einkaufen oder auch zu Freunden.

Partizipation

Das übergeordnete langfristige Ziel ist es, möglichst lange die Selbstständigkeit in den Bereichen Nahrungsaufnahme, Kommunikation und Mobilität zu erhalten.

Aktivitäten

- Herr P möchte weiterhin ganze Mahlzeiten zu sich nehmen, auch mit angepasster Kostform oder Spezialbesteck
- Herr P möchte Unterhaltungen (mit seiner Freundin, seinen Freunden) führen, ohne dass es ihn anstrengt

Körperfunktionen

Die Zielsetzung sollte v. a. teilhabeorientiert sein. Auf dieser Ebene wird mit Herrn P besprochen, welche Körperfunktionen Therapieinhalt sein können:

- Erlernen einer angepassten Stimmgebung, die weniger Anstrengung erfordert, z. B. ein weicher Stimmeinsatz am Anfang eines Satzes
- Erlernen einer Strategie der Artikulation, die mit weniger Anstrengung zur Verständlichkeit führt, z. B. die Vokale besonders deutlich sprechen
- Erlernen einer entspannenden Atemtechnik, z. B. Zwerchfellatmung erspüren

6.2.6 Therapieinhalte

ALS ist eine chronisch-progrediente Erkrankung. Restituierende Maßnahmen im Sinne einer Leistungsverbesserung sind nicht angezeigt. Sie sollten – wenn überhaupt – nur sparsam, nur im Frühstadium und für den Alltag des Patienten relevant sein, z. B. Lippen spitzen und Lippenschluss trainieren, um eine Zigarette rauchen zu können. Restituierende Übungen dienen der Stabilisierung und dem Erhalt der Strukturen, sollen also dem Muskelabbau entgegenwirken. Es ist zudem bewiesen, dass bei neuromuskulären Erkrankungen das repetitive Üben eher schädigend (➤ Kap. 9.2.4) als förderlich ist, denn es ist sehr ermüdend. Es wird nicht nach den Prinzipien des motorischen Lernens gearbeitet, weil die Strukturen nicht verbessert werden können, also kein Lernen stattfindet. Die Übungen werden dem aktuellen Status des Patienten angepasst, eine Überanstrengung muss in jedem Fall vermieden werden. Stattdessen werden Strategien angeboten, die ihm helfen, sich beim Sprechen und Schlucken an die Erkrankung anzupassen. Die Therapieinhalte werden im Verlauf der Erkrankung immer wieder

Tab. 6.4 Beispielhafte ICF Kodierung für Herr P

Komponente	Schädigung/Beeinträchtigung
Körperstruktur	• s110 Struktur des Gehirns: – s1109.8 Struktur des Großhirns, nicht näher bezeichnet, Schädigung nicht spezifiziert – S11059.8 Struktur des Hirnstamms, nicht näher bezeichnet, Schädigung nicht spezifiziert • s320 Struktur des Mundes: – s32021.2 Gaumensegel, Schädigung mäßig ausgeprägt – s3203.3 Zunge, Schädigung erheblich ausgeprägt – s3204.2 Lippen, Schädigung mäßig ausgeprägt • s330 Struktur des Pharynx: – s3300.8 Nasopharynx, nicht spezifiziert – s3301.8 Oropharynx, nicht spezifiziert • s340 Struktur des Kehlkopfes: – s3400.8 Stimmlippen, nicht spezifiziert • s430 Struktur des Atmungssystems: – s4301.3 Lunge, Schädigung erheblich ausgeprägt – s4302.8 Brustkorb, nicht spezifiziert – s4303.8 Atemmuskulatur, nicht spezifiziert
Körperfunktion	• Stimm-und Sprechfunktion: – b310 Funktionen der Stimme – b3100.3 Stimmbildung, Problem erheblich ausgeprägt – b3101.3 Stimmqualität, Problem erheblich ausgeprägt – b320.2 Artikulationsfunktionen, Problem mäßig ausgeprägt – b330 Funktionen des Redeflusses und Sprechrhythmus – b3302.2 Sprechtempo, Problem leicht ausgeprägt – b3303.2 Melodik des Sprechens, Problem leicht ausgeprägt • Funktion des Atmungssystems: – b440 Atmungsfunktionen – b4400.3 Atemfrequenz, Problem erheblich ausgeprägt – b4401.3 Atemrhythmus, Problem erheblich ausgeprägt – b4402.3 Atemtiefe, Problem erheblich ausgeprägt – b445.3 Funktionen der Atemmuskulatur, Problem erheblich ausgeprägt • Funktionen im Zusammenhang mit dem Verdauungssystem: – b510 Funktionen der Nahrungsaufnahme – b5103.1 Handhabung von Speisen im Mund, Problem leicht ausgeprägt – b5104.1 Speichelfluss, Problem leicht ausgeprägt – b5105.2 Schlucken, Problem mäßig ausgeprägt – b51050.2 Orales Schlucken, Problem mäßig ausgeprägt – b51051.2 Pharyngeales Schlucken, Problem mäßig ausgeprägt
Aktivität und Partizipation	• Kommunikation als Sender: – d330.3 Sprechen, Problem erheblich ausgeprägt • Konversation und Gebrauch von Kommunikationsgeräten und -techniken: – d350.1 Konversation, Problem leicht ausgeprägt – d355.2 Diskussion, Problem mäßig ausgeprägt – d360.2 Kommunikationsgeräte und -techniken benutzen, Problem mäßig ausgeprägt – d3660 Telekommunikationsgeräte benutzen • Selbstversorgung: – d550.3 Essen, Problem erheblich ausgeprägt – d560.2 Trinken, Problem mäßig ausgeprägt
Umweltfaktoren (Herrn Ps Förderfaktoren)	• e3 Unterstützung und Beziehung: – e310 Engster Familienkreis – e320 Freunde – e355 Fachleute der Gesundheitsberufe

Tab. 6.5 ICF Kennwerte für die Schweregradausprägung auf allen Ebenen

Kennwert	Beschreibung	Ausprägung
xxx.0	Schädigung/Problem nicht vorhanden	0–4 %
xxx.1	Schädigung/Problem leicht ausgeprägt	5–24 %
xxx.2	Schädigung/Problem mäßig ausgeprägt	25–49 %
xxx.3	Schädigung/Problem erheblich ausgeprägt	50–95 %
xxx.4	Schädigung/Problem voll ausgeprägt	96–100 %
xxx.8	Schädigung/nicht spezifiziert	
xxx.9	nicht anwendbar	

re-evaluiert und an den Schweregrad der Defizite angepasst. Rechtzeitig werden kompensatorische und adaptive Maßnahmen eingeführt, damit der Patient genügend Zeit hat, sich umzustellen und anzupassen.

Die Krankheit schreitet bei Herrn P voran, innerhalb der letzten 3 Monate haben die Probleme beim Sprechen und Schlucken deutlich zugenommen. Sinnvolle sprachtherapeutische Maßnahmen sind jetzt eine kompensatorische:
- Schlucktechnik
- Sprechtechnik
- Atem- und Stimmtechnik

Außerdem geht es um Beratung und Unterstützung für die nähere Zukunft, ob z. B. ein Sprachcomputer sinnvoll wäre.

Kompensatorische Schlucktechnik

Eine häufige Symptomatik bei ALS ist eine gestörte orale und pharyngeale Phase aufgrund der Schwäche der Zungen-, Velum- und Rachenmuskulatur. Es kommt zu Leaking und pharyngealen Residuen, weil die Zungenretraktion, der pharyngeale Druckaufbau und die Pharynxkonstriktion eingeschränkt sind. Die Gefahr besteht außerdem in Residuen in den Valleculae und Sinus piriformes, die zu Penetration und Aspiration führen können. Bei Herrn P bietet sich die Technik des *Chin tuck* an. Die klinische Beobachtung zeigt, dass er allein durch die Kopfbewegung nach vorne das Verschlucken beim Trinken kompensiert. Um den Zungenbasisdruck zu erhöhen wird er außerdem angeleitet, besonders kraftvoll zu schlucken (*effortful swallow*, ➤ Kap. 12.2.2).

Kompensatorische Atem- und Stimmtechnik

Folgende Atemwahrnehmungsübungen sind geeignet, eine kosto-abdominale Sprechatmung anzubahnen:
- Herr P liegt auf dem Rücken, eine Hand auf dem Zwerchfell; er soll zunächst nur seinen Atemrhythmus spüren und mitgehen; dann Konzentration v. a. auf die Ausatmung und die Luft mit leicht geöffnetem Mund langsam ausströmen lassen; da Herr P zusätzlich unter einer COPD leidet, soll er die **Lippenbremse** dazu einsetzen
- Herr P sitzt im Stuhl, eine Hand auf dem Zwerchfell; langsame Ausatmung auf/sch/, dabei den Luftstrom gut dosieren; kurze und kräftige Ausatmung hintereinander auf/sch, sch. sch. sch/, wie eine Dampflok; dabei hebt und senkt sich das Zwerchfell und die Bauchatmung wird verstärkt wahrgenommen

Klinischer Hintergrund

Lippenbremse: die Lippen werden gespitzt, aber nicht ganz geschlossen, der Ausatemluftstrom wird langsam durch diesen Spalt gepresst, ohne dass sich die Wangen aufblasen. Dadurch wird die Ausatmung ausgebremst und verlängert. Die Atemwege werden durch den Widerstand geweitet.

Diese Stimmübungen eignen sich zur Anbahnung eines weichen Stimmansatzes:
- Kau- und Summübungen (z. B. nach Froeschels), Lippenflattern
- Gähnen mit geschlossenem Mund („heiße Kartoffel im Mund")
- Abspannübungen
- vor dem Sprechen bewusst ausatmen und mit der Einatmung ohne Druck beginnen

Kompensatorische Sprechtechnik

Um die Artikulationsbewegungen zu erleichtern und dennoch die Verständlichkeit zu erhalten, müssen die Laute und ihre Bewegungen als sprachliche Einheiten wahrgenommen werden. Bei vielen Menschen mit Dysarthrie fehlt häufig die Störungseinsicht, dass kürzere Sätze, konkretere Aussagen und Schlüsselwörter die Kommunikation erleichtern. Ein dysarthrischer Redeschwall ist viel schwieriger zu verstehen, der Hörer kann dabei den Faden verlieren. Mit abnehmender Verständlichkeit ist es daher erforderlich, die sprachliche Eloquenz zugunsten einer funktionierenden Kommunikation aufzugeben. Nicht zuletzt ist bei einer schweren Dysarthrie das Sprechen für viele Patienten so anstrengend, dass sie sich kaum noch äußern. Bei ALS-Patienten kommt häufig eine Hypernasalität hinzu, die die Verständlichkeit wiederum stark beeinträchtigt. Hier kann schon der Einsatz einer Nasenklammer oder eines Nasalanzventils (*Nasal Speaking Valve*) helfen. Weitere Strategien können sein:

- Vermeiden komplexer phonetischer Wörter, mit einfacheren umschreiben, z. B. „Bau" statt „Konstruktion"
- betonte Vokale im Wort hervorheben
- silbisches Sprechen
- Lippenbewegungen deutlich machen

EXKURS

Nasalanzventil: ein Ventil, welches den Nasenlöchern angepasst wird; es funktioniert ähnlich wie ein Sprechventil bei einer Trachealkanüle. Beim Einatmen geht die Luft durch die Nase, beim Ausatmen verschließt es, sodass ein nasaler Durchschlag verhindert wird.

Was wäre, wenn …

… Herr P nicht zur ambulanten Sprachtherapie ginge?
Ob ein Patient ambulant Therapien in Anspruch nimmt, ist allein seine Entscheidung. Die Ärzte und Therapeuten können nur Empfehlungen aussprechen. Aber auch ohne professionelle Hilfe entwickeln viele Patienten mit progredienten Erkrankungen meist selbstständig und intuitiv die richtigen Strategien, um sich an die Symptomatik anzupassen. Mit therapeutischer Unterstützung kann man natürlich gezielter und rechtzeitiger eingreifen.

… keine apparative Schluckuntersuchung durchgeführt würde?
In diesem Fall wurde aus Zeitgründen keine FEES durchgeführt. Häufig ist es so, dass die Patienten so lange essen und trinken, bis die erste Aspirationspneumonie kommt. Erst dann beginnt man, sich Gedanken über die weitere Ernährung zu machen. Nicht selten folgt dann die sofortige De-Oralisierung, die nicht mehr aufgehoben wird.

…eine apparative Schluckuntersuchung durchgeführt wird?
Es kann sein, dass der FEES-Befund so gravierend schlecht ausfällt, dass eine sichere Oralisierung nicht mehr gewährleistet ist. Dennoch gibt es bisher keine Entzündungszeichen. Die Entscheidung, wie weiter verfahren wird, sollte in enger Absprache mit Patient, Angehörigem, Arzt und Sprachtherapeutin gefällt werden. Ein Kompromiss wäre die rechtzeitige Anlage der PEG-Sonde in Kombination mit intensiver Schlucktherapie, um eine Teil-Oralisierung zu erhalten.

6.2.7 Therapieergebnisse

Herr P wurde konsiliarisch im Akuthaus betreut, daher konnten nur Therapieempfehlungen ausgesprochen werden. Die Umsetzung erfolgt ambulant. Daher werden in diesem Fall keine Ergebnisse präsentiert. Stattdessen wird der Verlauf der Erkrankung etappenweise erlebt.

Dritter Aufnahmebefund

Nach 1½ Jahren liegt Herr P auf der Intensivstation. Er ist mittlerweile mit einer PEG-Sonde versorgt, würde aber laut Pflegeheim geringe Mengen Brei essen und auch trinken. Ebenso ist er bereits seit Monaten invasiv beatmet. Er ist mit einer geblockten Kanüle mit Innenseele versorgt (➤ Kap. 15.1). Aufgrund einer Lungenentzündung ist er ins Krankenhaus eingeliefert worden. Das logopädische Konsil soll klären, ob Herr P mit einem Sprechventil versorgt werden kann und ob das Schlucken noch möglich sei. Herr P ist bis auf 3 Stunden täglich an der Beatmung, in denen er unter 3 l Sauerstoff spontan atmet. Er zeigt eine massive **Hypersalivation** (➤ Kap. 14.1.1), das Tracheostoma ist nass, im Mund und Rachen zeigt sich ein Speichelsee. Es wird ein Sprechversuch mit einem **Passy Muir-Ventil** (ein besonderes Sprechventil für beatmete Patienten) durchgeführt. Herr P schafft es zwar, ca. 8 Minuten am Ventil zu atmen, gerät aber in Panik vor Luftnot, auch wenn die Werte der Sauerstoffsättigung keinen Hinweis darauf liefern. Zudem besteht eine hohe Speichelaspirationsgefahr, der Versuch wird abgebrochen. Das Sprechen ist so schwer artikulatorisch und phonetisch entstellt, dass keine Verständlichkeit mehr gegeben ist. Es wird ebenfalls ein **Aspirations-Schnell-Test** durchgeführt: dafür Wasser blau einfärben und direkt nach dem Schlucken endotracheal absaugen (➤ Kap. 14.2.1). Der Schluckversuch ist wie erwartet positiv. Aufgrund dieser Ergebnisse kann leider keine Empfehlung für eine weitere Oralisierung ausgesprochen werden. Von einer Versorgung mit einem Sprechventil ist abzuraten, denn aufgrund der **Anarthrie** (➤ Kap. 16) ist der Nutzen gering, die Anstrengung für Herrn P aber zu hoch. Er ist bereits mit Unterstützter Kommunikation (➤ Kap. 3.2.4) versorgt, hat das Gerät aber nicht dabei. Herr P wird am nächsten Tag wieder zurück ins Beatmungspflegeheim entlassen.

6.3 Zusammenfassung und Befund

In diesem Fall wird der Verlauf einer chronisch progredienten Erkrankung (ALS) beschrieben. Dabei geht es zum einen um die konsiliarischen Verlaufskontrollen, die im Akuthaus stattfinden, zum anderen um die Darstellung der Dysarthrieformen und ihre Diagnostik. Patienten mit der Diagnose werden i. d. R. alle 3–6 Monate zur Verlaufskontrolle einbestellt, manchmal kommen sie auch aufgrund der ersten Komplikation der Atmung, der Motilität oder des Schluckens. Aufgabe der Sprachtherapeutinnen ist es, diese Patienten auf ihrem Weg zu unterstützen, nicht indem Verbesserungen herbeigeführt werden können, sondern durch rechtzeitiges Weichenstellen für Hilfsmittel (Besteck, Trinkbecher, Unterstützte Kommunikation) und kompensatorische Maßnahmen (Schlucktechnik, Atemtechnik, Sprechtechnik).

Empfehlung weiteres sprachtherapeutisches Vorgehen

- intensive ambulante Schlucktherapie zur Festigung kompensatorischer Schluckmanöver
- rechtzeitige Einführung eines alternativen Kommunikationsmittels
- Atemtherapie zur Entspannung und Eutonisierung

Befund für den Arztbrief

Befund vom Mai

Bei dem Patienten besteht eine mittelschwere gemischte, schlaff-spastische Dysarthrophonie mit durchgängig heiserer, rauer Phonation, sehr schwerfälliger unterschießender Artikulation, stark eingeschränkter Atem-Sprech-Koordination und mittelgradiger Hypernasalität bei relativ guter Verständlichkeit. Lippenkraft und Zungendiadochokinese sind deutlich reduziert. Schlucken: bisher kompensiert er durch kleine Schlucke und langsames Essen. Er nimmt alle Konsistenzen zu sich, zeigt aber palpatorisch eine eingeschränkte Kehlkopfelevation und einen verzögerten Schluckreflex bei suffizienter Kehlkopfreinigung, erhaltenem reflektorischen Hustenreflex und kräftigem willkürlichen Hustenstoß. Ambulante Logopädie ist dringend indiziert.

Befund vom September

Im Vergleich zum Mai zeigen sich deutliche Verschlechterungen der Dysarthrophonie und der Dysphagie: Die Artikulation ist stark unterschießend, die Phonation noch rauer und gepresster. Respiration und Atem-Sprech-Koordination sind deutlich eingeschränkt, er schafft nur 2–3 Silben pro Atemzug, die Tonhaltedauer ist reduzierter (5–7 Sekunden), die Zungenmotilität eingeschränkter und schwerfälliger. Die Verständlichkeit ist insgesamt noch ausreichend, aber man muss genau hinhören. Bei der Dysphagie hat sich v. a. das Schlucken von Tabletten und Flüssigkeiten verschlechtert. Bei Wasser verschluckt er sich eher als bei Kaffee oder Saft. Er muss schluckweise trinken. Tabletten nimmt er mit Pudding ein. Wie schon im Mai vermeidet er Reis, Salate und andere körnige, „gefährliche“ Konsistenzen. Eine Fortführung der logopädischen Therapie ist weiterhin dringend indiziert. Die Schwerpunkte sollten sein: kompensatorische Schlucktechnik Chin tuck mit effurtful swallow, Atemwahrnehmung, weicher Stimmeinsatz und evtl. Versorgung mit Nasalanzventil / Nasenklammer. Eine Beratung hinsichtlich Unterstützter Kommunikation sollte ebenfalls erfolgen.

Befund 1½ Jahre später

Der Patient ist bekannt. Mittlerweile besteht eine Anarthrie und eine schwerste Dysphagie (BODS-SCORE 1:8, BODS-SCORE 2: 8 = 16) für alle Konsistenzen und Speichel. Die Spontanatmung gelingt derzeit für ca. 3 Stunden täglich. Ein Sprechversuch mit dem Passy Muir Ventil war möglich, der Patient hat jedoch Panik und Luftnot bekommen. Der Blauschluckversuch war positiv, es ist von massiven Speichelaspirationen bei nassem Tracheostoma und pharyngealem Speichelaufstau auszugehen. Aus logopädischer Sicht sind keine Oralisierung und kein Entblocken möglich. Empfehlung: Spontanatemphasen beibehalten, Speichelmanagement (Scopoderm-Pflaster o. Ä.), Wechsel auf eine Trachealkanüle mit subglottischer Absaugung. Kommunikation über Talkpad fördern, keine Oralisierung, kein Sprechventil.

LITERATUR

Breitbach-Snowdon H. UNS-Untersuchung Neurologische bedingter Sprech- und Stimmstörungen. Düsseldorf: LOGO, 1995.

DIMDI (Hrsg.). ICF (Internationale Klassifikation der Funktionsfähigkeit, Behinderung und Gesundheit), Stand Oktober 2005. Genf: Deutsches Institut für Medizinische Dokumentation und Information, 2005.

Enderby PM, Palmer R. FDA-2. Frenchay Dysarthrie Assessment-2. 2012. Dt. Fassung: Grosstück K, Grün H, Oehlrich R. Idstein: Schulz-Kirchner.

Nawka T, Anders LC, Wenders J. Die auditive Beurteilung heiserer Stimmen nach dem RBH-System. Sprache-Stimme-Gehör 1994; 18: 130–133.

Ziegler W, Schölderle T, Staiger A, Vogel M. Die Bogenhausener Dysarthrieskalen (BoDys). Ein standardisierter Test für die Dysarthriediagnostik bei Erwachsenen. Sprache-Stimme-Gehör 2015; 39:171–175.

Ziegler W, Vogel M. Dysarthrie – verstehen, untersuchen, behandeln. Stuttgart: Thieme, 2010.

KAPITEL

7 Rigid-hypokinetische Dysarthrie bei Morbus Parkinson

Katrin Eibl

Folgende Fragen werden in diesem Fallbeispiel beantwortet

- Was ist Morbus Parkinson?
- Was ist eine rigid-hypokinetische Dysarthrie?
- Was ist die Therapiemethode LSVT Loud®?
- Wie kann LSVT Loud® bei Parkinson Patienten eingesetzt werden?

Definition

Morbus Parkinson

Das idiopathische Parkinson-Syndrom (IPS) ist eine fortschreitende Erkrankung des ZNS, die gekennzeichnet ist durch folgende Trias: **Rigor, Hypokinese** und **Tremor.** Die Patienten zeigen ein typisches Gangbild mit kleinen, trippelnden Schritten, meist vornübergebeugt, sie sprechen nuschelnd und leise, haben Startschwierigkeiten beim Sprechen (leichte Stottersymptomatik) und Gehen, schreiben klein und krakelig (**Mikrographie**) und entwickeln im Verlauf eine Dysphagie. Die Frühsymptome sind eher unspezifisch wie Verstopfung, Riech- und Schlafstörung. Im Verlauf kommt es zu Fallneigung mit häufigen Stürzen, depressiven Episoden, Demenz und zuletzt auch Bewegungsunfähigkeit. Ursache ist eine Zerstörung der dopaminergen Neurone durch eine pathologische Ansammlung des Transportproteins α-Synuclein, insbesondere in den Basalganglien (motorische Kontrolle). Behandelt wird der Morbus Parkinson mit der Substitution von Dopamin durch Medikamente wie Levodopa (L-Dopa). Die medikamentöse Therapie kann den Verlauf und die Symptomatik verlangsamen und verbessern, aber nicht stoppen. Zudem haben die Medikamente starke Nebenwirkungen wie Verwirrtheit, Albträume oder die Entwicklung eines Suchtverhaltens wie Spielsucht, Einkaufssucht, Sexsucht. Es gibt atypische Parkinson-Syndrome wie die **Multisystematrophie (MSA)**, die **progressive supranukleäre Blickparese (PSP)** und die **cortico-basale Degeneration (CBD)**, die allesamt die Bewegungsverarmung in unterschiedlichem Ausmaß zeigen, jedoch stärker progredient sind und in nur wenigen Jahren zur Pflegebedürftigkeit führen.

7.1 Falldarstellung

Phase D: Anschlussheilbehandlung (AHB)

ANAMNESE

Vorausgegangen war ein epileptischer Anfall mit retrograder Amnesie, der im Akutkrankenhaus versorgt wurde und zur Beantragung der Reha geführt hat. Seit 6 Jahren besteht die Diagnose Parkinson. Herr N klagt über Zittern und unsicheres Gehen. Das Sprechen sei deutlich leiser, außerdem monoton und zittrig.

Herr N ist 60 Jahre alt. Er ist vollständig orientiert und in gutem Allgemein- und Ernährungszustand.

Neurologischer Aufnahmebefund

Leichte **Hypomimie,** leichte Dysarthrie, **Pseudophakie** links, **Hyperkinesie,** Reflexe: schwach bis gut auslösbar, Pyramidenbahnzeichen auslösbar, keine Kloni. Motorik: keine Paresen, keine Atrophien, Muskeltonus der oberen Extremitäten beidseits reduziert, der unteren Extremitäten beidseits erhöht/spastisch; Koordination: **Ruhe-, Halte-, Aktionstremor** aller Extremitäten, Finger-Nase-Versuch beidseits dysmetrisch; **Bradydysdiadochokinese,** Knie-Hacke-Versuch: beidseits ataktisch links > rechts; breitbasiges, unsicheres Gangbild, auf Zimmerebene ohne Hilfsmittel gehfähig, ansonsten mit Gehstock unterwegs.

Stadium nach **Hoehn und Yahr:** 4 – Starke Behinderung, kann noch ohne Hilfe laufen und stehen.

Sozialanamnese

Herr N ist ledig, hat keine Kinder und lebt gemeinsam mit seinem 90-jährigen Vater in einem Einfamilienhaus. Er ist Selbstversorger mit Unterstützung durch Haushaltshilfe und Pflegedienst. Es bestehen keine familiären Belastungen.

Arbeitsanamnese

Bis vor 2 Jahren war er als selbstständiger Bauingenieur tätig. Er hat vorrangig als Gutachter und Berater im Büro gearbeitet, also eine sitzende Tätigkeit ausgeübt. Das Büro befindet sich im Wohnhaus. Er ist nicht berentet und nicht arbeitslos gemeldet.

Psychischer Aufnahmebefund

Stimmungslage neutral, **Affektivität,** psychomotorisches Tempo und **Antrieb** reduziert. Auffällige kognitive und **mnestische Funktionen.**

Definition medizinischer Begriffe

Affektivität: Gefühl-und Gemütsleben, Summe aus Stimmung, Emotion und Motivation. Affekte sind Zorn, Wut, Hass, Freude

Antrieb: eine innere Kraft und Energie, die uns bewegt, etwas zu tun, eine Bewegung auszulösen, ein Wort auszusprechen

Bradydysdiadochokinese: beeinträchtigte und verlangsamte Koordination von Bewegungen, auch *Bradydiadochokinese*

Hoehn und Yahr: Skala zur Einteilung der Stadien bei Morbus Parkinson

Hyperkinesie: Überbeweglichkeit, ein Zuviel an Bewegung

Hypokinese/Akinese: Bewegungsarmut, Bewegungslosigkeit

Hypomimie: „Maskengesicht", der Gesichtsausdruck ist erstarrt und zeigt nur minimale, verlangsamte mimische Bewegungen

mnestische Funktionen: Gedächtnisfunktionen

Pseudophakie: Kunstlinse, ersetzt die natürliche Augenlinse, z. B. bei Katarakt-Erkrankungen

Rigor: Muskelsteifheit, Muskelstarre, die als „wächsern" bezeichnet wird, eine überhöhte Muskelspannung, aber nicht im Sinne einer Spastik

Tremor: Zittern der Extremitäten in Ruhe (*Ruhetremor*), unter Schwerkraft, z. B. die Hände nach vorne strecken (*Haltetremor*) oder bei willkürlicher Bewegung (*Aktionstremor*)

7.2 Sprachtherapeutische Maßnahmen

Herr N wird der Abteilung Sprachtherapie mit der Diagnose einer leichten Dysarthrie zugewiesen. Er bekommt 4-mal/Woche Sprachtherapie in Einzel- und Gruppentherapie.

7.2.1 Aufnahmebefund

Ersteindruck

Herr N wird auf seinem Zimmer angetroffen. Er ist sehr freundlich und zugewandt und freut sich auf die Sprachtherapie. Seine Stimme ist leicht heiser, er spricht etwas monoton. Die Artikulationsbewegungen sind sichtbar reduziert, die Sprechatmung erscheint leicht verkürzt. Dabei ist er vollständig verständlich, es sind keine Nachfragen nötig.

Schlussfolgerungen

- Vorliegen einer leichten Dysarthrie mit leichten Defiziten in allen drei Funktionskreisen
- Tragfähigkeit und Steigerungsfähigkeit der Stimme sind reduziert
- Probleme treten hauptsächlich beim Sprechen in größerer Runde bzw. bei Umgebungsgeräuschen auf

7.2.2 Diagnostik

Für die Dysarthrie-Diagnostik liegen einige Verfahren vor. Die Wahl fällt auf ein Screening, angelehnt an die Aufgaben im **BoDys** (Ziegler et al. 2018) und in der **Frenchay Dysarthrie Untersuchung FDA-2** (Enderby & Palmer 2012) mit Schwerpunkt der Erfassung der stimmlichen Merkmale Stabilität und Stimmlage sowie der artikulatorischen Merkmale Genauigkeit und Amplitude. Die prosodischen Merkmale stehen ebenfalls im Vordergrund.

Dysarthrie-Screening

- kurzes Gespräch (ca. 5 Minuten) mit dem Patienten über seine berufliche Tätigkeit
- Nachsprechen: zehn Wörter, fünf Sätze (nach phonetischer Komplexität und Länge kontrolliert)
- lautes Lesen: kurzer Text/Zeitungsartikel (ca. 150 Wörter)

- Bildergeschichte beschreiben: z. B. „Papa Moll", „Herr Jakob", o. Ä.
- Prüfung Diadochokinese: / ba /, / da /, / ga /, / badaga /, / kala / jeweils 10-mal hintereinander
- Prüfung Tonhaltedauer auf/a/, jeweils zwei Versuche, der zweite zählt
- Prüfung Tonhöhe: fünf Töne einer Tonleiter auf / ma /
- Prüfung Lautstärkevariation: von 1–5 zählen, dabei lauter werden
- Prüfung Geräuschhaltedauer auf / f /, jeweils zwei Versuche, der zweite zählt
- Prüfung Sprechatmung: von 1–20 ohne abzusetzen zählen, zwei Versuche, der zweite zählt
- Prüfung maximale Lautstärke mit einem Lautstärkepegelmesser

Auswertung der Audioaufnahme

Von der Spontansprache, dem Nachsprechen, dem lauten Lesen und der Bildbeschreibung wird eine Audioaufnahme gemacht. Die Auswertung erfolgt anhand eines im Haus gebräuchlichen Screeningbogens (➤ Abb. 7.1), dabei ist zu achten auf:

- Respiration: Welcher Atemtyp liegt vor? Wie ist die Atemfrequenz? Wie ist die Atem-Sprech-Koordination? Kommt es zu „Restluft"-Sprechen/inspiratorischem Sprechen?
- Phonation: Ist die Sprechstimmlage erhöht/erniedrigt? Klingt die Stimme rau/behaucht/knarrend/gepresst? Kommt es zu Stimmabbrüchen/Entstimmungen/Stimmzittern? Ist die Lautstärke angemessen/stabil?
- Artikulation: Werden die Laute korrekt realisiert? Welche Artikulationsart ist auffällig? Welcher Artikulationsort ist auffällig? Spricht der Patient verwaschen/reduziert/unscharf/vorverlagert/rückverlagert?
- Resonanz: Tritt eine Hypo-/Hypernasalität auf?
- Prosodie: Ist das Sprechtempo erhöht/verlangsamt? Findet Betonung im Wortakzent/Satzakzent statt? Wie ist Modulation der Stimme? Wie ist der Redefluss? Kommt es zu vermehrten/inadäquaten Pausen, Iterationen, Palilalien? Ist das Sprechen

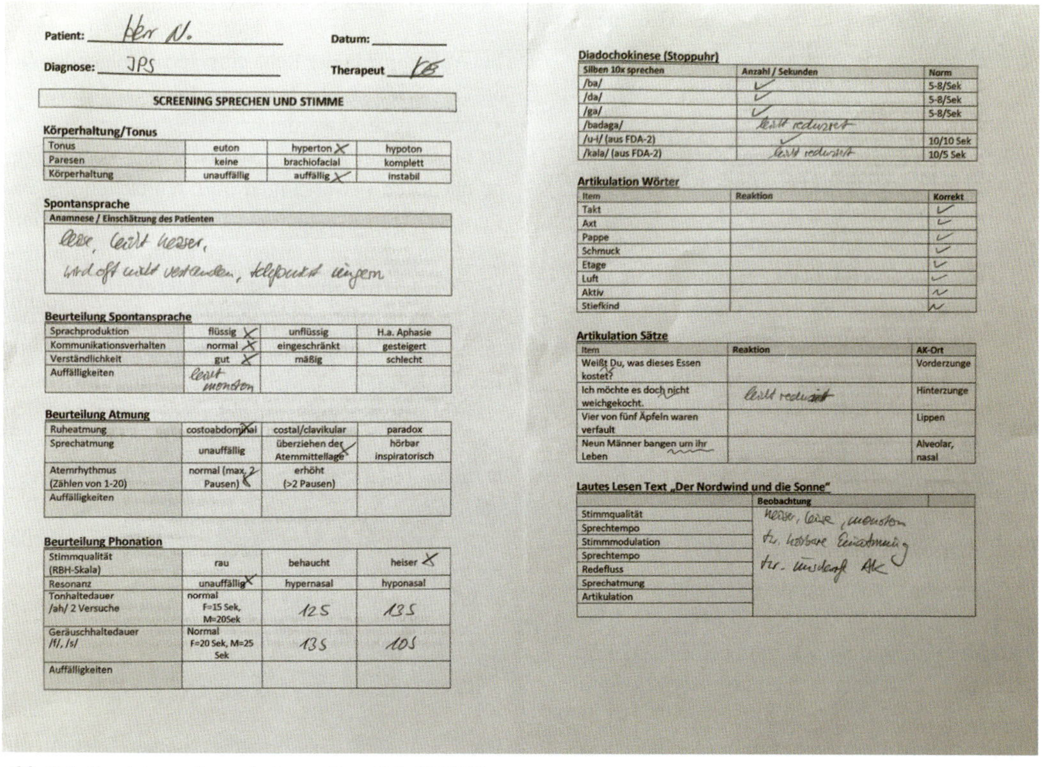

Patient: Herr N. Datum:

Diagnose: IPS Therapeut KB

SCREENING SPRECHEN UND STIMME

Körperhaltung/Tonus

Tonus	euton	hyperton X	hypoton
Paresen	keine	brachiofacial	komplett
Körperhaltung	unauffällig	auffällig X	instabil

Spontansprache

Anamnese / Einschätzung des Patienten
leise, leicht heiser, wird oft nicht verstanden, telefoniert ungern

Beurteilung Spontansprache

Sprachproduktion	flüssig X	unflüssig	H.a. Aphasie
Kommunikationsverhalten	normal X	eingeschränkt	gesteigert
Verständlichkeit	gut X	mäßig	schlecht
Auffälligkeiten	leicht monoton		

Beurteilung Atmung

Ruheatmung	costoabdominal X	costal/clavikular	paradox
Sprechatmung	unauffällig	überziehen der Atemmittellage X	hörbar inspiratorisch
Atemrhythmus (Zählen von 1-20)	normal (max. 2 Pausen) X	erhöht (>2 Pausen)	
Auffälligkeiten			

Beurteilung Phonation

Stimmqualität (RBH-Skala)	rau	behaucht	heiser X
Resonanz	unauffällig X	hypernasal	hyponasal
Tonhaltedauer /ah/ 2 Versuche	normal F=15 Sek, M=20Sek	12 S	13 S
Geräuschhaltedauer /f/, /s/	Normal F=20 Sek, M=25 Sek	13 S	10 S
Auffälligkeiten			

Diadochokinese (Stoppuhr)

Silben 10x sprechen	Anzahl / Sekunden	Norm
/ba/	✓	5-8/Sek
/da/	✓	5-8/Sek
/ga/	✓	5-8/Sek
/badaga/	leicht reduziert	
/u-i/ (aus FDA-2)	✓	10/10 Sek
/kala/ (aus FDA-2)	leicht reduziert	10/5 Sek

Artikulation Wörter

Item	Reaktion	Korrekt
Takt		✓
Axt		✓
Pappe		✓
Schmuck		✓
Etage		✓
Luft		✓
Aktiv		~
Stiefkind		~

Artikulation Sätze

Item	Reaktion	AK-Ort
Weißt Du, was dieses Essen kostet?		Vorderzunge
Ich möchte es doch nicht weichgekocht.	leicht reduziert	Hinterzunge
Vier von fünf Äpfeln waren verfault		Lippen
Neun Männer bangen um ihr Leben		Alveolar, nasal

Lautes Lesen Text „Der Nordwind und die Sonne"

	Beobachtung
Stimmqualität	heiser, leise, monoton
Sprechtempo	tw. hörbare Einatmung
Stimmmodulation	tw. unscharf AK
Sprechtempo	
Redefluss	
Sprechatmung	
Artikulation	

Abb. 7.1 Hausinterner Screeningbogen Dysarthrie [M1011]

skandierend? Ist das Sprechen monoton/in der Satzmelodie nivellierend?

Sensomotorische Überprüfung der Sprechorgane
Neben der auditiv-perzeptiven Diagnostik ist es wichtig, auch die nicht-sprachlichen Bewegungen und Funktionen der Sprechorgane zu überprüfen. Auch wenn die Funktionen neurophysiologisch getrennt innerviert werden, z. B. die Bewegung des Unterkiefers beim Kauen und beim Sprechen, so können schwerwiegende Lähmungen sekundär zu Sprechschwierigkeiten führen (➤ Kap. 6). Anhand einer gebräuchlichen Übungssammlung wird eine Überprüfung der Beweglichkeit von Kiefer, Wangen, Lippen und Zunge durchgeführt.

Überprüfung der mimischen Muskulatur
Ebenfalls wird die Beweglichkeit der mimischen Muskulatur (➤ Kap. 18.1.1) überprüft, da bei Morbus Parkinson v. a. auch die Mimik eingeschränkt sein kann.

Schlussfolgerungen

- rigid-hypokinetische Dysarthrie, denn:
  - heisere und leicht behauchte Phonation
    - Sprechlautstärke liegt bei ca. 60 dB, max. Lautstärke bei 74 dB
  - leicht unscharfe Artikulation und reduzierte Artikulationsbewegungen
  - leicht erhöhte Frequenz der Sprechatmung
  - monotone Prosodie bei erhaltenem Sprechtempo
- Schweregrad: leicht
- gar nicht oder kaum beeinträchtigte Verständlichkeit, laut NTID-Skala (➤ Kap. 8.2.2) Grad 4 (von 5): sprachlichen Äußerungen sind mit Ausnahme einiger Wörter oder Phrasen verständlich
- Vorliegen einer leichten Hypomimie
- keine sensomotorischen Einschränkungen der Sprechorgane

Definition

Rigid-hypokinetische Dysarthrie

Die Trias der Grunderkrankung zeigt sich auch in der Sprechstörung:

- **Rigor:** aufgrund eines Rigors der Zwischenrippenmuskulatur deutlich eingeschränkte thorakale Bewegungen; als Folge: Kurzatmigkeit, fast doppelt erhöhte Atemfrequenz im Vergleich zu gesunden Sprechern
- **Akinese:** Artikulatoren Lippen, Kiefer, Zunge zeigen eine Störung der Bewegungsinitiierung, eine Verlangsamung und einen reduzierten Umfang; Bewegungen sind so deutlich eingeschränkt, dass man sie häufig nicht sieht; als Folge: geschlossene, unscharfe Artikulation; Sprechtempo gar nicht betroffen oder nur leicht erhöht; Startschwierigkeiten zeigen sich in einer Stottersymptomatik in Form von **Iterationen** (Laut- und Silbenwiederholungen) und **Palilalien** (Wortwiederholungen; Ziegler & Vogel 2010)
- **Tremor:** zeigt sich in Stimmzittern; schwache, heisere, behauchte und leise Phonation, zurückzuführen auf unvollständigen Glottisschluss bei Hyperadduktion

Die Verständlichkeit dieser Patienten nimmt mit der Progredienz der Erkrankung ab. Im späten Stadium bleibt nur noch ein geschlossenes, behauchtes Flüstern.

7.2.3 Therapieziele

Bei Aufnahme in der Reha gibt Herr N folgendes Ziel an:

- wieder gesund werden

Das ist eine oft geäußerte Antwort auf die Frage nach den Erwartungen und Wünschen der Patienten. Es muss gemeinsam erarbeitet werden, was mit „gesund werden" gemeint ist. In einem Gespräch wird durch seine **Narration** deutlich, welche Lebensbereiche (Teilhabe), welche Aktivitäten ihm wichtig sind (Aktivitäten), wo er seine Beeinträchtigungen sieht (Körperfunktionen) und was ihm bisher gutgetan oder eher geschadet hat (Kontextfaktoren; Grötzbach 2012). Gemeinsam werden die Ziele für die nächsten 3–5 Wochen festgelegt.

Nach den Aufnahme-Assessments durch alle Berufsgruppen wird das Ziel formuliert:

- Bewältigung des Alltags in der eigenen häuslichen Umgebung

Partizipation

Herr N äußert, dass ihm derzeit das Telefonieren und das Sprechen in größeren Runden schwerfällt

und er sich eher zurückzieht. Daher gemeinsame Formulierung:
- Teilnahme an größeren Gesprächsrunden und Führen von Telefonaten

Aktivitäten

Herr N ist ein kontaktfreudiger, geselliger Mensch. In seinem Beruf führt er regelmäßig Gespräche mit seinen Klienten:
- müheloses Sprechen in sozialen Situationen (d350 Konversation)
- verständliches Sprechen auch in lauter Umgebung

Körperfunktionen

Da ihn v. a. die leise und eher monotone Sprechweise stört, wird auf dieser Ebene festgelegt:
- Steigerung der Sprechlautstärke auf 70-75 dB (b310 Funktionen der Stimme)
- kurzzeitige (< 30 Sekunden) Steigerung der Sprechlautstärke auf ≥ 85 dB (b310 Funktionen der Stimme)
- Steigerung der Artikulationsschärfe (b320)

7.2.4 Therapieinhalte

Zum Erreichen der Ziele werden alle Funktionskreise mit verschiedenen Schwerpunkten trainiert.

Phonation

Die Steigerung der Sprechlautstärke wird mittels der LSVT Loud® Methode erreicht. Sie basiert auf den **Prinzipien des motorischen Lernens**, u. a. hohe Anzahl an Wiederholungen der einzelnen Übungen, hohe Intensität der Übungseinheiten, Shaping (Anpassen und Verändern der Bewegungen) und hohe Frequenz der Übungseinheiten.

Klinischer Hintergrund

LSVT Loud

Das Lee Silvermann Voice Treatment LOUD® ist in der Dysarthrietherapie bisher der einzige evidenzbasierte Ansatz, allerdings nur für die Dysarthriebehandlung bei Parkinson-Patienten, für die es ursprünglich entwickelt wurde (Ramig, Fox, Sapir 2004). Es zeigt Langzeiteffekte, eine Verbesserung der Artikulation und auch des Schluckens (Leitlinien DGN, Ackermann 2012).

LSVT LOUD® ist ein intensives Intervallprogramm und basiert auf diesen fünf methodischen Prinzipien:
1. Fokus auf die Stimme „*think loud/think shout*“: die Patienten sollen sich nur darauf konzentrieren, möglichst laut zu sprechen; Erhöhung der Lautstärke führt automatisch zu einer besseren Verständlichkeit, weil die Bewegungsamplituden der Artikulatoren größer sind
2. größtmögliche Anstrengung „*high effort*“: große Anstrengung bei den Übungen soll helfen, die Steifigkeit der Muskulatur zu überwinden; dabei ist nicht eine Hyperadduktion das Ziel; Patienten müssen erspüren, wann es für sie anstrengend wird, dann ist es genau richtig
3. intensive Behandlung: Therapie wird in einem Zeitraum von 4 Wochen durchgeführt, 4-mal wöchentlich 45 Minuten, also insgesamt 16 Einheiten; zusätzliche Eigenübungen für zu Hause, die gleichzeitig als Transferübungen eingesetzt werden, z. B.: Jedes Mal, wenn Sie das Telefon annehmen oder an die Tür gehen, sprechen Sie ein lautes „Hallo“!
4. Kalibrierung: Anpassung an die neue Lautstärke; dies ist schwierig, weil Patienten zunächst lernen oder vielmehr sich daran gewöhnen müssen, was „laut“ ist; ihr Grad der Anstrengung muss mit der neuen Lautstärke kalibriert werden
5. Quantifizierung: Werte der Tonhaltedauer und Lautstärke werden regelmäßig protokolliert und dienen zur Verlaufskontrolle und Evaluation der Therapie

Die Methode des LSVT LOUD® darf nur von zertifizierten LSVT-Therapeuten durchgeführt werden. Seminare sind unter www.lsvt.de zu finden.

Grober inhaltlicher Ablauf (➤ Tab. 7.1): Für die Durchführung werden ein Lautstärkepegelmesser und Frequenzmesser (z. B. Gitarrenstimmgerät, Smartphone-App) benötigt. Wichtig ist, dass der Lautstärkepegelmesser immer im gleichen Abstand zum Patienten gehalten wird.

In jeder Sitzung Durchführen der Grundübungen:
- 10-mal/a/so lange (gemessen in Sekunden) und so laut (gemessen in dB) wie möglich halten; jeden Versuch notieren
- Erfassung der max. Grundfrequenz (gemessen in Hz): 10-mal der höchste Ton, 10-mal der tiefste Ton

7

Tab. 7.1 Beispielhafter Ablauf einer LSVT Loud-Behandlung

Aufgabe	Inhalt
Screening	max. Tonhaltedauer, max. Lautstärke, höchster Ton, niedrigster Ton; Erfassen der Lautstärke beim Nachsprechen, lauten Lesen, freiem Sprechen (ca. 30–60 Sekunden)
Grundübungen	Tonhalteübung auf/a/10-mal hintereinander Frequenzhalteübung auf/a/so hoch/ so tief wie möglich, Dauer ca. 3 Sekunden
lautes Lesen	alltägliche Floskeln und Phrasen, alltägliche Sätze
Nachsprechen	alltägliche Floskeln und Phrasen, alltägliche Sätze
Eigenübungen	Tonhaltedauer, Frequenz, Phrasen und Sätze laut sprechen
Transferübungen	jede persönliche und telefonische Begrüßung/Verabschiedung laut sprechen; beim Bäcker Semmeln laut holen; mit dem Arzt laut sprechen etc.

7

Dann werden die Übungen auf **Alltagsphrasen** wie „Hallo", „Grüß Gott", „Guten Tag", „Wie geht es Dir", „Herzlichen Glückwunsch", „Guten Appetit" ausgebaut; dann auf **Alltagssätze** wie „Heute ist es wieder so warm", „Herrliches Wetter heute.", „Wie spät ist es?", „Wann kommst Du heute nach Hause?" usw. Die Sätze können in Länge und Prosodie ausgebaut und variiert werden. Beispiele finden Sie im ➤ Anhang II.1.

Dieselben Übungen und Alltagsphrasen bekommt Herr N als **Eigenübungen** mit auf sein Zimmer. Ebenso ein Protokoll, in dem er die Werte der Tonhaltedauer eintragen kann. Außerdem wird er angeleitet, als **Transferübung,** ab sofort bei jeder Begrüßung und Verabschiedung mit lauter Stimme zu sprechen. Als nächste Aufgabe bietet sich an, z. B. ein lautes „Guten Appetit" am Tisch im Speisesaal zu wünschen usw. Um einen Bezug zu Herrn N und seinen individuellen Bedürfnissen im Alltag herzustellen soll er selbst Phrasen und Sätze aufschreiben, die er häufig benutzt, z. B. im Gespräch mit der Haushälterin, dem Pflegedienst und mit seinem Vater.

Aus personellen und ökonomischen Gründen kann die hochfrequente (4-mal/Woche) Durchführung von LSVT LOUD®, wie es vorgegeben ist, nicht angeboten werden. Da es sich noch um eine leichte Dysarthrie handelt, müssen mit den vom Haus vorgegebenen Kapazitäten an Therapieeinheiten Prioritäten gesetzt werden. Dennoch werden die Einheiten genutzt, Herrn N in die Methode einzuführen, ihm Eigenübungen und Tipps für den Transfer an die Hand zu geben.

EXKURS

Therapieeffektivität

Mittlerweile ist hinreichend bewiesen, dass viele Methoden in der Sprachtherapie nur dann effektiv sind, wenn sie hochfrequent und intensiv angewendet werden. Dies betrifft nicht nur die Behandlung nach LSVT LOUD®, sondern gilt insbesondere auch für die Aphasietherapie (➤ Kap. 3.2.4; ➤ Kap. 4.3). Dennoch sind die äußeren Umstände (personelle Ausstattung, zeitliche Kapazitäten, ökonomische Ressourcen, logistische Möglichkeiten) häufig ein großes Hindernis für die Umsetzung. Andererseits gibt es immer mehr Kliniken und auch Praxen, die auf die Parkinsonbehandlung spezialisiert sind und das Programm ausführen.

Respiration

In Bezug auf die Sprechatmung zeigt Herr N eine leicht erhöhte Atemfrequenz. Ziel ist also die Atemvertiefung und Atemverlängerung.

Herr N zeigt bereits eine leicht vornübergebeugte Haltung, dennoch wird v. a. im Stehen und weniger im Sitzen mit ihm gearbeitet, um möglichst viel Aufrichtung für das Üben zu gewinnen.

Atemvertiefung:

- Übung 1: aufrecht stehen/sitzen, die Füße hüftbreit auseinander, die Schultern gerade und nach unten, die Hand auf das Zwerchfell legen, den Atem erspüren und bei der Ausatmung (Bauch geht nach innen) leicht mitgehen; Herr N konzentriert sich dabei auf die Ausatmung
- Übung 2: Hand auf dem Zwerchfell (Bauch) lassen und mit der Ausatmung ein leichtes langsames/schschschsch/sprechen, dabei spüren, wie der Bauch sich einzieht; Lockerlassen und mit der nächsten Ausatmung wiederholen
- Übung 3: Hand auf dem Zwerchfell lassen und kurz und schnell hintereinander ein- und ausatmen auf / sch…sch…sch / wie eine Dampflok, dabei locker bleiben und nur auf die Ausatmung konzentrieren
- Übung 4: in der gleichen Position Ausatmen auf einsilbige Wörter, z. B. Zahlen

Atemverlängerung:

- Übung 5: auf / schschsch / oder / ffffff / oder / sssss / ausatmen, dabei im Kopf mitzählen (1-2-3), dann (1-2-3-4-5), dann (1-2-3-4-5-6-7) usw.
- Übung 6: im Raum umhergehen, mit den Schritten ein- und ausatmen; beginnen mit Einatmen auf 1-2-3 Schritten und auf die gleiche Anzahl ausatmen, dann steigern auf 4 Schritte einatmen, 4 Schritte ausatmen usw.; beachte: fällt das Gehen schwer, Variation im Sitzen: mit der Hand beim Ein- und Ausatmen mitklopfen, erst 3-mal, dann 4-mal, dann 5-mal usw.; die höchste Steigerung liegt bei 7-mal Klopfen bzw. 7 Schritten

Wichtig bei atemtherapeutischen Übungen ist eine gute Ausgangsposition, eine entspannte Haltung ohne Schmerzen oder Unwohlsein. Alle Übungen sind auch in Rückenlage auf der Liege möglich.

Artikulation

Gearbeitet wird an der Verbesserung der Auslenkung der Artikulationsbewegungen für eine offenere Artikulation. Es bieten sich Übungen mit Minimalpaaren auf Silben- und Wortebene an, die nach phonetischer Komplexität gesteigert werden, z. B. CV-Silben, dann CCV-Silben, dann CCVC-Silben usw. Es können Listen mit „verflixten" Wörtern verwendet werden. Bei der Materialauswahl sollte Bezug zum Beruf des Patienten genommen werden. Herr N war im Baugewerbe tätig, da gibt es einige schwierige Wörter und Ausdrücke, die auf eine gemeinsam erstellte Liste gehören. Beispiele sind in ➤ Tab. 7.2 aufgeführt. Interessant ist, dass Herr N gerade bei diesen ihm so vertrauten Wörtern mehr zur Deutlichkeit angehalten werden muss. Für intensive Drillübungen eignen sich daher Silben und Pseudowörter besser, damit der Fokus auf die Artikulation gelenkt wird.

Prosodie

Zusätzlich werden Übungen für die Wort- und Satzbetonung (Beispiele ➤ Tab. 7.2) eingefügt. Gerade bei kognitiv rüstigen Patienten bieten sich z. B. kurze Dialoge von Loriot, humorvolle Gedichte von Heinz Erhard o. Ä. an, die mit viel Intonation und Satzmelodie gesprochen werden sollten. Manche Patienten sind eher klassisch geschult und freuen sich auch über Gedichte von Schiller, Lessing oder Goethe. Herr N hat viel Spaß daran.

Tab. 7.2 Beispielmaterial von Herrn N

Ebene	Beispiele
CV-Silben/Wörter	ba-ga, ba–da, ba-pa; Band – Wand – Rand
CCV-Silben/Wörter	bla-gla, bla-dra, bla-pla; Blatt – platt, Block – Glocke
CCVC-Silben/Wörter	blab-glab, blab-drab, blab-plab; Brand – krank – Pracht – Knecht
verflixte Wörter	Bruttoninlandsprodukt, Zwetschgenmarmelade, Hochzeitszug
eigene Wörter	Bauingenieur, Konstruktion, Lärmschutz, Schadstoffbelastung
Wortakzent	ein *Baum*– *Ein*baum, Hu*mor* – *Tu*mor, Ba*na*ne – *A*nanas
Satzakzent	*Du* bist zu *schnell* gefahren, ich habe es auf dem *Ta*cho gesehen.

In der Sprechtherapie kann man kreativ werden, denn das Sprechen wird v. a. über das Sprechen trainiert.

Weiteres Übungsmaterial z. B. in:

- Therapie mit Dysarthrikern (Robertson & Thomson 1996)
- www.leben-mit-parkinson.de

Was wäre, wenn ...

... das LSVT LOUD®-Training vom Patienten nicht angenommen wird?
Anbieten von Übungen und Methoden aus der klassischen Atem- und Stimmtherapie (z. B. Akzentmethode, Atemrhythmisch Angepasste Phonation AAP, Lax Vox®)

... die Sprachtherapeutin keine zertifizierte LSVT Loud®-Therapeutin ist?
Die Bezeichnung der Methode ist geschützt. Werden dennoch Übungen aus dem Programm übernommen, dürfen diese aber nicht so bezeichnet werden. Sie fallen dann unter Lautstärketraining, Stimmbelastungstraining o. Ä.

7.2.5 Therapieergebnisse

Herr N hat in den sprachtherapeutischen Sitzungen sehr gerne und sehr gut mitgemacht. Die Effektivität der Übungen hat ihn überzeugt und motiviert, weiterzumachen. Bei der Abschlussuntersuchung werden erneut die Werte für Dauer und Lautstärke der Tonhaltedauer ermittelt. Die Lautstärke wird noch einmal beim lauten Lesen und beim abschließenden Gespräch gemessen. Es zeigen sich Verbesserungen in den trainierten Bereichen:

- Verbesserung der Artikulationsschärfe: Herr N steuert sein Sprechen bewusst und dadurch gelingt es ihm, deutlicher zu artikulieren
- Stabilisierung und Kräftigung der Sprechstimme: in der Lautstärke erreicht er Werte um die 83 dB, isoliert bei der Tonhaltedauer; im Gespräch immerhin noch um die 70 dB mit Tendenzen nach oben
- Tonhaltedauer konnte gesteigert werden von initial 10,8 Sekunden auf zuletzt fast 25 Sekunden
- Herr N fühlt sich sicherer mit seiner Sprechweise und freut sich auf die Gespräche in größerer Runde zu Hause
- Herr N möchte die Therapie auf jeden Fall fortsetzen

EXKURS

Feedback vom Patienten

Die Therapeutin im stationären Bereich begleitet die Patienten nur auf einem Stück ihres Wegs. Im Akuthaus sind es nur die ersten Tage, in der Reha einige Wochen. Selten bekommt man eine Information, wie es den Patienten weiter ergeht und ob die Therapie, die angestoßen wurde, weiterhin fruchtet; es sei denn, die Therapeutin selbst geht dem nach. In diesem Fall kommt über ein Jahr nach dem Aufenthalt eine Email von Herr N, in der er sich für die Therapiestunden bedankt. Er hat eine Logopädin gefunden, mit der er diese fortführen konnte. Er schreibt, dass *„das Parkinson-Syndrom fast nicht mehr wahrgenommen werden kann. Dies ist für mich ein erkennbarer Erfolg. Positiv ist die Lautstärke der Sprache und Veränderung der Tiefe der Atmung hervorzuheben."*

7.3 Zusammenfassung und Befund

Herr N befindet sich 6 Wochen in der stationären Anschlussheilbehandlung, nachdem er initial einen epileptischen Anfall erlitten hatte, der im Akuthaus abgeklärt worden war. Aufgrund seiner seit 6 Jahren bestehenden Parkinson-Erkrankung und weiteren reha-relevanten Erkrankungen wird ihm die Reha bewilligt. Die mit ihm vereinbarten Reha-Ziele werden weitgehend erreicht.

Dieser Fall ist ein typischer Verlauf einer stationären Reha-Maßnahme bei einem Patienten mit einer bestehenden, progredienten Erkrankung. Parkinson-Patienten müssen regelmäßig medikamentös eingestellt werden und benötigen regelmäßige Therapien in den Bereichen Gehen, Feinmotorik und Sprechen. Sie kommen also in regelmäßigen Abständen in die neurologische Rehabilitation.

EXKURS

Parkinson-Komplexbehandlung

Eine relativ neue stationäre Maßnahme, die in Akutkliniken und Kliniken, die auf Parkinson-Erkrankungen spezialisiert sind, stattfindet, ist die sog. Parkinson-Komplexbehandlung (OPS-Code 8–97d). Sie bietet in einem Zeitraum von 1–4 Wochen die Möglichkeit, intensive Therapien sowie diagnostische Untersuchungen und medikamentöse Einstellungen vorzunehmen. Die Klinik muss dafür nach ICD-10 (Klassifikationssystem der Weltgesundheitsorganisation [WHO] für medizinische Diagnosen) folgende Voraussetzungen erfüllen:

- Team unter fachärztlicher Behandlungsleitung (Facharzt für Neurologie)
- wöchentliche Teambesprechung mit wochenbezogener Dokumentation bisheriger Behandlungsergebnisse und weiterer Behandlungsziele
- Vorhandensein mind. folgender Therapiebereiche: Physiotherapie/Physikalische Therapie, Ergotherapie
- Einsatz von mind. drei Therapiebereichen (Physiotherapie/Physikalische Therapie, Ergotherapie, Sporttherapie, Logopädie, Künstlerische Therapie [Kunst- und Musiktherapie], Psychotherapie) patientenbezogen in unterschiedlichen Kombinationen von mind. 7,5 Stunden pro Woche, davon müssen 5 Stunden in Einzeltherapie stattfinden
- einer der eingesetzten Therapiebereiche muss Physiotherapie/Physikalische Therapie oder Ergotherapie sein

Empfehlung weiteres Vorgehen

Aus Sicht der Sprachtherapie liegt nur eine leichte Dysarthrie vor. Herr N ist jederzeit verständlich, auch wenn das Sprechen bereits Symptome zeigt. Die Empfehlung ist daher, eine sprachtherapeutische Intervalltherapie mit der LSVT Loud®-Methode in Abständen zu absolvieren; der Name einer niedergelassenen Kollegin, die nach dieser Methode therapieren darf, wird ebenfalls weitergegeben.

7

Befund für den Arztbrief

Bei Aufnahme lautete die Diagnose leichte rigid-hypokinetische Dysarthrophonie. Ziel der Therapie war es, die Sprechstimme zu stabilisieren und die Artikulationsschärfe zu verbessern. Als Ergebnis ist festzuhalten, dass beides gelungen ist, jedoch tagesformabhängigen Schwankungen unterliegt. Bei Entlassung liegt noch eine minimale bis leichte rigid-hypokinetische Dysarthrophonie vor. Im (Stations-)Alltag hatte der Patient zuletzt keine Probleme, verstanden zu werden. Bei Bedarf wäre im Intervall intensive Sprachtherapie zu empfehlen.

LITERATUR

Ackermann H. Neurogene Sprech- und Stimmstörungen. Deutsche Gesellschaft für Neurologie. Leitlinien für Diagnostik und Therapie in der Neurologie, 2012.

Enderby PM, Palmer R. FDA-2. Frenchay Dysarthrie Assessment-2. 2012. Dt. Fassung: Grosstück K, Grün H, Oehlrich R. Idstein: Schulz-Kirchner

Grötzbach H. Wiederherstellung der Gesundheit oder Teilhabe? Forum Logopädie 2012; 5(26): 18–23.

ICD-10. www.icd-code.de/ops/code/8-97d.html (ICD steht für *International Statistical Classification of Diseases and Related Health Problems*, 10. Revision; zuletzte abgerufen am 13.02.19)

Papa Moll Bilderbox/Der kleine Herr Jakob – Bilderbox sind über Verlage wie Schubi oder Prolog zu beziehen

Ramig L. et al. Training and Certification Workshop Binder. LSVT Global. Seminar 2014.

Ramig LO, Fox C, Sapir S. Parkinson's disease: Speech and voice disorders and their treatment with the Lee Silverman Voice Treatment. Semin Speech Lang, 2004; 25:169–180.

Robertson SJ, Thomson F. Therapie mit Dysarthrikern. München: Elsevier, 1996.

Ziegler W, Schölderle T, Staiger A, Vogel M. Bogenhausener Dysarthrieskalen. Göttingen: Hogrefe, 2018

Ziegler W, Vogel M. Dysarthrie. Verstehen-untersuchen-behandeln. Stuttgart: Thieme, 2010.

KAPITEL 8

Katrin Eibl

Ataktische Dysarthrie bei Morbus Wilson

Folgende Fragen werden in diesem Fallbeispiel beantwortet

- Was ist Morbus Wilson?
- Woran erkennt man eine ataktische Dysarthrie?
- Welche Diagnostikverfahren gibt es bei Dysarthrie?
- Welche Therapieansätze und -prinzipien finden sich in der Dysarthrietherapie?
- Welche therapeutischen Schwerpunkte setzt man in der Behandlung der ataktischen Dysarthrie?

Definition

Der **Morbus Wilson** ist eine systemische Erkrankung, die autosomal-rezessiv vererbt wird. Ihm liegt eine Störung des Kupferstoffwechsels zugrunde, bei der es zu Kupferablagerungen in der Leber und im Nervensystem kommt, vermehrt in den Stammganglien und im Kleinhirn. Daher treten v. a. extrapyramidale und ataktische Symptome auf. Eine Dysarthrie kann ein Frühsymptom sein, eine Dysphagie kommt häufig dazu. Die Patienten zeigen außerdem Tremor, Gangunsicherheit und kognitive Einbußen. Häufig kommt es zu einer Wesensveränderung. Empfohlen werden eine kupferarme Diät sowie eine medikamentöse Therapie mit **Chelatbildnern**. Diese Stoffe binden das Kupfer, damit es über den Urin ausgeschieden werden kann. Die Erkrankung kann, rechtzeitig erkannt, gut behandelt werden; unbehandelt führt sie zum Tod. Die medikamentöse Behandlung muss lebenslang durchgeführt werden, dann haben die Patienten eine normale Lebenserwartung.

8.1 Falldarstellung

Phase D: Anschlussheilbehandlung (AHB)

ANAMNESE

P beklagt eine allgemeine körperliche Schwäche, er habe Schwierigkeiten beim Sprechen, beim Schreiben und beim Gehen. Er kann sich nicht konzentrieren und hat Probleme in der Handlungsplanung und Strukturierung. Sehr störend für ihn ist auch das starke Schwitzen an Händen und Füßen, die Gangunsicherheit und das Zittern in beiden Händen.

Epikrise

P, ein 18-jähriger junger Mann, hat vor einem ½ Jahr die Diagnose Morbus Wilson erhalten. Er ist zur Abklärung in einer neurologischen Klinik aufgrund von Dysarthrie, Tremor und parkinsonoiden Symptomen. Dort wird die Behandlung mit **Trientine** eingeleitet. 3 Monate später stellt er sich dort erneut vor. Er leidet unter einer **depressiven Episode.** Eine stationäre Behandlung in der Psychiatrie folgt. Weitere 2 Monate später kommt er zur Verlaufskontrolle in die neurologische Klinik. Dort berichtet er, das Sprechen habe sich leicht verbessert und das Schreiben sei nicht mehr so krakelig. Die Ärzte vermuten jedoch, dass P seine Medikamente nicht regelmäßig einnimmt. Einen Monat später wird er zur neurologischen **Anschlussheilbehandlung** in die Rehabilitationsklinik aufgenommen.

Neurologischer Aufnahmebefund

P ist in einem reduzierten Allgemein- und schlanken Ernährungszustand. Blutdruck, Atmung, Herzfunktion sind unauffällig. Er ist wach und vollständig orientiert. Er wirkt etwas fahrig und antriebsgesteigert, aber in ausgeglichener Stimmung. Die Hirnnerven zeigen keine faziale Parese, keine Zungendeviation, eine Gaumensegelparese links mit Abweichung der Uvula nach rechts. Die horizontale Blickfolge ist **sakkadiert.** Es besteht eine leichte bis mäßige Dysarthrie. Die Muskeleigenreflexe sind seitengleich lebhaft auslösbar, **Pyramidenbahnzeichen** sind beidseits negativ, keine **Kloni.** Im Armhalteversuch kein Absinken, der Finger-Nase-Versuch ist beidseits unsicher. Diskretes beidseitiges **Zahnradphänomen** (➤ Kap. 7). Leichter **Rigor** (➤ Kap. 7) in allen Extremitäten, leicht spastisches Gangbild mit deutlich verminderter Mitbewegung beider Arme. Stand-und Gangprüfung deutlich erschwert, aber durchführbar. Bradydiadochokinese beidseits, dabei rechts mehr als links, mäßiger, hochfrequenter Ruhe- und Haltetremor beider Hände, verlangsamtes Finger- und Fußtapping, deutliche **Mikrografie.** Die Sensibilität ist unauffällig, ausgeprägte **Hyperhidrose** an beiden Händen und Füßen.

Sozialanamnese

P ist ledig und kinderlos. Er wohnt allein in einer Mietwohnung und hat sich bis jetzt selbst versorgt. Es bestehen keine finanziellen oder familiären Belastungen.

Arbeitsanamnese

Der Patient hat einen Realschulabschluss und absolviert seit einem Jahr eine Ausbildung zum Elektroniker für Betriebstechnik in einer großen Autofirma. Er arbeitet Vollzeit. Seine Tätigkeit erfordert viel Feinmotorik und Konzentration, außerdem viel Sorgfalt und Umsicht. Dabei muss er viel gehen, stehen und sitzen. Das Arbeitsklima ist sehr gut, außer starkem Lärm ist er keinen Belastungen ausgesetzt. Seine Tätigkeit stellt ihn zufrieden. Zur Arbeit pendelt er mit dem Roller und dem Bus. Seit 3 Monaten ist er krankgeschrieben.

Definition medizinischer Begriffe

Ataxie: Bewegungsstörung mit unkoordinierten und zielungenauen Bewegungen (Dysmetrie), sie können bei schnellen Wechselbewegungen nicht kontrolliert werden (Dysdiadochokinese) und zeigen einen Intentionstremor, betrifft Extremitäten und Sprechmotorik

Bradydiadochokinese: verlangsamte Durchführung von antagonistischen Bewegungen, z. B. Hände schnell hin- und herdrehen („Glühbirne eindrehen"), zeigt sich meist bei einer *Ataxie*

Chelatbildner: Stoffe, die Schwermetalle im Körper binden und ausleiten; werden auch bei Vergiftungen mit Blei oder Quecksilber eingesetzt

depressive Episode: offizielle Bezeichnung – nach ICD-10 – für Depression

Hyperhidrose: starkes Schwitzen

Kloni: Plural von Klonus, krampfhaftes Zucken und Kontrahieren von Muskeln

Mikrographie: wörtlich „Kleinschrift", die feinmotorischen Bewegungen beim Schreiben sind sehr gering und werden im Verlauf immer kleiner; häufiges Phänomen bei Parkinson-Erkrankten

Pyramidenbahnzeichen: pathologisch auftretende Reflexe und Kloni

Sakkaden: schnelle Augenbewegungen, bei denen der Fixationspunkt ständig wechselt

Trientine: ein Wirkstoff, sog. Kupfer-Chelatbildner, der das Kupfer im Plasma bindet

8.2 Sprachtherapeutische Maßnahmen

P wird in die Sprachtherapie mit der Diagnose einer leichten bis mäßiggradigen Dysarthrie überwiesen. Er bekommt ausschließlich Einzeltherapie, da er sich aufgrund seiner hektischen und impulsiven Art nicht in eine Gruppensitzung integrieren lässt.

8.2.1 Aufnahmebefund

Ersteindruck

Bei der ersten Begegnung ist P sehr hektisch und unkonzentriert. Er bagatellisiert seine Situation und zeigt wenig Leidensdruck. Er beklagt seine undeutliche Sprechweise, die sich in den letzten Monaten nur wenig gebessert hat. Die Sprechgeschwindigkeit ist insgesamt erhöht und variabel. Oft kommt es zu **Accelerationen,** Beschleunigungen von einzelnen Phrasen. Er ist nur mäßig verständlich, häufig muss nachgefragt und um Wiederholung gebeten werden. Die Stimme sei wie immer, er habe keine Veränderungen bemerkt. Aufgrund der erhöhten Sprechgeschwindigkeit zeigt sich eine leicht erhöhte Atemfrequenz. Das Atmen an sich bereite ihm aber keine Probleme. Zudem gibt P an, dass es beim Trinken häufiger zum Verschlucken komme.

Schlussfolgerungen

- Dysarthrie bei auffälliger Artikulation und Sprechgeschwindigkeit
- Verdacht auf beginnende Dysphagie
- P steht noch am Anfang der Krankheitsverarbeitung, er scheint seine gesundheitliche Situation noch nicht vollständig erfasst zu haben

Nächsten Schritte: Zunächst genauerer Blick auf das Schlucken, dann eine ausführliche Diagnostik der Dysarthrie in der nächsten Sitzung.

Klinische Schluckuntersuchung (KSU)

Schluckanamnese

P wird nach seinen Ess-und Trinkgewohnheiten befragt und welche Veränderungen er in den letzten Monaten bemerkt hat:

- Hat sich der Geschmacks- oder Geruchssinn verändert?
  - „Nein, da habe ich nichts bemerkt."
- Bleibt Essen im Mund liegen?
  - „Nein, das kommt nicht vor."
- Kommt es vor, dass das Essen oder Trinken aus dem Mund herauslaufen?
  - „Ja, manchmal, wenn ich nicht achtgebe, bleibt etwas am Mundwinkel hängen."
- Kommt es manchmal vor, dass Essen oder Trinken in die Nase gelangen?
  - „Nein, das habe ich noch nie bemerkt."
- Fällt eine Verschleimung auf?
  - „Nein, nichts dergleichen."
- Läuft der Speichel aus dem Mund?
  - „Nein, das ist mir nicht aufgefallen."
- Gibt es Nahrungsmittel, die vermieden werden?
  - „Nein, ich esse ganz normal und alles."
- Wie häufig verschluckt er sich? Einmal am Tag? Ein- oder mehrmals die Woche?
  - „Unregelmäßig beim Trinken. Wenn ich eine Halbe Bier trinke, muss ich vorsichtig sein. Ansonsten vielleicht einmal am Tag."
- Verschluckt er sich auch beim Essen?
  - „Nein, da passiert nichts."

Überprüfung fazio-orale Motilität und Sensibilität

- mimischen Bewegungen sind bis auf den M. orbicularis oris in ihren Auslenkungen erhalten
- Lippenkraft ist reduziert
- auffällig ist fehlender Mundschluss
- Zungenbeweglichkeit ist leicht vermindert, ebenso die Zungenkraft
- Velum zeigt bei Phonation eine Lähmung links, die Uvula weicht nach rechts ab
- P gibt keine sensiblen Störungen an
- kräftiger willkürlicher Hustenstoß

90-ml-Wassertest

Da P voll oralisiert ist und bisher keine Einschränkungen bei der Kostform hat, wird der Suiter & Leder 90-ml-Wassertest (➤ Kap. 11.2.1) durchgeführt. Dieser zeigt eine gute Sensibilität für das Detektieren einer Dysphagie. Da P bisher normal getrunken hat ist nicht von einer hohen Aspirationsgefahr auszugehen:

- P schafft es nicht, das Glas in einem Zug auszutrinken, er muss 2-mal absetzen; es kommt zu leichtem Räuspern, ansonsten verschluckt er sich nicht
- da er bereits gefrühstückt hat und Anamnese und Funktionsprüfung keine Hinweise auf Probleme mit fester Kost gegeben haben, erübrigt sich eine Schluckprüfung mit Brot

Schlussfolgerungen

- keine faziale Parese
- aber fehlender Mundschluss bei reduzierter Lippenkraft
- reduzierte Zungenbeweglichkeit und -kraft
- Velumparese links mit Kulissenphänomen rechts
- Schlucken:
  - orale Vorbereitungs- und orale Phase sind erhalten
  - pharyngeale Phase: leichte Unsicherheit beim Trinken, die gut kompensiert werden kann
  - Unsicherheit könnte auf die Velumschwäche zurückzuführen sein
  - nach BODS-Score (Anhang III.4) besteht eine leichte Dysphagie (BODS 1: 1, BODS 2: 2, gesamt: 3)

8.2.2 Diagnostik

In der klinischen Dysarthrie-Diagnostik werden schwerpunktmäßig die **akustischen** und **auditiv-perzeptiven** Merkmale und Störungen der **Funktionskreise Respiration, Phonation** und **Artikulation** erfasst, außerdem Auffälligkeiten in **Prosodie** und **Verständlichkeit.** Die Verständlichkeit ist der Indikator für die Schwere der Beeinträchtigung der Kommunikationsfähigkeit.

8

Zudem werden die Sprechorgane und ihre sensomotorischen Funktionen untersucht. Denn sehr häufig haben die auditiven Symptome einer Dysarthrie sowohl eine **primäre,** als auch eine **sekundäre** Ursache. Eine Dysarthrie ist immer Folge einer neuro-motorischen Störung. Eine Kenntnis der sprechmotorischen Zusammenhänge und Abläufe ist daher unerlässlich. Bei P wurde bereits im Rahmen der KSU eine Funktionsprüfung der orofazialen Strukturen durchgeführt. Daher liegt hier die Konzentration auf der auditiv-perzeptiven Diagnostik seiner Sprechschwierigkeiten.

Definition

- eine **Dysarthrie** ist eine neurogene Störung der Respiration, Phonation, Artikulation und Prosodie
- es liegt eine Schädigung des zentralen oder peripheren Nervensystems zugrunde
- nicht-sprachliche Bewegungen der Sprechorgane müssen nicht betroffen sein
- es handelt sich um eine Sprechstörung, das Sprachverständnis ist erhalten
- die Bezeichnungen Dysarthrie und Dysarthrophonie sind synonym

Das Diagnostikergebnis sollte ein vollständiger **neurophonetischer Befund** sein, der die behandlungsbedürftigen Störungsmerkmale hervorhebt, eine Schweregradeinteilung zulässt und die Dysarthrie klassifiziert. Liegt noch keine Diagnose der Grunderkrankung vor, kann so ein neurophonetischer Befund auch Hinweise darauf liefern.

Alle Störungsmerkmale sollten in Skalen erfasst und dokumentiert werden, das hilft bei der Aussage zur Ausprägung des Merkmals und zur Verlaufskontrolle.

Für eine ausführliche Analyse der auditiven Diagnostik ist es außerdem wichtig, mindestens eine Audio-, idealerweise auch Videoaufzeichnung der Diagnostiksitzung zu machen. Der Patient wird während der Durchführung der Aufgaben hinsichtlich seiner Körperhaltung und den Bewegungen der Sprechmuskulatur beobachtet:

- Wie ist der Tonus der Muskulatur?
- Liegt ein Tremor vor?
- Sind die Bewegungen ataktisch?

Für die auditiv-perzeptive Diagnostik in der Dysarthriebehandlung stehen mehrere Verfahren zur Verfügung, die in ➤ Tab. 8.1 aufgeführt sind. Welches Verfahren ausgewählt wird hängt von den

Tab. 8.1 Überblick über klinische Diagnostikverfahren bei Dysarthrie

Test	Autoren	Psychometrische Eigenschaften	Vorteile	Nachteile
FDA-2 (Frenchay Dysarthrie Assessment)	Enderby/Palmer 2012	• hohe Interrater-Reliabilität • hohe Validität	• als Bedside-Untersuchung geeignet • schnell erlernbar • kurze Durchführungsdauer	• gibt nur einen groben Überblick • wenig sprachliches Material
UNS (Untersuchungsbogen neurologisch bedingter Sprech- und Stimmstörungen)	Breitbach-Snowdon 1995	eine rein beschreibende Bewertung ohne Quantifizierung	• genaue Abfrage bestimmter Lautklassen • ergibt ein detailliertes Bild der Störung	• lange Durchführungsdauer • lange Auswertungsdauer
BoDys (Bogenhausener Dysarthrieskalen)	Ziegler et al. 2018	hohe Interrater-Reliabilität	ausführliche Prüfung aller Funktionskreise	• keine Prüfung nicht-sprachlicher Funktionen • Auswertung/Protokollierung erfordert viel Übung/Erfahrung
AMDNS (Aachener Materialien zur Diagnostik neurogener Sprechstörungen)	Schnitker et al. 2011	hohe Interrater-Reliabilität	• Auswertung am Computer • beinhaltet akustische Parameter	ohne Computer aufwändig

Kenntnissen und Erfahrungen der Sprachtherapeutin und der klinischen Ausstattung ab.

In diesem Fall wird die BoDys durchgeführt.

Bogenhausener Dysarthrieskalen (BoDys)

Die **Bogenhausener Dysarthrieskalen (BoDys,** Ziegler, Schölderle, Staiger & Vogel 2018) umfassen rein sprachliche Aufgaben aus allen Funktionskreisen in vier Modalitäten: Spontansprache, Nachsprechen, lautes Lesen und Bildbeschreibung. Alle Aufgaben durchlaufen drei Durchgänge, sodass man insgesamt 12 Leistungen erhält. Diese werden in neun Dysarthrieskalen mit ihren spezifischen Merkmalen (➤ Tab. 8.2) in fünf Stufen bewertet: Von 0 (sehr schwere Störung) bis 4 (keine Störung; ➤ Tab. 8.3). Die Skalen orientierten sich an der Beschreibung der auditiven Merkmale einer Dysarthrie. Am Ende erhält man ein Profil, welches einen Überblick über die Störungsmerkmale gibt sowie eine Klassifizierung der Dysarthrie erlaubt.

Klinischer Hintergrund

Die **BoDys** sind so konzipiert, dass sie durch die unterschiedlichen Aufgabenstellungen den verschiedenen Anforderungen an das Sprechen bei einer Dysarthrie gerecht werden. Denn je nach Aufgabenstellung erscheint die Symptomatik unterschiedlich. Beim freien Sprechen beobachtet man häufig eine stärker ausgeprägte Symptomatik als z. B. beim Nachsprechen oder lauten Lesen. Wahrscheinlich ist das u. a. darauf zurückzuführen, dass der Patient sich besondere Mühe geben will. Beim Lesen eines längeren Textes kann man z. B. die Sprechatmung besser beurteilen als in der Spontansprache. Ein weiterer Vorteil ist die hohe Anzahl der Aufgaben im Vergleich zu den anderen Diagnostikverfahren. Durch die 12-fache Bewertung (3-malige Durchführung der Aufgabenblöcke) ergibt sich ein Profil, das die häufigsten betroffenen Merkmale visuell hervorhebt. Bei der Beurteilung der Skalen und Einschätzung der Schweregrade helfen Vorschläge in der Handanweisung. Die BoDys sind beim Schreiben dieses Buches vom Verlag noch nicht erhältlich (Ziegler, Schölderle, Staiger & Vogel 2018).

Die BoDys wird vollständig mit P durchgeführt. Dabei werden Audioaufzeichnungen mit einem digitalen

Tab. 8.2 Die neun Dysarthrieskalen und ihre Bewertungsmerkmale (Ziegler et al. 2015)

Skala	Funktionskreis	Bewertungsmerkmal
ATM	Sprechatmung	• häufige Einatmungen • Überziehen der Atemmittellage • angestrengte Einatmung, Hochatmung
STL	Stimmlage	• zu hoch/zu tief • zu leise/zu laut
STQ	Stimmqualität	• behaucht (und rau) • gepresst (und rau)
STS	Stimmstabilität	• Tonhöhen-, Lautstärkeschwankungen • Entstimmungen, Stimmabbrüche • Stimmzittern
ART	Artikulation	• geschlossen/offen • reduziert/übersteigert
RES	Resonanz	hypernasal/hyponasal
TEM	Sprechtempo	verlangsamt/beschleunigt
RDF	Redefluss	• Sprechpausen • Iterationen
MOD	Modulation	monoton/übersteigert

Tab. 8.3 Beispiel für die Bewertungsstufen der BoDys (Ziegler et al. 2015)

Punkte	Bewertung
ATM-Skala Nachsprechen	
0	Der Pat. kann nicht mehr als 1–2 Silben ohne deutlich hörbare und angestrengte Einatmung produzieren. In jedem der 5 Sätze treten Einatmungspausen auf.
1	Der Pat. kann nur die Sätze 1 oder 2 ohne deutlich hörbare und angestrengte Zwischeneinatmung produzieren. Nur selten kommen etwas längere Exspirationsphasen (3–5 Silben) vor, dabei überzieht der Pat. aber hörbar die Atemmittellage.
2	Die gesamte Satzproduktion wird 2–3-mal durch Einatmungspausen unterbrochen, die Einatmungen sind gut hörbar. Bei längeren Exspirationsphasen überzieht der Pat. regelmäßig die Atemmittellage.
3	Nur in Satz 5 (12 Silben) tritt eine Einatmungspause auf und/oder der Pat. überzieht hin und wieder die Atemmittellage.
4	Die Satzproduktion wird nicht durch Einatmungen unterbrochen, die Atemmittellage wird nicht überzogen.

Audiorekorder erstellt. Der Vorteil: Diese *wav*-Dateien können im PC abgespielt und gleichzeitig kann mit der entsprechenden Software ein Oszillogramm angesehen werden, das Hinweise auf akustische Merkmale gibt. Bei P sind v. a. die Sprechgeschwindigkeit und die Variation der Lautstärke interessant.

EXKURS

Akustische Diagnostik der Dysarthrie

Akustische Diagnostikmethoden sind in der Dysarthrietherapie eine sinnvolle Ergänzung zur auditiven Diagnostik. Mit der akustischen Analyse kann die Sprachtherapeutin ihre subjektive auditive Beurteilung objektivieren und überprüfen. Die akustische Diagnostik erfasst qualitative und quantitative Merkmale des Sprachschalls:

- Sprechtempo
- Schallpegel
- Grundfrequenz
- Stimmqualität
- Stimmstabilität
- Qualität der Artikulation:
  - Voice-onset Time
  - Formantfrequenzen
  - Nasalanz
  - Intonation und Betonung

Für eine genaue Messung braucht man eine ruhige Umgebung, idealerweise einen schallisolierten Raum und ein gutes Mikrofon, das immer im gleichen Abstand zum Sprecher eingestellt wird und möglichst wenig Nebengeräusche aufnimmt. Für die Auswertung steht z. B. die aus Holland erhältliche Freeware **PRAAT** (www.praat.org) zur Verfügung. Es ist ein sehr einfach zu bedienendes Programm, das gut für die Diagnostik und Verlaufskontrolle in der Therapie geeignet ist. Voraussetzung dafür ist ein fundiertes phonetisches Wissen. In PRAAT werden sowohl ein Oszillogramm als auch ein Spektrogramm abgebildet. Manche Aufnahmegeräte haben ihre eigene Software dabei, die zumindest eine Auswertung von Sprechtempo, Lautstärke und Frequenzen erlaubt.

Das **Oszillogramm** (➤ Abb. 8.1) zeigt die Schalldruckkurve auf einer Zeitachse an. Auf der vertikalen Achse sieht man die Amplituden des Sprachsignals gemessen in Dezibel (db). Im Sonagramm oder auch **Spektrogramm** wird die Stärke des Sprachsignals durch Graufärbung dargestellt. Dabei werden die Frequenzen (vertikale Achse) über die Zeitachse gelegt. In den Pausen sieht man keine Verfärbung, je intensiver das Sprachsignal, z. B. bei Vokalen, desto schwärzer die Graustufung. Dabei zeigen sich die Formanten der Vokale als schwarze Bänder, während die Frikative v. a. in den höheren Frequenzbereichen ein verrauschtes Signal darstellen.

Schlussfolgerungen

P zeigt eine **mittelschwere gemischte Form der Dysarthrie.** Er hat sowohl **rigid-hypokinetische** als auch **ataktische** Anteile in seiner Sprechweise. Dabei sind v. a. die Artikulation und die Prosodie betroffen. Die Artikulationsbewegungen sind reduziert. Es zeigt sich eine leichte **Hypernasalität,** die auf die Velumparese zurückzuführen ist. Die Phonation zeigt sich relativ stabil, es liegen keine Laustärke- oder Tonhöhenschwankungen vor, die Sprechstimmlage ist normal, die Stimmqualität altersentsprechend. Die Sprechatmungsfrequenz ist leicht erhöht, es kommt aber nicht zu Entstimmungen. Beim Lesen zeigt sich eine häufigere Einatmung. Am auffälligsten ist die Sprechgeschwindigkeit: Sie ist deutlich erhöht und variiert, der Redefluss zeigt immer wieder Iterationen, v. a. in der freien Rede und bei der Bildbeschreibung.

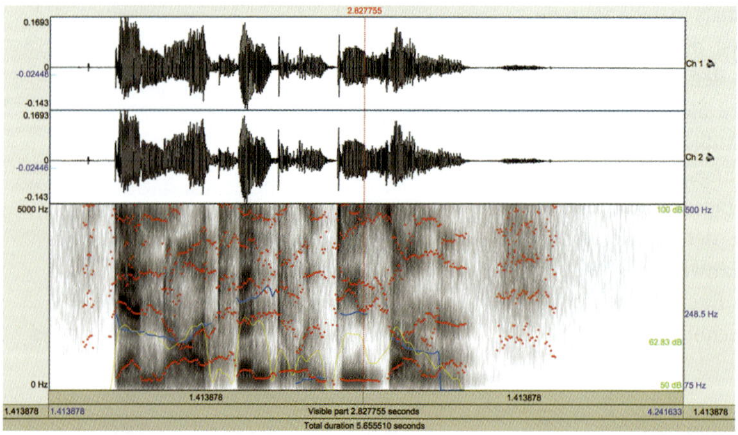

Abb. 8.1 Oszillogramm Beispiel „Der Nordwind und die Sonne" [M1011]

Die Klassifikation der Dysarthrie (➤ Kap. 6.2.2) – in diesem Fall anhand der auditiv-perzeptiven Diagnostik – zeigt, dass sich das Bild dieser gemischten Dysarthrie sehr gut mit der Grunderkrankung vereinbaren lässt. Auch in seiner Motorik zeigt P sowohl rigide Anteile, z. B. beim Gehen, während er in der Feinmotorik, z. B. beim *Nine-Hole-Peg*-Test (Stecken von Holzdübeln in Löcher in einem Brett) deutlich ataktische Bewegungen macht.

Definition

Ataktische Dysarthrie

Die Sprechbewegungen schwanken in Tonhöhe und Lautstärke, in Artikulationsschärfe und Sprechtempo. Viele Patienten zeigen ein paradoxes Atemmuster, häufig kommt es zu inspiratorischem Sprechen. Die Phonation ist sehr auffällig, weil sie stark gepresst und rau bis hin zu weinerlich klingen kann. Es kann auch zu einem Stimmtremor kommen, der sich in Tonhalteaufgaben zeigt. Die Artikulation ist i. d. R. nicht so auffällig betroffen wie bei den anderen Dysarthrieformen (➤ Kap. 6.2.2). Sie ist leicht verlangsamt und die Konsonanten sind wechselnd zu scharf bzw. zu wenig artikuliert.

Verständlichkeit

Die Verständlichkeit von P ist deutlich reduziert, bereits im Erstgespräch musste sehr genau hingehört und nachgefragt werden.

Mit der Verständlichkeit bewegt man sich innerhalb der ICF-Komponenten Aktivität und Partizipation. Hier geht es um Kommunikation. Die Faktoren, die die Verständlichkeit beeinflussen, sind nicht nur die rein formal sprecherischen. Ob eine Äußerung verstanden wird, hängt vom Raum ab, vom Hörvermögen, von der Situation, vom Kontext und von der Vertrautheit mit dem Sprecher. Viele Therapeutinnen hören sich ein, wenn sie einen Menschen mit Dysarthrie länger behandeln. Idealerweise übernimmt dann eine Kollegin die Beurteilung der Verständlichkeit. Das ist hier nicht nötig, da P erst einmal da war. Die Einschätzung der Verständlichkeit erfolgt anhand der Allensbacher Schweregradskala für Dysarthrie (➤ Tab. 8.4).

Allensbacher Schweregradskala für Dysarthrie

Die Skala unterteilt die Schweregrade der sprechmotorischen und stimmlichen Leistungen, der Kompensationsmechanismen und der Kommunikationsstrategien, um daraus einen Schweregrad der Verständlichkeit abzuleiten (➤ Tab. 8.4).

P wird auf den Grad 3 – mittel eingestuft. Alternativ dazu kann auch die NTID-Verständlichkeitsskala (*National Institute for the Deaf*, ➤ Tab. 8.5) benutzt werden. Dann käme P ebenfalls auf Grad 3.

Tab. 8.4 Einteilung des Schweregrads der Verständlichkeit in Anlehnung an Wilske (1991)

Grad	Beschreibung
0	keine Äußerung und/oder nur Stöhnlaute
1 sehr schwer	auch bei genauem Zuhören und mehrmaligen Wiederholungen der Äußerung unverständlich
2 schwer	• nur bei genauem Zuhören und oft nur nach Wiederholung verständlich • unverändert schwer verständlich auch ohne Müdigkeit, Stress oder Angst
3 mittel	• bei genauem Zuhören verständlich, gelegentlich Nachfragen nötig • Verschlechterung bei Stress, Müdigkeit, Angst
4 leicht/minimal	gut verständlich, genaueres Hinhören selten erforderlich
5 keine Störung	Verständlichkeit ungestört

Tab. 8.5 NTID-Verständlichkeitsskala (nach Samar & Metz 1988, aus Ziegler & Vogel 2010)

Punktwert	Beschreibung
1	Die sprachlichen Äußerungen sind unverständlich.
2	Die sprachlichen Äußerungen sind mit Ausnahme einiger Wörter oder Phrasen unverständlich.
3	Die sprachlichen Äußerungen sind schwer zu verstehen, doch der Inhalt ist im Wesentlichen verständlich (die Verständlichkeit kann sich bei längerem Zuhören erhöhen).
4	Die sprachlichen Äußerungen sind mit Ausnahme einiger Wörter oder Phrasen verständlich.
5	Die sprachlichen Äußerungen sind völlig verständlich.

Der Bereich der Verständlichkeit bei Dysarthrie bietet noch keine standardisierten Verfahren. Eine weitere Möglichkeit zur Beurteilung wäre ein **Transkriptionsverfahren,** bei dem der Patient eine Auswahl an Wörtern und Sätzen spricht, die die Therapeutin nicht kennt, so wie es z. B. im Frenchay Dysarthrie Assessment FDA-2 (➤ Tab. 8.1) gemacht wird. Problematisch ist der Wiedererkennungseffekt, wenn das FDA-2 durchgeführt wird. Dann sollte eine Kollegin gebeten werden, die Verständlichkeit zu prüfen.

Schlussfolgerungen

P ist in seiner Verständlichkeit mittelschwer eingeschränkt und somit in seiner Kommunikationsfähigkeit im Alltag. Seine Äußerungen sind zu ca. 65 % verständlich. Das bedeutet, dass er das Gesagte häufig wiederholen muss. Das ist für ihn „nervig" und er möchte unbedingt an seinem Sprechen arbeiten (➤ Kap. 8.2.3).

EXKURS

Stigmatisierung

Viele Patienten leiden sehr unter ihrer Sprechstörung, denn sie sprechen nicht „normal": Die **Natürlichkeit** des Sprechens haben sie aufgrund der Schädigung eingebüßt. Man spricht von „**bizarreness**". Die Betroffenen sind durch ihre Sprechweise „entstellt" und werden ähnlich wie bei einer kosmetischen Verletzung stigmatisiert. Das beeinflusst ihr soziales Verhalten: Viele ziehen sich zurück, sprechen kaum noch, gehen nicht mehr unter Leute, können womöglich ihren Beruf nicht mehr ausüben. Ihre Rolle in der Familie verändert sich, ihre Selbstständigkeit im Alltag ist eingeschränkt.

8.2.3 Therapieziele

Im Rahmen der neurologischen Rehabilitation Phase C, D und AHB kommen die Patienten bereits mit eigenen Vorstellungen und Erwartungen an den Aufenthalt und die Therapien. Sie haben eine ausführliche medizinische Abklärung hinter sich und sollen die Maßnahme nutzen, um wieder in ihren Alltag und in ihren Beruf zurückkehren zu können. Die Rehakliniken ihrerseits verfahren mittlerweile durchgehend nach ICF-Prinzipien. Das bedeutet, dass mit dem Patienten individuelle Reha-Ziele festgelegt werden. Dabei werden die Patienten am Anreisetag vom Arzt aufgenommen, der die Anamnese, den allgemeinen körperlichen und psychischen und den neurologischen Befund erhebt. Am Folgetag führen die verschiedenen Therapeutengruppen ihre Assessments und Screenings durch. Gemeinsam mit dem Patienten, entsprechend der **partizipativen Zielfindung** (➤ Kap. 11.2.3) werden die Reha-Ziele besprochen und festgehalten.

Bei Aufnahme durch den Arzt äußert P folgende Erwartungen an die Rehabilitation:

- Verbesserung des Sprechens und der Schrift
- Beseitigung des Zitterns bei Leistungsdruck
- Reduzierung des Schwitzens in den Händen

Partizipation

Die Schwerpunkte in der Dysarthrie-Therapie auf der ICF-Ebene der Teilhabe orientieren sich an der sozialen Situation des Patienten, ob er noch berufstätig ist, wie sein soziales Umfeld ist, welche Einschränkungen die Sprechstörung für seinen Alltag bedeutet. Hier arbeitet man vorrangig an **Verhaltensmodifikationen.**

P ist zufrieden mit seiner Ausbildung und möchte diese weiterführen. Im Moment kann er sich keine Alternative vorstellen. Es wird mit ihm als übergeordnetes langfristiges Ziel festgelegt:

- P wird seine Berufsausbildung wieder aufnehmen können

Aktivitäten

Auf der ICF-Ebene der Aktivitäten werden v. a. kompensatorische Methoden und Strategien eingesetzt.

Alle Therapeuten erheben zusammen mit P, welche Aktivitäten ihm wichtig sind:

- mittelfristig eine Postkarte in leserlicher, ausreichend großer Schreibschrift schreiben können (Ergotherapie)
- mittelfristig eine kurze Unterhaltung führen können, ohne sich ständig wiederholen zu müssen (Sprachtherapie)
- mittelfristig sicherer gehen und stehen können (Physiotherapie)

Körperfunktionen

Die Therapieschwerpunkte auf der ICF-Ebene der Körperfunktion und -strukturen liegen auf der Restitution oder Kompensation von artikulatorischen, stimmlichen und Atemfunktionen, die ein verständlicheres Sprechen bewirken.

Um die Verständlichkeit zu verbessern, muss v. a. an der

- Verbesserung der Funktion des Gaumensegels,
- der Zungenbeweglichkeit und -kraft und
- der Steigerung der Lippenkraft

gearbeitet werden. Das wird mit P besprochen.

Gleichzeitig wird ihm angeboten Strategien zu entwickeln, um seine Sprechweise besser zu kontrollieren. Ebenfalls wichtig ist P, dass er sich beim Trinken nicht ständig verschluckt. Gemeinsam wird festgelegt, dass eine kompensatorische Schlucktechnik eingeübt wird.

8.2.4 Therapieinhalte

Die Behandlungsansätze in der Dysarthrietherapie werden unterteilt in:

1. **verhaltensmodifizierende Ansätze:** symptomspezifische Verfahren, die entweder indirekt über allgemeine Atem-, Haltungs- und nicht-sprachliche Übungen die Funktionen verbessern sollen *oder* direkte Verfahren, die phonetische, linguistische und pragmatische Inhalte haben
2. **prothetische und instrumentelle Hilfsmittel:** Kommunikationshilfen, Gaumensegelprothesen oder Stimmverstärker
3. **medizinische und chirurgische Ansätze:** operative und medikamentöse Verfahren, die die Sprechproblematik indirekt durch eine generelle Behandlung der Grunderkrankung positiv beeinflussen

Da P noch am Anfang seiner Erkrankung steht und die Chancen gut sind, dass sich die Dysarthrie mit einer konsequenten medikamentösen Therapie des Morbus Wilson bessert, werden v. a. direkte und indirekte Verfahren zur Restitution der Funktionen sowie kompensatorische Strategien zur Verhaltensmodifikation eingesetzt.

Klinischer Hintergrund

Therapiegrundsätze für die Dysarthrietherapie, unabhängig von Syndrom und Schwere der Erkrankung:

1. **Kompensation:** Die Therapie sollte ressourcenorientiert sein. Der Patient soll lernen, seine noch vorhandenen Fähigkeiten und Kapazitäten optimal zu nutzen. Er lernt gleichzeitig, die „neue" Sprechweise zu akzeptieren.
2. **früher Beginn:** Die Therapie sollte rechtzeitig intervenieren, bevor eine gut erhaltene Funktion „überaktiv" wird und dadurch andere Funktionen behindert. Gerade bei progredienten Erkrankungen können so sich einschleifende, pathologische Muster vermieden und die Sprechfähigkeit möglichst lange erhalten bleiben.
3. **Selbstwahrnehmung:** Der Patient muss lernen, sich seines Sprechens bewusst zu werden. Was früher automatisiert gelang, muss heute unter bewusster Kontrolle und Anstrengung durchgeführt werden. Der Transfer in die Spontansprache kann nur gelingen, wenn der Patient jederzeit sein Sprechen anpassen kann.
4. **Evaluation:** Der Patient sollte zu jeder Zeit Kenntnisse über die einzelnen Behandlungsschritte haben, sie sollten mit seinen Zielformulierungen abgeglichen werden und er sollte die Ergebnisse beurteilen können.
5. **Motivation:** Der Patient sollte in seinen Bemühungen bestätigt und unterstützt werden. Er sollte allerdings auch bereit sein für die Therapie. Er sollte körperlich und psychisch in der Lage sein, der Therapie folgen zu können.

Verbesserung der Funktion des Gaumensegels

Laut Ziegler & Vogel (2010) hat die Behandlung einer velopharyngealen Insuffizienz oberste Priorität in der Dysarthrietherapie. Denn viele auditive Merkmale einer Dysarthrie sind auf **Hyper- oder Hyponasalität** zurückzuführen. Durch die veränderten Luftstrom- und Luftdruckverhältnisse verändern sich auch die Bewegungen der primären Artikulatoren.

Leider ist das Gaumensegel nicht direkt zugänglich. Es gibt (noch) keine evidenzbasierten Übungen. Dennoch sollte nichts unversucht bleiben. Es bestehen folgende Therapiemöglichkeiten:

- indirekte Stimulation, z. B. Gähnen, Schlucken, Saugen, Pusten oder Summen
- indirektes Muskeltraining über ganzkörperliche Stoß- und Pressübungen
- orale Luftstromlenkung über eine Nasenklammer oder Nase zuhalten; dabei sprechen von Plosiven, Frikativen und Vokalen
- Flüsterphonation, ebenfalls mit Nase zuhalten

Für P wird ein individuelles Übungsprogramm zusammengestellt, das gemeinsam durchgegangen wird.

Tab. 8.6 Beispielübungen zur Verbesserung der Velumfunktion bei P

Methode	Beispiel
Indirekte Stimulation	• Tischtennisball über den Tisch pusten (mit/ohne Strohhalm) • Papierfetzen (Größe steigern) mit Strohhalm ansaugen • Gähnen: sich eine heiße Kartoffel im Mund vorstellen
Muskeltraining	mit beiden Fäusten nach oben/ nach vorne stoßen
Luftstromlenkung	Silben sprechen: mba, nga, sma, sna, fna, schna, p…a, t…a. k…a
Flüsterphonation	wichtig dabei: keine Stimme einsetzen, „lautes" Flüstern

Gleichzeitig wird er aber aufgefordert – im Sinne des motorischen Lernens – es täglich in Eigenübung durchzuführen. ➤ Tab. 8.6 zeigt Beispielübungen.

Beachte: Bei den phonetischen Übungen sollte zunächst mit Nasenklammer (Nase zuhalten) geübt werden, damit die Artikulatoren keine kompensatorischen Bewegungen durchführen, um den Druckverlust auszugleichen.

Verbesserung von Zungenbeweglichkeit und -kraft

Hier gibt es ein großes Repertoire an Zungenübungen, die an dieser Stelle nur exemplarisch erwähnt werden. Für P sind keine außergewöhnlichen Maßnahmen erforderlich.

Beispiele:

- Zunge nach rechts und links bis in die Mundwinkel bewegen
- mit der Zunge die Ober-/Unterlippe ablecken
- mit der Zunge die Lippen umkreisen (beide Richtungen)
- mit der Zunge Zähne zählen
- Zunge ganz schnell hin und her bewegen
- mit der Zunge schnalzen

Steigerung der Lippenkraft

Zur Verbesserung des Mundschlusses können sowohl nicht-sprachliche als auch sprachliche Übungen eingesetzt werden:

- einen Spatel zwischen den Lippen halten und gleichzeitig versuchen, ihn herauszuziehen (Widerstand setzen)
- Übung am rechten und linken Mundwinkel wiederholen
- Sprechübungen: Silben auf bilabiale Plosive und Frikative mit Vokal, z. B. / ma /, / wa /, / ba /, / fa /, / scha /, / map /, / bab /, / bam / etc.

Strategien zur besseren Verständlichkeit

Ps Verständlichkeit ist deutlich reduziert, hier liegt der Therapieschwerpunkt. Ursächlich dafür sind neben der Hypernasalität die reduzierte Artikulation und das erhöhte Sprechtempo.

Folgende Übungen dienen der Steigerung der Artikulationsbewegungen in ihrer Auslenkung:

- **kontrastierende Laute:** Verwendung eines minimalen Kontrasts, z. B. / d / und / n / oder eines maximalen Kontrasts, z. B. / d / und / ʃ /, je nach Ausgangslage
- **Korkensprechen:** auch wenn es komisch wirkt, der Therapeut sollte als Vorbild immer mitmachen; der Korken bewirkt automatisch eine größere Amplitude der Artikulationsbewegungen, ähnlich wie es auch bei der Flüsterphonation der Fall ist; um es den Patienten zu erleichtern, werden humorvolle Phrasen oder besonders schwierige Wörter gewählt
- **Lautstärketraining:** ähnlich wie beim Flüstern bewirkt lautes Sprechen ebenfalls eine größere Amplitude, gleichzeitig bremst es die Sprechgeschwindigkeit

Diese phonetischen Übungen werden auf Silben-, Wort-, Satz- und zuletzt Textebene durchgeführt. Dabei muss für P geeignetes Material ausgewählt werden, z. B. Autozeitschriften, Sport- oder Musikartikel.

Zur Kontrolle des Sprechtempos gibt es folgende Möglichkeiten:

- Einsatz eines Pacingboards oder des Fingertappings in Kombination mit Sprechübungen entweder Silbe für Silbe, z. B. „ba-na-ne“, „mar-me-lade“ oder Wort-für-Wort, z. B. „Der-Löwe-frisst-das-Zebra“
- bewusstes Betonen, z. B. „Es ist schon **wieder** so **heiß**“
- übersteigertes Artikulieren, z. B. durch Flüstern auf Distanz oder „wie ein Nachrichtensprecher“ sprechen
- bewusste Atempausen, z. B. immer nach einer Phrase oder Zeile im Gedicht

Mit P Üben des Fingertappings und Setzen bewusster Pausen. Er trägt kurze Texte vor, als ob er ein Referat halten würde.

Anleitung kompensatorisches Schluckmanöver
Gleich zu Beginn der Therapie wird das Therapieziel bearbeitet, sicher trinken zu können. P wird angeleitet, beim Trinken den Kopf nach unten zu nehmen (*Chin down;* ➤ Kap. 20.2.4) und gerade bei Bier oder kohlensäurehaltigen Getränken eher kleinere Schlucke zu nehmen. P kann diese Technik ohne Probleme umsetzen.

Was wäre, wenn …

… P nicht regelmäßig seine Medikamente nähme?
Die Erkrankung muss medikamentös und mit einer kupferarmen Diät behandelt werden. Nur so lassen sich die neurologischen Ausfälle in Grenzen halten oder sogar zurückbilden. Die begleitenden konservativ-therapeutischen Maßnahmen sind also auch nur solange wirksam, wie sich der Patient an seine Medikation hält.

8.2.5 Therapieergebnisse

Während des 4-wöchigen Aufenthaltes zeigen sich in allen Bereichen Verbesserungen. P ist selbst zufrieden mit dem Verlauf. Im Bereich seiner Feinmotorik und Handkraft konnten leichte Verbesserungen erzielt werden. Dennoch schreibt er weiterhin in Druckschrift, was nur langsam geht. Das Gehen ist etwas sicherer geworden. Im Bereich der Sprachtherapie zeigen sich ebenfalls leichte Verbesserungen in allen beübten Bereichen: P selbst findet, dass sich auch seine Alltagskommunikation verbessert habe, Lippen- und Zungenkraft konnten gesteigert werden, die Veluminsuffizienz besteht weiterhin.

8.3 Zusammenfassung und Befund

Dieser Fall beschreibt eine sehr seltene Erkrankung mit einem relativ typischen Verlauf, die v.a. junge Menschen trifft. P steht noch am Anfang seiner Krankheitsverarbeitung: Auch wenn er sich gut informiert hat, ist er noch nicht in der Lage, das Ausmaß für sein Leben abzuschätzen und die Dringlichkeit einer Anpassung an die Erkrankung. Aus sprachtherapeutischer Sicht zeigt sich ein typisches Bild einer gemischten Form der Dysarthrie, die sich gut behandeln lässt.

Empfehlung weiteres Vorgehen

P hat sich während des Reha-Aufenthaltes sehr positiv entwickelt. Er zeigt eine hohe Motivation, die Krankheitsbewältigung anzugehen, und blickt zuversichtlich in die Zukunft. Dennoch braucht er weiterhin große Unterstützung bei der Strukturierung seines Alltags. Er selbst ist noch zu hektisch, arbeitet unstrukturiert, kann sich nicht ausreichend konzentrieren, fühlt sich manchmal wertlos und hilflos. Es wird empfohlen, ihn weiter in einer **stationären medizinisch-beruflichen Rehabilitation** zu behandeln, da die Fortführung seiner Ausbildung in den nächsten 6 Monaten nicht realistisch ist. Zudem ist eine Prüfung der Fahrtauglichkeit erforderlich, nachdem er an einem Wochenende zu Hause mit seinem Roller einen Unfall hatte. Die Fortsetzung von Physio-, Ergo- und Sprachtherapie im ambulanten und stationären Rahmen ist ebenfalls indiziert.

Befund für den Arztbrief

Bei Aufnahme bestand eine mittelschwere gemischt rigid-hypokinetisch-ataktische Dysarthrie, eine Velumdeviation nach rechts sowie eine leichte Dysphagie für Flüssigkeiten (BODS-Score gesamt 3). Inhalte der Sprechtherapie waren die Verbesserung der Verständlichkeit durch:
- *Steigerung der Lippenkraft*
- *Kräftigung von Zungenkraft und -beweglichkeit*
- *Verbesserung der Velumfunktion*
- *Reduktion der Sprechgeschwindigkeit*

Weitere Inhalte der Therapie waren die Vermittlung einer kompensatorischen Schlucktechnik (Chin down) für ein sicheres Abschlucken von Flüssigkeiten.

Bei Entlassung zeigt sich eine deutliche Verbesserung der Symptomatik in allen Bereichen bei gleichbleibender Diagnose einer leichten bis mittelschweren gemischten Dysarthrie. Eine Fortführung der sprachtherapeutischen Intervention ist dringend indiziert.

LITERATUR

Breitbach-Snowdon H. UNS-Untersuchung Neurologische bedingter Sprech- und Stimmstörungen. Düsseldorf: LOGO, 1995.

Enderby PM, Palmer R. FDA-2. Frenchay Dysarthrie Assessment-2. 2012. Dt. Fassung: Grosstück K, Grün H, Oehlrich R. Idstein: Schulz-Kirchner.

PRAAT www.fon.hum.uva.nl/praat/.(zuletzt abgerufen am 03.02.2019).

Samar VJ, Metz DE. Criterion Validity of Speech Intelligibility Rating-Scale Procedures for the Hearing-Impaired Population. Journal of Speech, Language, and Hearing Research 1988; 31:307–316.

Schnitker R, Huber W, Pustelniak D, Weyer D, Willmes K, Bülte D. Die Aachener Materialien zur Diagnostik neurogener Sprechstörungen (AMDNS). Neurologie & Rehabilitation 2011; 5 / 6: 277.

Suiter DM, Leder SB. Clinical Utility of the 3-ounce water swallow test. Dysphagia 2008; 23 (3): 244–250.

Wilske V. Allensbacher Schweregradskala für Dysarthrie. Forum des Zentralverbands für Logopädie, 1991; 1: 31–32.

Ziegler W, Schölderle T, Staiger A, Vogel M. Die Bogenhausener Dysarthrieskalen (BoDys). Ein standardisierter Test für die Dysarthriediagnostik bei Erwachsenen. Sprache-Stimme-Gehör 2015; 39:171–175.

Ziegler W, Schölderle T, Staiger A, Vogel M. Bogenhausener Dysarthrieskalen. Göttingen: Hogrefe, 2018.

Ziegler W, Vogel M. Dysarthrie: Verstehen – Untersuchen – Handeln. Stuttgart: Thieme, 2010.

KAPITEL 9

Barbara Seewald

Systemische Therapie bei Dysarthrie bei Myasthenia Gravis

Folgende Fragen werden in diesem Fallbeispiel beantwortet

- Was sind mögliche frühe Symptome einer Myasthenie?
- Wie kann logopädische Therapie im frühen Stadium einer Myasthenia Gravis aussehen?
- Wie kann systemisches Arbeiten in der Therapie bei Myasthenia Gravis eingesetzt werden?
- Wie unterscheiden sich Therapieziele bei degenerativen Erkrankungen von Therapiezielen bei nicht-degenerativen Erkrankungen?

Definition

Eine **Myasthenie (Myasthenia gravis, MG**) ist eine neurologische Autoimmunerkrankung, bei der die neuromuskuläre Erregungsübertragung gestört ist. Dies führt zu einer oft schweren belastungsabhängigen Muskelschwäche, die auch das Leitsymptom der Erkrankung ist. Typisch ist ein fluktuierendes Auftreten der Symptome. Häufige Symptome sind ein insuffizienter Lidschluss (**Ptose**), Schluckprobleme (**Dysphagie**), ein insuffizienter Lippenschluss, Nackenschwäche und Sprechprobleme (**Dysarthrie**).
Man unterscheidet die rein okuläre Myasthenie (Schwäche nur der Augenmuskeln), die generalisierte Myasthenie (Muskulatur ganzer Körper) mit leichter/mittlerer/schwerer Ausprägung, bei schwerer Ausprägung auch mit Schwäche der Atemmuskulatur, sowie die paraneoplastische Myasthenie bei Vorhandensein eines **Thymoms**.
Die Myasthenie zählt mit einer Prävalenz von 100 bis 200 Erkrankungen pro 1 Million Einwohner zu den seltenen Erkrankungen. Es gibt keine familiäre Häufung bzw. Vererbung.
Myasthenia Gravis kann in jedem Lebensalter, auch schon im Kindesalter auftreten. Frauen erkranken häufiger als Männer (Verhältnis 2:3) und auch schwerer. Sie erkranken auch früher als Männer, schon ab dem 20. Lebensjahr, wohingegen der Häufigkeitsgipfel bei Männern im 4. Lebensjahrzent liegt.

9.1 Falldarstellung

Phase E: Ambulanz

ANAMNESE

Der Patientin sei vor 6 Monaten erstmalig aufgefallen, dass beim Schminken das Stirnrunzeln nicht funktioniert habe. Vor 5 Monaten sei aufgefallen, dass bei längerem Reden die Stimme lallend und undeutlich geworden sei. Außerdem ermüde die Kau- und Mundmuskulatur beim Essen, sodass bisweilen auch der Mundschluss beim Essen nicht vollständig gelänge und Speichel ablaufe. Die Patientin gibt an, dass die Symptome seit 4 Monaten nicht weiter fortgeschritten seien. Jedoch werde sie von ihrem sozialen Umfeld gehäuft darauf hingewiesen, dass ihr Gesicht „maskenhaft" aussehe und anders als gewohnt.
Frau P mit bekannter Myasthenie berichtet beim Ersttermin in der logopädischen Praxis von Problemen mit der Atmung, dem Schlucken und Sprechen seit 4 Monaten. Seit der Thymektomie habe sich die Symptomatik gebessert. Ihre Muskulatur ermüde jedoch weiterhin bei motorischen Aktivitäten und längerem Essen. Aktuell habe sie Probleme mit den Lippen und beim längeren Sprechen.
Sie berichtet von Problemen beim Sprechen, sobald sie länger spreche oder psychisch unter Druck stehe. Das Sprechen sei nach ca. 15 Minuten anstrengend, Telefonieren nur max. 10 Minuten möglich. Im Studium stehe ein Referat an. Sie könne sich nicht vorstellen, das zu bewältigen, da sie außer Atem gerate, wenn sie länger als 15 Minuten spreche. Sie werde dann zudem schlechter verstanden.
Kauen und Schlucken würden ebenfalls Probleme bereiten. Die gemeinsamen Mahlzeiten in der Familie beschreibt sie als oft unerträglich. Sie benötige mehr Zeit als früher zum Einnehmen der Mahlzeiten, ihre Geschwister würden „blöde Bemerkungen" machen. Sie meide Fleisch, Karotten und Äpfel. Besonders schwierig seien

Burger, ihr Lieblingsessen. Belastend sei das Schmatzen und die Lippenschlussinsuffizienz.
Die eingeschränkte Mimik störe sie ebenfalls sehr. Lächeln gelinge nur teilweise, es sehe „peinlich" aus, weshalb sie mittlerweile vermeidet, fotografiert zu werden.

Der Weg zur Erstdiagnose

Die Erstdiagnose Myasthenie ist vor 4 Monaten gestellt worden, nachdem Frau P aufgrund häufigerer Stimm- und Schluckprobleme von ihrer Hausärztin zu einem niedergelassenen HNO-Arzt und Phoniater überwiesen wurde. Dieser stellt eine Dysphonie mit eingeschränktem Stimmumfang und hyperfunktioneller Kompensation einer zugrundeliegenden Muskelschwäche fest. Außerdem eine Dysphagie. Nachdem das anberaumte MRT keinen positiven Befund gibt und die Blutwerte auffällig sind, überweist die Hausärztin Frau P zur Abklärung des Verdachts auf eine Myasthenie an die Poliklinik der örtlichen Neurologie mit angeschlossenem Myasthenie-Zentrum.

Klinischer Hintergrund

Typische (Erst-)Symptome:

- insuffizienter Lidschluss (**Ptose,** uni- oder bilateral) und **Doppelbilder:** bereits im Anfangsstadium klagen die Betroffenen über Sehstörungen, v. a. bei Müdigkeit, Doppelbilder und „schwere Lider", die Augen sind häufig ungleich geöffnet
- diese Anfangssymptome können sich auf die **mimische Muskulatur** ausbreiten; Betroffenen klagen über eine beeinträchtigte nonverbale Kommunikationsfähigkeit
- Ausbreitung auf gesamte Willkür-Muskulatur, auch auf Sprech-, Schluckmuskulatur
- **Dysphagie:** Patienten klagen über eine Kau- und Schluckschwäche; Probleme beim Abschlucken überwiegen; orale Schluckphase ist oft erheblich verlängert; bereits in frühen Stadien der Myasthenia Gravis klagen die Betroffenen über lange Essenszeiten; eine erhöhte Aspirationsgefahr tritt in frühen Stadien häufig nur bei bestimmten Konsistenzen wie harten Apfelschalen oder beim schnellen Trinken von Flüssigkeiten auf; im fortgeschrittenen Stadium erhöhte Aspirationsgefahr schließlich bei allen Konsistenzen
- Schwäche der **Nackenmuskulatur:** viele Patienten klagen über Schwierigkeiten, den Kopf halten zu können
- Ausbreitung auch auf die Atemmuskulatur: Betroffenen klagen über Atemnot (**Dyspnoe**), insbesondere bei körperlicher Belastung, z. B. beim Treppensteigen oder beim Joggen; ebenso bei psychischer Belastung
- häufig entwickelt sich eine **Dysarthrie,** sie ist anfangs meist mild ausgeprägt; typischerweise fluktuiert die Symptomatik im Tagesverlauf und nimmt besonders bei myasthenen Krisen (➤ Kap. 17) zu

Neurologischer Untersuchungsbefund

Patientin wach, bewusstseinsklar, zu allen Qualitäten orientiert, emotional schwingungsfähig und kooperativ. Hirnnervenstatus: Pupillen isocor, prompte direkte und indirekte Lichtreaktion beidseits, Gesichtsfeld fingerperimetrisch unauffällig, kein Nystagmus, keine Doppelbilder, schwache Masseterkontraktion, positives Signe des Cils (➤ Kap. 18) beidseits, Stirnrunzeln eingeschränkt, Mundwinkelheberparesen (li > re), Gaumensegel mittig, Zungenmotilität intakt. Leicht verwaschene Sprache. Gesicht anamnestisch seit Geburt etwas schief. Reflexstatus: Muskeleigenreflexe an allen Extremitäten seitengleich, lebhaft auslösbar, keine Kloni, Babinski beidseits negativ. Motorik: keine Tonusanomalien, keine latenten oder manifesten Paresen, Arm-Halte-Versuch/Bein-Halte-Versuch beidseits regelrecht. Keine Einschränkung der Belastbarkeit, Muskelfunktion der oberen und unteren Extremität anamnestisch regelrecht. Fersen-, Zehen- und Seiltänzergang regelrecht. Extrapyramidalmotorik: kein Tremor, kein Rigor, regelrechte Mimik, keine Spontanbewegungen. Koordination: Eudiadochokinese beidseits, Finger-Nase-Versuch und Knie-Hacke-Versuch unauffällig, Romberg-Stehversuch unauffällig. Sensibilität: kein Hinweis auf Oberflächen- oder Tiefensensibilitätsstörungen. Keine Dyspnoe.

Bei passender Klinik und bei positiven **Acetylcholin-Rezeptor-AK** wird die Diagnose Myasthenie gestellt. In der ergänzten repetitiven Reizung des Nervus facialis und Nervus accessorius zeigt sich kein **Dekrement.**

Sozialanamnese

Frau P studiert Realschullehramt im 2. Semester und hat einen Minijob in einer Bäckerei. Sie lebt zu Hause im Elternhaus und ist Selbstversorgerin. Sie betreibt regelmäßig Sport im Fitnessstudio.

Klinischer Hintergrund

Neurologische Untersuchungsmethoden bei Myasthenie

- **Tensilon-Test/Prostigmin-Test:** Injektion eines kurzwirksamen Acetylcholinesterase-Hemmers; Symptomverbesserung ist bei Myasthenia Gravis typisch, jedoch nicht spezifisch
- **Simpson Test:** bei längerem Blick nach oben nimmt die Ptose zu
- **EMG:** bei Myasthenia Gravis Dekrement-Zeichen, Abnahme der Amplitude (s. u.)
- **Labordiagnostik:** Nachweis von Antikörpern im Blut (Acetylcholinrezeptor-Antikörper oder Anti-MuSk-Antikörper)
- Untersuchung des Thymus per **Thorax-CT** (Computertomographie des Brustkorbs)
- **Eisbeuteltest:** Abnahme der Ptose bei Myasthenia Gravis

Definition medizinischer Begriffe

Dekrement: spezielle abnehmende Form einer Amplitude des EMG, aus der eine abnehmende Muskelkraft abgelesen werden kann; Beispiele für eine Elektromyographiemessung: (➤ Abb. 9.1) Dekrement mit deutlicher Abnahme der Muskelkraft; typisches Bild bei einer Myasthenie; im Vergleich dazu Amplitude ohne Dekrement bei gleich bleibender Muskelkraft (➤ Abb. 9.2)

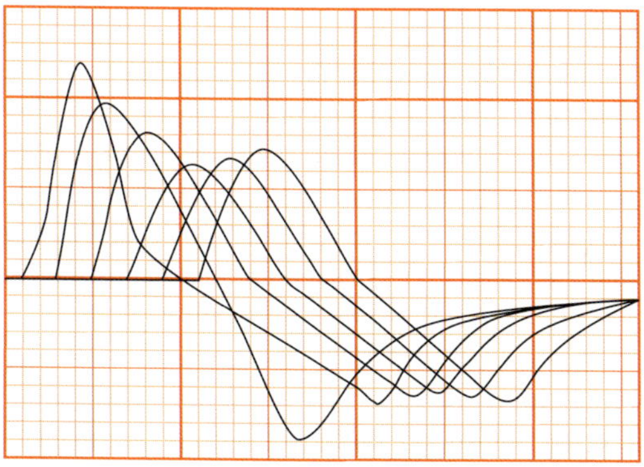

Abb. 9.1 EMG mit abnehmender Amplitude (Dekrement) [M1013]

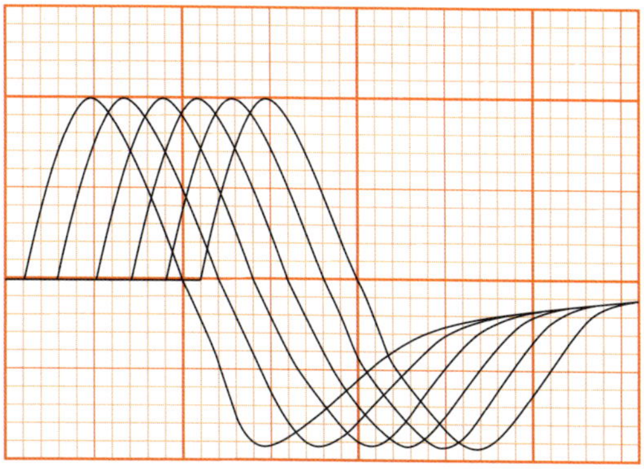

Abb. 9.2 EMG normale Amplitude [M1013]

Eudiadochokinese: normale Beweglichkeit bei schnellen Bewegungen

Isocor: Pupillen sind gleich groß

Mestinon, Kalimin: häufig verwendete Handelsnamen für Acetylcholinesterase-Hemmer wie Pyridostigmin, Distigmin, Neostigmin; schaffen rein symptomatische Linderung und werden auch gezielt vor den Mahlzeiten oder besonderen Belastungssituationen (Vortrag, Bewerbungsgespräch, Abendveranstaltung) verwendet

Romberg (Steh-)Versuch: Untersuchung der Standsicherheit. Patient steht mit geschlossenen Füßen, vorgestreckten Armen und geschlossenen Augen; dabei wird auf mögliche Schwankungen geachtet

Tensilon-Test: Injektion eines kurzwirksamen Acetylcholinesterase-Hemmers; Symptomverbesserung ist bei Myasthenia Gravis typisch, jedoch nicht spezifisch; falsch positive und falsch negative Ergebnisse sind nicht selten

Thymektomie: Entfernung der Thymusdrüse; bei jüngeren Patienten im Alter zwischen 10 und 50 Jahren wird in den Leitlinien empfohlen, die Thymektomie frühzeitig durchzuführen, da die Betroffenen vermutlich dann am meisten davon profitieren; Thymektomie wird endoskopisch oder transsternal durchgeführt

Thymom: seltener maligner Tumor im Brustraum (Mediastinum); ca. 45 % der Patienten mit Thymom haben auch eine Myasthenie; umgekehrt haben 10–15 % der Patienten mit Myasthenie ein Thymom

Thymus: zentrales lymphatisches Organ mit besonderer Bedeutung für die Selektion spezieller Abwehrzellen (T-Lymphozyten)

9.2 Sprachtherapeutische Maßnahmen

Frau P, 22, stellt sich in der logopädischen Praxis vor, die Myasthenie ist seit 4 Monaten bekannt. Einen Monat zuvor wurde eine **Thymektomie** durchgeführt. Der HNO-Arzt und Phoniater hat ihr eine logopädische Therapie der diagnostizierten Dysphonie und orofazialen Schwäche empfohlen.

9.2.1 Aufnahmebefund

Anamnesefragen

Eine Myasthenie zeichnet sich durch eine sehr typische Symptomatik aus (> Tab. 9.1). Durch gezielte Anamnesefragen kann der Arzt die Diagnose eingrenzen. Auch in der logopädischen Praxis sind die Fragen für die vorbereitende Abklärung bei ungeklärten Sprech- und Schluckstörungen hilfreich:

- „Gibt es Probleme mit dem Sprechen, dem Schlucken oder Atmen?"
- „Seit wann bemerken Sie eine Schwäche beim Essen/Sprechen/Atmen?"
- „Wann bemerken Sie diese Schwäche?"
- „Verschlucken Sie sich? Wie oft?"
- „Gibt es Probleme beim Abschlucken?"
- „Kommt abgeschluckte Nahrung „wieder hoch"?"
- „Kommt Nahrung durch die Nase?"
- „Wie lange dauert eine Mahlzeit?"
- „Wie viele Mahlzeiten benötigen Sie am Tag, um genügend zu sich zu nehmen?"
- „Haben Sie Gewicht verloren? Wenn ja, wieviel und in welchem Zeitraum?"
- „Mit wem nehmen Sie Ihre Mahlzeiten ein? Was hat sich verändert?"
- „Wie lange können Sie ohne Anstrengung sprechen?"
- „Wie geht es mit dem Telefonieren?"
- „Was bemerken Ihre Familie/Freunde/fremde Personen?"
- „Welche Reaktionen bemerken Sie?"
- „Wie beeinflusst Sie diese Symptomatik in Ihrem Beruf?"

Tab. 9.1 Checkliste Myasthenia Gravis

Symptome	Therapie
schnelle Ermüdbarkeit der Muskulatur	• Aktivitäten abstimmen • Tagesplan • Entspannungstechniken
verbesserte Schluckfunktion bei Kältereiz	Eiswasser, Eiswürfel zu den Mahlzeiten
fluktuierende Symptomatik	• Mahlzeiten in guten Tagesphasen einnehmen • zusätzliche Medikation für wichtige Aktivitäten
Dyspnoe	Atemtherapie
Schwäche der Nackenmuskulatur	Physiotherapie
Doppelbilder, hängendes Augenlid/Ptose	medikamentöse Behandlung
Dysarthrie, Dysphonie	• Dysarthrietherapie • Stimmtherapie
Dysphagie mit Problemen v. a. beim Abschlucken/pharyngeale Phase, im Verlauf auch der oralen und pharyngealen Schluckphase	• Schlucktherapie • Mahlzeiten mit Medikation abstimmen • Eiswasser • Mestinonspray

Ersteindruck

Frau P kennt ihre Diagnose seit 4 Monaten. Sie wirkt verärgert über die Krankheit und macht sich Sorgen um ihr Studium. Sie ist verunsichert, ob sie das anstehende Referat in 2 Monaten schafft.

Ihre mittlere Sprechstimmlage erscheint erhöht, der Stimmklang mädchenhaft, „piepsig", und eher leise. Ihre Kommunikationsfähigkeit wirkt im Gespräch in ruhiger Umgebung nur mäßig beeinträchtigt. Es fällt eine etwas gekrümmte Körperhaltung und ein unsicherer Blickkontakt auf. Beim Lächeln hält Frau P ihre Hand vor den Mund.

Schlussfolgerungen

- erster Eindruck: Frau P steht noch am Anfang der Krankheitsverarbeitung; sie hat sich entschlossen, eine logopädische Therapie zu beginnen, ist jedoch noch unsicher, ob sich dies für sie lohnen wird

9

- ersten beiden Stunden sollen dafür genutzt werden, das Anliegen von Frau P zu klären und ihr ein Therapieangebot zu machen
- leichtgradige belastungsabhängige neurogene Dysarthrie mit verschliffener Artikulation, geminderter Verständlichkeit, Sprechanstrengung
- funktionelle Dysphonie mit geminderter stimmlicher Belastbarkeit, Einschränkung der Ruf- und Singstimme, erhöhter mittlerer Sprechstimmlage, geringer Lautstärke und Dynamik, eingeschränkter Ruhe- und Phonationsatmung, clavikulärem Atemmuster

Beginn der logopädischen Therapie
Im Vordergrund der ersten Stunden mit Frau P stehen:
- Aufbau von Kontakt und Vertrauen
- Klärung des Anliegens
- erste Informationen über die Krankheit
- Erarbeitung erster Übungen und Strategien für den Umgang mit Myasthenia Gravis

Das Vorgehen ist ziel- und ressourcenorientiert.

Anliegen klären und Therapieauftrag einholen
Als Anliegen formuliert Frau P:
- in 2 Mon. 30-minütiges Referat halten können
- sich durch Äußerungen der Familie nicht mehr gestresst zu fühlen
- in der Öffentlichkeit einen Burger zu essen

Frau P möchte:
- Übungen zur Entspannung
- Übungen für eine kräftigere Mimik
- Unterstützung dabei, mit der Diagnose klarzukommen
- Reden

9.2.2 Diagnostik

Klinische Schluckuntersuchung (KSU)

Die Patientin ist wach, orientiert, sie kommuniziert etwas leise, ist jedoch in ruhiger Umgebung gut verständlich.

Mundraum weitgehend frei, dezente Speichel-Residuen am Zungengrund. Orofaziale Motorik leichtgradig verlangsamt, herausragend Minderung der Lippenmotilität, insbesondere Breitziehen in Bewegungsumfang, Kraft und Tempo eingeschränkt. Hustenstoß und velopharyngeale Sensibilität suffizient.

Beim Trinken von 100 ml Wasser aus einem Glas verlangsamte und unsichere präorale Phase, Lippenschluss sichtlich gemindert. Orale Phase dezent verlangsamt. Kein anteriores Leaking. Keine Aspirations- oder Penetrationszeichen.

Bei weicher Kost leichtgradig verlängerte Kauphase, sichtlich Vorsicht und Konzentration beim Kauen und Abschlucken. Keine Aspirations- oder Penetrationszeichen.

Bei Belastung/Kauen und Schlucken mehrerer Stücke Brot zunehmende Verlangsamung der Kaubewegungen. Keine Aspirations- oder Penetrationszeichen.

Schlussfolgerungen

- leichtgradige belastungsabhängige neurogene Dysphagie mit beeinträchtigtem Lippenschluss und verlängerter Kauphase
- leicht-mittelgradige Störung der orofazialen Motorik mit Einschränkung der mimischen Muskulatur

Empfehlung
- Kostform nach Wunsch
- beachten der Schluckregeln, v. a. bzgl. Sitzhaltung, ausreichender Kauphase und angepasstem Tempo
- bei Bedarf Mestinon-Medikation
- ambulante logopädische Therapie

Befundung – Tonband-Aufnahme

Eine Tonband-Videoaufnahme gibt einen akustischen und visuellen Eindruck der Kommunikationsfähigkeit sowohl für Therapeut als auch Patient.

Beispiele für einen möglichen Aufbau der Aufnahme:
- 3 Minuten Spontansprache „Was machen Sie gerne in Ihrer Freizeit?/Was war Ihr schönstes Reiseziel/Ihr schönster Urlaub?"
- Reihensprechen, Zählen 1–20
- Ausatemdauer auf / f /, 2-mal wiederholen lassen
- Prüfung der Tonhaltedauer bei A-Phonation
- lautes Lesen des standardisierten Textes „Der Nordwind und die Sonne", mod. nach Aesop (Bergauer 2011)

Skalieren – eine Technik aus der systemischen Logopädie

Machen Sie den Patienten zum Chefkoch! Als Therapeut stellen Sie die Zutaten aus geeigneten logopädischen Übungen und Strategien zur Verfügung. Ihr Patient wählt daraus aus, er stellt sich sein persönliches Behandlungsrezept zusammen.

Skalieren ist eine verhältnismäßig einfache und effektive Methode, gemeinsam mit dem Patienten von der Problemorientierung hin zu Zielen und geeigneten Strategien zu finden. Es ist ein sehr individuelles, ressourcen- und zielorientiertes Vorgehen.

Das Ziel dabei: Der Patient lernt, selbst die Verantwortung für seinen Therapiefortschritt zu übernehmen. Lernt, sich selbst einzuschätzen. Er lernt v. a., wo seine Ressourcen, seine Fähigkeiten, seine Vorlieben liegen. Er macht sich bewusst, was bisher geklappt hat, was er bisher erfolgreich bewerkstelligt hat, damit sich die Symptomatik verbessert.

Eine große Rolle spielt hier auch Spaß und Freude am Therapiefortschritt: Der Patient ist Urheber seiner Aktivitäten, bestimmt selbst, welche Übungen er auswählt, welche Übungen und Strategien helfen, was ihn vorwärtsbringt.

Los geht es mit einer Skala von 1–10 und reichlich Platz zum Schreiben. 1 entspricht wenig/schlecht, 10 entspricht viel/sehr gut.

Es werden erkundende Fragen gestellt und die Beschreibungen des Patienten wörtlich notiert (➤ Abb. 9.3).

Als erstes eignet sich z. B. die Symptomatik des aktuellen Tages: „Welchen Punktwert würden Sie dem Sprechen/Schlucken heute geben?"
Der Patient wählt dafür z. B. den Punktwert 5:

- „Woran merken Sie, dass das Sprechen/Schlucken heute bei einer 5 liegt?"
- „Was klappt heute gut, was klappt nicht so gut?"
- „Was können Sie bei einer 5 essen? Was nicht?"
- „Wie lange können Sie ohne Anstrengung essen?"
- „Wie weit können Sie ohne Anstrengung laufen? Wie viele Treppenstufen ohne Anstrengung gehen?"

Als nächstes wird gemeinsam mit Frau P ein weiterer Punkt auf dem Zahlenstrahl erforscht: Wann war es schlechter? > Vor 2 Wochen > Welchen Punktwert würden Sie dafür vergeben? Frau P wählt eine 2. Sie fragen:

- „Wie sah das Sprechen/Schlucken bei der 2 aus?"
- „Was konnten Sie hier essen?" usw.

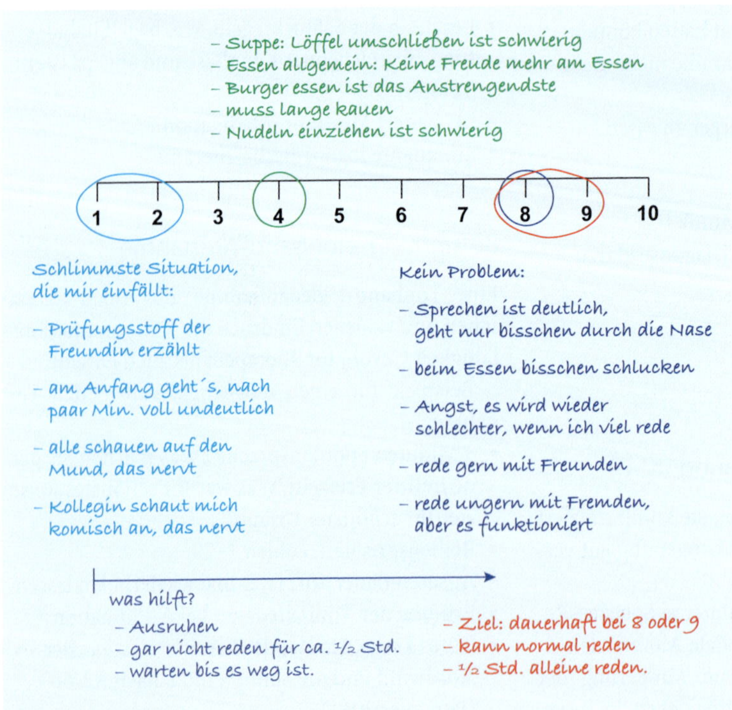

Abb. 9.3 Skalieren Beispiel [L231]

Dann geht es um die Ressourcen: Der Fokus wird auf Strategien gerichtet, die beim Sprechen und bei Einnahme der Mahlzeiten bisher bereits funktioniert haben:

- „Was hat geholfen, dass Sie von der 2 wieder auf eine 5 gekommen sind?"

In einem dritten Schritt richtet sich der Blick schließlich auf die Zukunft:

- „Wohin möchten Sie kommen? Welchen Punktwert möchten Sie erreichen?" Frau P nennt den Punktwert 8.
- „Woran werden Sie merken, dass Sie die 8 erreicht haben?"
- „Was können Sie dann essen? Mit wem? In welcher Situation?"
- „Wie lange können Sie dann sprechen/telefonieren? In welcher Situation?"

Auch hier legen Sie wieder den Fokus auf Ressourcen und mögliche Strategien:

- „Was könnte helfen, dass Sie zur 8 kommen?"
- „Wann möchten Sie das erreicht haben?"
- „Welche Strategien könnten helfen, dass Sie die 8 dauerhaft erhalten?"

Wichtig:

Der Therapeut ist hier „Sekretär": Er schreibt verkürzt, jedoch immer wörtlich die Äußerungen des Patienten auf. Er erfasst so bestmöglich die Vorstellung des Patienten.

Als nächstes spiegelt der Therapeut das Niedergeschriebene:

„Wenn ich Sie richtig verstanden habe, dann haben Sie bei Punktwert 8 eine verständliche Lautstärke, sprechen wieder im Seminar und gehen wieder mit Freunden zum Essen aus."

So kann der Patient die Richtung entwickeln, in die es in der Therapie gehen soll.

EXKURS

Systemische Techniken in der Logopädie

Denkansätze und Techniken aus der systemischen Logopädie haben sich auch für die Behandlung neurogener Störungen bewährt. Sowohl bei degenerativen Erkrankungen wie Myasthenia Gravis, Morbus Parkinson als auch bei Schlaganfällen finden Therapeuten und Patienten hier praktische Tools. Besonders für die Krankheitsverarbeitung und Entwicklung persönlicher Übungen und Strategien eignet sich dieser Ansatz.

Systemische Techniken in Beratung und Therapie haben sich aus der systemischen Familientherapie entwickelt. Dieser Ansatz ist geprägt von einer konstruktivistischen Sicht auf das Verhalten: Ein wichtiger Aspekt in der Arbeit mit Patienten besteht darin, dass jeder Mensch seine ganz persönliche Sicht auf die Welt, die Dinge hat. Dementsprechend auch seine ganz persönliche Wahrnehmung seiner Einschränkung. Und für den therapeutischen Prozess besonders wichtig: das persönliche Wissen des Patienten um seine Ressourcen und seine Wünsche und Ziele. Auf dieser Grundlage entwirft der Patient seine persönlichen Ziele, sein individuelles Übungsprogramm und Strategien.

Die systemische Beratung und Therapie helfen, Ressourcen zu erkennen und die Handlungsfähigkeit zu stärken. Der Ansatz ist lösungsorientiert, nicht problemorientiert.

Denkansätze und Techniken aus der systemischen Logopädie:

- aktivieren die persönlichen Ressourcen
- sind individuell zielorientiert: Wohin will der Patient, was will er wieder/möglichst lange können?
- aktivieren die Verantwortung der Patienten
- nehmen den Fokus weg vom Defizit und setzen ihn auf Ziele und Aktivitäten
- zeigen einen Weg, aus der Ohnmacht herauszufinden und einen aktiven Umgang mit der Krankheit zu finden: persönliche Strategien, Techniken, Ressourcen
- ergänzen sich gut mit ICF-basiertem Therapie-Ansatz, der auf individuelle Partizipation und Teilhabe ausgerichtet ist

Eine sehr fundierte und gut umsetzbare Darstellung zur systemischen Denkweise in der Logopädie findet sich in Lange (2012).

Schlussfolgerungen

Aufgrund der Anamnese, Tonbandaufnahme mit Besprechung, KSU und dem Skalieren ist bekannt, dass Frau P Probleme beim Atmen, Sprechen und Schlucken hat. Sie zieht sich aus vielen Aktivitäten zurück, möchte diese jedoch wieder aufnehmen.

Daher folgende Schwerpunktsetzung in der Therapie:

- Krankheitsverarbeitung/Festigung der Identität
- Erarbeitung einer tieferen physiologischen costoabdominalen Atmung
- Erarbeitung von Entspannungstechniken
- Stressmanagement
- Erarbeitung eines Tagesplans mit ausreichend Ruhepausen
- Zusammenstellen eines persönlichen täglichen Stimm-Warming-Ups
- Zusammenstellen eines persönlichen täglichen/wöchentlichen Trainingsplans mit Übungen in den Bereichen Atmung, Sprechen und Schlucken

9.2.3 Therapieziele

Therapieziele sind für Frau P:
- Krankheitsverarbeitung
- permanente Strategien
- Notfallstrategien
- restituierende Maßnahmen/gemäßigtes Krafttraining

Partizipation

Im Vordergrund der logopädischen Therapie mit Frau P steht das Ziel, den Schock der Diagnose zu bewältigen und einen dauerhaften, souveränen Umgang mit der Myasthenie zu finden.

Begleitend wird ein Übungsprogramm zu Aktivierung und Training der mimischen Muskulatur und der Schluckfunktion erarbeitet.

Frau P strebt den Lehrerberuf an. Daher wird als weiteres Ziel eine belastbare Stimme und Sprechen mit physiologischer Sprechstimmlage, ausreichender Lautstärke und Verständlichkeit vereinbart.

Möglichst schon in den ersten beiden Therapiesitzungen sollte der Fokus von den Symptomen und Defiziten auf gewünschte Aktivitäten und Partizipation gelenkt werden.

Besonders gut eignen sich dafür Fragetechniken, wie sie auch in der systemischen Beratung bekannt sind:
- „Was ist Ihr Anliegen?"
- „Was möchten Sie wieder können?"
- „Was möchten Sie wieder tun?"

Viele W-Fragen konkretisieren das Anliegen:

Was ist daran besonders wichtig? Wer kann dabei helfen? Wann? Wie oft? Wer? Zu welchen Zeitpunkten des Tages/der Woche? Wie lange? Mit wem? Was hilft? Wer hilft? Was geht besonders leicht? Was könnte der erste Schritt sein? Unter welchen Umständen? Bis wann soll dieses Ziel erreicht sein?

W-Fragen helfen zu konkretisieren, eine Aktivität realistisch zu gestalten, eigeninitiativ/selbst aktiv zu werden.

Es ist wichtig, dass sich der Therapeut bei der Gestaltung der Aktivitäten möglichst zurückhält, seine eigene Vorstellung, wie „es" gehen könnte, zurückstellt. Der therapeutische Erfolg liegt in einem möglichst weiten Platz für Ideen, Visionen des Patienten. Nur dieser kennt letztlich sein eigenes Potenzial, seine Motivationen, seinen Antrieb. (Lange 2012).

Das ermöglicht auch, dass der Patient die Verantwortung übernimmt. Und von der Ohnmacht dazu übergeht, sein Leben und seine Möglichkeiten wieder aktiv selbst zu gestalten.

Aktivitäten

- Frau P kann in 2 Monaten angemessen nonverbal kommunizieren, lächeln und Gefühle ausdrücken
- hat in 2 Monaten mehr Sicherheit bezüglich ihrer mimischen Kommunikation gewonnen, hält sich nicht mehr die Hand vor den Mund
- hält in 3 Monaten ein Referat ohne die Hilfe ihrer Kommilitonin; sie setzt die erlernte Sprechtechnik nach AAP ein
- klärt im Verlauf von 4 Wochen Familie und Freunde über ihre Erkrankung auf
- nimmt nach 2 Monaten wieder gerne an gemeinsamen Mahlzeiten teil; die Familie ist jetzt informiert und weiß, wie sie die Tochter/Schwester unterstützen können
- isst wieder in der Öffentlichkeit; sie weiß, welche Gerichte der Speisekarte für sie einfach zu kauen und zu schlucken sind; sie achtet auf die richtige Wahl des Esslokals; sie wählt bewusst angenehme Tischnachbarn

Körperfunktionen

Physiologische und psychologische Funktionen des Körpersystems:
1. Stimme und Sprechen
   Störung: Einschränkung der Belastbarkeit beim Sprechen, Ermüdung der Sprechfunktion, z. B. beim Vortragen eines längeren Textes ab etwa 30 Minuten
2. Mimik/mimische Gesichtsmuskulatur
   Störung: Frau P kann beim Lächeln die Lippen nur eingeschränkt breitziehen; um dies zu verbergen hält sie schützend die Hand vor den Mund
3. Schlucken
   Störung: Drooling und verlängerte orale Phase, langsames Essen; Frau P sorgt sich, dass ihr Nahrung aus dem Mund gleitet; sie vermeidet es, in der Öffentlichkeit zu essen; wegen des

langsamen Essens wird sie von ihren Geschwistern angesprochen, was sie sehr ärgert

Folgende Ziele werden vereinbart:

- Frau P hält nach 3 Monaten logopädischer Therapie ein 3-minütiges Referat ohne Hilfe einer Kommilitonin
- klärt ihre Familie über Myasthenia Gravis auf
- nimmt in entspannter Stimmung die Mahlzeiten mit ihrer Familie ein
- nimmt sich einen Lauftrainer, lernt mit Atmung umzugehen und ihre Belastungsphasen anzupassen; sie findet eine passende Laufgruppe und nimmt wieder an regelmäßigen Lauftreffs teil

9.2.4 Therapieinhalte

Frau P fühlt sich v. a. durch die unterschiedlich stark auftretende Lippenschwäche und das nasale Sprechen eingeschränkt. Das Sprechen erfordert einen erhöhten Kraftaufwand, das Essen vermehrt Zeit. Beides stört sie insbesondere, wenn sie mittags Kommilitonen in der Mensa trifft.

Die Dysarthrie wird bei der Wahl der Behandlungsschwerpunkte als leichtgradig eingeordnet. Alle Artikulationsbewegungen und Lautbildungen sind auch unter Belastung nur leicht beeinträchtigt. Die Veluminsuffizienz im Zusammenspiel mit der Atmung hingegen wird als ursächlich für die Einschränkung der Sprechfunktion gewertet: Es ist davon auszugehen, dass die supralaryngealen Ventilfunktionen (Gaumensegel und Lippen) bei Frau P den Luftstrom nicht ausreichend hemmen können. Sie löst das sprechmotorische Problem dadurch, dass sie die Ausatmung über das Glottisventil kompensiert, was zu einer erhöhten Kehlkopfspannung und in der Folge u. a. zu Sprechanstrengung und einer erhöhten mittleren Sprechstimmlage führt (Ziegler et al. 2010).

Daher liegt der Therapieschwerpunkt auf der Vertiefung der Atmung und Verbesserung der Velumfunktion. Neben restituierenden Maßnahmen stehen v. a. kompensatorische Maßnahmen im Vordergrund: Wesentliche kompensatorische Effekte scheinen in einer Anpassung des Sprechtempos und der Sprechatmung zu liegen, mögliche positive Einflüsse haben eine ausgeprägtere Betonung, Lautstärke und Resonanz der Stimme.

Atemtherapie

Übungen zur Vertiefung der Ruheatmung bieten einen Einstieg in die Therapie und werden auch im weiteren Verlauf genutzt. Sie sind hilfreich für:

- Symptomreduktion in den Bereichen Dysphagie und Dysarthrie
- gezielte Entspannung
- Verringerung der Sprechanstrengung
- Verbesserung der Eigen-/Körperwahrnehmung

Eine vertiefte, costo-abdominale Atmung ist:

- Grundlage für Übungen zur orofazialen Motorik
- Grundlage für Stimm- und Sprechtherapie
- unerlässliche Vorbereitung für myasthene Krisen (➤ Kap. 17)

Übung 1

Übung aus der funktionellen Entspannung (FE): Körperwanderung im Sitzen oder Liegen/Erspüren der Kontaktflächen/„Loslassen“ einzelner Körperteile/Vertiefung der Atmung (Fuchs 1997)

Übung 2

Dehnung der Zwischenrippenmuskulatur: im hüftbreiten Stand Arme seitlich nach oben heben, rechte Hand über den Kopf geben, rechte Seite dehnen, langsames und verlängertes Ausatmen, vertieftes Einatmen

Wechsel auf linke Seite

Übung 3

Im Stehen die Arme mit der Einatmung vor dem Körper heben, mit der Ausatmung seitlich senken. Ziel ist primär die vertiefte, costo-abdominale Atmung („Bauchatmung“); wenn das gelingt, kann auch die komplette Vollatmung mit Bauch- und anschließender Brustatmung geübt werden („Vollatmung“).

Übung 4

Resonanz

Im Stehen/Sitzen/Liegen auf „mmmm …“ tönen, Hand auf Kehlkopf, Wange, Scheitel, Brust legen und Resonanz wahrnehmen. Weiterführung dieser Übung als Kauphonation nach Froeschels (Hammer 2009).

Eine ergiebige Quelle für Atem- und Stimmübungen ist Coblenzer & Muhar (2002). Ebenso Methoden wie Tai Chi, Chi Gong und Yoga.

Gaumensegeltraining

Das Gaumensegel (Velum) ist für die wichtige Funktion des velopharyngealen Abschlusses zuständig, der bei Myasthenie häufig geschwächt ist. Beim Abschlucken trennt das Velum den Oropharynx vom Nasopharynx. Das Gaumensegel schließt zur Rachenhinterwand ab. Gelingt das nicht oder nur unvollständig, fließt Speise in den Nasenraum (nasale Regurgitation).

Bei der Artikulation oraler Laute (Plosive / p, t, k, b, d, g / Frikative / f, w, sch, s, ch /) schließt das Gaumensegel den Mund- vom Nasenraum ab, die Luft strömt ausschließlich durch den Mund. Gelingt dies nicht oder nur unvollständig, strömt Luft auch durch die Nase aus: „Nasendurchschlag“.

Auch für effektives Husten und Schnäuzen ist ein ausreichender velopharyngealer Abschluss notwendig. Sonst gelingt die vollständige Reinigung des Nasen- und Rachenraums nur mit Mühe oder unvollständig.

Vorbereitende Übung

- im Stehen mit der Igelrolle eine Fußsohle ausführlich massieren, dabei die Atmung bewusst und gleichmäßig weiterfließen lassen
- Bauchatmung bewusst wahrnehmen, evtl. eine Hand auf den Bauch legen
- Rolle weglegen, Wahrnehmung der Fußsohlen vergleichen
- zweite Fußsohle massieren
- Summen: Resonanz/Resonanzräume wahrnehmen, evtl. Hand auf Kehlkopf/Wangen/Scheitel legen

Artikulationsübung

- Gaumensegelübungen über Artikulationsübungen mit Klingern und Plosivlauten auf Laut-, Wort- und Satzebene, z. B. AM – PA, OM – PO, UM – PU
- Artikulation von NG – A, NG – O, NG – I (Klunker et al. 2015; Hotzenköcherle 2018)

Die Trainingsphase besteht im längeren Halten des Luftstaus vor Aussprache bzw. Plosion des / p /.

Diese Übungen eignen sich auch für „zwischendurch“, häufiges und moderates Trainieren ist zu empfehlen.

Weitere Gaumensegel-Übungen:

- Gähnen: stimmhaft, stimmlos, Höflichkeitsgähnen
- Pusten: Watte pusten, per Strohhalm, Lax Vox

Abbau der Sprechanstrengung

Sprechanstrengung entsteht häufig auch durch eine Veluminsuffizienz, die zu erhöhten nasalen Anteilen (Rhinophonie) und einer Sprechanstrengung führt. Durch die Anstrengung erhöht sich meist die mittlere Sprechstimmlage. Die Atmung wird tendenziell flacher und verlagert sich in den Brustbereich (claviculäre Atmung). Kompensatorisch sprechen die Betroffenen dann tendenziell auf Restluft. Häufig verstärken sich die einzelnen Symptome schließlich auch gegenseitig.

Therapeutische Ansätze:

- Köperübungen mit Aufbau von unten nach oben: Fußsohlen, Becken, Bauchatmung, Schultern absenken, Abbau erhöhte Kieferspannung/Lösung M. orbicularis oris, Kinnmuskel
- Gaumensegel-Aktivierung, Gaumensegel-Wahrnehmung
- Körperaufrichtung

Training orofaziale Motorik

Maßvolle Übungen zur orofazialen Motorik sind ein bewährter Teil der logopädischen Therapie bei Myasthenie. Übungen zur orofazialen Motorik sind nicht evidenzbasiert und der Wert für die Sprechfunktion umstritten. Auch ist fraglich, ob sie zur Steigerung der Muskelkraft beitragen, da der Muskelaufwand beim Sprechen lediglich bei 20 % der normalerweise verfügbaren Kraft liegt (Ziegler et. al. 2010). Dennoch werden sie im Sinn einer Aktivierung und Dehnung der orofazialen Muskulatur gerne und mit positivem Effekt für Lippenschluss und Artikulation angewendet. Auch bei diesen Übungen ist das Vorgehen systemisch: Frau P wird eine Auswahl von Übungen angeboten, diese werden angeleitet. Frau P wählt aus, welche Übungen bei ihr wirken, welche Übungen sie gerne durchführt.

Kräftigende Übungen für einen verbesserten Lippenschluss

Übungen zur Kräftigung der orofazialen Motorik:

- Lippen breitziehen und spitzen
- Vestibulum mit der Zunge ausstreichen, kreisen
- Zunge bei geschlossenen Lippen in die Wange pressen
- Spatelübung: Spatel für 3–4 Sekunden mit den Lippen zusammenpressen

Wichtig für die Durchführung orofazialer Übungen:

9

- exakte, ruhige Durchführung
- ausreichend gute Koordination mit einer gleichmäßigen Ruheatmung
- aufgerichtete, entspannte Haltung

CAVE: schnelle Ermüdbarkeit der Muskulatur
Die besondere Herausforderung für orofaziales Training bei Myasthenie besteht in einer ausgewogenen Balance von Übungslänge, Kraftaufwand einerseits und Ruhepausen andererseits. Wichtig ist dabei immer:

- Übungsinhalte und Länge individuell abstimmen
- eher kurze Übungseinheiten von max. 3–5 Minuten
- regelmäßiges Üben
- Übungszeitpunkt in Phasen mit geringerer Symptomatik, i.d.R. morgens

NICHT geeignet für Phasen mit vermehrter Symptomatik!

Lax Vox

Zur Verbesserung von Lippenschluss und Mimik wird die **Lax Vox** Therapie (➤ Kap. 19.2.4) eingesetzt. Frau P erreicht dadurch einen verbesserten Lippenschluss und einen größeren Bewegungsumfang der mimischen Muskulatur beim Lächeln. Nebenbei fördert Lax Vox bei Frau P auch eine tiefere Atmung, eine kräftigere Gaumensegelhebung und eine entspannte Phonation.

Die Therapie mit LAX VOX ® ist ursprünglich von Marketta Shivo, einer finnischen Logopädin, zur Pflege und Schulung der Stimme entwickelt worden. Ein Lax Vox Silikonschlauch wird in ein Gefäß mit Wasser getaucht anschließend wird unter Phonation von „u" in den Schlauch getönt (www.laxvox.de).

Diese Technik fördert neben einer verbesserten Phonation auch einen kräftigeren Lippenschluss und hat sich in der Therapie von Myasthenie bewährt.

INTERDISZIPLINÄR

PNF-Übungen (➤ Kap. 18.2.4) haben sich bei schwereren Formen der Myasthenie bewährt. Die Techniken der neuromuskulären Fazilitation arbeiten mit der Kombination aus Eisstimulation und Vordehnen sowie anschließender Kontraktion des Muskels durch den Patienten. PNF ist für die Behandlung orofazialer Dysfunktionen/Kraftminderungen der Gesichts-, Artikulations-, Kau- und Schluckmuskulatur geeignet.

PRAXISTIPP

Morgendliches Aufwärmtraining

- Arme und Beine ausschütteln/Schulter kreisen/Nacken kreisen/massieren;
  alle Bewegungen mit bewusster, gleichmäßig fließender, vertiefter Atmung
- gezielte Zwerchfell-Aktivierung: 6× aus-, vertieft wieder einatmen;
  Zwerchfell Abspannen/f–f–f/,/s–s–s/,/sch–sch–sch/
- Aktivierung orofaziale Motorik und Mimik, Lippengymnastik,
  Zunge im Vestibulum kreisen, „Zähne putzen", „zitronensaures Gesicht"
- Phonation
  Summen, Glissando und Elemente z. B. aus dem Funktionellem Stimmtraining (Hammer 2018)
- Sprechen
  z. B. Übungen zum plastischen Artikulieren nach Coblenzer et al. (2002)

AAP (angepasste atemrhythmische Phonation)

Zur Regulierung der Sprechatmung und Reduzierung der Sprechanstrengung wird die atemrhythmisch angepasste Phonation (AAP) eingesetzt (➤ Kap. 19.2.4). Dieses Therapieverfahren stammt aus der Behandlung von Dysphonien und wurde ursprünglich von Coblenzer/Muhar entwickelt (Schürmann 2007). Der Schwerpunkt dieser Technik liegt auf der Ökonomie der Atmung und des Stimmgebrauchs. Eine ausreichend häufige reflektorische Atemergänzung hilft, den Larynx zu entlasten und anstrengungsfrei zu sprechen. Man lernt, beim Sprechen ausreichend oft Atmung zu ergänzen. So verfügt man schließlich über einen ausreichend guten Atemstoß für eine leichtgängige, kräftige Phonation/Stimme. Einer schnellen Ermüdbarkeit der Stimm- und Sprechmuskeln kann auf diese Weise entgegengewirkt werden.

- ausreichende Pausen beim Sprechen, „Abspannen"
- passende mittlere Sprechstimmlage
- Impulse setzen, Stimme heben und senken, „betonen"
- intentionales, hörergerichtetes Sprechen

Therapiebeispiel

Mit Frau P werden an einem Beispielsatz aus ihrem geplanten Referat drei Aspekte erarbeitet: „Es geht um Katharina von Bora, die Ehefrau Luthers"

- Pausen: ausreichende Pausen mit dem Ziel einer ausreichenden Atemergänzung, „Abspannen"; hier passend nach „Katharina" und „Bora"

- Betonung: Ausprobieren einer lebhaften Modulation der Stimme mit Stimmhebung und Absenkung bei „wichtiger“ Information bzw. Satzakzent, hier bei „Bora“ und „Ehefrau“
- Überartikulieren von Plosiven, hier z. B. bei / k / und / t / in „geht“ und „Katharina“ sowie von gelängten Vokalen und Diphtongen in „Bora“ und „Ehefrau“

Krankheitsverarbeitung – Biografisches Erzählen

Das Erzählen aus der eigenen Biografie ist gerade bei progredienten Erkrankungen ein hilfreicher Ansatz zur Krankheitsverarbeitung. Es hilft, die eigene Identität zu stärken. Es aktiviert Ressourcen und hilft, persönliche Strategien für den Umgang mit der Erkrankung zu finden. (Boothe 2010)

Biografisches Erzählen geht weit über „sich unterhalten“ hinaus. Vor allem, wenn man das Erzählen strukturiert und bestimmte Regeln einhält:
- genau zuhören
- möglichst wenig interpretieren
- Tipps und Ratschläge wie „Sie sollten mal …“ möglichst vermeiden
- möglichst wenig bewerten, auch Lob und Bestätigung sparsam verwenden
- das Gesagte in den Worten des Patienten spiegeln: „Wenn ich Sie richtig verstanden habe, haben Sie Ihre Firma selbst aufgebaut/haben Sie nach Ihrer Lehre als Bauzeichner noch einmal studiert/…“
- mit gezielten Fragen gemeinsam mit Patient Details beleuchten: „Wann haben Sie damit angefangen?“ „Was hat Ihnen besonders Freude gemacht?“ „An welches Ereignis können Sie sich besonders gut erinnern?“
- mit gezielten Fragen gemeinsam nach persönlichen Ressourcen suchen: „Wie haben Sie das geschafft?“ „Was hat Ihnen dabei besonders geholfen?“ „Was glauben Sie sind Ihre persönlichen Stärken/Ihre Strategie?“

9

Was wäre, wenn …

- **… sich bei Lippenübungen mit spitz- und breitziehen der Lippen eine zu große Erschöpfung zeigt?**
  Übung mit kleinerem Bewegungsumfang wählen, z. B. Lax Vox
- **… sich grundsätzlich bei Lippen- und Zungenübungen eine große Erschöpfung zeigt?**
  Übungslänge verkürzen, Kraftaufwand verringern, Zeitpunkt des Übens überprüfen und evtl. verlegen, Atmung beim Üben überprüfen

9.2.5 Therapieergebnisse

Frau P hat nach 4 Monaten logopädischer Therapie einen deutlichen Fortschritt erreicht. Sie hat aus der Ohnmacht gegenüber der Symptomatik herausgefunden und nimmt jetzt eine aktive, selbstbestimmte Haltung gegenüber ihrer Krankheit ein. Sie hat einen Umgang mit der typischen Fluktuation der Symptomatik gefunden. Sie kennt ihre eigenen Ziele und Strategien, um mit der Myasthenie umzugehen und ihre Ziele umzusetzen.

Frau P hält das geplante 20-minütige Referat selbstständig ohne Hilfe einer Kommilitonin. Sie kennt die erforderliche Vorbereitung: Terminierung der Medikation, vorbereitendes Training für ausreichende Sprechatmung, Artikulation, Betonung, intentionales Sprechen, Probe-Referat vor der Freundin. Dadurch erreicht sie eine ausreichende Sprechsicherheit und Spaß am Kommunizieren auch in belastenden Situationen.

Die Stimmfunktion reicht für das Sprechen von bis zu 30 Minuten, die Sprechanstrengung lässt sich ausreichend gut in Grenzen halten. Frau P spricht mit mehr Pausen, einer ausgeprägteren Betonung, dabei etwas lauter und besser verständlich. Die mittlere Sprechstimmlage hat sie bereits merklich abgesenkt und kann die Tonhöhe des Sprechens besser kontrollieren. Die mimischen Bewegungen sind wieder ausgeprägter, Frau P nimmt wieder sicher Kontakt mit anderen Menschen auf und lässt sich wieder fotografieren.

Sie hält das geplante 30-minütige Seminar selbstständig. Auch ihre Familie weiß besser Bescheid über die Einschränkungen, die die Myasthenie für sie mit sich bringen kann. Es gibt mehr Verständnis und Kooperation. Bei den Mahlzeiten planen alle Familienmitglieder etwas mehr Zeit ein, unangenehme Kommentare haben sich erübrigt.

Beim Essen in der Öffentlichkeit bevorzugt sie weiterhin leicht zu kauende Gerichte. In guten Phasen, bei ausreichender Medikation und mit vertrauten Personen isst sie gelegentlich auch einen Burger, ihr Lieblingsgericht. Das Essen mit dem Löffel ist weiterhin schwierig. Ihre Lippen umschließen ihn nicht vollständig und sie muss meist die Zähne zum Abnehmen der Portion zu Hilfe nehmen.

Fotografiert zu werden empfindet sie weiterhin als belastend. Sie verabredet sich jedoch mittlerweile gelegentlich mit Freundinnen zu kleinen Foto-Shootings.

EXKURS

Gespräch über die Therapie mit Frau P

- „Was bringt Ihnen die logopädische Therapie?"

„Ich finde gut, dass man Übungen macht, ein Repertoire von Übungen kennenlernt. Und dass ich mir davon etwas raussuchen kann."

- „Was ändert das?"

„Ich kann mir selbst raussuchen, was mir hilft. Ich mache nicht nur Übungen, weil ich das tun soll. Und dadurch bin ich die Herrin."

- „Was bringt es Ihnen noch?"

„Ich finde gut, oft reden zu können. Und keine komischen Bemerkungen hören zu müssen wie zu Hause manchmal. Hier kann ich offen sein."

- „Wie kommt das?"

„Der Therapeut versteht mehr. Sie kennen sich in dem Gebiet aus. Ich kann offen reden, Sie nehmen es so an."

- „Was hilft das?"

„Die Gespräche helfen, die Krankheit zu akzeptieren. Sie helfen, dass ich nicht mehr jeden Tag daran denke. Es ist anders als ein Arztbesuch."

- „Was ist anders?"

„Es ist ein offener Dialog, es geht auch um die Persönlichkeit, es geht darum, wie es mir genau geht."

- „An was denken Sie da?"

„Wie es mir psychisch geht, körperlich geht, wie es mir an dem Tag geht, wie es mir im Herzen geht."

- „Was ist, wenn andere mit Ihnen über die Krankheit sprechen wollen?"

„Eigentlich hasse ich es, wenn mich jemand auf die Krankheit anspricht, z. B. die Oma oder die Mutter."

- „Was passiert da?"

„Ich werde auf die Krankheit reduziert. Ich reduziere mich manchmal auch selbst auf die Krankheit. Aber – das ist weniger geworden seit der Logopädie."

- „Wie kommt es, dass es weniger geworden ist?"

„Die Diagnose weiß ich ja schon länger, aber es war anfangs nicht greifbar. Mit der Zeit und durch die Logopädie weiß ich, das und das hilft, da kann ich Tabletten nehmen, die helfen in schlimmen Situationen, wenn Du wirklich sprechen musst. Dann hast Du Übungen, die helfen, mit der Mimik und so."

- „Was hat sich noch verändert?"

„So ist Akzeptanz gekommen. Ich lerne, damit zu leben. Und ich habe weniger Ängste. Ich werde die Krankheit eigentlich nie akzeptieren, aber irgendwie vielleicht doch."

9.3 Zusammenfassung und Befund

Nach 20 Sitzungen verfügt Frau P über ein Repertoire an Übungen und Strategien, die sie regelmäßig bzw. bei Bedarf einsetzt. An „schlechten Tagen" übt sie vermehrt und wendet häufig Strategien wie Eiswasser zu den Mahlzeiten oder verstärkte Atem- und Entspannungstechniken an. An „guten Tagen" führt sie nur das morgendliche Aufwärmtraining durch. Sie hat durchgehend ein Bewusstsein für Atmung, Haltung, Sprechen und Schlucken entwickelt. Sie weiß, was ihr hilft und wie sie die Symptomatik niedrig halten kann. Begleitend nimmt Frau P an einem wöchentlichen Tai Chi-Kurs teil. Die konzentrierten, fließenden Übungen helfen ihr, tief und gleichmäßig zu atmen, die Körperspannung zu kontrollieren und zu kräftigen.

Empfehlung weiteres Vorgehen

Selbsthilfegruppe

Frau P würde sich gerne mit anderen Myasthenie-Patienten austauschen. Sie ist v. a. an jüngeren Patienten interessiert (➤ Kap. 17.3).

Die logopädische Therapie wird auf 2-mal/Monat reduziert. Hier geht es um begleitende Gespräche, Auffrischung der Übungen und Aktualisierung der Strategien.

Bei Verschlechterung der Symptomatik oder nach myasthenen Krisen findet die logopädische Therapie intensiver mit 1–2 Therapieeinheiten pro Woche statt.

Befund für den Arztbrief

Sehr geehrte Frau Dr. X,

vielen Dank für Ihre Empfehlung, Ihre Patientin Frau G geb. am xx Heilmittelverordnung vom xx ist seit xx bei uns in logopädischer Therapie. Bisher 9 Therapieeinheiten, 1. Verordnung.

Indikationsschlüssel:

SP6 bei Myasthenia Gravis

Leitsymptomatik:

Schwere belastungsabhängige Muskelschwäche v. a. im orofazialen Bereich mit daraus resultierender Dysarthrie und Dysphagie.

Mittelgradige belastungsabhängige neurogene Dysarthrie mit
- *Störung der Atmung (flache, clavikuläre Atmung),*
- *Störung der Phonation: dysphone Sprechstimme mit erhöhter mittlerer Sprechstimmlage und geminderter Sprechlautstärke,*
- *geminderter stimmlicher Belastbarkeit, inital 5 Minuten beim Lesen einer ½ Textseite,*
- *Störung der Artikulation: belastungsabhängige geminderte Artikulationsschärfe*
- *und damit einhergehender Einschränkung der Verständlichkeit und Kommunikationsfähigkeit*

Mittelgradige belastungsabhängige neurogene Dysphagie mit:
- *Störung der präoralen Schluckphase: geminderter Lippenschluss*
- *Störung der oralen Phase: geminderte Kaukraft, verlängerte Kauphase*
- *Störung der pharyngealen Phase: leicht erhöhte Aspirationsgefahr bei Flüssigkeiten und harten Nahrungsteilen, z. B. Apfelschale*
- *Störung der ösophagealen Phase: gelegentliche Probleme beim Abschlucken v. a. fester Speisen und größerer Boli*

Schwerpunkte der Behandlung:
- *Vertiefung der Ruheatmung, Atemtherapie, Entspannungstechniken*
- *Anpassung der Sprechatmung, Pausensetzen (nach AAP), Abbau der Sprechanstrengung*
- *Tiefersetzen der mittleren Sprechstimmlage*
- *Differenzierung der Artikulation, Modulation der Stimme, Satzintonation mit dem Ziel einer verbesserten Verständlichkeit*
- *Schlucktherapie*
- *kompensatorische Strategien, angepasst an verschiedene Phasen der fluktuierenden Symptomatik*
- *Krankheitsverarbeitung*

Verlauf und Empfehlung:
Frau P nimmt sehr motiviert an der logopädischen Therapie teil und setzt die erarbeiteten Inhalte geschickt im Alltag um. Vor allem durch entlastende und kompensatorische Maßnahmen haben sich die Verständlichkeit beim Sprechen und die Schluckfunktion deutlich gebessert. Frau P zeigt eine bessere Krankheitsverarbeitung, sie findet zunehmend einen konstruktiven Umgang mit der Erkrankung, erkennt und nutzt ihre Ressourcen und entwickelt ihre individuellen Strategien.

Die Weiterführung der logopädischen Therapie ist zur Sicherung der stimmlichen und sprecherischen Kommunikationsfähigkeit in ihrem Studium dringend anzuraten.

Folgeverordnung 10-mal 45 Minuten, 1–2-mal/Woche.

Wenn Sie Fragen oder ein bestimmtes Anliegen haben, stehen wir Ihnen gerne zur Verfügung. Wir freuen uns auf eine gute Zusammenarbeit. MFG.

LITERATUR

Bergauer U, Janknecht S. Praxis der Stimmtherapie. Heidelberg: Springer, 2011.
Boothe B. Das Narrativ: Biografisches Erzählen im psychotherapeutischen Prozess. Stuttgart: Schattauer Verlag, 2010.
Coblenzer F, Muhar H. Atem und Stimme. 17. Aufl. öbvhpt, 2002.
Fuchs M. Funktionelle Entspannung. Stuttgart: Hippokrates, 1997.
Hammer S. Stimmtherapie mit Erwachsenen. Berlin Heidelberg: Springer, 2012.
Hotzenköcherle S. Funktionelle Dysphagie-Therapie. Idstein: Schulz-Kirchner, 2018.
Klunker C, Rätzer A. Therapie bei Gaumensegelstörungen. Idstein: Schulz-Kirchner, 2015.
Lange S. Kommunikationskompetenz in Therapieberufen: Gemeinsam ans Ziel. Idstein: Schulz-Kirchner Verlag, 2012.
Schürmann U. Mit Sprechen bewegen: Stimme und Ausstrahlung verbessern mit atemrhythmisch angepasster Phonation. München/Basel: Reinhardt Verlag, 2007.
Ziegler W, Vogel M. Dysarthrie. Stuttgart: Thieme, 2010.

KAPITEL

10 Sprechapraxie nach Mediainfarkt links

Katrin Eibl

Folgende Fragen werden in diesem Fallbeispiel beantwortet

- Wie unterscheidet man eine Sprechapraxie von einer Aphasie bzw. Dysarthrie?
- Wie passt eine Dysgraphie zu einer Sprechapraxie?
- Kann man Korrektheit des Sprechens zugunsten der Natürlichkeit ggf. vernachlässigen?

Definition

Die **Sprechapraxie** ist eine Störung der sprechmotorischen Planungsprozesse. Sie ist eine reine Output-Störung, bei der die Planung von Sprechbewegungen beeinträchtigt ist. Die phonologische Repräsentation sowie die Beweglichkeit der Sprechorgane sind erhalten. Die Bewegungsabläufe beim Sprechen sind durch Entstellung, Ersetzung, Hinzufügung oder Auslassung von Bewegungen oder Bewegungsabläufen verändert. Gekennzeichnet ist eine Sprechapraxie durch Suchverhalten, Fehlversuche, Sprechanstrengung und inkonstante und inkonsistente phonetische und phonologische Fehler. Die Symptome treten sowohl bei der Überprüfung willentlich artikulatorischer Bewegungen als auch in der Spontansprache und allen expressiven Modalitäten auf. Häufig tritt eine Sprechapraxie in Kombination mit einer bukkofazialen Apraxie (➤ Kap. 11.2.1) auf, kann aber auch isoliert vorkommen.

10.1 Falldarstellung

Phase C: Anschlussheilbehandlung AHB

ANAMNESE

Frau S ist morgens aufgestanden und konnte plötzlich nicht mehr sprechen. Sie wollte ihren Mann rufen, brachte aber nur Stöhnlaute heraus. Das Laufen war möglich. Ihr Mann rief sofort den Notarzt, der sie in die Klinik brachte. Bei Ankunft im Krankenhaus kann sie bereits einige Wörter sagen, allerdings wird sie nicht verstanden. Aufgrund ihrer rechtzeitigen Ankunft („time is brain") kann eine Thrombolyse durchgeführt werden. Am nächsten Tag ist das Sprechen wieder möglich, es ist stark unflüssig, aber verständlich. Nicht möglich ist das Schreiben, selbst ihren Namen bringt sie nicht zu Papier.

Frau S ist 71 Jahre alt, in gutem Allgemein- und Ernährungszustand. Bis zum Schlaganfall hat sie geraucht. Ein weiterer Risikofaktor ist eine **arterielle Hypertonie.** Herz und Lunge sind unauffällig. Neben der motorischen Aphasie bestehen keine Paresen, jedoch eine leichte Schwäche der rechten Hand mit Feinmotorikstörung sowie eine Mundastschwäche rechts. Keine Sensibilitätsstörungen. Im CCT (Craniale Computertomographie) demarkiert sich am zweiten Tag nach Einweisung ein Mediainfarkt links mit Verschluss der A. cerebi media und A. cerebri inferior, der lysiert wurde. Sie wird schnell in die Anschlussheilbehandlung überwiesen.

Definition medizinischer Begriffe

arterielle Hypertonie: Bluthochdruck

mechanische Rekanalisation: Wiedereröffnung eines verschlossenen Gefäßes mittes eines Katheters, der in das Gefäß eingeführt wird und das Blutgerinnsel absaugt bzw. entfernt

„time is brain“: je frühzeitiger man mit einem Schlaganfall in eine Klinik kommt, desto eher kann man durch Thrombolyse (➤ Kap. 5.1) oder mechanische Rekanalisation das verschlossene Gefäß wieder öffnen; Zeitfenster darf 4,5 Stunden nicht überschreiten ❚❚

10.2 Sprachtherapeutische Maßnahmen

Die Patientin wird der Abteilung Sprachtherapie mit der Diagnose „motorische Aphasie“ (➤ Kap. 11.1) überwiesen.

10.2.1 Aufnahmebefund

Ersteindruck

Frau S ist mobil und im Zimmer und der Klinik selbstständig unterwegs. Die rechte Hand ist noch etwas schwach, aber sie reicht sie zur Begrüßung. Sie ist freundlich zugewandt. Das Sprechen ist verständlich.

Spontansprache

Es zeigt sich, dass Frau S im Anamnesegespräch fast alle Informationen ohne Hilfe geben kann. Dabei sind deutliche Zeichen einer Sprechapraxie zu hören und zu sehen: Die Sprechgeschwindigkeit ist verlangsamt, die Dauer der Bewegungsübergänge erhöht. Neben Inseln störungsfreien Sprechens gibt es auch artikulatorische Suchbewegungen. Es kommt gehäuft zu phonematischen und phonetischen Fehlern, wobei die Zielwörter immer noch zu erkennen sind. Frau S bemerkt diese und versucht, sich selbst zu korrigieren, was ihr in den meisten Fällen erfolgreich gelingt. Die Satzmelodie ist unauffällig.

Sprachverständnis

Frau S scheint einem Gespräch folgen zu können. Folgende Aufforderungen führt sie im Screening problemlos und ohne Unsicherheit aus:

1. Heben Sie den linken Arm!
2. Zeigen Sie auf das Fenster!
3. Schütteln Sie den Kopf!
4. Kneifen Sie das rechte Auge zu!
5. Nehmen Sie den Kugelschreiber in die linke Hand!
6. Fassen Sie mit der linken Hand ans rechte Ohr!

Automatisierte Sprache

Das Sprechen der Zahlen von 1–10 sowie das Aufzählen der Wochentage gelingt fast störungsfrei.

Lesen

Beim Lesen von Wörtern und Sätzen zeigen sich Wortlängeneffekte und der Einfluss der Silbenstruktur auf die Leistung. So gelingen ihr „Bett“, „Pappe“, „Tal“, „Humor“ ohne phonematische Fehler, bei „Mitfahrgelegenheit“, „Nachtschicht“ und „Mikrofon“ kommt es zu Unsicherheiten und phonematischen Paraphasien: [mItsa:ʁgəle:lənha͡it], [naçʃItt], [mi:ko:fo:n].

Schreiben

Zur Untersuchung des Schreibens wird der Untertest Schreiben nach Diktat vom AAT (Aachener Aphasie Test, Huber et al. 1983) genutzt. Der Teil Schriftsprache in Kombination mit dem Token Test gilt als gutes Screening für eine Aphasie/keine Aphasie. Doch zunächst soll Frau S ihren Namen schreiben. Plötzlich wird sichtbar, dass sie hier unverkennbar Probleme zeigt: Sie kann nur mit Hilfe und vielen Fehlversuchen ihren Namen schreiben. Im Screening zeigt sie **Paragraphien** insbesondere bei den längeren Wörtern und Sätzen. Es kommt zu Elisionen, Metathesen, Substitutionen, Additionen und Antizipationen von Graphemen.

❚❚ **Definition**

Paragraphie: Störung der Graphemauswahl in einem Wort; wird analog zu den lautsprachlichen Paraphasien (➤ Kap. 2.2.2) klassifiziert und analysiert

- *graphematische Paragraphie:* Elision, Substitution, Addition oder Metathese eines Buchstabens und/oder Graphems oder von Graphemgruppen, z. B. „*Apel“ statt APFEL, „*Bose“ statt HOSE
- *semantische Paragraphie:* Schreiben semantisch verwandter Wörter, z. B. „Wasser“ für SEE
- *Regularisierungsfehler:* ein orthographisch unregelmäßiges Wort wird vereinheitlicht, z. B. CHEF wird als „*scheff“ geschrieben – wird auch als *orthographische Paragraphie* bezeichnet
- *Neographie:* schriftlicher Neologismus, z. B. AUTO wird „*coss“

Elision: Auslassung eines Graphems, z. B. QUARK wird „*qark“
Substitution: Ersetzung eines Graphems, z. B. BLUME wird „*blule“
Addition: Hinzufügung eines Graphems, z. B. TAL wird „*thal“
Metathese: Umstellung der Reihenfolge der Grapheme, z. B. KÜNSTLER wird „*külster“
Antizipation: Vorwegnahme eines Graphems, welches im Wort folgt, z. B. MONTAGE wird zu „*mongage“ ▮▮

Abgrenzung zu Aphasie

Die Abgrenzung einer Sprechapraxie von einer aphasisch-phonologischen Störung ist nicht leicht zu treffen. In den häufigsten Fällen treten sie zusammen auf. Oft liegen die Läsionsorte auch dicht beieinander oder sind deckungsgleich. Die Sprechapraxie tritt v. a. nach Schädigungen im inferioren präfrontalen Kortex auf, wo es auch zu unflüssigen Aphasien kommen kann. Eine klinische Unterscheidung kann anhand einer ausführlichen segmentalen Analyse der auftretenden phonologischen und phonetischen Fehler getroffen werden. Im Falle einer Aphasie geht man von wenig bis gar keinen phonetischen Entstellungen aus. Bei einer Sprechapraxie sind diese in der Überzahl. Das Vorhandensein vieler phonematischer Fehler, die flüssig und wohlartikuliert ausgesprochen werden, spricht eher für eine aphasische Störung. Für eine Sprechapraxie spricht, dass die phonematischen Fehler eine sehr hohe Ähnlichkeit des Ersatz- zum Zielphonem aufweisen. Außerdem imponiert der hör- und sichtbare Eindruck einer Sprechanstrengung, die vielen Pausen, Suchverhalten und Fehlversuche, die nur schwer betroffene Patienten mit unflüssiger Aphasie auch zeigen. Patienten mit einer phonologischen Störung (➤ Kap. 2) zeigen dagegen kein silbisches oder skandierendes Sprechen, keine monotone Sprechweise oder Lautentstellungen. Grundsätzlich liegt bei einer phonologischen Störung bei Aphasie eine Zugriffsstörung auf die Wortformen im Lexikon oder auf dem Weg vom Lexikon zur Artikulation im phonologischen Speicher vor. Sie zeigen keine Lautentstellungen und produzieren eher Phonemfehler am Wortende als am Wortanfang, was wiederum typisch für eine Sprechapraxie ist. ➤ Tab. 10.1 fasst Unterschiede und Gemeinsamkeiten zwischen Sprechapraxie und Aphasie zusammen.

EXKURS

Die Sprechapraxie wird häufig mit dem Nicht-Standard Syndrom der **Leitungsaphasie** (➤ Kap. 4.2.2) verglichen, die ebenfalls durch eine durchgehende phonologische Störung in allen Sprechmodalitäten (Spontansprache, lautes Lesen, Nachsprechen, Benennen) gekennzeichnet ist. Beide zeigen Selbstkorrekturversuche, wobei die Patienten mit Leitungsaphasie erfolgreicher sind. Beide produzieren zum Ziellaut phonetisch ähnliche Ersatzlaute, vereinfachen die Phonemstruktur und zeigen Inseln störungsfreier Sprache (Lauer & Birner-Janusch 2010). Die Unterschiede zwischen beiden

Tab. 10.1 Unterschiede und Gemeinsamkeiten zwischen Sprechapraxie und Aphasie

Sprechapraxie	Aphasie
phonetische Entstellungen	keine phonetischen Entstellungen
phonematische Paraphasien (mit hoher phonetischer Ähnlichkeit)	phonematische Paraphasien
Bewegungsübergänge verlangsamt (verlängerte Intervalle zwischen den Wörtern)	Bewegungsübergänge normal (keine längeren Zwischenintervalle)
Akzentfehler treten auf	keine Akzentfehler
Suchbewegungen	keine Suchbewegungen
Sprechanstrengung	teilweise Sprechanstrengung
reduzierte Sprechgeschwindigkeit	meist normale Sprechgeschwindigkeit
skandierendes Sprechen	normale Prosodie
mehr Fehler im An- und Inlaut	mehr Fehler im Auslaut
Selbstkorrekturversuche meist ohne Annäherung an den Ziellaut	Selbstkorrekturversuche meist mit Annäherung an den Ziellaut

10

Syndromen liegen in der Sprechflüssigkeit – Patienten mit Leitungsaphasie sprechen flüssig und prosodisch unauffällig – und im Sprechverhalten: Patienten mit einer Leitungsaphasie haben kein hör- und sichtbares Suchverhalten. Desweiteren zeigen sie weder einen Frequenz-, noch einen Lexikalitätseffekt (Lauer & Birner-Janusch 2010).

Abgrenzung zu Dysarthrie

Die langsame Sprechgeschwindigkeit, die phonematischen und phonetischen Unsicherheiten könnten auch vermuten lassen, es handele sich um eine Dysarthrie. Die Dysarthrie ist eine neurogene Sprechstörung auf der Ebene der motorischen Ausführung von Sprechbewegungen. Die Sprechapraxie wird an der Schnittstelle zwischen phonologischer Repräsentation und artikulatorischer Ausführung angesetzt. Bei einer Dysarthrie sind immer alle drei Funktionskreise des Sprechens (Atmung, Phonation und Artikulation) betroffen, es gibt keine störungsfreien „Inseln". Die Fehler sind konstante phonetische Entstellungen, auch wenn die Sprechleistung je nach Tagesform, Aufmerksamkeit und Aufgabenstellung fluktuieren kann. Bei einer Dysarthrie findet man keine phonematischen Paraphasien. Ein Patient mit einer Dysarthrie spricht niemals störungsfrei (Ziegler 2010) und sein Sprechverhalten ist nicht durch Suchbewegungen oder Selbstkorrekturversuche geprägt. ➢ Tab. 10.2 zeigt die Unterschiede auf.

Schlussfolgerungen

- Verdacht auf leichte bis mittelschwere Sprechapraxie
- Aphasie (oder Dysarthrie) kann ausgeschlossen werden, obwohl Schriftsprache auffällig ist
- Sprachverständnis sowohl im Gespräch als auch im Screening unauffällig
- leichte bukkofaziale Apraxie
- Schriftsprachestörung

Das Vorhandensein der Dysgraphie passt zunächst nicht in das Bild einer reinen Sprechapraxie. Die Aphasie ist ausgeschlossen, dennoch zeigt Frau S Paragraphien insbesondere beim Schreiben von mehrsilbigen und phonetisch eher komplexen Wörtern. Eine Erklärung hierfür kann sein, dass zum Schreiben das Wort zunächst in einer **phonologischen Schleife,** dem sog. „inneren Sprechen" gehalten werden muss, bevor die Phonem-Graphem-Konvertierung beendet ist. Die Sprechapraxie zeigt sich in allen Modalitäten, also sollte das innere Sprechen genauso fehlerhaft sein wie die Spontansprache. Je länger und komplexer das Wort, desto schwieriger ist es zu sprechen.

Tab. 10.2 Unterscheidung zwischen Dysarthrie und Sprechapraxie

Merkmal	Dysarthrie	Sprechapraxie
Artikulation	konstante phonematische und phonetische Fehler	inkonstante phonematische und phonetische Fehler
Phonation	meist auffällig: heiser, behaucht, rau, gepresst	meist unauffällig
Respiration	meist gestörte Atem-Sprech-Koordination	meist unauffällig
Prosodie	• gestörte Betonungsmuster • Sprechtempo verlangsamt oder beschleunigt • unflüssig, monoton	• gestörte Betonungsmuster • Sprechtempo eher verlangsamt • unflüssig
Sprechanstrengung	kann vorhanden sein	meistens vorhanden
orofaziale und linguale Beweglichkeit	• verlangsamt • hyperton • hypoton	• Tonus unauffällig • bukkofaziale Apraxie
Sprechverhalten	kein Suchverhalten, keine Korrekturversuche	Suchbewegungen, Fehlversuche, Selbstkorrektur
Sprache	unauffällig	häufig vereinfachte Syntax
Läsion	ein- oder beidseitige Läsionen, rechts- und linkszerebral	einseitige, meist linkszerebrale anteriore Läsion

EXKURS

Die **phonologische Schleife** ist ein Teil des **Arbeitsgedächtnisses.** Es hat einen phonologischen Kurzzeitspeicher, der zuständig ist für sprachliche Informationen und ein inneres Wiederholungssystem (*rehearsal system*), bei dem eine „stille Artikulation" stattfindet, welches die verbalen Informationseinheiten dadurch länger verfügbar macht (Prosiegel & Böttger 2007).

Das Arbeitsgedächtnis mit seinen weiteren Komponenten räumlich-visueller Notizblock (Kurzzeitspeicher für räumlich-visulle Informationen) und episodischer Buffer (Kurzzeitspeicher für Szenen, Sätze und Texte) wird von der zentralen Exekutive gesteuert. Sie sorgt für eine Verbindung zum Langzeitgedächtnis bzw. episodischem Gedächtnis (Goldenberg 2017). Lokalisiert wird das Arbeitsgedächtnis im präfrontalen Kortex.

Störungen des Subsystems phonologische Schleife findet man bei Patienten mit Aphasie. Es zeigen sich Defizite beim Nachsprechen, z. B. in Form eines Längeneffekts, weil die Kapazität eingeschränkt ist oder in Form von phonematischen Fehlern, weil die Repräsentationen der Laute schneller verfallen. Oder sie zeigen sich in Form von semantischen Paraphasien, wenn die Bedeutung des Vorgesprochenen erfasst wurde, aber die phonetische Form dazu nicht im Speicher gehalten werden kann. Liegen zusätzlich Störungen der Phonematik aufgrund einer Sprechapraxie vor, ist ein Nachsprechen kaum möglich, da das Subsystem bereits aufgrund der fehlerhaften stillen Artikulation falsch gebahnt wird.

10.2.2 Diagnostik

Durchgeführt werden die Hierarchischen Wortlisten (HWL; Liepold, Ziegler, Brendel 2003) in Kombination mit der 10-Punkte-Checkliste (➤ Tab. 10.3).

10-Punkte-Checkliste (➤ Tab. 10.3)

Hierarchische Wortlisten HWL

Die HWL und ihre Auswertung wird ausführlich in ➤ Kap. 11.2.2 beschrieben. Hier sind die ersten Testergebnisse von Frau S zu Beginn der Reha:

Quantitative Analyse	
Anzahl verwertbarer Items: 96	phonematisch korrekt: 14
phonetisch korrekt: 70	Redefluss ungestört: 39

Bei der Auswertung ergibt sich ein negativer Einfluss der Silbenzahl und -komplexität auf die Phonetik, Phonematik und den Redefluss sowohl bei Wörtern als auch bei Pseudowörtern.

Qualitative Analyse	
Sprechanstrengung: weitgehend unauffällig	silbisches Sprechen: mittelstark ausgeprägt
Suchverhalten: mittelstark ausgeprägt	veränderter Wortakzent: unauffällig

Diagnostik Schreiben

Am Aufnahmetag wurde bereits der Untertest Schreiben nach Diktat des AAT durchgeführt. Für eine genauere Analyse der Paragraphien werden Materialien zur neurolinguistischen Aphasiediagnostik genutzt: Wortproduktionsprüfung (Blanken, Döppler, Schlenck 2000). Daraus wird der Untertest Schreiben nach Diktat von Wörtern entnommen. Das Material ist linguistisch kontrolliert. Die 60

Tab. 10.3 10-Punkte-Checkliste

	Ja	Nein
Es besteht ein Infarkt/eine Blutung der mittleren Hirnarterie links.	X	
Die Artikulation ist durch phonetische und phonematische Störungen gekennzeichnet.	X	
Die Lautentstellungen sind inkonstant und inkonsistent.	X	
Es treten „Inseln" störungsfreier Sprachproduktion auf.	X	
Es sind Suchbewegungen zu beobachten.	X	
Sprechstimme und -atmung sind vergleichsweise wenig oder nicht beeinträchtigt.	X	
Der Redefluss ist durch Fehlversuche, Iterationen, Selbstkorrekturen unterbrochen.	X	
Sprechanstrengung ist sicht- oder hörbar.		X
Die Störung betrifft alle Modalitäten mündlicher Sprachproduktion in ähnlichem Ausmaß.	X	
Es besteht eine bukkofaziale Apraxie.	X	

Items sind nach Wortlänge, Frequenz und Wortstruktur zusammengestellt. Die Auswertung ermöglicht ein übersichtliches Profil der Dysgraphie. ➤ Tab. 10.4 zeigt einen Ausschnitt der Auswertung von Frau S.

Schlussfolgerungen

- Bestätigung einer mittelschweren Sprechapraxie: auffällig sind neben den vielen phonematischen Paraphasien hauptsächlich Suchverhalten und silbisches Sprechen
- mittelschwere Dysgraphie, deren Störungsschwerpunkt der deutliche Wortlängeneffekt mit graphematischen Paragraphien mit den o. g. Merkmalen ist
- leichte bukkofaziale Apraxie

10.2.3 Therapieziele

Frau S hat klare Vorstellungen, was sie von der sprachtherapeutischen Behandlung in den nächsten Wochen erwartet. Sie lebt zusammen mit ihrem Ehemann, aber die Kinder sind beide in den USA. Sie führen daher v. a. ausführliche Telefonate miteinander. Außerdem kümmert sie sich zu Hause um den gesamten Schriftverkehr und schreibt gerne Briefe und Postkarten. Gemeinsam werden die folgenden Ziele für die nächsten 4 Wochen formuliert.

Tab. 10.4 Wortproduktionsprüfung Schreiben nach Diktat

Item	Reaktion	Parameter
Vogel	„Vogel"	zweisilbig, frequent, kein Cluster
Tisch	„Tisch"	einsilbig, frequent, kein Cluster
Reck	„Reck"	einsilbig, infrequent, kein Cluster
Schlüssel	„*Schüßler"	zweisilbig, frequent, Cluster
Pullover	„*Pole"	dreisilbig, frequent, kein Cluster
Libelle	„*Libbielle"	dreisilbig, infrequent, kein Cluster
Mikroskop	„*Mikrospok"	dreisilbig, infrequent, Cluster
Trampolin	„*Tranppotin"	dreisilbig, infrequent, Cluster
Tomate	„*Tomatoe"	dreisilbig, frequent, kein Cluster
Trichter	„*Tirchter"	zweisilbig, infrequent, Cluster

Partizipation

- Verbesserung der sprechmotorischen Leistung, um mit den Kindern auch wieder längere Telefonate mit weniger Anstrengung führen zu können
- Verbesserung der Schreibleistung, um ihren Schriftverkehr wieder eigenständig zu handhaben

Aktivitäten

- Frau S spricht in 4 Wochen flüssiger, mit weniger Suchverhalten und weniger Selbstkorrekturen
- schreibt in 4 Wochen eine Postkarte ohne graphematische Paragraphie

Körperfunktionen

- fehlerfreies Sprechen 3-silbiger Wörter mit CV_CV_CV-Struktur, z. B. Tomate
- korrektes Sprechen komplexer 2-silbiger Wörter mit CCV_CV oder CCV(C)_ CV(C), z. B. Stimme, Stunden
- fehlerfreies Schreiben 2- bis 3-silbiger Wörter
- sich selbst bei phonematischen Paragraphien korrigieren

EXKURS

Korrektheit vs. Natürlichkeit bei Sprechapraxie

Frau S hat ein gutes Monitoring und Selbstkorrekturverhalten. Sobald sie bemerkt, dass sie ein Wort verkehrt ausspricht, unterbricht sie und sucht, bis sie die richtige Lautstruktur gefunden hat. Darunter leidet aber die Natürlichkeit des Sprechens, der Redefluss ist durch viele Pausen und Iterationen unterbrochen. Bei ihr besteht nur eine mittelschwere Sprechapraxie, die sich gut zurückbildet. Die phonematischen Fehler lassen grundsätzlich das Zielwort erkennen. Es ist in ihrem Fall sinnvoll sie anzuhalten, fehlerhaft artikulierte, dennoch verständliche Wörter zu akzeptieren, um den Redefluss zu fördern.

10.2.4 Therapieinhalte

Zur Behandlung einer Sprechapraxie stehen verschiedene Therapieansätze zur Auswahl, um das Ziel einer flüssigeren Spontansprache mit weniger phonematischen Paraphasien zu erreichen. Bei Frau S liegt eine mittelschwere Störung vor, sie kann ihre Informationen im Wesentlichen mitteilen, die bukkofaziale Apraxie ist ebenfalls nur leicht ausgeprägt. Daher fällt die Entscheidung auf ein **wortstrukturelles Verfahren,** bei dem von Anfang an auf Wortebene mit ihr geübt wird. Der Vorteil liegt ferner darin, dass gleichzeitig die Bewegungsübergänge, also die Prozesse der **Koartikulation** mit geschult werden.

Wortstrukturelle Verfahren

Hier gibt es eine Auswahl an Techniken, die auf Wortebene mit Frau S angewendet werden können:

1. **Minimalpaartechnik:** zwei Laute innerhalb von Wörtern werden kontrastiert, ausgehend von einem Laut, den die Patientin beherrscht; nach und nach Erarbeitung der phonetischen Kontraste von Artikulationsort und -art und Ausdehnung der Übungen auf längere und komplexere Wörter, z. B. Kasse – Tasse, Sack – tack, Klasse – Trasse etc.
2. **Schlüsselworttechnik:** Liste mit Wörtern/Phonemen erstellen, die Frau S bereits sicher sprechen kann und darauf aufbauen, die restlichen Phoneme einzuüben, z. B. Amerika / m /, / r /, / k /, USA / s /
3. **TAKTKIN© / PROMPT™:** ist eine taktil-kinästhetische Vermittlungstechnik, die mit dynamischen Berührungspunkten im Gesicht, an Kiefer, Lippen und Mundboden Hinweisreize für die Artikulation setzt; gleichzeitig ist das Mundbild der Therapeutin und das Vorsprechen der Silben eine auditiv-visuelle Unterstützung; sie ist v. a. für schwer betroffene Patienten geeignet (➤ Kap. 11.2.4; ➤ Kap.16.2.4)
4. **Metrischer Übungsansatz:** Arbeit mit Silbenzahl und Wortakzent; schwierig zu sprechende Wörter werden in ihre einzelnen artikulatorischen Gesten zerlegt, dadurch vereinfacht und dann wieder zusammengesetzt; dabei bleibt das metrische Muster der Übungsitems gleich; Beispiel: Schwamm wird zu / mam /, / bam /, / vam /, dann / ʃ vam /; artikulatorischen Gesten sind: Silbenkomplexität (CV oder CCV), beteiligte Artikulatoren (Lippen, Kiefer, Zunge), Stimmhaftigkeit, Nasalität
5. **Variation des metrischen Ansatzes:** gezieltes Üben von phonologischem Enkodieren und Artikulation anhand der Fehler, die Frau S macht; dabei Vorgehen in vier Schritten:
   a. Vorgabe eines „Modellwortes" (visuell und auditiv)
   b. Patientin spricht nach
   c. freie Produktion von Reimen/Alliterationen/Minimalpaare, z. B. bücken – Lücken – Mücken – drücken – schmücken, z. B. Dach – Fach – Bach – wach – schwach, z. B. reisen – reiten – reiben
   d. Vorgabe eines Anlautes/Reimes – Patientin soll neues Wort bilden

Entscheidung für den metrischen Übungsansatz als Ausgangspunkt, auch, weil es dafür ein umfangreiches Übungsmaterial gibt, aus dem Wortlisten zusammengestellt werden können. Die Materialien für die Sprechapraxietherapie finden sich unter www.ekn.phonetik.uni-muenchen.de/diagnostik_therapie/hwl/ekn_materialien_sax_therapie.pdf.

Die Wortlisten werden in Übungen zum Nachsprechen, zum lauten Lesen, zum Einsetzen in Lückensätze, Reime finden u. v. m. eingesetzt.

EXKURS

Prinzipien des motorischen Lernens in der Sprechapraxietherapie

Die Therapie bei Sprechapraxie sollte hochfrequent, intensiv und über einen längeren Zeitraum stattfinden. Da es sich um motorische Prozesse handelt, die (wieder-) erlernt werden müssen, greifen die Prinzipien des motorischen Lernens:

- der zu übende Stimulus sollte mind. 20-mal wiederholt werden
- Einnahme einer neutralen Position zwischen den Äußerungen
- nur Verwendung verbaler Stimuli
- Strukturierung der Stimuli nach artikulatorischem Schwierigkeitsgrad
- Integration der Arbeit an der Prosodie

(McNeil et al. 1997, zit. aus Lauer & Birner-Janusch 2010)

Training der Phonem-Graphem-Konvertierung

Hier wird die **segmentale Route** trainiert. Die Diagnostik hat gezeigt, dass die Probleme v. a. in der Sequenzierung der Grapheme liegen. Daher ist es sinnvoll, vorzugsweise an der **Analyse und Synthese der Grapheme** zu arbeiten. Die Übungen können mündlich (buchstabieren) und schriftlich durchgeführt werden. Eine Auswahl an Übungen:

- Kopieren und Produzieren von Graphemen und Wörtern
- Graphem-Wort-Assoziationsaufgaben: „Schreiben Sie ein Wort, das mit M anfängt!"
- Anagramme: Ordnen von Buchstaben oder Silben zu Wörtern
- Lückenergänzung, z. B. „K_ind", „Aut_", „Ele_ ant": Grapheme können vorgegeben oder auch selbstständig gesucht werden müssen
- Schreiben nach Diktat: einzelne Buchstaben, Silben, Wörter
- Scrabble: Bilden von Wörtern anhand einer vorgegebenen Buchstabenauswahl
- Kreuzworträtsel ausfüllen: viele Patienten tun dies gerne und führen diese Aktivität häufig als einzige Schreibleistung im Alltag an; beim Lösen von Kreuzworträtseln sind jedoch zusätzlich semantische Gedächtnisfähigkeiten notwendig

Als Material bieten sich u. a. die Arbeitsblätter aus dem NAT-Material „Lexikalisch-phonematische Störungen" an. Zusätzlich werden Texte und Artikel zusammengesucht, die Frau S interessieren. Gemeinsam wird ein kurzer Text über den Reha-Aufenthalt für eine Postkarte in die USA entworfen.

Was wäre, wenn ...

... die Patientin auf das ausgewählte Verfahren nicht anspricht?

Wie oben erwähnt stehen eine Vielzahl an Verfahren zur Auswahl. Neben den wortstrukturellen Verfahren gibt es die **segmentalen** und die **rhythmisch-melodischen** Verfahren. Die meisten sind jedoch v. a. für schwer betroffene Patienten konzipiert Dennoch spricht nichts dagegen, Elemente daraus einzusetzen, um Frau S zu unterstützen. So können z. B. taktil-kinästhetisch gesetzte Reize, wie sie bei TAKTKIN© oder SpAT© (➤ Kap. 11.2.4) eingesetzt werden, die Lautbildung im Einzelnen fördern. Gesten, wie sie die Erweiterte Mediationstechnik EMS verwenden, können ebenso hilfreich sein. Rhythmisch-melodische Verfahren arbeiten mit Takt und Metronom oder auch mit einem Pacing board, wie man es aus der Dysarthrie-Therapie kennt. ➤ Tab. 10.5 gibt einen Überblick über die bekannten Therapieverfahren in der Sprechapraxie-Therapie.

10.2.5 Therapieergebnisse

Nach den 4 Wochen zeigen sich deutliche Verbesserungen in den Bereichen des Sprechens und Schreibens. Die Spontansprache ist weitgehend verständlich, dennoch weiterhin gekennzeichnet durch phonematische Fehler und insbesondere durch ein ausgeprägtes Selbstkorrekturverhalten, was die Sprechweise in ihrer Natürlichkeit beeinflusst. Auch beim Schreiben zeigen sich insgesamt weniger Fehlleistungen, es braucht aber noch unverhältnismäßig viel Zeit, weil die Patientin mit vielen Korrekturen nachbessern muss.

HWL – Erneute Testung

4 Wochen später, kurz vor Entlassung, Durchführung eines Re-Tests:

Quantitative Analyse	
Anzahl verwertbarer Items: 96	phonematisch korrekt: 89
phonetisch korrekt: 49	Redefluss ungestört: 55

Bei der Auswertung ergibt sich nur noch ein negativer Einfluss der Silbenzahl auf die Phonematik und den Redefluss. Die Erhöhung der Silbenkomplexität bei Wörtern wirkt sich negativ auf den Redefluss aus, bei Pseudowörtern auf die Phonetik, Phonematik und den Redefluss.

Qualitative Analyse	
Sprechanstrengung: weitgehend unauffällig	silbisches Sprechen: leicht ausgeprägt
Suchverhalten: leicht ausgeprägt	veränderter Wortakzent: unauffällig

Tab. 10.5 Überblick über Therapieverfahren in der Sprechapraxie-Behandlung

Segmentale Verfahren	Wortstrukturelle Verfahren	Rhythmisch-melodische Verfahren
Phonetische Ableitung: Phoneme aus nicht-sprachlichen Lauten wie Seufzen, Stöhen, Lachen, Husten etc. ableiten	**Minimalpaartechnik:** mittels phonetischer Kontrastierung Phoneme ableiten	**Melodic Intonation Therapy (MIT):** Mitklopfen und Intonisieren von Silben und Phrasen
Progessive Approximation: Laute aus bereits vorhandenen Phonemen ableiten	**Schlüsselworttechnik:** aus bereits vorhandenen Wörtern/Phonemen die restlichen Laute ableiten	**Tapping, Metronom:** Taktgebung über Finger/Fuß oder von außen durch Metronom
Phonetic Placement: auditive, visuelle (Mundbilder), taktile Vermittlung der Laute	**Metrischer Übungsansatz:** Wörter werden in ihre artikulatorischen Gesten zerlegt, Silbenzahl und Wortakzent als stabile Parameter	**Pacing board:** selbst gesteuerter Rhythmus entweder Silbe für Silbe oder Wort für Wort
Erweiterte Mediationstechnik (EMS): Kombination aus Gesten und Laut	**Multiple Input Phoneme Therapy (MIPT):** für schwer betroffene oder mutistische Patienten	**Metrical Pacing Therapy:** metrische Struktur wird von einem PC mit akustischen Signalen vorgegeben, Patient spricht mit
Sprechapraxietherapie bei schwerer Aphasie (**SpAT©**): Kombination aus Lautgeste, Mundbild und MODAK-Programm	**TAKTKIN© / PROMPT™:** taktil-kinästhetische Hinweisreize werden an die Artikulatoren gesetzt	**SIPARI** (Singen, Intonation, Prosodie, Atmung, Rhythmus, Improvisation): Vermittlung von Sprache über Rhythmus und Musik

Frau S berichtet, das Telefonieren klappe wieder ganz gut, sie brauche aber mehr Zeit als vor dem Schlaganfall und müsse sich auf die Geduld des Zuhörers (z. B. bei Suchverhalten und Selbstkorrekturversuchen) verlassen. Sie empfinde die Gespräche jedoch insgesamt als weniger anstrengend.

10.3 Zusammenfassung und Befund

Dieser Fall beschreibt einen schönen Verlauf einer initialen schweren Sprechstörung, die sich durch intensive und gezielte Therapie gut behandeln lässt. Die Patientin spricht sehr gut auf die Therapie an und kann mit nur noch leichten Defiziten nach Hause entlassen werden. Ein Jahr später kommt sie erneut zur Rehabilitation. Ihre Sprechstörung hat sich bis auf ein Minimum zurückgebildet: auffällig sind weiterhin vereinzelte phonematische Paraphasien und eine gering auffällige Prosodie. Die Patientin wird v. a. dahingehend behandelt, unnötige Korrekturversuche zugunsten einer natürlicheren Sprechweise wegzulassen.

Empfehlung weiteres Vorgehen

Nach dem ersten Reha-Aufenthalt wird weitere ambulante Sprachtherapie empfohlen. Im Jahr darauf ist Frau S erneut zur stationären Reha in der Klinik. Daraufhin wird die Empfehlung ausgesprochen – zumindest in Intervallen – Sprachtherapie in Anspruch zu nehmen. Frau S' Einschränkungen in ihrer Alltagskommunikation sind nur noch gering, ebenso ihre schriftlichen Fähigkeiten, sodass regelmäßiges Auffrischen und Anregen der sprachlichen Leistungen weiterhin indiziert ist.

Befund für den Arztbrief

Bei Aufnahme bestand eine mittelschwere Sprechapraxie sowie eine mittelschwere Dysgraphie. Hauptschwerpunkte der Therapie waren somit eine Verbesserung der sprechmotorischen Leistungen und der Schreibleistung. Partizipationsziel der Patienten war, wieder mit den Kindern in Amerika telefonieren zu können. In allen trainierten Bereichen konnten deutliche Verbesserungen erzielt werden, am Ende steht die Diagnose leichte Sprechapraxie und leichte Dysgraphie.

Im Alltag kann die Patientin ihren Schriftverkehr weitgehend meistern, allerdings bei einem jeweils deutlich erhöhten Zeitaufwand. Eine Fortsetzung der sprachtherapeutischen Behandlung ist empfehlenswert.

LITERATUR

Goldenberg G. Neuropsychologie. Grundlagen, Klink, Rehabilitation. 5. Aufl. München: Elsevier, 2017.

Huber W, Poeck K, Weniger D. Der Aachener Aphasie Test (AAT). Göttingen: Hogrefe, 1983.

Lauer N, Birner-Janusch B. Sprechapraxie im Kindes- und Erwachsenenalter. 2. Aufl. Stuttgart, New York: Thieme Verlag, 2010.

Liepold M, Ziegler W, Brendel B. EKN-Materialien für die Rehabilitation. Hierarchische Wortlisten – Ein Nachsprechtest für die Sprechapraxiediagnostik. Dortmund: Borgmann, 2003, www.ekn.phonetik.uni-muenchen.de/diagnostik_therapie/hwl/index.html (zuletzt abgerufen am 14.02.2019)

Materialien für die Sprechapraxietherapie – http:/www.ekn.phonetik.uni-muenchen.de/diagnostik_therapie/hwl/ekn_materialien_sax_therapie.pdf (zuletzt abgerufen am 14.02.2019)

Prosiegel M, Böttger S. Neuropsychologische Störungen und ihre Rehabilitation. 4. Aufl. München: Pflaum Verlag, 2007.

KAPITEL

11 Sprechapraxie bei Gliom

Sabine Leutgäb

Folgende Fragen werden in diesem Fallbeispiel beantwortet

- Was ist ein astrozytäres Gliom?
- Woran ist eine Sprechapraxie erkennbar?
- Wie wird eine Sprechapraxie von einer Aphasie unterschieden?
- Wie ist das Vorgehen bei einer Aphasie und schweren Sprechpraxiei in der Akutphase?
- Wie werden Behandlungsschwerpunkte ausgewählt?

Definition

Mit **Gliom** bezeichnet man allgemein einen Tumor, der aus Gliazellen aufgebaut ist.
Gliazellen sind das Zellgewebe, das fast den ganzen Raum zwischen den Nervenzellen des Gehirns und den Blutgefäßen ausfüllt und auch die Markscheiden um die Nervenfasern bildet.
Es gibt **verschiedene Arten von Gliazellen:**

- Astrozyten
- Oligodendrozyten
- Schwannsche Zellen
- Mikroglia-Zellen

11.1 Falldarstellung

Phase A: Akuthaus

ANAMNESE

Bei Herrn H wurde im Jahr 1991 ein Astrozytom WHO Grad I fronto-temporal links diagnostiziert. Nach der chirurgischen Entfernung traten gelegentlich zerebrale Krampfanfälle auf, welche unter antiepileptischer Medikation gut rückläufig waren. Im Jahr 2000 kam es vermehrt zu Wortfindungsstörungen und erneuten Anfällen. Es erfolgte die Resektion eines Rezidivs, histologisch ein anaplastisches Astrozytom WHO Grad III, mit anschließender Radiochemotherapie. Es zeigte sich postoperativ das Bild einer leichten nicht-flüssigen Aphasie, welche Herr H in einfachen Gesprächen gut kompensierte.

Nun stellte sich der 61-jährige Patient im September 2016 mit einer Verschlechterung der bereits vorbestehenden Sprach- und Sprechstörung, einer neu aufgetretenen rechtsseitigen Armparese sowie einer Allgemeinzustandsverschlechterung vor. Im cMRT zeigte sich eine neu aufgetretene, **kontrastmittelaufnehmende** Raumforderung links parietal.

EXKURS

WHO-Kassifikation der Tumore

Die WHO-Klassifikation der Tumore des zentralen Nervensystems ist eine weltweit gebräuchliche und allgemein anerkannte Klassifikation der Hirntumore der **Weltgesundheitsorganisation** (WHO). Dabei wird für jeden Hirntumor die passende Klassifikation und Gradeinteilung vergeben:

- **Klassifikation:** bezeichnet den Tumor-Typ (➤ Tab. 11.1), ausgehend von der Tumorhistologie (z. B. Wachstumsmuster, vorkommende Zelltypen)
- **Gradeinteilung:** basiert auf histologischen Malignitätskriterien (➤ Tab. 11.2); das histologische Bild gibt Hinweise auf die Wachstumsgeschwindigkeit und somit auf die Prognose der Erkrankung

Es erfolgte eine Vorstellung im interdisziplinären **neuroonkologischen Tumorboard.** Hier wurde eine erneute operative **Resektion** empfohlen. Der Eingriff erfolgte in einer komplikationslosen Sitzung und nach Überwachung auf der operativen Intensivstation konnte der Patient einen Tag später auf die neurochirurgische Normalstation verlegt werden. **Histologisch** ergab sich folgender Befund: diffus infiltrativ wachsendes malignes **astrozytäres Gliom**. Am zweiten postoperativen Tag erfolgte der logopädische Erstkontakt. Es bot sich das Bild einer **schweren nicht-flüssigen Aphasie** mit eingeschränktem

Tab. 11.1 Klassifikation des Astrozytoms

Klassifikation	Beschreibung
Pilozystisches Astrozytom WHO Grad I	• benigne, langsam wachsend • Resttumorwachstum und Rezidiv, wenn keine komplette Entfernung möglich ist • bei kompletter Entfernung Heilung möglich
Astrozytom WHO Grad II	• benigne, langsam wachsend • häufig in Großhirnhemisphären • Resektion nur unvollständig möglich
Anaplastisches Astrozytom WHO Grad III	• maligne, fast immer infiltrierend wachsend • haben häufig ein ausgeprägtes Begleitödem • komplette Resektion nicht möglich, Rezidive treten nahezu immer auf
Astrozytom WHO Grad IV	• auch „sekundäres" Glioblastom genannt • bezeichnet das Endstadium eines diffusen Astrozytoms

Tab. 11.2 *Malignitätsgrade (WHO-Klassifikation):* anhand histologischer Klassifikation

WHO-Grad	Dignität	Definition
I	benigne	gutartiges Wachstum mit einer postoperativen Überlebenszeit von 5 oder mehr Jahren
II	semibenigne	halbgutartige, etwas schneller wachsende Tumore mit einer Überlebenszeit von 3–5 Jahren
III	semimaligne	relativ maligne Tumore mit einer Überlebenszeit von 2–3 Jahren
IV	maligne	hochmaligne Tumore mit einer Überlebenszeit von 6–15 Monaten

Sprachverständnis, einer sehr hohen Sprechanstrengung, vielen Suchbewegungen der Lippen und Zunge sowie einer **bukkofazialen Apraxie** mit Verdacht auf eine **Sprechapraxie.** Insgesamt zeigte sich im Verlauf der ersten Woche eine ausgedehnte und **fluktuierende** Sprach- und Sprechstörung sowie eine armbetonte **Hemiplegie bzw. Hemiparese** rechtsseitig, ebenfalls fluktuierend. Aufgrund der wechselnden Symptomatik wurde die Fachabteilung Neurologie konsiliarisch hinzugezogen. Der Verdacht auf epileptische Aktivitäten konnte als mögliche Ursache bestätigt werden und unter medikamentöser Einstellung stabilisierte sich die Symptomatik. Im weiteren Verlauf wurde in einem erneuten neuroonkologischen Tumorboard eine Radiochemotherapie empfohlen. Zur stationären Durchführung der Behandlungen wurde Herr H in den Fachbereich Strahlentherapie/Onkologie verlegt. Hier wurde die Strahlentherapie komplikationslos durchgeführt, relevante Nebenwirkungen traten nicht auf. Im Verlauf der nächsten 6 Wochen verbesserte sich die sprachliche Leistung des Patienten. Einfache Ja-/Nein-Fragen konnten zunehmend adäquat beantwortet werden. Das Sprechen des eigenen Namens und der Namen von Familienangehörigen war möglich. Ebenfalls gelang es Herrn H kurze Phrasen und Sätze mit einfachen Konsonant-Vokal-Verbindungen nachzusprechen. Spontansprachliche Äußerungen fielen ihm hingegen noch schwer. Durch physio- und ergotherapeutische Behandlung konnte die armbetonte Hemiparese rechtsseitig zunächst deutlich verbessert werden. Nach ca. 7 Wochen kam es jedoch zu einer erneuten Verschlechterung der gesamten Symptomatik. In der durchgeführten CT- und MRT-Kontrolle zeigte sich ein größenprogredienter zystischer Tumoranteil sowie ein Tumorprogress mit mehreren kleinen kontrastmittelaufnehmenden **Satellitenherden.** Es erfolgte die Rückverlegung in die Abteilung Neurochirurgie mit Indikation zur operativen Zystenentlastung. Die weiteren Tumoranteile befanden sich in **eloquenten Hirnarealen**, weshalb von einer Resektion abgeraten wurde. Bis zum vierten postoperativen Tag war Herr H in der Therapie kaum belastbar und zeigte eine sehr hohe Sprechanstrengung. Anschließend stabilisierte sich die Symptomatik wieder auf dem Niveau, welches vor der Zystenbildung bestand. Eine stationäre Rehabilitationsmaßnahme wurde eingeleitet und Herr H konnte nach einem knapp 11-wöchigen Krankenhausaufenthalt in gutem Allgemeinzustand verlegt werden.

Medizinische Diagnosen

- diffus infiltrativ wachsendes malignes astrozytäres Gliom
- strukturelle Epilepsie

- **motorische Aphasie**
- Hemiparese rechtsseitig
- keine Vorerkrankungen

EXKURS

Der Begriff **„motorische Aphasie"** wurde 1874 von Wernicke verwendet, als er einen neuen Aphasietyp beschrieb und diesen terminologisch von Brocas 1861 beschriebener Aphasieform unterscheiden wollte.
Hierfür wählte er zur genauen Kennzeichnung der beiden verschiedenen Aphasieformen die Adjektive **„motorisch"** und **„sensorisch"** aus. Da Broca seine Form der Aphasie im vorderen Teil des Gehirns lokalisierte und dieser Bereich vorwiegend motorischen Funktionen dient, nannte Wernicke diese Form „motorische Aphasie". Seinen selbst beschriebenen Typ nannte er „sensorische Aphasie".
Heute werden diese Begrifflichkeiten nur noch in der Medizin verwendet.

Definition medizinischer Begriffe

anaplastisch: nicht mehr zu erkennen, aus welchen Zellen ein Tumor entstanden ist und deswegen zunehmend bösartig
eloquente Hirnareale: Areale im Gehirn, bei denen es durch eine Läsion oder Operation zu neurologischen Defiziten oder einer Verschlechterung der bereits bestehenden Symptomatik kommen kann; diese können sein: sensomotorischer Kortex, motorische und sensible Sprachregion, Sehrinde, Hypothalamus, Capsula Interna, Hirnstamm, Kleinhirnschenkel, Kleinhirnkerne
fluktuierend: schwankend, wechselnd, sich verändernd
Hemiplegie: vollständige Halbseitenlähmung; im Gegensatz zu *Hemiparese:* unvollständige Halbseitenlähmung
Histologie: Lehre von den Geweben des Körpers; krankhafte Veränderungen der Körpergewebe werden unter dem Mikroskop erkennbar gemacht
kontrastmittelaufnehmend: wenn Hirntumore oder Hirnmetastasen eine Störung der Blut-Hirn-Schranke verursachen wird dies sichtbar, indem der gestörte Bereich im Gehirn Kontrastmittel aufnimmt; der Nachweis und das Ausmaß einer Kontrastmittelaufnahme in den Tumor können Hinweise auf die Tumorart geben
neuroonkologisches Tumorboard: regelmäßiges Zusammentreffen verschiedener Fachbereiche, die in das Management von Hirntumoren eingebunden sind; dadurch ist die Behandlung mit fachübergreifenden Behandlungskonzepten möglich, was zu einer erhöhten Betreuungsqualität der Patienten führt; teilnehmende Fachbereiche sind z. B. Neurologie, Neurochirurgie, Radioonkologie und Neuropathologie
postoperativ: nach einem operativen Eingriff
präoperativ: vor einem operativen Eingriff
Resektion: eine operative Entfernung bestimmter Gewebeteile eines Organs oder auch eines Tumors
Rezidiv: Rückfall, Wiederauftreten einer Krankheit
Satellitenherde: kleine Tumorherde in der Umgebung des Haupttumors

11.2 Sprachtherapeutische Maßnahmen

Herr H wird der Abteilung für Logopädie mit der Diagnose einer Wortfindungsstörung und der Fragestellung nach Objektivierung einer Aphasie zugewiesen.

11.2.1 Aufnahmebefund

Ersteindruck

Bei Eintreffen auf der Neurochirurgie erfährt die Therapeutin vom Pflegepersonal, dass Herr H bereits zu Mittag gegessen hatte und dabei nicht husten oder räuspern musste. Zusätzlich gab die Pflegekraft an, dass es ihnen sehr schwer falle mit Herrn H zu kommunizieren. Er könne sich nur sehr eingeschränkt verständigen und es sei ihnen nur schwer möglich, seine Wünsche und Bedürfnisse zu erfassen.

- Herr H ist wach und ansprechbar, er sitzt an der Bettkante, sein rechter Arm liegt auf seinem Oberschenkel auf einem kleinen Kissen
- sein Gesicht wirkt freundlich und ist symmetrisch, die Augen sind weit geöffnet mit einem neugierigen und wachen Blick
- zur Begrüßung reicht er die rechte Hand, indem er seine rechte mit der linken führt
- seine Begrüßungsfloskel ist nicht verständlich, der Sprechfluss ist sehr stockend, die Auslenkung

seiner Artikulationsbewegungen ist zu groß und wirkt unkoordiniert
- Herr H wirkt aufgeregt, er kann sich nicht genügend mitteilen; mehrfache Wiederholungen machen ihn unruhig, er atmet schnell und flach und sein Kopf wird rot, das Wiederholen strengt ihn sichtlich an, bringt aber keinen Erfolg und führt zu phonematischen Paraphasien und phonetischen Entstellungen
- am Ende der Begrüßungssituation äußert er den Satz „Das gibt es doch nicht" korrekt

Schlussfolgerungen
- trotz Hemiparese rechts gute **Kopf- und Rumpfkontrolle** sowie gute **Rumpfstabilität;** dadurch kann er ohne Hilfe frei am Bettrand sitzen
- kein Verdacht auf einen **Neglect**, da Herr H seinen rechten Arm wahrnimmt, auf ihn achtet und zur Begrüßung verwenden möchte
- vorhandenes **situatives Sprachverständnis**; Herr H reagiert situationsangemessen und versucht zur Begrüßung die Hand zu reichen
- stark eingeschränkte **expressive Sprachleistung**, eine Begrüßungsfloskel kann er nicht äußern, es tritt eine phonematische Paraphasie auf
- Bestätigung des Verdachts auf **Aphasie**
- differenzialdiagnostisch ist auch eine **Sprechapraxie** denkbar, da Herr H Störungsbewusstsein zeigt, die Steuerung der Artikulationsbewegungen beeinträchtigt ist, eine sichtliche Sprechanstrengung besteht und er einen floskelhaften Satz störungsfrei spricht („Inseln störungsfreien Sprechens")

Überprüfung fazio-orale Motilität und Sensibilität

- symmetrische Mundwinkel in Ruhebeobachtung und bei Sprechbewegungen
- gute Imitation mimischer Bewegungen sowie Bewegungen der Lippen und Zunge
- Ausführen der Bewegungen auf verbale Aufforderung fällt ihm jedoch schwer
- Verneinung von Hyp-/Parästhesien

Schlussfolgerungen
- keine **faziale Parese**
- **bukkofaziale Apraxie** ist nicht völlig auszuschließen; Herr H imitiert die Bewegungen, verbale Aufforderungen setzt er aber nicht um; bestehender Verdacht auf eine **Störung des Sprachverständnisses;** für eine Sprechapraxietherapie ist es wichtig, dass Herr H Bewegungen imitieren kann, die weitere Diagnostik bzgl. einer bukkofazialen Apraxie steht nicht im Vordergrund, da sie keine therapeutische Konsequenz hat

Definition

Bukkofaziale Apraxie

Es handelt sich um eine Form der **Apraxie,** bei der v. a. die **Gesichtsmuskulatur** betroffen ist. Die Prüfung findet nicht nur über verbale Aufforderung (z. B. „Runzeln Sie die Stirn"), sondern auch imitatorisch statt, um den Einfluss von Sprachverständnisstörungen auszuschließen. Hier kommt es vor, dass **willkürliche** oder **imitatorische Bewegungen** nicht durchgeführt werden können. Unwillkürliche und reflektorische mimische Bewegungen sind davon nicht betroffen.

Überprüfung Sprache

- vorhandenes **Sprachverständnis** für einfache Aufforderungen, z. B. „Zeigen Sie zur Tür", ist vorhanden; Ja-/Nein-Fragen werden nicht immer adäquat beantwortet
- beeinträchtigte **automatisierte Sprache:** Zählen von 1–10 gelingt nur mit vielen Suchbewegungen, beim Aufzählen der Wochentage treten viele phonetische und phonematische Fehler auf
- **Nachsprechen** von Wörtern ist nicht möglich
- eingeschränkter **Wortabruf:** Wortbedeutung ist vorhanden, Herr H zeigt z. B. bei dem Wort Schlüssel mit einer Handgeste die passende Handlung „aufschließen"; Benennleistungen sind phonematisch und phonetisch auffällig; hochfrequente Nomen wie z. B. Bett, Haus, Baum und Gabel können abgerufen werden
- keine **Leseleistung** auf Wort- und Satzebene, hier erfolgt eine Nullreaktion
- **Schreiben** ist aufgrund der ausgeprägten Hemiparese rechts nicht möglich; mit Buchstabenplättchen kann Herr H Wörter nicht korrekt legen; es zeigen sich phonematische Paragraphien, z. B. „Holel" statt „Hose"

- erheblich eingeschränkte **Spontansprache:** eine verbale Kommunikation im Kontext des Screenings ist nur über Ja-/Nein-Fragen möglich; durch die ruhige und konzentrierte Atmosphäre ist bei situativen und persönlichen Fragen der Ja-/Nein-Code häufig korrekt; vereinzelt gelingen Herrn H Äußerungen über die Einwortstrategie; diese sind geprägt durch viele Suchbewegungen, Wortabbrüche, phonematische Paraphasien, phonetische Fehler und Sprechanstrengung mit sichtbarer Anspannung der Hals- und Gesichtsmuskulatur

Schlussfolgerungen

- Verdacht auf **nicht-flüssige Aphasie,** kein gesicherter Ja-/Nein-Code
- Verdacht auf **Sprechapraxie**

Definition

Der Begriff **„nicht-flüssige"** **Aphasie** bezieht sich auf die Beurteilung der spontanen Sprachproduktion. Diese zeichnet sich durch eine **verlangsamte Sprechgeschwindigkeit** mit **vielen Unterbrechungen** aus. Sie geht mit einer **Sprachanstrengung** einher und wird mit einer durchschnittlichen Phrasenlänge von weniger als 5 Wörtern definiert. (Huber et al. 1983)

Überprüfung Sprechen/Stimme/Atmung

- unauffällige Lippen- und Zungenmotilität sowie Phonation
- kosto-abdominale Ruheatmung
- Sprechatmung ist je nach Sprechanstrengung teilweise flach, kurzatmig und kostal-klavikular betont

Schlussfolgerungen

- **keine Dysarthrie**
- Möglichkeit der **Hochatmung bei hoher Sprechanstrengung;** im Moment entsteht diese nur bei sehr hoher Belastung, sodass eine Behandlung vorerst nicht notwendig ist; tritt eine ungünstige Atmung in Übungssequenzen auf, dies direkt ansprechen und korrigieren

Klinische Schluckuntersuchung

- Patient bereits mit Vollkost oralisiert
- unauffälliger 90-ml-Wassertest

Schlussfolgerungen

- **keine Dysphagie,** Patient darf uneingeschränkt essen und trinken

EXKURS

90-ml-Wasser Test (Suiter & Lederer 2008)

Der Patient wird aufgefordert, 90 ml Wasser sequenziell – ohne Unterbrechung – zu trinken. Dies kann mit oder ohne Strohhalm erfolgen.

Der Test ist positiv, also **auffällig**, wenn der Patient:

- das Glas absetzen muss
- dabei oder direkt danach hustet, räuspert oder würgt
- danach (bis zu 1 Minute) eine feuchte Stimmqualität hat

Dieser Test liefert viele falsch-positive Ergebnisse. Er stuft also viele Patienten fälschlicherweise mit einem hohen Aspirationsrisiko ein. Um eine **Dysphagie auszuschließen** ist der Test dadurch **sehr gut geeignet**. Besteht ein Patient diesen Test, kann er recht sicher oralisiert werden.

11.2.2 Diagnostik

Die **Differenzierung** zwischen **Sprechapraxie und Aphasie** ist bei einem schwer ausgeprägten Störungsbild wie diesem mit wenig Sprachproduktion anfangs schwer zu treffen. Nicht selten bewerten Ärzte schwere Einschränkungen der expressiven Sprachleistung als eine Aphasie. Für die weitere Behandlung und die Auswahl einer passenden Therapiemethode ist es wichtig herauszufinden, ob es sich um eine Aphasie oder um eine Sprechapraxie handelt. In den meisten Fällen treten die beiden Störungsbilder kombiniert auf, dennoch gibt es Symptome, die auf das eine oder andere Störungsbild schließen lassen. Hierzu zählen u. a. das Sprechtempo, der Redefluss und die Art der Selbstkorrekturversuche (➤ Kap. 10.2.1, ➤ Tab. 10.1).

Diagnostikmaßnahmen

Bei einer ausgeprägten Störung der expressiven Sprachleistungen kann ein standardisiertes Diagnostikverfahren häufig erst im Verlauf durchgeführt werden. Zu Beginn sind oftmals erste Einschätzungen der Symptomatik und der bestehenden Ressourcen des Patienten nur über ein **Screening** möglich. Screenings werden im Akutkrankenhaus häufig innerhalb des Teams selbst erstellt. **Differenzialdiagnostisch** ist es wichtig, im Verlauf Testverfahren auszuwählen, die eine Aphasie und/oder Sprechapraxie bestätigen. Für die **Verdachtsdiagnose** einer **Aphasie** eignen sich die beiden Untertests des **Aachener Aphasie Tests (AAT,** ➤ Kap. 2.2.2) „Token Test" und „Schriftsprache". Werden diese beiden Untertests als auffällig bewertet, so ist von einer aphasischen Störung auszugehen. Zur weiteren Differenzierung der Sprachstörung ist die Durchführung einer **Aphasiediagnostik für die Akutphase** sinnvoll. Das Mittel der Wahl wäre hier z. B. die **Aphasie Checkliste** (**ACL**). Dieser Test bildet, im Vergleich zu vielen anderen, die sprachlichen Leistungen unabhängig von Ätiologie und Erkrankungsdauer ab. Sollen spezielle sprachliche Leistungen für die Therapieplanung genauer überprüft werden, können gezielt einzelne Untertests aus der **modellorientierten Diagnostik** ausgewählt werden **(LEMO,** ➤ Kap. 4.2.2, ➤ Kap. 2.2.2). Die Durchführung der **Hierarchischen Wortlisten** (**HWL**) ist eine gute Möglichkeit, um den **Verdacht auf eine Sprechapraxie** zu untersuchen. Gleichzeitig sind die HWL derzeit das einzige Untersuchungsverfahren für die Sprechapraxie in Deutschland. Ebenso wichtig wie das Durchführen der Diagnostik ist die **Spontanspracherhebung**.

Ergebnisse Spontanspracherhebung mittels spezifischer Fragen

Bei mittelschwer und schwer betroffenen Patienten mit Verdacht auf Aphasie sollte eine **Spontanspracherhebung** mittels **spezifischer Fragen** durchgeführt werden. Dadurch sind die Antworten besser überprüfbar. Weiterhin liefert die Beurteilung der Spontansprache wichtige **Informationen über das Kommunikationsverhalten** (➤ Tab. 11.3), die kommunikativen Ressourcen und ob eine ausreichend verständliche Alltagskommunikation gewährleistet ist.

Tab. 11.3 Beurteilung des Kommunikationserfolgs nach Mangold et al. (2001)

Bewertung	Kommunikationserfolg	Patient Herr H
0	keine Inhaltsvermittlung	
1	nur bruchstückhafte Vermittlung	**X**
2	leicht unvollständige Vermittlung	
3	vollständige Vermittlung	

Eine **spezifische Analyse des Kommunikationsverhaltens** ist gerade bei schwerer betroffenen Patienten wie Herrn H wichtig. Die Bewertung verbaler, mimisch-gestischer und schriftlich-graphischer Kommunikation ist wichtig für eine Gesamteinschätzung der Spontansprache (➤ Tab. 11.4). Verbliebene Ressourcen, Kompensations- oder Deblockierungsmöglichkeiten des Patienten können so erkannt und später in der Therapieplanung genutzt werden.

Ergebnisse Erstscreening für schwere Sprechapraxie

Überprüfung auf bukkofaziale Apraxie

Herr H kann die vorgemachten Aufgabenstellungen korrekt imitieren.

Sprachsprechen auf Lautebene

- **stimulierbare Laute:** Vokale [a], [e], [i], [o], [u], Bilabiale [m], [b] und [p] und Alveolare [d], [t] und [n]
- **nicht stimulierbare Laute:**
  - vordere Artikulationszone: [*f*] und [*v*]
  - mittlere Artikulationszone: [l], [*s*], [*z*], [*ʃ*] und [r]
  - hintere Artikulationszone: [*ç*], [*j*], [g], [k], [*x*] und [*h*]

Tab. 11.4 Bewertung der Vermittlungsmodalitäten nach Mangold et al. (2001)

Bewertung	Parameter	Patientenleistung Herr H.
0	keine bzw. unverständliche/unspezifische/unleserliche Antwort	**X** (schriftlich/graphisch)
1	fragmentarisch; als unterstützender Hinweis verwendbar, isoliert nicht interpretierbar	**X** (mündlich)
2	verwertbare Informationen, jedoch unvollständig	**X** (mimisch/gestisch)
3	vollständige Informationen	

11

Ergebnisse Hierarchische Wortlisten (HWL)
Die HWL wurde 3 Wochen nach OP durchgeführt.

Klinischer Hintergrund

Die **Hierarchischen Wortlisten (HWL)** bieten keine festen Kriterien, durch welche die Diagnose einer Sprechapraxie bzw. die Abgrenzung von anderen Störungsbildern (Aphasie, Dysarthrie) festgelegt wird. Der Test liefert ein **detailliertes Leistungsprofil** des Patienten, die Interpretation liegt jedoch bei der Therapeutin.
Eindeutige Hinweise für eine Sprechapraxie sind der **Lexikalitätseffekt** und der Einfluss **sprechmotorischer Komplexität:**

- **Lexikalitätseffekt:** bedeutungstragende Wörter können besser nachgesprochen werden als Pseudowörter
- **sprechmotorische Komplexität:** eine komplexere Silbenstruktur führt vermutlich zu einer höheren Anforderung an die artikulatorische Präzision und somit zu vermehrten Fehlern

Die Aussagekraft des sog. **Längeneffekts** ist hingegen nicht so groß. Der Längeneffekt zeigt auf, dass mit zunehmender Silbenanzahl die Fehleranzahl zunimmt. Da jedoch mit zunehmender Wortlänge auch die statistische Wahrscheinlichkeit für das Auftreten von Fehlern zunimmt, sollte der Längeneffekt bei der Interpretation keine entscheidende Rolle spielen. Es kann jedoch eine differenzialdiagnostische Bedeutung vermutet werden.

Mögliche Interpretationen der unterschiedlichen Längeneffekte

- **echter negativer Längeneffekt** (➤ Abb. 11.3 oberhalb der Diagonalen):
  Fehleranzahl Mehrsilber < Fehleranzahl Einsilber
  - tritt häufig bei Problemen in der auditiven Verarbeitung der vorgesprochenen Wörter auf; kürzere Wörter besitzen eine größere Anzahl an phonologischen Nachbarn als längere Wörter, welche zu Verwechslungen führen könnten
  - ebenso besteht die Möglichkeit einer Störung des lexikalischen Zugriffs; auch hier die Vermutung, dass kurze Wörter mehr phonologische Nachbarn haben, wodurch es beim Zugriff zu einer erhöhten Fehleranzahl kommen kann
- **echter positiver Längeneffekt** (➤ Abb. 11.3 unterhalb der gekrümmten Linie):
  Fehleranzahl Mehrsilber > Fehleranzahl Einsilber
  - Kennzeichen dafür, dass die Fehler nach lexikalischem Zugriff auftreten, also bei der phonologischen oder phonetischen Enkodierung von Wörtern
  - Patienten haben häufig Schwierigkeiten, artikulatorische Übergänge zwischen aufeinander folgende Silben zu realisieren
  - Patienten haben häufig Schwierigkeiten, längere Pseudowörter im Arbeitsspeicher zu behalten
- **schwacher positiver Längeneffekt** (➤ Abb. 11.3 zwischen Diagonale und gekrümmter Linie):
  Fehleranzahl Mehrsilber > Fehleranzahl Einsilber, **aber nicht so viele Fehler wie statistisch zu erwarten wäre**
  - Hauptproblem könnte in der Initiierung eines Wortes bestehen, unabhängig von der Wortlänge; durch das Auftreten zusätzlicher Silben in einem Wort erhöht sich die Fehlerwahrscheinlichkeit deswegen nur geringfügig

10-Punkte-Checkliste (➤ Tab. 11.5):
Die qualitative Auswertung der Spontansprache von Herrn H ergab untenstehendes Bild (➤ Abb. 11.1).

Klassifikation des Fehlertyps
Phonematische Paraphasien und ein gestörter Redefluss treten häufiger auf als phonetische Entstellungen.

Position des Fehler im Word
Am häufigsten treten die Fehler im An- und Inlaut auf, am seltensten im Auslaut.

Wort vs- Pseudowort – Lexikalitätseffekt
Insgesamt besteht eine höhere Fehlerhäufigkeit bei Pseudowörtern als bei Wörtern (➤ Abb. 11.2).

Silbenstruktur – Sprechmotorische Komplexität
Sowohl bei Wörtern als auch bei Pseudowörtern treten mehr Fehler in KK-Verbindungen als in KV-Verbindungen auf (➤ Abb. 11.2).

Wortlänge – Wortlängeneffekt
Es sind nahezu gleich viele korrekte Produktionen bei Mehrsilbern und Einsilbern möglich (➤ Abb. 11.3). Teilweise treten aber auch mehr fehlerhafte Produktionen bei Mehrsilbern als bei

Tab. 11.5 10-Punkte-Checkliste Herr H

	Ja	Nein
Es besteht ein Infarkt/eine Blutung der mittleren Hirnarterie links.		X
Die Artikulation ist durch phonetische und phonematische Störungen gekennzeichnet.	X	
Die Lautentstellungen sind inkonstant und inkonsistent.	X	
Es treten „Inseln" störungsfreier Sprachproduktion auf.	X	
Es sind Suchbewegungen zu beobachten.	X	
Sprechstimme und -atmung sind vergleichsweise wenig oder nicht beeinträchtigt.	X	
Der Redefluss ist durch Fehlversuche, Iterationen, Selbstkorrekturen unterbrochen.	X	
Sprechanstrengung ist sicht- oder hörbar.	X	
Die Störung betrifft alle Modalitäten mündlicher Sprachproduktion in ähnlichem Ausmaß.	X	
Es besteht eine bukkofaziale Apraxie.		X

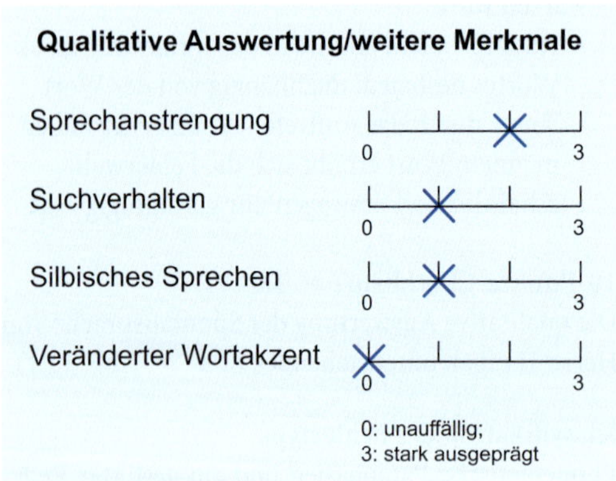

Abb. 11.1 Qualitative Auswertung der HWL [L231]

Einsilbern auf, jedoch nicht so viele, wie statistisch zu erwarten wären.

Ergebnisse AAT-Untertests Token Test und Schriftsprache

Diese Tests wurden 4 Wochen nach OP durchgeführt.

Token Test
Mit 38 von max. 50 möglichen Fehlerpunkten besteht die Annahme einer mittelgradigen Aphasie.

Schriftsprache
Mit 4 von max. 90 erreichbaren Punkten besteht die Annahme einer schweren Aphasie.

Ergebnisse LEMO

Diese Tests wurden 5 Wochen nach OP durchgeführt.

Test 3: Diskriminieren Neologismsenpaare, visuell
Mit 10 Fehlern besteht die Annahme einer partiellen Störung der Leistung in der visuellen Analyse.

Test 4: Diskriminieren Wortpaare, visuell
Mit 25 Fehlern besteht die Annahme einer schweren Störung der Leistung in der visuellen Analyse.

Schlussfolgerungen

- **Vermittlung von Inhalten im Alltagsgespräch** nur sehr eingeschränkt möglich
- **mündliche Kommunikation** zur Verständigung nicht ausreichend und kann am erfolgreichsten durch **Mimik und Gestik** unterstützt werden
- Verdacht einer **bukkofazialen Apraxie** bestätigt sich nicht
- **Nachsprechen** von Lauten auf Lautebene ist möglich
- **Bildung von Lauten** der mittleren und hinteren Artikulationszone sowie Bildung von Frikativen nicht möglich
- Verdachtsdiagnose einer Sprechapraxie erhärtet sich in **10-Punkte-Checkliste**, da ein hoher Anteil von „Ja"-Antworten besteht (8 von 10) und dadurch die Sicherheit über die Diagnose einer Sprechapraxie zunimmt
- ausgeprägte **Sprechanstrengung**
- leicht ausgeprägtes **Suchverhalten** der Zunge und Lippen sowie leicht ausgeprägtes silbisches Sprechen

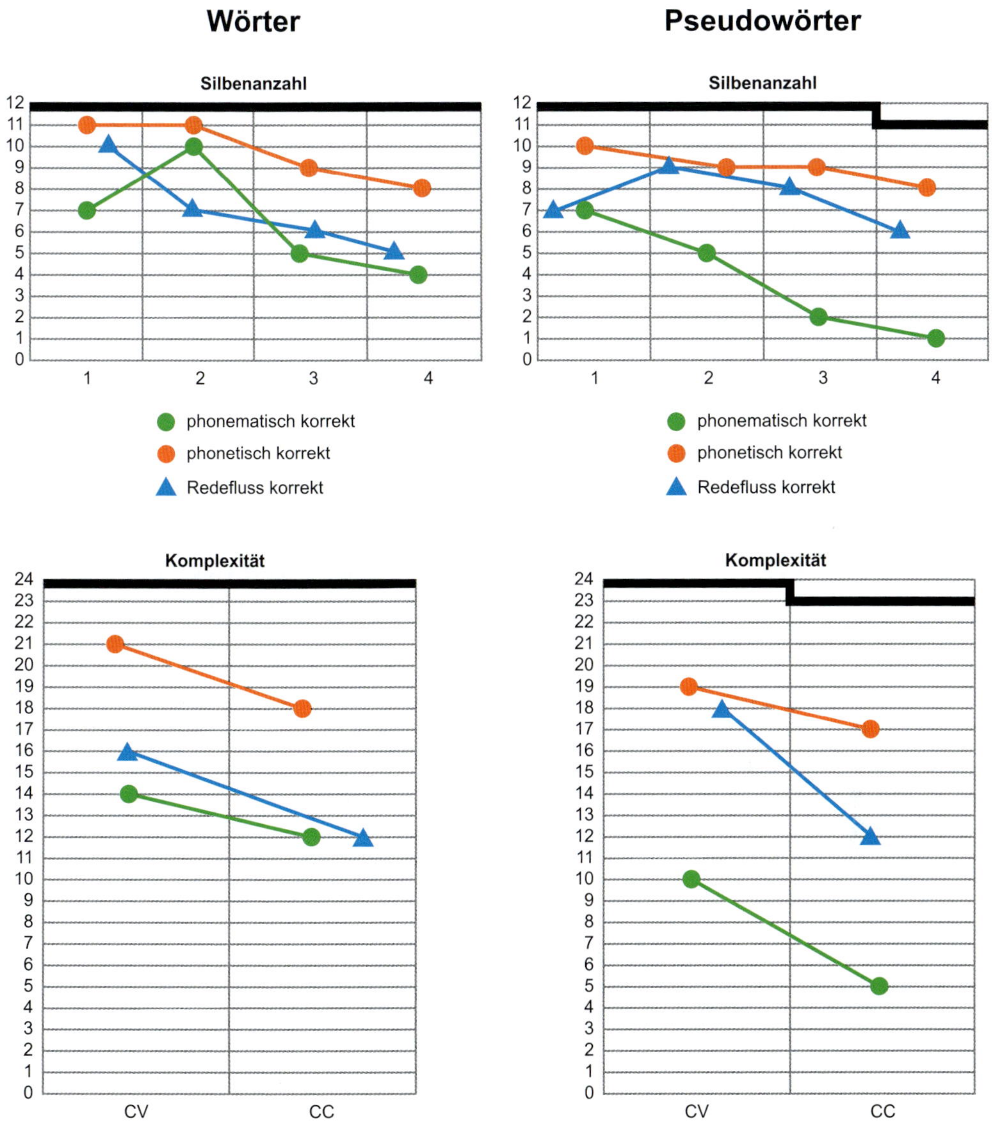

Abb. 11.2 Anzahl der korrekt produzierten Wörter in Abhängigkeit von Silbenzahl und Silbenstruktur sowie der Vergleich von Wörtern und Pseudowörtern [L231]

- vorhandener **Lexikalitätseffekt**: es fällt Herrn H leichter, bedeutungstragende Wörter als Pseudowörter zu produzieren
- Einfluss der **sprechmotorischen Komplexität**
- **negativer bis schwach positiver Längeneffekt;** die Initiierung des Wortes bzw. die Produktion des Anlautes könnte ein Problem sein
- insgesamt ist von einer **Sprechapraxie,** einer **Aphasie** mittleren bis schweren Ausprägungsgrades und einer partiellen bis schweren Störung der **visuellen Analyse geschriebener Stimuli auszugehen;** Herrn H gelingt es besser, Buchstaben zu erkennen, aber es fällt ihm schwer, diese als Grapheme zu klassifizieren; dies erschwert die Arbeit

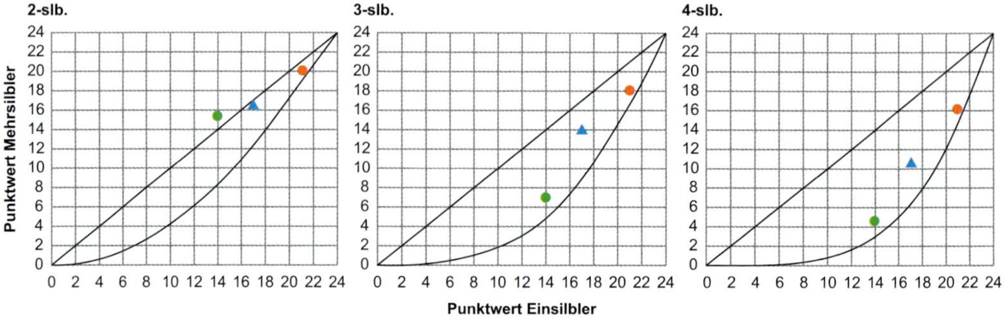

Abb. 11.3 Vergleich der Punktewerte für einsilbige (waagerecht) mit mehrsilbigen (senkrecht) Testaufgaben [L231]

mit Schriftbildern und schränkt auch die Arbeit mit abstrakten Bildern ein

11.2.3 Therapieziele

Bereits während des Krankenhausaufenthalts in der frühen Krankheitsphase beginnt die logopädische Therapie. Vorrangig ist, die Therapie auf die **dringendsten Bedürfnisse des Patienten** auszurichten. Herrn H gelingt noch keine sichere Ja-/Nein-Codierung, diese ist aktuell nur in geräuscharmer Umgebung und bei höchster Konzentration möglich. Er ist nicht in der Lage, seine Bedürfnisse verständlich zu äußern und kann sich in Alltagssituationen nicht immer ausreichend verständlich mitteilen. Lesen und Schreiben gelingt ihm nicht. Eine Oralisierung mit Vollkost fand bereits durch die Pflege statt, eine ausreichende orale Flüssigkeits- und Kalorienzufuhr ist somit gewährleistet. Der Therapieschwerpunkt für die ersten Wochen muss priorisiert werden.

Eine Festlegung konkreter Therapieziele anhand der **ICF-Prinzipien** dient der Sicherstellung, dass diese Ziele im Therapieverlauf auch erreicht werden. **In der frühen Krankheitsphase** findet die **Zielsetzung** häufig anhand der **paternalistischen Methode** statt. Dennoch sollte möglichst frühzeitig der Übergang zur **partizipativen Zielsetzung** angestrebt werden. Hierfür hat sich die **top-down Zielsetzung** bewährt. Patient und Therapeut, ggf. auch noch weitere Therapiegruppen, finden gemeinsam passende **Teilhabeziele**, auf deren Basis die entsprechenden **Aktivitäts- und Funktionsziele** abgeleitet werden können. Zum Formulieren der Therapieziele können die **SMART-Regeln** (➤ Tab. 11.6) verwendet werden, um ein möglichst patientenorientiertes Arbeiten zu gewährleisten.

Klinischer Hintergrund

Paternalistische vs. partizipative Zielsetzung

- *Paternalistische Zielsetzung:* Die Therapeutin definiert die Therapieziele auf der Grundlage

Tab. 11.6 SMART-Regel für die Definition von Therapiezielen (nach McGrath, im Druck)

Regel	Bedeutung	Erklärung
Specific	genau	Welche Leistung soll verbessert werden?
Measurable	messbar	In welchem Ausmaß soll sich die Leistung verbessern?
Achievable	erreichbar	Ist das definierte Ziel realistisch zu erreichen?
Relevant	bedeutsam	Ist das definierte Ziel für den Patienten wichtig?
Timed	zeitlich festgelegt	In welchem Zeitraum soll das angestrebte Ziel erreicht werden?
Specific	genau	Welche Leistung soll verbessert werden?
Measurable	messbar	In welchem Ausmaß soll sich die Leistung verbessern?

der Ergebnisse des Ersteindrucks und der durchgeführten Diagnostik. Vor allem in der Akutphase ist dieses Vorgehen zu Beginn der Therapie häufig sinnvoll und auch notwendig. Patienten sind zu diesem Zeitpunkt oft noch nicht in der Lage, metasprachliche Aufgaben – z. B. die Reflektion über Therapieziele – zu leisten.
- *Partizipative Zielsetzung:* Die Therapeutin definiert die Therapieziele mit dem Patienten gemeinsam. Dieser Prozess ist aufwändiger und erfordert eine aktive Teilnahme des Patienten, jedoch führt er zu einer höheren Zufriedenheit und Therapiemotivation, wodurch sich auch verbesserte Behandlungsergebnisse zeigen. ■

Partizipation

Herr H möchte sich mit seiner Lebensgefährtin über seinen Tagesablauf austauschen können.

Aktivitäten

- in 3 Wochen Antwort auf geschlossene Fragen seiner Lebensgefährtin bzgl. seines Tagesablaufs mit „Ja“ und „Nein“
- in 5 Wochen Antwort auf Fragen mit einzelnen Nomen und dadurch Vermitteln wesentlicher Informationen

Körperfunktionen

- Verstehen einfacher Fragen zu seiner Person und seinem Tagesablauf
- korrekte Benutzung lexikalisierter Gesten Daumen hoch für „Ja“ und Daumen runter für „Nein“ bei einfachen Fragen zu seiner Person und seinem Tagesablauf
- phonetisch verständliche Produktion von „Ja“ und „Nein“ bei einfachen Fragen zum Tagesablauf
- Abrufen von Nomen zum semantischen Feld „Tagesablauf“
- phonetisch verständliche Aussprache von Nomen zum semantischen Feld „Tagesablauf“

11.2.4 Therapieinhalte

Die Symptomatik von Herrn H in der **Akutphase** ist **fluktuierend** gemischt zwischen **aphasisch und sprechapraktisch.** Es ist eine kombinierte sprech-, sprach- und kommunikationsverbessernde Behandlung nötig. Der Therapieschwerpunkt wird gewählt, je nachdem welche Symptome die Kommunikation am meisten beeinträchtigen. Die größten Verbesserungen der beeinträchtigten Sprachfunktionen werden mit einem **multimodalen Vorgehen** erzielt. Herr H besitzt bereits die Basisfunktionen, die dafür Voraussetzung sind: eine ausreichende Aufmerksamkeits-, Gedächtnis- und Wahrnehmungsleistung.

In der **Akutphase** der Aphasietherapie, auch **Aktivierungsphase** (bis zu 6 Wochen nach Ereignis) genannt, wird im Gegensatz zur **störungsspezifischen Übungsphase** (6 Wochen bis 1½ Jahre nach Ereignis) mit verschiedenen **Prinzipien für Sprachlernen** gearbeitet:

Die Übungsitems werden anhand der Methode des **fehlerfreien Lernens** ausgewählt. Dabei wird eine Auswahlmenge mit Ablenkeritems vermieden und mit vielen sprachlichen Hilfen eine fehlerfreie Wortproduktion gefördert. Gleichzeitig muss eine Fehleraktivierung möglichst verhindert werden. Der Schweregrad wird **von leicht zu schwer** gesteigert. In der Akutphase finden noch keine Generalisierungseffekte von schweren auf leichte Strukturen statt. Während den Übungen wird Herr H zur sprachlichen Kommunikation ermutigt und es werden positive Rückmeldungen zur gelungenen Informationsvermittlung gegeben. Eine **systematische Fehlerbearbeitung** in Form eines **korrektiven Feedbacks** wird hingegen nur gezielt eingesetzt, um eine **Sprachanstrengung** zu vermeiden. Diese entsteht, wenn sich Herr H übermäßig kognitiv beansprucht, indem er sich z. B. vermehrt auf die sprachlichen Abruf- und Planungsprozesse oder auf sein Self-Monitoring zur Fehleranalyse konzentriert. **Emotionale** und für Herrn H **individuell anregende Materialien** und Kontexte, z. B. Inhalte zu Oldtimer und Motorsport, tragen positiv zum Lernerfolg bei. Abschließend ist in der Akutphase ein **intensiv wiederholendes Lernen** so früh wie möglich sinnvoll, um die neuronale Plastizität bestmöglich positiv zu beeinflussen.

Durch ein **multimodales Stimulieren** wird das **gesamte Sprachsystem** aktiviert. Die Modalitäten Verstehen, Lesen, Schreiben und Sprechen werden überwiegend auditiv und visuell stimuliert. Aufgrund der Hemiparese des rechten Arms wird das Schreiben anhand von Wortlegeaufgaben gefördert.
Gute Aufgaben für Herrn H sind z. B.:
- Bilder zeigen nach auditiver Vorgabe
- Bilder zuordnen und benennen
- Schriftkarten nach auditiver Vorgabe zeigen
- Schriftkarten zuordnen und lesen
- Ergänzen von Sätzen mit engem semantischem Zusammenhang
- Arbeit mit Minimalpaaren
- Kopieren von visuell vorgegebenen Wörtern mit einfacher Silbenstruktur
- Legen von auditiv vorgegebenen Wörtern mit einfacher Silbenstruktur

Bei der Stimulierung intakter Modalitäten wird eine **funktionale Deblockierung** erreicht. So gelingt es Herrn H z. B., nachdem er ein Wort laut gelesen hat, das passende Bild dazu zu benennen.

Neben der Aphasie treten bei Herrn H typische Symptome der Sprechapraxie auf. Er besitzt ein ausreichendes Sprach- und Instruktionsverständnis, um **typische Aufgabenstellungen der Sprechapraxietherapie** in die sprachliche Aktivierungsbehandlung zu integrieren.
Gute Aufgaben für Herrn H sind z. B.:
- Mitsprechen, Nachsprechen
- Satzergänzung/Lückensätze
- laut Lesen
- mündlich Benennen
- Dialog führen

Auch hier hilft in der **Akutphase** v. a. das Prinzip der **multimodalen Behandlung** durch das Anwenden von **vielfältigen Hilfen**, die unterschiedliche Sinnesmodalitäten (auditiv, visuell, taktil-kinästhetisch) ansprechen. Sie bieten so viele Hilfen an wie nötig, um eine **Sprechanstrengung** zu **vermeiden** und **fehlerfreies Lernen** zu **ermöglichen**. Zum Beispiel wird zunächst der Artikulationsort beschrieben, der Laut mit einer Geste visualisiert und taktile Reize am entsprechenden Artikulationsorgan gegeben. In der Akutphase wird individuell überprüft, ob prosodische und gestische Hilfen bereits geeignet sind. Auch wenn es Herrn H noch nicht gelingt, z. B. Handgesten selbst zu erlernen, werden ihm diese angeboten. Bereits durch das Beobachten von Handgesten können Artikulationsbewegungen stimuliert werden.

SprechApraxieTherapie bei schwerer Aphasie (SpAT)

Eine für Herrn H geeignete Methode ist z. B. die **Sprechapraxietherapie bei schwerer Aphasie** (Lorenz 2012). Herr H zeigt neben seinen sprechapraktischen Symptomen ebenfalls Schwierigkeiten im Sprachverständnis, Wortabruf sowie beim Lesen und Schreiben. Die Methode, die mit **MODAK (Modalitätenaktivierung**, Lutz 2016) kombiniert wird, bietet die Möglichkeit, Aphasie und Sprechapraxie parallel zu behandeln. SpAT kombiniert **visuelle, gestische, verbale, graphische und taktil-kinästhetische Hilfen** beim Wiederaufbau der sprechmotorischen Programme. Zusätzlich können baldmöglichst unterschiedliche sprachliche Modalitäten und semantische Inhalte mit einbezogen werden.

Klinischer Hintergrund

Die **Modalitätenaktivierung MODAK** nach Luise Lutz (2016) ist eine Methode zur Behandlung für **mittelschwer bis schwer betroffene Aphasiepatienten** in der störungsspezifischen Übungsphase. Ist der Patient in der Lage, Konzentration und Aufmerksamkeit ca. 25 Minuten aufrechtzuhalten, kann sie bereits in der Akutphase angewandt werden.
Durch das **Stimulieren verschiedener Modalitäten** hilft der Therapieansatz, die kommunikative Kompetenz zu steigern. Sind die Modalitäten unterschiedlich stark gestört, können stärker gestörte Modalitäten durch die weniger stark betroffenen aktiviert werden.
Es gibt **acht Grundübungen,** welche die Schwerpunkte *auditives Verstehen, Lesesinnverständnis, Analyse und Synthese von Wörtern, Graphem-Phonem-Korrespondenz, Schreiben und Gesprächsreaktion* trainieren (➤ Kap. 2.2.4, ➤ Tab. 2.6).
Das Bildmaterial ist in vier verschiedene Blöcke eingeteilt (➤ Tab. 11.7).
In der Aphasietherapie schlägt Luise Lutz vor, mit **Block II** zu beginnen. Es fällt den Patienten leichter, Substantive eines Bildes zu benennen, wenn der Therapeut das Verb vorgibt. Zusätzlich können Verben allgemein schlechter abgerufen werden als Substantive.

Tab. 11.7 MODAK–Bildeinteilung in vier Blöcke

	Inhalt	Beispiel
Block I	Verben ohne Objekt	badet
Block II	Verb mit substantivischem Objekt ohne Artikel	fährt Auto
Block III	Verb-Artikel-Objekt Struktur	füttert die Vögel
Block IV	Verb-Objekt-Verbpartikel	gießt Milch ein

Die Vokale **[a], [e], [i], [o] und [u],** die Bilabiale **[m], [b] und [p]** und Alveolare **[d], [t] und [n]** kann Herr H bereits **korrekt produzieren**. Hier kann direkt mit der **Synthese** von Vokal-Konsonant-Verbindungen (VK) auf **monomorphematischer Wortebene** begonnen werden, z. B. „Arm", „Uhr", „Ohr", „um", „ob". Da es Herrn H leichter fällt, Vokale im Anlaut zu bilden als Konsonanten, wird anschließend auf Wortebene mit Vokal-Konsonant-Vokal-Verbindungen (VKV) wie z. B. „Oma", „Opa", „Anna" gesteigert. Anschließend werden in die Übungen die Synthese von Konsonant-Vokal-Verbindungen (KV), z. B. „Meer", „Tor", „Tür", „du", „der" integriert. So wird fortgefahren und weiter zu **komplexeren / längeren Strukturen** gesteigert:

- KVK-, KVKV- und KVVK-Verbindungen: Bob, Papa, Mama, Bein, **nein,** mein
- KVKK-Verbindungen: Mond, Mund, Ball

Das Wort **„nein"** ist ein wichtiges Wort für die Alltagskommunikation von Herrn H. Gelingt es ihm, dieses Wort verständlich zu realisieren, verbessert dies seine Ja-/Nein-Kommunikation. Bei der **Wortauswahl** ist eine Orientierung an der individuellen Leistung des Patienten (Ressourcen) wichtig, an deren Alltagsrelevanz und an den empfohlenen Wortgruppen (➤ Tab. 11.8).

Herr H kann nun bereits erste Wörter produzieren, was die Therapiemotivation für das weitere intensive Training fördert.

Frikative (Artikulationsart) und die meisten Laute der mittleren und hinteren Artikulationszone (Artikulationsort) gelingen ihm noch nicht, hier ist eine **Lautanbahnung** nötig.

Zur Lautauswahl (➤ Tab. 11.9) können verschiedene Kriterien hinzugezogen werden.

Unter Berücksichtigung dieser Kriterien Beginn der Lautanbahnung mit den Lauten **[f], [s], [ʃ] und [l].** Diese Laute befinden sich in der **vorderen und mitt-**

Tab. 11.8 Beispiele für Wortgruppen: Einsilber Methode MODAK + SpAT

Gruppe 1: VV	Gruppe 1: VK/KV	Gruppe 2: KVV	Gruppe 2: KVK	Gruppe 3: KVVK	Gruppe 3: KVKK	Gruppe 3: KKVV
• untersucht Ohr • stellt Uhr	• hebt Arm • melkt Kuh	• füttert Heu • schießt Tor	• fährt Bus • deckt Dach	• fängt Maus • putzt Raum	• zählt Geld • gibt Hand	küsst Frau

Tab. 11.9 Kriterien zur Lautauswahl

Kriterien	Auswahl
Stimulierbarkeit	leicht stimulierbare Laute zuerst
Stabilität der Lautproduktion	Laute, die Patient bereits teilweise produzieren kann, bevorzugen
Artikulationskomplexität	• je nach Patientenprofil • Vokale häufig leichter als Konsonanten • bei Konsonanten: Nasale vor Plosive vor Frikative vor Affrikate vor Cluster
Lautklasse: *Artikulationsort* *Stimmhaftigkeit*	 • mit vorderer Artikulationszone beginnen • stimmlose Laute häufig einfacher als stimmhafte
Lexikalität	Realwörter einfacher als Pseudowörter
Lautposition im Wort	Artikulation von Anlaut häufig besonders erschwert

leren Artikulationszone, wodurch sie beim Produzieren gut sichtbar sind. Dies erleichtert die Lautanbahnung. Weiterhin werden anhand des Kriteriums Lautklasse vorerst überwiegend **stimmlose Laute** geübt.

Erst anschließend werden die stimmhaften Frikative sowie die Laute der hinteren Artikulationszone erarbeitet.

Zum Beispiel wird der **stimmhafte Lateral [l]** angebahnt, indem Herr H zuerst die entsprechende Lautgeste – eine waagerecht gehaltene flache und durchgestreckte Hand – angeboten wird. Die Therapiemethode **„Erweiterte Mediationstechnik für Sprechapraxie" (EMS)** hat spezielle Handzeichen dafür entwickelt, welche alternativ oder unterstützend integriert werden können. Anschließend wird der Laut deutlich vorgesprochen und die Geste dazu ausgeführt. Dadurch hat Herr H parallel ein **akustisches und visuelles Modell** (Mundbild und Lautgeste). Mit der Methode SpAT könnte unterstützend das Mundbild aufgezeichnet werden. Herr H hat jedoch eine Störung der visuellen Analyse, sodass diese Bilder für ihn noch zu abstrakt sind. Das Zeichnen der Mundbilder wird deswegen vorerst vernachlässigt. Mit zunehmender Verbesserung des auditiven Sprachverstehens werden Herrn H **verbale Hilfestellungen** und wenn nötig auch **Vorstellungshilfen** angeboten. Eine gute Vorstellungshilfe wäre „die Zunge geht **hoch**". Wenn diese Hilfen nicht ausreichend sind, werden **taktil-kinästhetische Vermittlungstechniken** (➤ Tab. 11.10) eingesetzt, indem mit der Hand taktile Hinweisreize gesetzt und z. B. die Stellung bzw. Berührung der Artikulationsorgane verdeutlicht wird. **TAKTKIN©** ist eine spezielle Therapiemethode, die dies umsetzt. Ebenso kann als taktile Hilfe der Artikulationsort – der Zahndamm – mit einem Watteträger oder Spatel angetippt werden.

EXKURS

TAKTKIN©/PROMPT™ (Birner-Janusch 2001; Square-Storer & Hayden 1989; ➤ Kap. 10.2.4; ➤ Kap. 18.2.4) ist eine taktil-kinästhetische Vermittlungstechnik, die mit dynamischen Berührungspunkten im Gesicht, an Kiefer, Lippen und Mundboden Hinweisreize für die Artikulation setzt. Gleichzeitig ist das Mundbild der Therapeutin und das Vorsprechen der Silben eine auditiv-visuelle Unterstützung (➤ Abb. 11.4). Es wurde ursprünglich für die Behandlung kindlicher Dyspraxien entwickelt und dann auf Erwachsene mit Sprechstörungen übertragen.

Die Anwendung der Methode erfordert eine intensive Schulung, denn nur die Geschicklichkeit der Therapeutin macht sie effektiv.

Das Verfahren kann insbesondere bei schweren Störungen eingesetzt werden, ist jedoch nicht geeignet bei ausgeprägten orofazialen Sensibilitätsstörungen.

Nachdem Herr H den Laut [l] isoliert produzieren kann, wird z. B. das Wort „Ball" geübt, indem die **Lautsynthese** mit ihm durchgeführt wird. Folgendes Vorgehen:

- Artikulation des Lauts [b] mit der entsprechenden Lautgeste, Zeichnen ggf. des Mundbilds und erklären

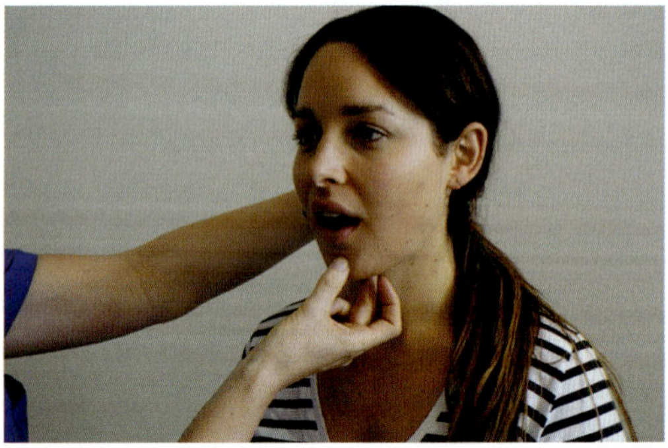

Abb. 11.4 TAKTKIN© Hinweisreiz/a/[M1011]

Tab. 11.10 Mögliche Vermittlungstechniken am Beispielwort „Ball"

Vermittlungstechnik	[b]	[a]	[l]
Lautgeste	Finger ist an den Lippen; mit Öffnen der Lippen den Finger explosiv nach vorne wegbewegen	Fingerspitzen der flachen Hand bewegen das Kinn nach unten	waagerecht gehaltene flache Hand ist durchgestreckt
verbale Hilfe / Vorstellungshilfe	„Die Lippen sind **zu,** fest **zu.** Die Lippen knallen auf. Es kommt Stimme dazu."	„Der Mund geht **auf,** weit **auf.**" „Wie beim Arzt."	„Die Zunge geht **hoch.**" „Wie beim Singen: La la la la"
taktile Hilfe	Fingerrücken des Zeige- und Mittelfingers am Lippenrand, Druck nach dorsal aufbauen	mit Hand auf Brustbein des Patienten tippen	Tipp an den Zahndamm

- Herr H imitiert bzw. übt den Laut [b], bis er ihm selbstständig gelingt; dabei schrittweiser Abbau notwendiger Hilfen (parallel sprechen – alleine mit Hilfe sprechen – ohne Hilfe sprechen)
- Artikulation des Lauts [a] und Vorgehen wie beim ersten Laut, anschließend Wiederholung mit dem Laut [l]
- nun Erklärung des Lautübergangs, ggf. Einzeichnen einer Verbindung der Mundbilder und Artikulation der drei Laute begleitend mit den Lautgesten
- Herr H imitiert bzw. übt die Synthese bis diese gelingt, währenddessen schrittweise Reduktion der notwendigen Hilfen
- fällt Herrn H die Syntheseleistung schwer, wird das Vorgehen der Synthese beibehalten, jedoch wird zuerst die Synthese der Laute [b] und [a] und anschließend der Laute [a] und [l] geübt, bevor die drei Laute zusammengesetzt werden (➤ Abb. 11.5)

Da sich Herr H in der Akutphase befindet, wird mit ihm auf **Wortebene** geübt, sobald es ihm gelingt, kurze Wörter zu produzieren. Es werden z. B. Wörter wie „Arm“, „Bein“, „Hose“, „Torte“, „Eis“, „Mittag“, „Physio“ und „Ergo“ ausgewählt, welche speziell zum Tagesablauf von Herrn H passen. Damit wird das alltagsrelevante semantische Feld in der Therapie aufgegriffen.

Häufig haben **zweisilbige Wörter geringere sprechmotorische Anforderungen** als einsilbige, was bei der weiteren Wortauswahl zu berücksichtigen ist. Zweisilbige Wörter sind häufig weniger komplex und weisen trochäische Betonungsmuster auf (z. B. Tasse, Boden, Augen), die sich positiv auf die Prosodie auswirken.

In die **MODAK-Therapie** und somit in die Aphasietherapie wird parallel eingestiegen, sobald Herr H in der Lage ist, ein- bis zweisilbige Wörter zu produzieren. Dem **Block 2 aus MODAK** (➤ Tab. 11.7) entsprechend werden **Verb-Objekt-Strukturen** ausgewählt, z. B. „spielt Ball“, „isst Fisch“, „trinkt Bier“ und „fährt Auto“. Der **Dialog** am Ende des Übungsprogramms kann anfangs über geschlossene Fragestellungen gestaltet werden, z. B. „trinken Sie gerne Bier?“ Im Verlauf werden Fragestellungen integriert, die als Antwort das Zielwort haben, z. B. „Was ist die Forelle für ein Tier?“. Je besser die verständliche Produktion und der Wortabruf gelingen, desto offener und freier wird die Dialoggestaltung gewählt.

Im weiteren Therapieverlauf Steigerung der Silbenanzahl und Erarbeitung der Produktion von Konsonantenclustern mit Herrn H wie [ts], [pf] oder [st]. Ebenso Steigerung von Wortebene auf kurze Phrasen und Sätze, um die Alltagsrelevanz zu fördern. In der Aphasietherapie werden gezielte Übungen zur Verbesserung des Wortabrufs eingesetzt und die Leseleistung gefördert. Das Lesen ermöglicht Herrn H zudem ein besseres Eigentraining und kann ebenfalls eine Deblockierungshilfe sein.

Parallel zur Aphasie- und Sprechapraxietherapie muss die **Kommunikationsfähigkeit im Alltag** im Blick behalten werden. Herr H kann, trotz erster Verbesserungen in der Therapie, seine Bedürfnisse den Pflegekräften gegenüber nur schwer verständlich äußern. Auch seiner Lebensgefährtin kann er noch kaum von seinem Tag berichten. Deswegen wird unterstützend mit **sprachlichen Gesten** wie z. B. „Daumen hoch“ für ja/mir geht es gut und „Daumen nach unten“ für nein/mir geht es nicht gut gearbeitet. Grundvoraussetzung für Verbesserungen in der Therapie und in der Kommunikation ist ein gutes **Sprachverständnis.** Übungen dafür fließen seit Therapiebeginn mit ein.

Gute Übungen für Herrn H sind z. B.:

- verbal vorgegebene Gegenstände zeigen (z. B. Tasse, Kamm, Brille)
- verbal vorgegebene Situationsbilder zeigen (z. B. „isst Eis“ aus MODAK)
- einfache Aufforderungen ausführen lassen (z. B. „Machen Sie das Radio an.“)
- einfache, geschlossene Fragen stellen (z. B. „Haben Sie heute ein Eis gegessen?“)
- offene Fragen stellen (z. B. „Welches Eis ist ihre Lieblingssorte?“)

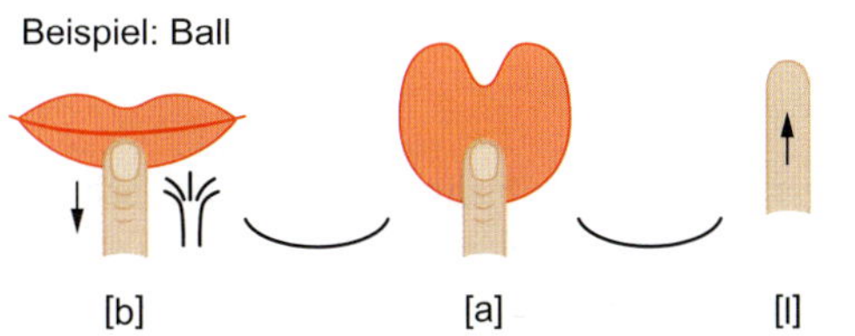

Abb. 11.5 SpAT Lautsynthese am Beispielwort „Ball“ [L231]

Was wäre, wenn ...

... die Hilfen von SpAT zur Lautanbahnung nicht ausreichen?
Über die **progressive Approximation** der Ableitungsmethode können nicht-abrufbare durch bereits abrufbare Laute abgeleitet werden. Dabei werden einzelne phonetische Merkmale des abrufbaren Lautes verändert, bis die Ableitung des Ziellauts abgeschlossen ist. Kann Herr H z. B. ein [t] aber kein [s] bilden, wird dieses über den Zwischenschritt [ts] zu [s] abgeleitet. Diese Methode kann gut in ein Konzept integriert werden.

... der Patient von Beginn an Wörter produzieren kann?
Ist eine Produktion auf Wortebene möglich, kann z. B. die **Minimalpaartherapie** eingesetzt werden. In dieser Methode soll die Phonemprogrammierung durch den konkreten Kontrast von Minimalpaaren geschult werden. Die zu kontrastierenden Phoneme werden ausgewählt und mit Herrn H wird zuerst jedes Phonem einzeln auf Wortebene geübt. Dabei das Wortmaterial so auswählen, dass es auch später für die Minimalpaararbeit genutzt werden kann. Im Anschluss die Phoneme kontrastieren, indem die Minimalpaare gegenübergestellt werden. Unterstützend setzt die Methode die Schriftsprache ein. Die Fähigkeiten phonologisch und semantisch zu differenzieren und das Nachsprechen einfacher Wörter sind Voraussetzung.

... der Patient eine stark monotone Sprechweise hat?
Bei Patienten mit stockender und monotoner Sprechweise kann durch **interne Taktgeber** wie das Fingertapping und Pacing Board die Prosodie verbessert werden:

- **Fingertapping** ist ein parallel zur Sprechbewegung durchgeführtes Mitklopfen mit dem Finger oder auch ein Mitklopfen über Hand- oder Fußbewegungen
- ein **Pacing Board** ist ein „Sprechbrett" an dem sich Einbuchtungen befinden; an diesen führt der Patient während des Sprechens seinen Finger entlang

Während der Artikulation von mehrsilbigen Wörtern und Sätzen bewegt der Patient Finger, Hand oder Fuß rhythmisch mit und gibt sich dadurch selbst den Takt vor (interne Taktgebung). Hier muss darauf geachtet werden, dass der Patient den Rhythmus nicht an sein eigenes Tempo anpasst und dadurch sein Ziel, z. B. die Erhöhung seines Sprechtempos, nicht erreicht.

11.2.5 Therapieergebnisse

Herr H kann **alle Laute isoliert produzieren**. In der Übungssituation spricht er bis zu **dreisilbige Wörter** sowie **kurze Phrasen und Sätze** (bis zu vier Wörter) mit einfachen Lautstrukturen nach. Beispiele sind: „Ich bin müde", „Ich esse heute Eis." oder „Ich war im Café". Eine korrekte Produktion von Clusterverbindungen gelingt ihm noch kaum, die Wörter sind aber meistens verständlich. Der Wortabruf gelingt ihm v. a. bei Satzergänzungsaufgaben mit einem engen semantischen Zusammenhang. Eine **ganzheitliche Leseleistung** von hochfrequenten Wörtern ist vermehrt möglich.

Die **Spontansprachleistung** hat sich bisher leicht verbessert und das **auditive Sprachverständnis** ist deutlich besser geworden. Über geschlossene Fragestellungen (Ja-/Nein-Fragen) kann Herr H Informationen verbal vermitteln. Bei offenen Fragen gelingt es ihm immer häufiger, mit dem **kompensatorischen Einsatz von Mimik und Gestik** verständlich zu antworten. Beim freien **Wortabruf** entsteht eine hohe Sprechanstrengung mit Anspannung der Hals- und Gesichtsmuskulatur. Dies beeinflusst die verständliche verbale Vermittlung von Inhalten und das Mitteilen seiner Alltagsbedürfnisse.

11.3 Zusammenfassung und Befund

Herr H zeigt bei Aufnahme das Bild einer **schweren nicht-flüssigen Aphasie** mit Verdacht auf eine **Sprechapraxie**. Die vielen Suchbewegungen beim Sprechen, die hohe Sprechanstrengung, das auffällige Ergebnis der „10-Punkte-Checkliste" sowie die

Inseln störungsfreien Sprechens waren typische Symptome einer Sprechapraxie und untermauerten den Verdacht.

Eine **bukkofaziale Apraxie** konnte aufgrund des eingeschränkten Sprachverständnisses nicht sicher diagnostiziert werden. Da eine bukkofaziale Apraxie in Zusammenhang mit einer Sprechapraxie nicht zwingend bestehen muss, hatte dieses Ergebnis keine entscheidende Relevanz.

Es traten in allen sprachlichen Modalitäten (Sprachverständnis, automatisierte Sprache, Nachsprechen, Lesen und Schreiben) Einschränkungen auf, was typisch für eine **Aphasie** war. Die auffälligen Ergebnisse der Untertests „Token Test" und „Schriftsprache" aus dem AAT bestätigten differenzialdiagnostisch ebenfalls, dass es sich um keine reine Sprechapraxie handelte, sondern zusätzlich eine Aphasie bestand. Diese Untertests werden häufig verwendet, um eine Aphasie auszuschließen oder zu bestätigen.

Typische Merkmale für eine **nicht-flüssige Aphasie** waren v. a. die Wortabbrüche sowie das stark reduzierte Sprachangebot in der Spontansprache. Herr H produzierte z. B. nur Einwortsätze und hatte ausgeprägte Wortabrufstörungen. In diesem Fall liegt eine **Kombination** aus einer **Sprachstörung** und einer **Programmierungsstörung der Sprechmotorik** vor.

Empfehlung weiteres sprachtherapeutisches Vorgehen

Eine weitere intensive logopädische Behandlung ist indiziert. Aufgrund der progredienten Grunderkrankung bei mehrmaligem Tumorrezidiv und der damit einhergehenden schlechteren Prognose besteht zusätzlich die Indikation für ein Gerät zur **Unterstützten Kommunikation**. Hierzu erörtert der Berater einer entsprechenden Firma zusammen mit dem Patienten, seinen Angehörigen und dem Therapeut, welches Kommunikationsgerät am besten geeignet ist. Dieses wird im nächsten Schritt bei der Krankenkasse beantragt. Es ist wichtig, den Umgang mit dem Gerät im Rahmen der logopädischen Therapie zu erarbeiten. Nur so gelingt eine Integration des Kommunikationsgeräts in den Alltag von Herrn H.

Über den Sozialdienst wird eine neurologische Reha beantragt, wohin Herr H direkt vom Krankenhaus aus verlegt wird.

Befund für den Arztbrief

Es besteht eine nicht-flüssige Aphasie sowie eine mittelschwere Sprechapraxie. Zum Zeitpunkt der Entlassung kann Herr H alle Laute isoliert bilden. Der Wechsel von Artikulationszonen ist teilweise noch schwierig, doch das Üben auf Wortebene und mit Phrasen / kurzen Sätzen gelingt gut. Herr H zeigt eine hohe Sprechanstrengung. Die Schreibleistung ist stark beeinträchtigt, das ganzheitliche Lesen hochfrequenter Wörter gelingt vermehrt. Die Spontansprachleistung hat sich in den letzten Wochen nur wenig gebessert, sodass Herr H nur eingeschränkt in der Lage ist, seine Bedürfnisse verbal zu äußern. In seinem Kommunikationsverhalten verwendet er v. a. Gestik und Mimik, womit er meist verständlich auf Fragen antworten kann. Es wurde über einen Hilfsmittelerbringer ein Kommunikationsgerät beantragt, eine Genehmigung ist noch ausstehend. Eine logopädische Weiterbehandlung ist indiziert.

LITERATUR

Birner-Janusch B. Die Anwendung des PROMPT Systems im Deutschen – eine Pilotstudie. Sprache Stimme Gehör 2001; 25:174–179.

Huber W., Poeck K., Weniger D., Willmes K. Der Aachener Aphasietest, Hogrefe Göttingen 1983.

Lorenz K. SpAT Sprechapraxietherapie bei schwerer Aphasie. SpAT in Kombination mit MODAK. Hofheim: Prolog, 2012.

Lutz L. MODAK – Modalitätenaktivierung in der Aphasietherapie. 3. Aufl. Heidelberg: Springer, 2016.

Mangold et al. Die Untersuchung der Kommunikationsfähigkeit bei Patienten mit schweren expressiven Sprachstörungen. Poster auf der Jahrestagung für Aphasieforschung und -behandlung, Bielefeld 2001.

Mc Grath J (im Druck) Interdisciplinary goal planing in neurological rehabilitation. In: Frommelt P., Grötzbach H. (Hrsg) Neurorehabilitation. abw, Berlin.

Square-Storer PA, Hayden (Chumpelik) D. PROMPT Treatment. In: Square-Storer PA (Hrsg.) Acquired Apraxia of Speech in Aphasic Adults. London: Taylor & Francis, 1989:190–219.

Suiter DM, Leder SB. Clinical utility of the 3-ounce water swallow test, Dysphagia 2008; 23: 244–250.

Anhang Teil II

II.1 Übungen zum Lautstärketraining in Anlehnung an LSVT loud®

Wörter und Phrasen

Hier!
Nein.
Okay.
Freilich!
Ja!
Guten Morgen!
Beeil Dich!
Oh Schreck!
Eigentlich ja!
Zu spät!
Huch!
Hier?
Sicher!
Natürlich!
Wieso?
Was ist?
Geht's noch?
Bis nachher!
Was kommt?
Was gibt's?
Na?
Was?
Hallo!
Niemals!
Ausgeschlafen?
Komm her!
Alles gut!
Was denn?
Gute Nacht!
Jetzt gleich?

Kurze Sätze

Heute ist Formel 1.
Gut siehst Du aus!
Ich bin müde.
Ich habe Hunger.
Haben wir noch Milch?
Ich gehe jetzt ins Bett.
Wo ist mein Schlüssel?
Ich bin schlecht beweglich.
Ich brauche erst einen Kaffee.
Was ist denn?
Bringst Du ein Brot mit?
Hundert Gramm Teewurst bitte!
Was ist los?
Ist die Zeitung schon da?
Lass mich in Ruhe!
Heute ist (k)ein guter Tag!
Wie wird das Wetter?
Was essen wir heute?

Längere Sätze

Dann ist der Tag ja schon halb rum!
Ich muss mir dringend die Nägel schneiden!
Gib mir bitte meine Medikamente!
Den Trainer sollte man rausschmeißen!
Heute fühl ich mich mal richtig gut!
Ich will heut' am liebsten gar nicht sprechen!
Sag mir bitte, wenn ich wieder zu leise bin!
Wann kommst Du mich das nächste Mal besuchen?
Möchtest du etwas Warmes oder Kaltes trinken?
Machst Du mein Lieblingsessen?

III Schluckstörungen

KAPITEL 12

Barbara Seewald

Dysphagiemanagement auf der Stroke Unit

Folgende Fragen werden in diesem Fallbeispiel beantwortet

- Was sind typische Symptome für eine schlaganfallbedingte Dysphagie?
- Bei welchen Schlaganfällen ist mit einer Dysphagie zu rechnen?
- Welche wichtigen interdisziplinären Überschneidungen gibt es bei der Diagnostik?
- Welche wichtigen interdisziplinären Überschneidungen gibt es in der Behandlung?
- Welche Maßnahmen zur Erkennung von Hochrisikopatienten für eine Aspirationspneumonie gibt es für die Logopädie?
- Wie kann man eine stille Aspiration nachweisen?
- Welche therapeutischen Maßnahmen erfordert eine schlaganfallbedingte neurogene Dysphagie?
- Wann darf ein Patient oralisiert werden?

Definition

Stroke Unit (Schlaganfall-Einheit)

Die Stroke Unit ist eine auf Schlaganfall spezialisierte Abteilung in einem Krankenhaus mit Monitorüberwachung und interdisziplinärem Team aus Ärzteschaft, Pflege, Physiotherapie, Ergotherapie, Sprachtherapie, Neuropsychologie und Sozialdienst. Die Kriterien einer Stroke Unit wurden von der Deutschen Schlaganfall Gesellschaft (DSG) definiert und sollten regelmäßig im Rahmen eines Zertifizierungsverfahrens überprüft werden. Die Zertifizierung einer Stroke Unit weist das Vorhandensein der erforderlichen Qualitätsstandards nach. Stroke Units verfügen über eine personelle Ausstattung mit spezialisiertem Fachpflegepersonal und einem in der Schlaganfallbehandlung erfahrenen Neurologen. Außerdem liegt eine Geräteausstattung vor, die es z. B. ermöglicht, kraniale Computer- oder Kernspintomographien und aussagekräftige Gefäßdarstellungen durch radiologische Methoden und kompetente Ultraschalluntersuchungen jederzeit umgehend durchzuführen. Wichtige Leistungen sind die tägliche neurologische Untersuchung und multidisziplinäre Therapien.

12.1 Falldarstellung

Phase A: Akuthaus

ANAMNESE

Herr B berichtet bei Aufnahme in der Notaufnahme der Stroke Unit, dass er beim Frühstück morgens gegen 7:30 Uhr plötzlich Sprechprobleme entwickelt. Er kann die Worte nicht mehr wie gewohnt artikulieren und spricht verwaschen, wie ein „Lallen". Seine Ehefrau versteht nur noch schwer, was er meint. Ihr fällt auch auf, dass der linke Mundwinkel etwas tiefer steht und er den linken Arm nicht mehr richtig bewegen kann, was Herrn B selbst gar nicht auffällt. Die Ehefrau ruft sofort den Notarzt.

Neurologischer Aufnahmebefund

Herr B wird um 8:15 Uhr mit einer motorischen Schwäche der linken Körperhälfte und ausgeprägten Sprechproblemen über die Notaufnahme auf die **Stroke Unit** aufgenommen. Die zuständige Neurologin erhebt den neurologischen Aufnahmebefund: Patient wach, orientiert, benennt 3/3 Gegenständen und befolgt 3/3 Aufforderungen, multimodaler Neglect nach links, deutliche faziale Parese links, schwer verständliche Dysarthrie, Blickfolge intakt, Gesichtsfeld fingerperimetrisch unauffällig, Arm-Halte-Versuch links Herabfallen nach passivem Anheben, aktives Anheben von der Unterlage nicht möglich, entsprechend einer Plegie, Bein-Halte-Versuch links mit raschem, gebremsten Absinken nach passivem Anheben, aktives Anheben von der Unterlage nicht möglich, entsprechend einer hochgradigen Parese, Arm- und Bein-Halte-Versuch rechts unauffällig, Finger-Nase- und Knie-Hacke-Versuch rechts unauffällig, links paresebedingt nicht möglich. Hypästhesie DD (differenzialdiagnostisch) sensibler Neglect der linken Körperhälfte (**NIHSS** bei Aufnahme: 14, ➤ Kap. 1.1).

Herr B zeigt ein relativ gut erhaltenes Sprachverständnis, er befolgt verbale Aufforderungen wie „Strecken Sie die Zunge heraus!“ und „Heben Sie beide Arme“. Er beantwortet Fragen zur zeitlichen Orientierung korrekt, spricht dabei jedoch stark verwaschen und ist nur eingeschränkt verständlich.

Im neurologischen Aufnahmebefund ergibt sich daher klinisch der Verdacht auf eine Ischämie im Mediastromgebiet rechts bei M1-Verschluss rechts. Klinik: **Hemiplegie links, schwere Dysarthrie, Neglect nach links, deutliche faziale Parese links.**

INTERDISZIPLINÄR

Die neurologische Untersuchung

Der Neurologe prüft in seiner körperlichen Untersuchung die Motorik und die Sensibilität der Gliedmaßen und des Gesichts. Außerdem prüft er die verschiedenen Hirnnerven, die Reflexe und die Bewegungskoordination. Während er den Patienten untersucht, achtet er auf die Mimik, die Gestik, die Sprache, das Sprechen, die Stimme und die Atmung. Außerdem überprüft er die Orientierung zu Person, Zeit und Ort durch entsprechende Fragen. Folgende Versuche führt er durch:

- Hirnnervenstatus: N. opticus – Pupillomotorik, Visus, Gesichtsfeld, N. abducens und trochlearis = > Augenbewegungsstörung, Doppelbilder, N. trigeminus = > Sensibilität des Gesichts, N. facialis – Gesichtsmuskulatur, N. hypoglossus – Zungenbeweglichkeit, N. vagus/N. glossopharyngeus – Gaumensegelbeweglichkeit, Kraft des M. sternocleidomastoideus
- Armhalteversuch: beide Arme mit den Handflächen nach oben nach vorne ausgestreckt halten
- Beinhalteversuch: beide Beine um 90°angewinkelt halten
- Kraftprüfung von Armen und Beinen: gegen einen Widerstand beugen und strecken, Hände kräftig drücken
- Muskeleigenreflexe: Patellarsehnenreflex, Achillessehnenreflex, Bizeps-, Trizepssehnen, Radiusperiostreflex, ggf. weitere Reflexe
- Pyramidenbahnzeichen: u. a. Babinski-Reflex (auch Babinski-Zeichen), ein Fremdreflex, bei dem es bei Schädigungen des ZNS zu einem nach-oben-Strecken der Großzehe und Einkrallen der übrigen Zehen kommt
- Finger-Nase-Versuch (FNV): bei geschlossenen Augen mit dem Zeigefinger auf die Nase gehen
- Knie-Hacke-Versuch (KHV): mit der Ferse aufs Knie gehen und das Schienbein entlangfahren
- Steh- und Gangprüfung
- Sensibilität: seitengleiche Wahrnehmung von Berührung und Schmerz an beiden Armen/Beinen
- Neglect: Einschränkung der Wahrnehmung einer Körperhälfte, sensibel (d. h. bei Berührung), motorisch (d. h. sie wird bei Bewegung vernachlässigt), visuell (d. h. die betroffene Körper- und Raumhälfte wird visuell vernachlässigt), multimodal (mehr als eine der genannten Qualitäten)

Da sich die Probleme von Herr B während des Frühstücks entwickelten, ist der Zeitpunkt des Schlaganfalls bekannt. Ein **Wake-up Stroke** kann ausgeschlossen werden.

Im **CCT** zeigt sich ein, bis auf einzelne alte mikroangiopathische Läsionen, unauffälliger Befund; in der **CTA** zeigt sich ein M1-Verschluss rechts.

EXKURS

Mediainfarkt

Bei einem Mediainfarkt liegt ein Verschluss der Arteria cerebri media vor, eines der großen Versorgungsgefäße des Gehirns. Sie ist die direkte Fortführung der Arteria carotis interna (ACI). Etwa 50 % der Schlaganfälle ereignen sich im Versorgungsgebiet der Media. Entsprechend des Ausmaßes unterscheidet man komplette Mediainfarkte und Mediateilinfarkte. Das Versorgungsgebiet der Media umfasst auch die Capsula interna. Aus diesem Grund sind bei Mediainfarkten alle sensiblen und motorischen Symptome eines Schlaganfalls möglich, v. a. Paresen, Sprach- und Sprechstörungen und Sensibilitätsminderungen.

Da ein bekanntes Zeitfenster von einer ¾ Stunde bei Eintreffen im Krankenhaus vorliegt und außerdem der Patient mit einem NIHSS von 14 schwer betroffen ist, eine Blutung sowie bereits vollständige Infarktdemarkierung im CCT ausgeschlossen werden können und keine Kontraindikationen vorliegen, ist die Indikation für eine **Lyse** erfüllt. Diese wird eingeleitet. Unmittelbar danach wird bei in der CTA dargestelltem M1-Verschluss rechts nach Rücksprache mit dem Neuroradiologen bei fehlenden Kontraindikationen die Indikation zur **Thrombektomie** gestellt, der Patient intubiert und erfolgreich thrombektomiert. Bei unauffällig verlaufender Narkose kann direkt im Anschluss an die Thrombektomie die Extubation erfolgen. Trotz technisch erfolgreicher Thrombektomie zeigt Herr B im Kontroll-CCT am Folgetag einen umschriebenen Stammganglieninfarkt rechts. Ein kompletter Mediainfarkt konnte dank der sehr schnellen Vorstellung im Krankenhaus und der erfolgreichen Lyse und Thrombektomie verhindert werden.

Definition medizinischer Begriffe

Anosognosie: krankhaftes Nicht-Erkennen einer offensichtlichen Hemiparese, kortikalen Blindheit, Hemianopsie oder Taubheit
CCT (craniale Computertomographie): radiologische Methode zur Untersuchung des Gehirns und v. a. der knöchernen Anteile, Gehirnkammern mit Hirnflüssigkeit sowie der übrigen Weichteile im Inneren des Schädels
CTA: computertomographische Angiographie (Gefäßdarstellung) im CcCT mittels CT-Kontrastmittel – arteriell oder venös
Hemianopsie: halbseitiger Gesichtsfeldausfall; häufig als homonyme Hemianopsie, also nur das rechte oder das linke Gesichtsfeld
Hemiparese: Schwäche oder unvollständige Lähmung der rechten oder linken Körperseite, komplett oder armbetont/beinbetont
Lyse: Kurzform für systemische Lyse-Therapie, Indikation nur bei bestimmten Voraussetzungen, u. a. wenn Zeitfenster von max 4,5 Stunden nach Erstsymptomen, Blutungsausschluss nach CCT
Lysefenster: Zeitfenster von 4,5 Stunden nach den ersten Symptomen/Symptombeginn eines Schlaganfalls (DGN)
MRT: Magnetresonanztomographie, auch Kernspin(tomographie): bildgebendes Verfahren zur Darstellung von Struktur und Funktion der Organe und Gewebe im Körper
Neglect: Beeinträchtigung der Wahrnehmung der kontralateralen Körperhälfte, häufig nach größeren rechtshemisphärischen Infarkten; meist fehlendes Krankheitsbewusstsein (*Anosognosie*); ein Neglect darf nicht mit einer *Hemianopsie* verwechselt werden, bei der eine tatsächliche Gesichtsfeldeinschränkung vorliegt
NIHSS (National Institutes of Health Stroke Scale): klinisches Messinstrument zur Beurteilung frischer Schlaganfälle; erfasst u. a. Vigilanz, Orientierung, Befolgen von Aufforderungen, Motorik der Arme und Beine, Sprache und Sprechen auf einer Skala von höchstens 42 Punkten, was dem max. Schweregrad eines Infarkts entspricht; z. B. ist eine Lysetherapie bei einem NIHSS-Score über 6 und unter 22 Punkten indiziert
NPO: non/nihil per os, „nichts über den Mund", keine orale Nahrungsaufnahme
Stroke Unit: zertifizierte Schlaganfall-Station mit Monitorüberwachung und interdisziplinärem Team
Thrombektomie: mechanische Entfernung von Blutgerinnseln (Thromben) im Gehirn mit einem Katheder, möglich nur bei großen Gefäßverschlüssen (prox. A. cerebri media (M1-)/Carotis-T-/ACI-/Basilarisverschluss (distale, kleine Gefäße in Einzelfällen als individueller Heilversuch) häufig kombiniert mit einer Thrombolyse
Wake-up Stroke: etwa ¼ der Schlaganfälle entstehen während des Schlafes, die Symptomatik wird erst beim Aufwachen bemerkt; da der Zeitpunkt des Schlaganfalls nicht bekannt ist, entfällt die Möglichkeit einer systemischen Lyse-Therapie, die nur innerhalb eines Zeitfensters von bis zu 4,5 Stunden angewendet werden darf

Standardisiertes Schluckassessment

Nachdem Herr B nach der Extubation ausreichend wach ist, führt die zuständige Krankenschwester auf der Stroke Unit den **SSA** (**s**tandardisiertes **S**chluck**a**ssessment nach Perry 2001, dt. Übertragung durch Hartwanger und Stanschus 2009) durch. Sie beobachtet ein stark verwaschenes Sprechen. Herr B kann auf Aufforderung husten, der Hustenstoß wirkt jedoch geschwächt. Da damit die Abbruchkriterien des Schluckscreenings bereits erfüllt sind, führt sie keinen Wasserschluck durch und gibt die weitere Schlucktestung an die Logopädie ab. Als klinische Konsequenz setzt sie Herrn B **NPO**, vermerkt dies in der Patientenkurve. Sie informiert ihn, dass er bis zur Untersuchung durch die Logopädin weiterhin nichts trinken oder essen darf.

Klinischer Hintergrund

Der **SSA** ist ein standardisiertes Verfahren zum Screenen/schnellen Erfassen der Schluckfunktion. Mit Hilfe des SSA sollen Patienten mit Verdacht auf eine Dysphagie sowie Verdacht auf Hochrisiko für eine Aspirationspneumonie erfasst werden. Er wird möglichst zeitnah bei Aufnahme bei allen Patienten der Stroke Unit durchgeführt. Die Dauer ist etwa 5–10 Minuten, bis zur Durchführung bleibt der Patient NPO. Im SSA wird z. B. geprüft, ob der Patient aufrecht sitzen und für mind. 15 Minuten wach bleiben kann, ob der Mund sauber ist und ob er auf Aufforderung husten kann. Ist eine der Beobachtungen mit nein zu beantworten, wird das Screening abgebrochen und der Patient bis zur klinischen Schluckuntersuchung NPO gesetzt. Die Durchführung des SSA erfolgt durch den aufnehmenden Arzt oder geschultes Pflegepersonal. Das den SSA durchführende Personal wird regelmäßig durch Mitarbeiter des Logopädie-Teams geschult. Entscheidungen über Art und Schweregrad einer evtl. vorliegenden Dysphagie, diätetische Maßnahmen (Kostform) sowie weitere diagnostische Maßnahmen (z. B. FEES) werden im Rahmen der KSU entschieden (nach Verfahrensanweisung der DSG 2013). Ein Beispielformular befindet sich in ➤ Anhang III.1. ■

Zur ersten orientierenden Erfassung der Schluckfunktion gibt es neben dem SSA weitere Verfahren, z. B. den Gugging Swallowing Screen (GUSS) oder das Screening nach Daniels „2 out of 6"(➤ Kap. 12.2.1). Jede Stroke Unit legt sich i.d.R. auf eines dieser Screenings bzw. eine Kombination fest (vgl. Algorithmus DGN Leitlinie). Es folgen weitere medizinische Diagnostikmaßnahmen zur Eingrenzung der Ätiologie des Infarkts (➤ Tab. 12.1). Nachdem der Patient nach der Extubation ausreichend wach ist, führt die diensthabende Logopädin eine logopädische Befundung mit **klinischer Schluckuntersuchung (KSU;** ➤ Anhang III.2) durch.

12.2 Sprachtherapeutische Maßnahmen

Im Rahmen der neurologischen Aufnahmeuntersuchung wird Herr B standardmäßig bei der Logopädie angemeldet. Auf einer Stroke Unit muss innerhalb von 24 Stunden ein Erstkontakt stattfinden. Der Auftrag lautet Abklärung der Schluckfunktion, des Aspirationsrisikos und einer möglichen Oralisierung.

12.2.1 Aufnahmebefund

Gegen 15 Uhr, nachdem die durch die Lyse bedingte Bettruhe und medizinisch begründete Nüchternperiode vorüber ist, besucht die Logopädin Herrn B. Vorher fand ein Gespräch mit der zuständigen Pflegekraft statt. Herr B sei noch etwas erschöpft, jedoch durchgehend wach. Er scheint zeitlich und räumlich gut orientiert. Er ist bisher NPO, hat oral noch keine Getränke oder Nahrung bekommen. Der Pfleger weist darauf hin, dass Herr B möglichst bald seine Medikation erhalten sollte. Er möchte wissen, ob Herr B diese oral einnehmen darf, wenn ja, in welcher Form. Oder ob er eine nasogastrale Sonde (NGS) legen muss und die Medikamente dann über diese verabreicht. Außerdem verlangt Herr B zu trinken und wartet schon auf die Logopädin.

Tab. 12.1 Für Dysphagie typische Läsionsorte und betroffene Gefäße

Läsionsorte	Gefäße
Stammganglien (auch „Basalganglien")	zentrale Äste der A. cerebri media/posterior
kortikale Hirninfarkte	A. cerebri media (M1 oder Äste)
Hirnstamm/Medulla oblongata	A. basilaris/zentrale Äste aus A. cerebri posterior
Mittelhirn	zentrale Äste aus A. cerebri posterior
Pons	zentrale Äste aus A. cerebri posterior/A. basilaris
Thalamus	zentrale Äste der A. cerebri media/posterior
Kleinhirn (Cerebellum)	AICA/PICA = > Äste der A. basilaris
Insel (Limbisches System)	A. cerebri media

INTERDISZIPLINÄR

Für den **Ersteindruck** ist es gerade auf einer Akutstation besonders wichtig, erste Eindrücke der Pflegekräfte und Ärzte zügig einzuholen. Besondere Wichtigkeit haben Informationen zur Vigilanz, zur Einschätzung der Orientierung und Kooperationsfähigkeit. Wertvoll sind auch Informationen zum Vorzustand des Patienten: Wie hat er sich bisher ernährt? Kommt er von zu Hause oder aus einem Heim? Hatte er bereits bekannte Einschränkungen? Ist eine Demenz bekannt? Hilfreich sind auch Beobachtungen der Pflegekräfte zu Fähigkeiten, die in direktem Zusammenhang mit der Schluckmotorik stehen: Verliert er Flüssigkeiten an den Mundwinkeln? Wie reagiert er bei der Mundpflege? Kann er Wasser ausspucken?

Ersteindruck

Bei der Begrüßung nimmt Herr B sofort Blickkontakt auf. Über die Einstellung des Bettes wird für eine aufrechte Sitzhaltung gesorgt. Das ermöglicht eine angenehmere Kommunikationssituation für Herrn B und erleichtert sein Sprechen. Im Ersteindruck wird eine ausreichende Vigilanz und eine gute zeitliche und räumliche Orientierung registriert. Herr B ist noch etwas matt und verlangsamt, insgesamt scheinen seine Aufmerksamkeit und Kognition gut erhalten. Er partizipiert am Geschehen, begrüßt, hält Blickkontakt und arbeitet bei der Untersuchung mit. Auf die Frage, wie es ihm gehe, beschreibt er sofort seine Einschränkung des Sprechens. Das Situationsverständnis und das verbale Sprachverständnis scheinen gut ausgeprägt zu sein. Herr B befolgt verbale Aufforderungen und versucht, Fragen zu beantworten. Artikulationsschärfe und Verständlichkeit sind deutlich gemindert, mehrmaliges Nachfragen ist erforderlich.

II Klinischer Hintergrund

Logopädische Erstbefundung auf der Stroke Unit

Bereits bei Aufnahme, mind. jedoch innerhalb der ersten 24 Stunden, muss auf einer Stroke Unit der diensthabende Logopäde eine logopädische Erstbefundung durchführen. Diese umfasst auch eine klinische Schluckuntersuchung (KSU), die angepasst an den Allgemeinzustand des Patienten teilweise oder komplett durchgeführt wird.

Neben einer ersten orientierenden Einschätzung der Kommunikationsfähigkeit steht bei der logopädischen Befundung die Erfassung der Schluckfunktion im Vordergrund. Denn: ca. 50 % aller Schlaganfallpatienten leiden zumindest in den ersten Tagen unter einer Dysphagie.

Besonders wichtig ist die Beurteilung der Aspirationsgefahr und die Erkennung von Hochrisikopatienten für eine **Aspirationspneumonie**, eine der häufigsten Komplikationen bei einem frischen Schlaganfall (www.dgn.org/Leitlinien).

Die besondere Aufgabe von Sprachtherapeuten auf einer Stroke Unit besteht deshalb in einer sehr zügigen Mitbeurteilung von:

- Vigilanz, kognitiven Fähigkeiten
- lebensbedrohlichen Einschränkungen: Wie ist die Atmung? Besteht ein ausreichender Schutz der Atemwege? Ist Husten möglich, wenn ja, ausreichend kräftig?
- Ist Schlucken überhaupt möglich?
- Sind Schutzreflexe feststellbar, wenn ja, sind sie ausreichend?
- Sprachverständnis? Störungsbewusstsein? Fähigkeit zur Mitarbeit?

Beachte: Nicht selten verschlechtern sich Köperfunktionen auch im Verlauf der ersten Tage. Das bedeutet eine ständige Überprüfung einmal festgestellter Befunde! II

Schlussfolgerungen

- Herr B zeigt mit ausreichender Vigilanz, Kooperationsfähigkeit und Motivation gute Voraussetzungen für aktive logopädische Übungen auch im Eigentraining
- Kommunikationsfähigkeit ist aufgrund verringerter Verständlichkeit und Sprechanstrengung deutlich eingeschränkt
- besondere Probleme bereiten Herrn B die Sprechatmung, eine zu lange Phrasenlänge und die Artikulation

Überprüfung Sprache und Sprechen

- Prüfung Abruf automatisierter Sprache und Artikulation: Zählen von 1–10 gelingt mit stark verschliffener Artikulation und geminderter Verständlichkeit
- Frage nach Datum, Wohnort und aktuellem Aufenthaltsort: B kann alles adäquat nennen, spricht dabei stark dysarthrisch

- Prüfung Wortabruf/Benennen von 10 Abbildungen gelingt
- Prüfung Wortabruf/semantische Wortflüssigkeit: Herr B nennt zur Kategorie „Tiere“ 12 Items innerhalb 1 Minute

Schlussfolgerungen

- Vorliegen einer schweren neurogenen **Dysarthrie** mit stark reduzierter Artikulation, gestörter Sprechatmung, und geminderter Verständlichkeit
- keine Hinweise auf eine Aphasie

Klinische Schluckuntersuchung (KSU)

In der klinischen Schluckuntersuchung werden die Schluckmotorik und die Schutzreflexe untersucht, die Schluckfunktion mit verschiedenen Konsistenzen geprüft und die Sicherheit des Schluckakts beurteilt (Bartolome & Schröter-Morasch 2018). Neben der Einschätzung des Aspirationsrisikos erfasst die Logopädin möglichst genau das zugrundeliegende Störungsmuster und den Schweregrad der Schluckstörung (Warnecke & Dziewas 2018). Hierbei ist eine selbstkritische Haltung Voraussetzung für eine erfolgreiche Diagnostik und Therapieplanung, denn:

- die Diagnostik stützt sich auf optische, akustische und palpatorische Hinweise
- man kann nicht wirklich sehen, ob sich beim Schlucken der Larynx ausreichend verschließt oder ob Residuen im Pharynx verbleiben
- man kann ein Aspirationsrisiko eingrenzen, jedoch im Zweifelsfall nur mit einer bildgebenden Untersuchung definitiv beurteilen

(www.alexanderfillbrandt.de/5888/dysphagietherapie-was-wir-nicht-wissen)

Klinischer Hintergrund

Besonders bei schwer betroffenen Patienten auf das Auftreten folgender Phänomene achten:

- **einseitig verringerte intraorale und velopharyngeale Sensibilität:** damit rechnen, dass der Patient Speichel, Flüssigkeit und Nahrung nicht oder nicht rechtzeitig bemerkt, erhöhte Aspirationsgefahr. CAVE: ein aufgehobener Würgereflex ist noch kein Hinweis auf eine Sensibilitätsstörung; man geht davon aus, dass bis 37 % der Bevölkerung keinen Würgereflex haben (Bartolome & Schröter-Morasch 2018)
- abweichende Zungenlage/**Hypoglossusparese**: Zunge liegt gekrümmt im Mundraum, weicht beim Herausstrecken ab (Zungendeviation), spontanes Schlucken ist erschwert: mit einer Störung der oralen Phase rechnen
- **bukkofaziale Apraxie**: Patient kann nicht auf Aufforderung phonieren, husten, räuspern, Zungen- und Lippenbewegungen durchführen; reflektorisch sind Phonieren/Husten/Räuspern möglich; nur unwillkürliche Reaktionen des Patienten können zur Beurteilung der Sicherheit des Schluckens verwenden werden
- **Veluminsuffizienz:** näselndes Sprechen, nasale Regurgitation: mit einer Störung der oropharyngealen Schluckphase rechnen
- **Vigilanzminderung:** mit einer entsprechenden Verlangsamung und damit einer erhöhten Aspirationsgefahr rechnen
- **Verdacht auf kognitive Einschränkungen:** mit eingeschränkter Fähigkeit rechnen, Aufgaben zu verstehen und mitzuarbeiten
- Verdacht auf **Neglect:** mit einer Vernachlässigung der entsprechenden Körperhälfte rechnen, v. a. was intraorales Clearing und Einnahme der Mahlzeiten betrifft

Ruhebeobachtung, Überprüfung Sensibilität, Schluckmotorik, Atmung und Hustenstoß

- Inspektion Mundraum: vermehrte Speichelresiduen am Zungengrund
- linksbetonte Sensibilitätsminderung am weichen Gaumen/Velum, nur leichte Abwehr bei Stimulation mit Wattestäbchen: Verdacht auf geminderte Schutzreflexe
- linksbetonte Einschränkung der orofazialen Motorik bzgl. Tempo, Kraft und Bewegungsumfang
- Zungendeviation nach links
- rechts-links-Bewegungen der Zunge verlangsamt, schnelle Wechselbewegungen (Diadochokinese) nicht möglich
- Atmung in Ruhe frei; bei Aufforderung zu husten akustische Hinweise auf Speichelresiduen im Pharynx
- willkürliche Hustenkraft gemindert, Clearing knapp suffizient

Cave: Husten ist ein wichtiger **Schutzreflex,** um aspirierten Speichel oder Nahrung wieder aus den Luftwegen herauszubefördern. Falls dies nicht möglich ist, sind Schluckversuche nur unter großer Vorsicht und in sehr kleinen Mengen möglich bzw. müssen evtl. sogar abgebrochen werden.

- bei A-Phonation schwacher, heiserer Stimmklang und verkürzte Tonhaltedauer (1 Sek.)

Schlussfolgerungen

- **faziale Parese links** mit Mundastschwäche und **Lippenschlussinsuffizienz links,** gelegentliches **Drooling von Speichel**
- intraorale **Hypästhesie links** mit Verdacht auf **geminderte Schutzreflexe,** ebenfalls linksbetont

Klinischer Hintergrund

Wasserschlucktest nach DANIELS „2 out of six"

Dieser Test (Daniels et al. 1997) basiert auf evidenzbasierten Prädiktoren für eine Dysphagie. Er hat eine Sensitivität von 92,7 % und eine Spezifität von 66,7 % und erfüllt damit die Kriterien der DGN (Deutschen Gesellschaft für Neurologie).

Vorgehen: Patient erhält in steigender Menge Wasser: 2 x 5 ml, 2 x 10 ml (etwa ein Teelöffel), 1 x 20 ml (etwa 1 Esslöffel); anschließend wird jeweils der Stimmklang überprüft (*voice control*)

Sind mind. zwei der folgenden Fragen positiv zu beantworten besteht der Verdacht auf eine Aspiration und eine FEES oder VFSS (➤ Kap. 12.2.2) ist indiziert:

1. Liegt eine Dysphonie vor?
2. Liegt eine Dysarthrie vor?
3. Abnormer Würgereflex?
4. Abnormes willkürliches Husten?
5. Husten nach dem Schlucken?
6. Veränderter Stimmklang nach dem Schlucken?

Schlucktestung mit Götterspeise und Wasser

Für das Abschlucken von Götterspeise benötigt Herr B etwas mehr Zeit, er muss sich sichtlich konzentrieren. Mittels **Schluckgriff/Palpation** wird beim Abschlucken die Larynxelevation (Kehlkopfhebung) geprüft und eine ausreichende, jedoch verlangsamte KK-Elevation registriert. Keine Aspirations- oder Penetrationszeichen. Im anschließenden Wasserschlucktest nach Daniels werden Herrn B als erstes 2½ Teelöffel Wasser (etwa 2x5 ml), im Anschluss 2 ganze Teelöffel Wasser gegeben. Bei der anschließenden Stimmprobe ist die Stimme leicht belegt. Beim Steigern der Wassermenge trinkt Herr B einen kleinen Schluck aus dem Wasserglas, er hustet nun etwas kräftiger. Dies wird als **Aspirationszeichen** mit knapp suffizienter Hustenantwort gewertet. Dadurch steht fest, dass der reflektorische Hustenstoß im Gegensatz zum willkürlichen Hustenstoß kräftiger ausgeprägt ist.

Der Wasserschlucktest nach Daniels ergibt mit Husten nach dem Schlucken, verändertem Stimmklang nach dem Schlucken und der vorliegenden Dysarthrie drei positiv beantwortete Fragen und damit einen Verdacht auf eine hohe Aspirationsgefahr.

EXKURS

Intraorale, velopharyngeale und pharyngeale Sensibilität

Die Untersuchung der Sensibilität ist für die Einschätzung der Schluckfunktion besonders wichtig. Ist die Wahrnehmung thermischer und taktiler Reize reduziert, können relevante Informationen nicht an das Schluckzentrum weitergeleitet werden. Wichtige Schutzreaktionen wie Schlucken oder Husten bleiben so möglicherweise aus. Eine reduzierte Wahrnehmung kann in den Wangentaschen zu Residuen führen. Bedrohlicher ist eine reduzierte Sensibilität an den Gaumenbögen und der hinteren Rachenwand: Hier muss man von reduzierten Schutzreflexen und einer stark erhöhten Gefahr einer hörbaren oder stillen Aspiration ausgehen. Eine verminderte Sensibilität im Hypopharynx und Larynx kann zur Tolerierung von Residuen in den Valleculae, Recessus piriformes oder der hinteren Kommissur und damit ebenfalls zu einer erheblichen Aspirationsgefahr führen, insbesondere zu postdeglutitiven Aspirationen. Hörbare Residuen beim Husten und Räuspern können ebenfalls Hinweise auf pharyngeale Residuen geben. Dies kann im Rahmen einer FEES festgestellt werden.

Die Überprüfung der Sensibilität schließt die Reflexprüfung (Warnecke & Dziewas 2018; Bartolome & Schröter-Morasch 2018) mit ein:

- Würgreflex
- Schluckreflex
- Hustenreflex

Schlussfolgerungen

- mittelgradige bis schwere oropharyngeale Dysphagie mit Verdacht auf verzögerte Schluckreflexauslösung und wesentlich erhöhte Aspirationsgefahr
- Schutzreflexe linksbetont leicht gemindert, knapp suffizient
- wegen der eindeutigen Aspirationszeichen bei Flüssigkeiten sowie der verlängerten oralen Phase bei Götterspeise Rückschluss auf eine Gefährdung der Atemwege bei Nahrungsaufnahme
- Entscheidung, dass Herr B deshalb vorerst noch NPO (non per os) bleibt; Empfehlung, dass er vorübergehend mit einer nasogastralen Sonde (NGS) ernährt wird; dadurch erhält Herr B ausreichend Flüssigkeit, Nährstoffe und Medikamente
- Verzicht auf einen Schluckversuch mit weicher oder fester Kost (Banane, Butterbrot mit Rinde), da das Schlucken bereits bei Götterspeise deutlich beeinträchtigt ist und ein Schluckversuch mit fester Kost noch zu riskant erscheint
- Beschluss der Durchführung einer FEES zusammen mit behandelndem Arzt, um die Aspirationsgefahr bei verschiedenen Konsistenzen zu klären und weitere Hinweise für die Therapieplanung zu erhalten; Patient erhält erste Informationen über den Ablauf der Untersuchung; der behandelnde Arzt klärt über mögliche Risiken auf und versichert sich über das Einverständnis des Patienten

Definition

Palpation: Schluckkontrollgriff; gibt einen Eindruck über die Qualität der Larynxelevation und die Auslösung des Schluckreflexes; verzögerte Schluckreflextriggerung ist jedoch meist nur mit Hilfe einer FEES sicher zu beurteilen

Voice Control: Stimmprobe/A-Phonation; gibt akustische Hinweise auf die Qualität des Schluckakts: bereits leichte Residuen von Speichel, Flüssigkeit oder Nahrung verändern den Stimmklang; bei einer feucht klingenden Stimme spricht man auch von einer *wet voice*

Aspirationszeichen: Hinweise auf Aspiration oder Penetration können sein:

- Husten nach Wasserschluck
- veränderter Stimmklang nach Wasserschluck, *wet voice*
- brodelnde Atmung
- erhöhte Entzündungszeichen

Speichelaspiration: liegt neben der Aspiration von Flüssigkeit und Nahrung auch eine Aspiration von Speichel vor, ist eine Schutzintubation oder Tracheotomie in Betracht zu ziehen

Zweiter Tag

Am Vormittag des zweiten Tages wird erneut die Schluckfunktion untersucht und weitere Untersuchungen zu Sprache und Sprechen durchgeführt.

- beim Wasserschluck fallen weiterhin Aspirationszeichen auf; faziale Parese ist weiterhin ausgeprägt, der willkürliche Hustenstoß schwach
- die Aufgaben Spontansprache und Nachsprechen aus dem **BoDyS** werden zur Dysarthrieabklärung verwendet (➤ Kap. 8.2.2); zur Spontansprachüberprüfung Lenken des Gesprächs auf den Beruf; weiterhin ist leise und monotone Phonation zu bemerken; gebesserte Artikulationsschärfe und Verständlichkeit im Vergleich zum Aufnahmetag, jedoch weiterhin deutlich eingeschränkt
- anhand des Nachsprechens von Sätzen Überprüfung von Artikulation und Sprechatmung; bereits bei kurzer Satzlänge („Sie muss niesen") fällt erhebliche Sprechanstrengung auf; beim längeren Satz („Die Apfelblüte war echt eine Pracht") deutlich eingeschränkte Sprechatmung mit erhöhter Einatmungshäufigkeit und hörbar angestrengter Einatmung
- Vorlesen eines 3-Wort-Satzes („Zum Beispiel das Teppichklopfen") gelingt mit mäßiger Verständlichkeit; beim Vorlesen eines 10-Wort-Satzes („Somit waren die Weichen für die Entwicklung des Staubsaugers gestellt") erhebliche Probleme bei der Sprechatmung, Herr B muss mehrmals kurz unterbrechen; auch hier: behaucht-heisere Stimmqualität, reduzierte Artikulation, reduziertes Sprechtempo bei verlangsamten Artikulationsbewegungen

Als klinische Konsequenz bleibt Herr B weiterhin NPO und wird über die NGS ernährt. Die Schluck- und Dysarthrie-Therapie werden eingeleitet.

12.2.2 Diagnostik

An Tag 3 hat sich der Allgemeinzustand von Herrn B bereits gebessert. Er wirkt kräftiger und schneller in seinen Bewegungen und Reaktionen. Er kommuniziert mehr, seine Mitteilungen werden besser verständlich.

Beim Wasserschluck zeigt Herr B weiterhin Aspirationszeichen. Um weitere wichtige Informationen über Pathomechanismen und den Schweregerad der Dysphagie zu erhalten, ist nun eine FEES erforderlich. Mit einer FEES können Pharynx und Larynx in Ruhe und bei den anschließenden Schluckversuchen beobachtet werden. Auch kann die Effektivität von Schluckmanövern beurteilt werden. Nachteil der FEES ist, dass es im Moment des Abschluckens ein sog. „white out" gibt, in dem keine Sicht auf den Schluckvorgang besteht und eine evtl. intradeglutitive Aspiration nicht beobachtbar ist. Dieser Moment des Abschluckens ist nur bei einer VFSS zu sehen. Da die FEES jedoch eine große Aussagekraft über prädeglutitive Störungen (z. B. Leaking) oder postdeglutitive Aspirationen und Residuen aufweist und die FEES zudem leicht durchzuführen und für den Patienten wenig belastend ist, wird sie in der klinischen Diagnostik von Dysphagien meist bevorzugt. Eine VFSS (➤ Kap. 14.2.1) wird häufig ergänzend zur FEES angewendet, wenn die Aussagekraft der FEES nicht ausreicht, z. B. bei Störungen der ösophagealen Phase.

Auf der Grundlage einer FEES kann ein Hauptbefund formuliert und die Therapie geplant werden. Der Fokus richtet sich dabei besonders auf:

- Sensibilität im Pharynx
- Penetration, Aspiration, stille Aspiration
- postdeglutitive Residuen
- Effektivität kompensatorischer Schluckmanöver

Die reine Beschreibung der Körperstrukturen und -funktionen gibt noch keine Hinweise auf die zugrundeliegende Ursache der Struktur- oder Funktionsstörung. Man erhält hier noch keine eindeutigen Therapiehinweise. Erst die Klärung des zugrundeliegenden Mechanismus ermöglicht es, eine wirksame Therapie aufzubauen.

Herr B ist mit der Durchführung der FEES einverstanden. Die Logopädin leitet die Durchführung ein, vereinbart mit dem behandelnden Arzt und mit der zuständigen Pflegekraft einen Termin am späten Vormittag, informiert die Hygienefachkraft, dass das Gerät im Anschluss gereinigt werden muss.

FEES

Die FEES-Untersuchung wird gemeinsam mit dem behandelnden Arzt und einer Pflegekraft durchgeführt. Herr B erhält abschwellende Nasentropfen und ein Lokalanästhetikum für den rechten Naseneingang. Die Testkonsistenzen Götterspeise, Wasser und Butterbrot sind mit blauer Lebensmittelfarbe gefärbt. Während der Vorbereitung ist eine beruhigende Atmosphäre wichtig, das Vorgehen wird erklärt, Fragen zu Wohnort und Familie werden gestellt. Das beruhigt, lenkt den Patienten etwas ab und gibt Hinweise über Stimmklang und Atmung.

EXKURS

Interdiszipinäre Zusammenarbeit bei der FEES

Zunehmend führen auch Sprachtherapeuten/Logopäden unter ärztlicher Anleitung die FEES-Untersuchung durch. Sie dürfen auch selbst das Endoskop führen, wenn sie ein FEES-Zertifikat erworben haben und ein Facharzt bei der Untersuchung anwesend oder in Rufbereitschaft ist.

Für das FEES-Zertifikat gibt es seit 2014 ein Curriculum (www.dsg-info.de/images/stories/DSG/PDF/Nachrichten/2014/FEES_Curriculum-Nervenarzt-07-2014.pdf).

Die Zusammenarbeit von Ärzten verschiedener Fachrichtungen (Neurologen, HNO-Ärzte, Geriater, Radiologen) und Sprachtherapeuten bewährt sich zunehmend. Bei gemeinsamen Untersuchungen tauschen sich die Fachgruppen aus und erweitern so ihren Blick auf den Patienten, die Schluckstörung und mögliche therapeutische Konsequenzen. Solche Dysphagie-Teams werden auch als ideale „Think Tanks" beschrieben (Warnecke & Dziewas 2018, S. 13).

„Die moderne Diagnostik und Therapie neurogener Dysphagien ist somit ein hochdifferenziertes, expansives und äußerst spannendes Arbeitsgebiet, in dem verschiedene Fachgruppen interdisziplinär zusammenarbeiten" (Warnecke & Dziewas, 2018, S. 12).

Die FEES wird nach Langmore Protokoll (z. B. www.nature.com/gimo/contents/pt1/fig_tab/gimo28_T2.html, z. B. ➤ Anhang III.5) durchgeführt. Zur Beurteilung der Schluckfunktion in der FEES verwendet die Logopädin die Penetrations-Aspirations-Skala (➤ Anhang III.3) und den FEDSS-Score (➤ Tab. 12.3), da es sich bei Herrn B um einen akuten Schlaganfall innerhalb des 72-Stunden-Zeitraums handelt (Warnecke & Dziewas 2018). Der FEDSS-Score bewertet zusätzlich auch Sicherheit und Effektivität des Schluckakts. Er bietet zudem den Vorteil, dass der endoskopische Befund neben einem Schweregrad-Score auch mit einer klinischen Konsequenz verbunden wird.

Befund:

- komplikationslose Nasenpassage (rechts)
- **Inspektion des Pharynx:** kein wesentlicher Speichelaufstau, jedoch Speichelresiduen an den Recessus pirifomes rechts
- Aufforderung zu kräftigem Schlucken: Reduzierung der Speichelresiduen
- **Funktionsprüfung:**
  - bei Artikulation von „Kuckuck" gut sichtbare Velumelevation und velopharyngealer Abschluss
  - beim Sprechen von „Pohl" zeigt sich eine geminderte Zungenretraktion
  - beim Glissando („huii") eine leicht geminderte Pharynxkonstriktion
  - Larynx: Stimmlippen weit und symmetrisch geöffnet
  - bei I-Phonation ausreichender Stimmlippenschluss, bei „hi-hi-hi" symmetrische SL-Bewegung
- **Schlucktestung mit Götterspeise:**
  - verlängerte orale Phase mit kurzzeitiger Penetration des Bolus
  - verzögerte, jedoch noch rechtzeitige Auslösung des Schluckreflexes: kein Leaking, keine Aspirationszeichen; Residuen/Pooling in Valleculae und Recessus piriformes; Aufforderung zu Husten und Nachschlucken: Clearing-Effektivität ist eingeschränkt; PAS 3
- **Schlucktestung mit Flüssigkeit:**
  - ebenfalls kein Leaking, jedoch kurzzeitige Penetration bei suffizientem Schutzreflex mit Husten und anschließendem Nachschlucken; PAS 4
  - **Einsatz von kompensatorischer Schlucktechnik** *Chin Tuck* (➤ Abb. 12.2): aspirationsfreies Schlucken gelingt
- **Boluskontrolltest:**
  - Gabe von einem Schluck Wasser mit der Aufforderung, nicht zu schlucken: kein Leaking, ausreichende Boluskontrolle
- **Schlucktestung mit fester Konsistenz / Butterbrot:**
  - verlängerte Kauphase; Schluckreflex-Auslösung erscheint etwas verzögert, der Bolus ist längere Zeit am unteren Zungengrund zu erkennen bis Herr B ihn abschluckt; im Anschluss an das White-out Zeichen einer Penetration in Form von Nahrungsresiduen am oberen Epiglottisrand; ebenso Residuen in den Valleculae und den Recessus piriformes (➤ Abb. 12.1); keine Hinweise auf eine Aspiration;
    Einsatz von Chin Tuck (➤ Abb. 12.2) bewirkt auch hier verbessertes Clearing und höhere Sicherheit des Schluckakts: in anschließender Inspektion sind keine Zeichen einer Penetration zu erkennen, die Residuen deutlich reduziert; PAS 2
- **Schlucktestung mit Placebo-Tabletten:** bleiben kurzzeitig in Valleculae liegen, werden beim dritten Nachschlucken schließlich aspirationsfrei abgeschluckt; PAS 1

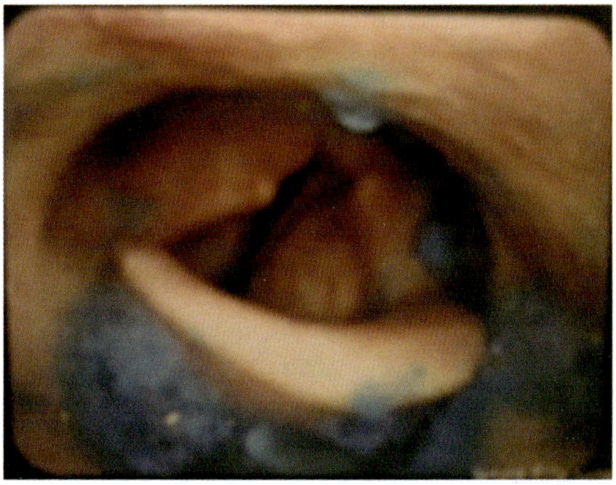

Abb. 12.1 FEES Residuen Brot [M1013]

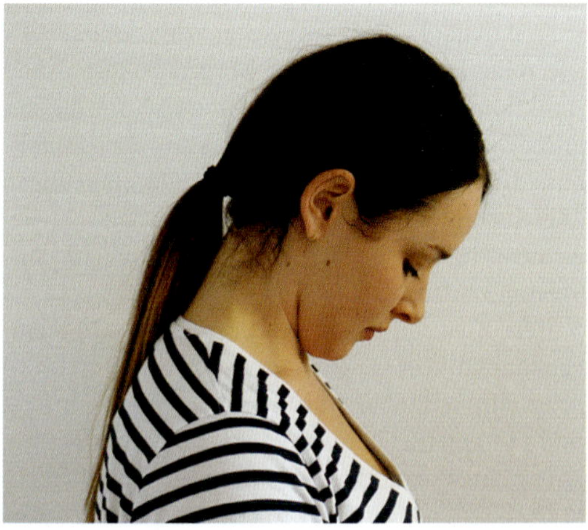

Abb. 12.2 Chin Tuck [M1011]

Tab. 12.2 Schweregradeinteilung nach Warnecke & Dziewas (2018)

Grad	Schweregrad	Beschreibung
0	keine klinisch relevante Dysphagie	
1	leichtgradige neurogene Dysphagie	relevantes Leaking und/oder Residuen, aber keine Penetration/Aspiration
2	mittelgradige neurogene Dysphagie	Penetration/Aspiration von einer Nahrungsmittelkonsistenz
3	schwere/hochgradige neurogene Dysphagie	Penetration/Aspiration von zwei oder mehr Nahrungsmittelkonsistenzen

Zusammenfassende Beurteilung

Hauptbefunde

- Störung v. a. der oralen und pharyngealen Schluckphase
- bei Flüssigkeiten unvollständiger Larynxverschluss mit Verdacht auf intradeglutitive Aspiration

Schweregrad (➤ Tab. 12.2)

Schwere neurogene Dysphagie mit Penetration/Aspiration von zwei Konsistenzen, Grad 3 (Schweregradeinteilung nach Warnecke & Dziewas 2018).

FEDSS Score 4 mit Aspiration bei halbfesten Konsistenzen mit suffizientem Schutzreflex und Aspiration bei Flüssigkeiten mit insuffizientem Schutzreflex (➤ Tab. 12.3).

Pathomechanismen

- verminderte Zungenretraktion/Zungenschubkraft links
- schwache Pharynxkontraktion
- verzögerte Schluckreflexauslösung

Schlussfolgerungen

Klinische Konsequenz:

- passierte Kost oral, Flüssigkeiten angedickt
- restituierende Maßnahmen: Übungen zur Zungenmotilität und Zungenretraktion
- kompensatorische Maßnahmen: Anwendung der Schlucktechnik kräftiges Schlucken (*effortful swallow*) zur Verbesserung der Zungenschubkraft und des Bolustransports sowie *Chin tuck* (➤ Abb. 12.2) zur Verhinderung von Aspiration

Tab. 12.3 Fiberoptischer endoskopischer Dysphagie-Schweregrad-Score FEDSS für akute Schlaganfallpatienten (Dziewas et al. 2008)

FEDSS-Protokoll	Hauptbefunde	Klinische Konsequenz
Speichel	Penetration/Aspiration	keine Oralisierung, Magensonde, Schutzintubation erwägen (**Score 6**)
halbfeste Konsistenzen	Penetration/Aspiration ohne oder insuffizienter Schutzreflex	keine Oralisierung, Magensonde (**Score 5**)
halbfeste Konsistenzen	Penetration/Aspiration mit suffizientem Schutzreflex	Magensonde, Oralisierung während logopädischer Therapie (**Score 4**)
Flüssigkeit	Penetration/ohne oder insuffizienter Schutzreflex Aspiration	Magensonde, Oralisierung während logopädischer Therapie (**Score 4**)
Flüssigkeit	Penetration/Aspiration mit suffizientem Schutzreflex	passierte Kost oral, Flüssigkeit intravenös (**Score 3**)
feste Konsistenzen	Penetration/Aspiration oder hochgradige Residuen in Valleculae und/oder Sinus piriformes	passierte Kost und Flüssigkeit oral (**Score 2**)
feste Konsistenzen	keine Penetration/Aspiration und keine hochgradigen Residuen in Valleculae und/oder Sinus piriformes	weiche/feste Kost und Flüssigkeit oral (**Score 1**)

- Tabletten mörsern und mit Götterspeise eingeben
- Essbegleitung durch Logopädie oder angeleitete Pflege
- NGS vorerst noch belassen
- tägliche Überprüfung der Schluckfunktion, erneute FEES in 3–4 Tagen
- intensive logopädische Therapie

Definition

FEES (fiberoptic endoscopic examination of swallowing): videoendoskopische Schluckuntersuchung
VFSS (videofluoroscopic study of swallowing): Untersuchung des Schluckakts mittels Röntgenfilmaufnahme
Leaking: unkontrolliertes Abgleiten des Bolus in den Hypopharynx bei verspäteter oder fehlender Auslösung des Schluckreflexes; auch mit dem Begriff „*Pooling*" bezeichnet; Ursache ist meist eine geminderte Pharynxkonstriktion und eine verminderte Zungenschubkraft; auch eine verminderte intraorale Sensibilität kann ein *Leaking* begünstigen; keine Gefährdung der Atemwege soweit es im weiteren Verlauf nicht zu einer Penetration oder Aspiration kommt; prüfbar auf diese Weise: Flüssigkeit in den Mund geben, Patient auffordern, NICHT zu schlucken; fließt nun Flüssigkeit in den Pharynx, dann spricht man von Leaking
Drooling: auch *als „anteriores Leaking" bezeichnet;* Austreten von Speichel oder Nahrungsbolus durch den Mund bei insuffizientem Lippenschluss oder geminderter Vigilanz
Residuen: Rückstände von Bolusteilen im Hypopharynx nach dem Abschlucken
Penetration: Eindringen von Speichel/Nahrung/Flüssigkeit in den Aditus laryngis/Kehlkopfeingang oberhalb der Stimmlippenebene
Aspiration: Eindringen von Speichel/Nahrung/Flüssigkeit bis unterhalb der Stimmlippenebene; Unterscheidung zwischen prädeglutitiver Aspiration (vor dem Schluckakt), intradeglutitiver Aspiration (wärend der pharyngealen Phase) und postdeglutitiver Aspiration (nach dem Schluckakt)
stille Aspiration: Speichel/Flüssigkeit/Nahrung gelangt ohne Auslösung von Schutzreflexen (Husten, Räuspern, Schlucken) in den Pharynx oder die Luftröhre; führt meist zu einer Aspirationspneumonie; besonders gefährlich, da klinisch unauffällig (kein Husten/Räuspern) und vom Patienten selbst nicht bemerkt

12.2.3 Therapieziele

Die Therapie in der Akutphase orientiert sich zum einen an den Möglichkeiten, zum anderen an den dringlichsten Erfordernissen des Patienten. Da die Vigilanz häufig gemindert ist, Beginn mit einfachen stimulierenden Maßnahmen wie Befeuchten des Mundraums und Ausstreichen von Zunge und Vestibulum mit einem feuchten Wattestäbchen.

Therapieziele werden anhand der ICF-Klassifikation entworfen. In der Akutphase können zunächst nur kurzfristige Feinziele formuliert werden, die in einem Zeitraum von 1 Woche zu erreichen sind. Zudem liegt der Behandlungsschwerpunkt auf der Restitution der körperlichen Funktionen des Schluckens als auch des Sprechens.

Körperfunktionen

Die Logopädin entwirft für Herrn B folgende Ziele im Bereich Körperfunktionen und -strukturen. Dabei formuliert sie die Ziele nach dem SMART-Schema. SMART ist ein Akronym, das bedeutet, dass Therapieziele **s**pezifisch, **m**essbar, erreichbar (**a**chievable), **r**ealistisch und **t**erminiert sein müssen:

- Stärkung der Zungenmotilität: nach 2 Tagen selbstständige Reinigung seines Mundraums
- Förderung der intraoralen Sensibilität: nach 3 Tagen Bemerken von Residuen in der linken Wangentasche
- Aktivierung eines verstärkten Clearings: nach 2 Tagen Reinigung der linken Wangentasche selbstständig, bei passierter Kost Anwendung kräftigen Schluckens
- Verbesserung der Schutzmechanismen/des Clearings: nach 4 Tagen Anwendung kompensatorischer Schlucktechnik und Trinken von Flüssigkeiten teelöffelweise ohne Aspirationszeichen
- Funktion der Nahrungsmittelaufnahme verbessern: nach 3 Tagen passierte Kost ohne Aspirationszeichen essen, nach 1 Woche Flüssigkeiten ohne Aspirationszeichen trinken

12

In Bezug auf das Sprechen werden folgende Ziele formuliert:
- reduziertes und angepasstes Sprechtempo
- Einhalten der Wortgrenzen
- ausreichende Verständlichkeit in einfachen und kurzen Gesprächen/Dialogen in ruhiger Umgebung
- verständliches Sprechen mit mäßiger Sprechanstrengung

Aktivitäten
- nach 3 Tagen Einnahme der Mahlzeiten im Stuhl, gemeinsames Essen mit seiner Ehefrau, wenn sie zu Besuch ist
- nach 3 Tagen selbstständiges Einhalten der Schluckregeln, Achten auf aufrechte Sitzhaltung, konzentriertes Schlucken, langsames Essen und Trinken in kleinen Portionen, kräftiges Schlucken etc.
- nach 3 Tagen gegenüber den Pflegekräften und bei Visite verständlich seine Anliegen äußern
- nach 5 Tagen bei Besuchen selbstständig und nur mit leichter Hilfe seiner Ehefrau sprechen

12.2.4 Therapieinhalte

Da bei Herrn B eine oropharyngeale neurogene Dysphagie vorliegt, werden Therapieverfahren aus der funktionellen Dysphagietherapie FDT gewählt (Bartolome & Schröter-Morasch 2018). Dieser Ansatz unterscheidet restituierende, kompensatorische und adaptive Maßnahmen.

Restituierende Maßnahmen
Beginn mit ersten restituierenden Maßnahmen zur Schlucktherapie:
- Ausstreichen der Gaumenbögen mit Eisstäbchen zur Verbesserung der velopharyngealen Sensibilität und damit auch der Schutzreflexe
- Herr B hat eine deutliche Einschränkung seiner Zungenmotilität: Auffordern zur häufigeren Bewegung der Zunge, zum Herausstrecken und Bewegung nach links und rechts, um Ressourcen an Beweglichkeit zu nutzen
- Nachfrage, ob er Beläge an Zunge/Gaumen bemerkt und Aufforderung, den Mundraum öfter mit der Zunge selbst zu reinigen
- Aufforderung zum häufigen Speichelschlucken

Reichlich Übungen für die frühe Rehabilitationsphase finden sich z. B. bei Bartolome & Schröter-Morasch (2018) oder Hotzenköcherle (2016).

Kompensatorische Maßnahmen
Neben gezielten kompensatorischen Schlucktechniken spielen in der Dysphagietherapie die sog. **Schluckregeln** eine grundlegende Rolle für ein sicheres und effektives Schlucken. Sie werden für den Patienten angeleitet, mit den Pflegekräften und auch mit den Angehörigen besprochen, falls sie bei den Mahlzeiten unterstützend tätig sind:
1. Einnahme der Mahlzeiten möglichst im (Roll-)Stuhl
2. aufrechte Sitzhaltung
3. langsames Essen
4. kleine Schlucke und Bissen (evtl. Teelöffel mit langem Stiel verwenden)
5. gründliches Kauen
6. vollständiges Abschlucken, Mundinnenraum reinigen
7. konzentrierte Einnahme der Mahlzeiten; Sprechen und Essen trennen
8. falls nötig Schlucktechnik einsetzen
9. nach dem Essen mind. 15 Minuten aufrecht sitzen bleiben

Um trotz der bestehenden Beeinträchtigungen ein sicheres Schlucken zu ermöglichen, werden gezielte kompensatorische Techniken angeleitet, die der Patient während des Schluckens anwendet.

Da Herr B eine erhöhte Aspirationsgefahr, in der FEES Residuen in den Valleculae, eine verringerte Zungenschubkraft und bei Flüssigkeiten Aspirationszeichen zeigt, fällt die Entscheidung auf zwei kompensatorische Methoden:
- **kräftiges Schlucken (Effortful Swallow):** bei reduzierter Pharynxkontraktion/Zungenretraktion ermöglicht hartes Schlucken einen verbesserten pharyngealen Bolustransport
- **Chin tuck:** Kopfneigung/Kinn zum Hals, Maßnahme zur Förderung einer schnelleren Schluckreflexauslösung

INTERDISZIPLINÄR

Essbegleitung

Die gewählten Schlucktechniken und die Therapie des Neglects werden mit der zuständigen Pflegekraft besprochen. Bei der Essbegleitung erinnert die Pflegekraft Herrn B an die Schlucktechnik kräftiges Schlucken und Chin Tuck. Zur Kompensation des Neglects wird der Teller entsprechend platziert und Herr B mehrfach auf die rechte Körperhälfte und die rechte Seite seines Tellers aufmerksam gemacht.

Adaptive Maßnahmen

Wie häufig bei akuten neurogenen Dysphagien ist auch bei Herrn B die erste adaptive Maßnahme eine Einschränkung der oralen Nahrungsaufnahme. Es wird ein **Schluckkostplan** festgelegt. Herr B erhält anfangs Nahrung und Flüssigkeiten nur durch die NGS. Nachdem in der KSU am zweiten Tag aspirationsfreies Schlucken bei Götterspeise gelingt, kann am zweiten Tag wieder mit der oralen Ernährung begonnen werden. Die Kostform ist vorerst noch auf passierte Kost unter therapeutischer Anleitung beschränkt. Die Flüssigkeiten werden leicht angedickt, Tabletten gemörsert und mit Götterspeise oder passierter Kost angereicht.

Klinischer Hintergrund

Schluckkostplan: Für die Einteilung der Kostformen gibt es unterschiedliche Schemata, üblich sind Einteilungen in 4–5 Stufen, z. B.:

- Stufe 1 fein püriert: feiner, homogener Brei
- Stufe 2 pürierte Kost: im Mixer pürierte Nahrung
- Stufe 3 weiche Kost: weiche Nahrung, die sich mit der Zunge zerdrücken lässt
- Stufe 4 Übergangskost: halbweiche und feste Nahrung, die sich leicht kauen lässt
- Stufe 5 Normalkost

(Bartolome & Schröter-Morasch 2018; Warnecke & Dziewas 2018)

EXKURS

Andicken von Flüssigkeiten

Das Andicken von Flüssigkeiten ist im klinischen Alltag und in der Therapie neurogener Dysphagien seit vielen Jahren gebräuchlich. Dieses adaptive Verfahren ist eine **evidenzbasierte Maßnahme.** Es konnte gezeigt werden, dass durch das Andicken von Flüssigkeiten das Pneumonierisiko signifikant verringert werden kann (Groher 1987).

Es empfiehlt sich jedoch, das Andicken von Flüssigkeiten sorgfältig abzuwägen. Ein zu starkes Andicken wird häufig von den Patienten nicht gut toleriert, sie verweigern es oder nehmen zu wenig Flüssigkeit zu sich. Sobald unter Einsatz von kompensatorischen Schlucktechniken keine Aspirationszeichen mehr festgestellt werden, ist das Trinken von klarem Wasser zu bevorzugen.

Weitere restituierende Maßnahmen

Nachdem bereits am ersten Tag mit der vorbereitenden Stimulation und Mobilisationstechniken begonnen wurde, werden in den folgenden Tagen weitere Übungen angeleitet.

Zwerchfell/Atmung/Hustenstoß

Ein ausreichender Hustenstoß stellt eine unerlässliche Voraussetzung für ein sicheres Schlucken unter Schutz der Atemwege dar. Nur so können Patienten oralisiert bzw. die Kostform gesteigert werden. Deshalb werden frühzeitig Atemübungen und Übungen für einen kräftigen Hustenstoß angeleitet. Der Patient wird aufgefordert, die Hand auf den Oberbauch zu legen und die Atmung zu erspüren/wahrzuzunehmen, mit „f" mehrmals etwas kräftiger aus- und anschließend tief einzuatmen. Er wird aufgefordert, kräftig zu husten.

Aktivierung der orofazialen Muskulatur/Motorik

Zur Kräftigung und Aktivierung der paretischen Bereiche Anleitung von Bewegungsübungen: kreisend/rechts-links für Zunge, spitz-breit für Lippen etc. (Bartolome & Schröter-Morasch 2018) sowie Wortmaterial mit alternierenden Artikulationsbewegungen.

Kräftigung der Larynxelevation: Glissando, Summen, Singen

Für die Kräftigung der Larynxelevation, den Stimmlippenschluss, die Phonation und die Atmung Anleitung von Übungen zum Summen, Glissando (Schleiftöne) und Singen. Herr B findet v. a. am Glissando und Wanderliedern Gefallen.

Auch Summen zeigt einen ähnlichen Effekt und wird auch von weniger musikalischen/musikaffinen Patienten angewandt: Summen auf einer Tonhöhe, Summen von Melodien, Glissando summen. Dabei darauf achten, dass der Patient Pressen und zu große Lautstärken vermeidet.

Einleitung der Dysarthrie-Therapie

Eine bewährte Erste Hilfe Technik bei der akuten Dysarthrie ist, über **Lautstärke** die Verständlichkeit zu verbessern. Die Logopädin leitet Herrn B an, kurze Floskeln laut und übertrieben deutlich zu sprechen. Herr B bemerkt, wie er sich mit dieser ersten Strategie bereits erheblich besser verständigen kann. Bereits in der ersten Therapiephase lernt Herr B, seine

Restfunktion zu optimieren, um wieder effizienter und natürlicher zu sprechen (Ziegler &Vogel 2010).

Ausblick für die weitere Therapie
Ein weiterer bewährter Ansatz ist die Arbeit am Sprechtempo und den Sprechpausen: Bei einer Dysarthrie sprechen die Betroffenen anfangs meist im gewohnten, jetzt zu schnellen Sprechtempo. Um sich an die eingeschränkte Sprechmotorik anzupassen, wird im weiteren Therapieverlauf das Sprechtempo reduziert und ein vermehrter Einsatz von Sprechpausen geübt. Dazu eignen sich automatisierte Reihen, z. B. Zahlen oder Wochentage. Die Reduzierung des Tempos erleichtert die Koordination der Sprechbewegungen und bewirkt eine verbesserte Verständlichkeit.

Klinischer Hintergrund

Transparenz und Mitarbeit: Die Therapiegestaltung muss transparent erfolgen und Sinn und genauer Ablauf der Übungen müssen erklärt werden. Damit wird Verantwortung für den Therapieverlauf an den Patienten übertragen und ihm dadurch auch ermöglicht, aktiv an der Besserung mitzuarbeiten:

- Erklärung für den Patienten, dass er selbst mithelfen kann, um schneller wieder gut zu schlucken
- Aufforderung, die Übungen für Zunge und Lippen – soweit er Zeit dazu hat – 3-mal pro Stunde mit je 5 Wiederholungen durchzuführen
- Aufforderung, 4-mal pro Stunde bewusst und kräftig seinen Speichel zu schlucken
- Anleitung, die Übung regelmäßig durchzuführen und konkrete Anweisungen geben: 1-/2-/3-mal in der Stunde/am Tag
- kann der Patient gut kooperieren und zeigt er gutes Sprachverständnis, dann Übungshäufigkeit gemeinsam mit ihm absprechen

Was wäre, wenn …

… der Patient die Schlucktechnik, z. B. wegen Vigilanzminderung oder kognitiven Einschränkungen, nicht anwenden kann?
Anfangs länger bei der einfacher zu schluckenden Kostform bleiben, z. B. passierte Kost. Falls dies nicht ausreicht und dennoch Aspirations- oder Penetrationszeichen zu beobachten sind, orale Nahrungskarenz und Ernährung per NGS.

… der Patient angedicktes Wasser ablehnt?
Flüssigkeiten über NGS oder parenteral.

… der Patient respiratorische Übungen verweigert?
Atemtrainer ausprobieren.

… der Patient keine eigenständigen Übungen zur Zungenmobilisation durchführt?
Leseübungen, Zeitungsartikel oder Übungssätze: Die Zunge wird durch die Artikulation mobilisiert.

Klinischer Hintergrund

Im Verlauf der ersten Tage nach einer Ischämie kann es zu **Fluktuationen der Schluckfunktion** kommen. Eine Verschlechterung der Schluckfunktion geht meist mit einer erneuten Erhöhung der Aspirationsgefährdung einher. Wenn der Schutz der Atemwege beim Schlucken nicht mehr gewährleistet ist, leitet der behandelnde Logopäde entsprechende Maßnahmen ein, z. B.:

- Kostadaption z. B. auf weiche Kost > passierte Kost > angedickte Flüssigkeiten
- Mitarbeit des Patienten durch verstärktes Clearing: Husten/Räuspern/Schlucken
- Intensivierung der Schlucktechniken: kräftiges Schlucken > Räuspern > supraglottische Schlucktechnik/Chin Tuck/Kopf zur betroffenen Seite drehen
- NPO
- Legen einer NGS
- orales und pharyngeales Absaugen
- hochfrequente Mundpflege
- Oberkörper-Hochlagerung, Seitenlage

Reichen diese Maßnahmen nicht aus bzw. sind sie nicht durchführbar, sind bei einer weiteren Verschlechterung intensivmedizinische Maßnahmen wie Schutzintubation oder Anlage einer TK durch die Ärzte zu entscheiden und durchzuführen.

12.2.5 Therapieergebnisse

Herr B kann im Lauf des Aufenthalts von 6 Tagen seine Sprech- und Schluckfunktion erheblich verbessern. Er ist in der Lage, in ruhiger Umgebung mit

1–2 Personen ein Gespräch mit meist ausreichender Verständlichkeit zu führen. Bei Umgebungsgeräuschen oder im Gespräch mit mehreren Personen ist seine Verständlichkeit meist noch erheblich eingeschränkt, die Sprechanstrengung nimmt deutlich zu. Herr B fühlt sich dann meist unwohl und vermeidet entsprechende Sprechsituationen. Er möchte auch nur Besuch von der engeren Familie, da er wegen der Dysarthrie noch verunsichert ist.

Herr B kommt mit weicher Kost gut zurecht, er muss noch konsequent die Schluckregeln einhalten, insbesondere eine aufrechte Sitzhaltung beim Essen und konzentriertes, langsames Einnehmen der Mahlzeiten. Gelegentlich wendet er noch das kräftige Schlucken und verstärktes Räuspern an, v.a. abends und bei Müdigkeit.

Es besteht weiterhin ein Neglect nach rechts, den Herr B nur schwer selbst kompensieren kann. Er benötigt beim Essen und bei der Körperpflege weiterhin die Anleitung, auch die rechte Seite wahrzunehmen.

12.3 Zusammenfassung und Befund

In diesem Fall wird exemplarisch das Vorgehen auf der Stroke Unit bei akuter Dysphagie nach Schlaganfall beschrieben. Dazu gehört ein standardisiertes Vorgehen mit Schluckassessment seitens der Pflege sowie die Möglichkeit einer instrumentellen Schluckuntersuchung mittels FEES. Die FEES wird hier ausführlich beschrieben, da sie mittlerweile durch die Möglichkeit des Erwerbs des FEES-Zertifikats zum Handwerkszeug der Sprachtherapeutin gehören sollte.

Dysphagie und Dysarthrie bilden sich im Verlauf des Klinikaufenthalts von 6 Tagen gut zurück. Herr B erhält tägliche Logopädie und führt die angeleiteten Übungen auch im Eigentraining selbstständig durch. Auf diese Weise kann die Kostform zügig gesteigert werden. Das steigert nicht nur die Zufriedenheit des Patienten, sondern trainiert auch die Schluckmotorik und erleichtert eine ausreichende Nährstoffaufnahme.

An Tag 5 des Aufenthalts auf der Stroke Unit kann bei Herrn B die Kostform auf weiche Kost gesteigert werden. Flüssigkeiten trinkt er normal, d.h. ohne Andickungsmittel, große Tabletten werden noch zerkleinert. Herr B wendet die erlernten kompensatorischen Schlucktechniken v.a. abends und bei Müdigkeit weiterhin an.

Empfehlung weiteres Vorgehen

Die Weiterführung der logopädischen Therapie im Rahmen der geplanten Rehabilitationsbehandlung wird empfohlen. Schwerpunkte sind die noch bestehende Einschränkung der Schluckfunktion und die Einschränkung der Kommunikationsfähigkeit. Da Herr B aufgrund der Parese der linken Hand noch deutlich verlangsamt bei der Einnahme der Mahlzeiten ist, empfiehlt das Stroke-Team auch die Weiterführung der Ergo- und der Physiotherapie.

Befund für den Arztbrief

Patient mit Stammganglieninfarkt rechts, Zustand nach Lyse, inital hochgradige Dysarthrie und Dysphagie. Herr B zeigte sich sehr motiviert und führte angeleitete Übungen auch eigenständig durch. Bei Abschluss des Aufenthalts zeigte sich folgendes klinisches Bild:

- *mittelgradige neurogene Dysarthrie mit noch hochfrequenter Sprechatmung, Überziehen der Atemmittellage, verringerter Artikulationsschärfe, Einschränkung der Verständlichkeit, rau-gepresster Phonation und einem verringerten Sprechtempo*
- *mittelgradige neurogene Dysphagie mit erhöhter Aspirationsgefahr für harte und bröselige Speisen bei eingeschränkter intraoraler Sensibilität links und eingeschränktem Lippenschluss links, gelegentlichem Drooling von Speichel*

Keine Hinweise auf eine Aphasie oder anderweitige Sprachstörung.

Wir empfehlen folgende Maßnahmen:

- *Kostadaption auf weiche Kost*
- *Flüssigkeiten in kleinen Portionen bei kräftigem und konzentriertem Schlucken*
- *strikte Einhaltung der Schluckregeln, insbesondere aufrechte Sitzhaltung, kleine Bolusgrößen und ausreichendes Kauen*
- *erneute FEES-Untersuchung zur Verlaufskontrolle*
- *intensive logopädische Therapie im Rahmen einer Rehabilitations-Maßnahme*

LITERATUR

Bartolome G, Schröter-Morasch H. Schluckstörungen, Interdisziplinäre Diagnostik und Rehabilitation. München: Elsevier, 2018.

Daniels SK et al. The clinical assessment of swallowing and prediction of dysphagia severity. Am J Speech Lang Pathol.1997;6:17–24.

Dziewas R, Warnecke T, Oehlenberg S et al. Towards a basic Endoscopic Assessment of Swallowing in Acute Stroke – Development and Evaluation of a Simple Dysphagia Score. Cerebrovasc Dis 2008; 26: 41–47.

Groher ME. Bolus management and aspiration pneumonia in patients with pseudobulbar dysphagia. Dysphagia 1987; 1: 215–216.

Hotzenköcherle S. Funktionelle Dysphagie-Therapie: Ein Übungsprogramm. Idstein: Schulz-Kirchner, 2016

Leitlinien Neurogene Dysphagien. www.dgn.org/images/red_leitlinien/LL_2014/PDFs_Download/030111_DGN_LL_neurogene_dysphagien_final.pdf (zuletzt abgerufen am 03.01.2019)

Perry L. Screening swallowing function of patients with acute stroke. Part one: identification, implementation and initial evaluation or a screening tool for use by nurses. J Clin Nurs. 2001a; 10:463–473, dt. Übertragung Hartwanger & Stanschus 2009.

Warnecke T, Dziewas R. Neurogene Dysphagien: Diagnostik und Therapie. Stuttgart: Kohlhammer, 2018.

Ziegler W et al. BoDys, Bogenhausener Dysarthrieskalen. Göttingen: Hogrefe, 2018

Ziegler W, Vogel M. Dysarthrie. Stuttgart: Thieme 2010.

KAPITEL

13 Dysphagie bei rechtshemisphärischem Syndrom

Daniela Jungbluth

Folgende Fragen werden in diesem Fallbeispiel beantwortet

- Wie äußert sich ein rechtshemisphärisches Syndrom?
- Welche Informationen bringt die Ruhebeobachtung eines Patienten?
- Wie ist der Ablauf einer klinischen Schluckuntersuchung?
- Welche Schlussfolgerungen können aus der klinischen Schluckuntersuchung gezogen werden?
- Wie wirken sich neuropsychologische Defizite auf die Rehabilitation des Schluckens aus?
- Welche Ernährungssonden gibt es und wann ist welche Sonde indiziert?
- Wie lassen sich ein oraler Kostaufbau und die Entwöhnung von einer Ernährungssonde interdisziplinär organisieren?

Definition

Rechtshemisphärisches Syndrom: Symptomkomplex, der nach Schädigungen der rechten Gehirnhälfte auftritt, bestehend aus linksseitiger **Hemiparese** bzw. **Hemiplegie,** Dysarthrie, Dysphagie sowie **neuropsychologischen Defiziten.**

13.1 Falldarstellung

Phase B: Frührehabilitation

ANAMNESE

Herr B wird 2 Wochen nach seinem Schlaganfall aus einem Akutkrankenhaus in eine Rehabilitationsklinik aufgenommen. Er selbst kann eingeschränkt Angaben zu seiner Person machen, Angaben zu seiner Krankheitsgeschichte sind von ihm nicht erhältlich. Im Verlauf seiner Rehabilitation kann Herr B Einzelheiten des Ereignisses erinnern. Er berichtet häufiger, dass er zu Hause einfach „umgefallen" sei, als er vom Sofa zum Tisch gehen wollte. Dabei sei er nach Schilderungen seiner Ehefrau mit dem Kopf auf der Tischkante aufgeschlagen. Herr B erinnert sich an eine Sequenz im Rettungswagen oder in der Notaufnahme, dort habe er das Wort „Hirnschaden" gehört, was er jedoch bis jetzt nicht glaube. Herr B erklärt immer wieder, dass er schwere Bewegungseinschränkungen der linken Körperhälfte und eine Knochenlücke am Kopf habe, darüber hinaus fehle ihm aber nichts und v. a. sein Gehirn sei vollkommen gesund.

Herr B ist ein 60 Jahre alter Patient. Die notfallmäßige Aufnahme in ein Akutkrankenhaus erfolgt, nachdem er vormittags gegen 10:45 Uhr ohne Vorankündigung eine Schwäche der linken Körperhälfte (**Hemiparese**) entwickelt hatte. Herr B stürzt, ohne sich äußerliche Verletzungen zuzuziehen.

In der Notaufnahme zeigen sich ein schweres **rechtshemisphärisches Syndrom** mit nicht überwindbarer **Kopf- und Blickwendung** nach links sowie eine **Dysarthrie, Dysphagie** und eine vollständige **Hemiplegie** links. Die **native Bildgebung** mittels **CT** ist unauffällig, es bestehen keine **Infarktfrühzeichen** und kein bereits **demarkierter Infarkt.** In der **CT-Angiografie** zeigt sich ein Verschluss (**Stenose**) der **Arteria carotis interna** rechts. Bei klarem Beginn der Symptomatik – nämlich 10:45 Uhr – erfolgt innerhalb der ersten Stunde nach Auftreten der Symptome eine **systemische Thrombolyse**. Im Anschluss wird Herr B mit dem Rettungshubschrauber in eine Universitätsklinik verlegt. Bei Aufnahme dort besteht das schwere rechtshemisphärische Syndrom fort. Es erfolgen eine **Ballon-PTA** der ACI-Stenose sowie eine **mechanische Rekanalisation** des **M1-Segments** der **Arteria cerebri media** rechts. Ein Verschluss des **M2-Segments** kann nicht wiedereröffnet werden.

Die erhoffte Verbesserung nach dem Eingriff bleibt aus. Am Folgetag kommt es zu einer Verschlechterung der Wachheit (**Vigilanz**). Die Bildgebung zeigt

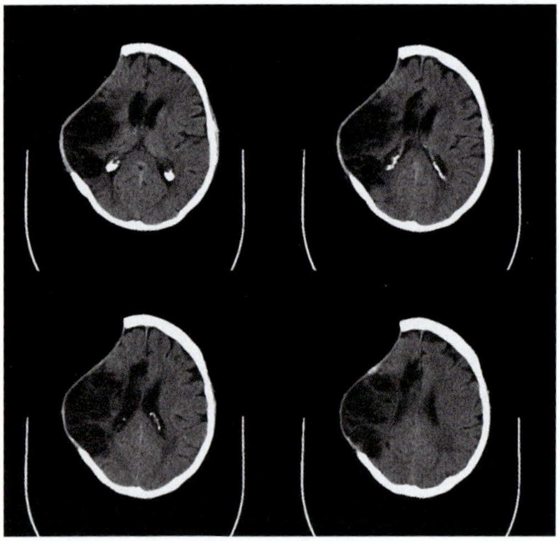

Abb. 13.1 CCT [M1014]

nun einen **Anterior-** und **Mediainfarkt** rechts und eine zunehmende Schwellung des Gehirns (**Hirnödem,** ➤ Abb. 13.1). Um einen Ausgleichsraum zu schaffen, wird eine **Kraniektomie** durchgeführt. Nach der Operation wird Herr B auf die Intensivstation übernommen. Im Verlauf kommt es zu einer **Aspirationspneumonie,** die antibiotisch behandelt wird.

Nach fast 2-wöchiger Überwachung auf der Intensivstation wird Herr B schließlich in eine Klinik für Frührehabilitation verlegt. Bei Aufnahme besteht das schwere rechtshemisphärische Syndrom unverändert fort. Herr B ist mit einer **nasogastralen Sonde** versorgt, über die er vollständig mit Sondenkost und Flüssigkeit ernährt wird.

An relevanten Vorerkrankungen bzw. Risikofaktoren bestehen eine **Adipositas,** ein nicht insulinpflichtiger **Diabetes mellitus Typ II,** eine **arterielle Hypertonie** sowie ein langjähriger **Nikotinabusus** (30 **PY**).

Definition medizinischer Begriffe

Adipositas: von lat. adeps „Fett"; starkes oder krankhaftes Übergewicht

Angiografie: bildgebendes Verfahren (mittels CT) zur Darstellung von Blutgefäßen

Anteriorinfarkt: Schlaganfall im Versorgungsbereich der Arteria cerebri anterior (vordere Gehirnschlagader); die Arteria cerebri anterior ist neben der Arteria cerebri media und der Arteria cerebri posterior eine der drei Hauptarterien zur Versorgung der Großhirnrinde

Antikoagulation: medikamentöse Hemmung der Blutgerinnung zur Vermeidung von Blutgerinnseln

Arteria carotis interna (ACI): innere Halsschlagader; eine der hirnversorgenden Schlagadern

Arteria cerebri media (ACM): mittlere Gehirnschlagader; die ACM ist neben der Arteria cerebri anterior und der Arteria cerebri posterior eine der drei Hauptarterien zur Versorgung der Großhirnrinde; sie wird in vier Segmente unterteilt, die mit **M1 bis M4** abgekürzt werden; ein Schlaganfall im Versorgungsbereich der ACM wird als **Mediainfarkt** bezeichnet

arterielle Hyertonie: von griech. hyper „(über)mäßig" und griech. tein (ein-)„spannen"; Bluthochdruck

Aspirationspneumonie: von griech. pneumon „Lunge"; Lungenentzündung infolge von Aspiration (Eindringen von Speichel oder Nahrung in den Luftweg)

Ballon-PTA (perkutane transluminale Angioplastie): minimal-invasives Verfahren zur Wiedereröffnung eines verengten oder verschlossenen Gefäßes mittels eines Katheters oder eines Ballons

demarkierter Infarkt: im CT sichtbare Abgrenzung eines Infarktareals; eine Demarkierung ist erst nach ca. 12–24 Stunden zu erkennen

Diabetes mellitus: Blutzuckerkrankheit; Stoffwechselkrankheit, bei der der Zuckerspiegel im Blut aufgrund einer Insulinresistenz erhöht ist; im fortgeschrittenen Stadium müssen die Betroffenen zur Regulierung der Blutzuckerwerte Insulin spritzen (**insulinpflichtiger** Diabetes mellitus); Risikofaktoren sind Übergewicht, Bewegungsmangel sowie erbliche Veranlagung

Hemiparese: von griech. hemi „halb" und paresis „Erschlaffung"; Schwäche oder unvollständige Lähmung einer Körperhälfte, im Gegensatz zu **Hemiplegie:** vollständige Lähmung einer Körperhälfte

Hirnödem: Schwellung des Gehirns

Infarktfrühzeichen: ca. 2–4 Stunden nach Symptombeginn zeigen sich im CT sog. Infarktfrühzeichen (z. B. verstrichene Gyri oder eine verstrichene Mark-Rinden-Differenzierung)

Kopf- und Blickwendung: Symptome eines Neglects

Kraniektomie: Entfernen von Teilen des Schädeldaches (z. B. bei Hirndruck); der entfernte Schädelknochen wird später wieder eingesetzt (Reimplantation)

mechanische Rekanalisation: bei akutem Verschluss kann eine Arterie in einem Zeitfenster von 1–6 Stunden nach Beginn der Symptomatik mit einem über das Gefäß eingeführten Katheter wiedereröffnet (rekanalisiert) werden
nasogastrale Sonde: Ernährungssonde, die über die Nase in den Magen vorgeschoben wird
native Bildgebung: Computertomografie (**CT**) ohne Kontrastmittel; in der akuten Schlaganfalldiagnostik wird die native Bildgebung eingesetzt, um intrakranielle Blutungen auszuschließen; dies ist eine Voraussetzung bei der Indikationsstellung für eine Thrombolyse
Nikotinabusus: von lat. abusus „Missbrauch"; schädlicher Gebrauch von Tabakprodukten; Menge wird mit einer Formel berechnet und in der Einheit **pack year (PY)** wiedergegeben; dabei wird die Anzahl der täglich konsumierten Schachteln mit der Anzahl der Raucherjahre multipliziert
Stenose: von griech. sténosis „Verengung"; Verengung eines Blutgefäßes
systemische Thrombolyse: von griech. thrombus „Blutpfropf"; über intravenös verabreichte Medikamente (i. d. R. Enzyme) wird versucht, den Thrombus aufzulösen
Vigilanz: von lat. vigilantia „Wachsamkeit"; Wachheit

13.2 Sprachtherapeutische Maßnahmen

13.2.1 Aufnahmebefund

Ruhebeobachtung und Erstkontakt

Herr B ist im Erstkontakt wach. Er zeigt wiederholt keine Reaktion auf Ansprache von links. Nach Berührung seiner linken Hand bzw. des linken Arms sucht Herr B den Kommunikationspartner auf seiner rechten Seite. Nach Ansprache von rechts sind Blickkontakt und mit Einschränkungen auch eine verbale Kommunikation möglich. Herrn Bs Äußerungen sind undeutlich und nur teilweise verständlich. Er spricht mit durchgehend feucht-brodeliger Stimme, häufig läuft unbemerkt Speichel aus dem linken Mundwinkel. Er nestelt permanent an Bettdecke, Bettgitter und der nasogastralen Sonde, versucht wiederholt, aus dem Bett aufzustehen und gibt an, er müsse dringend nach Hause fahren, um wichtige private Angelegenheiten zu erledigen. Auf Redebeiträge des Gesprächspartners geht Herr B meist nicht ein und missachtet wiederholt die Regeln des turn takings. Verbalen Aufforderungen kommt er nur inkonstant nach, imitatorische Aufgaben kann er kaum befolgen.

Aus der Ruhebeobachtung eines Patienten und dem Erstkontakt können Hinweise auf das Verhalten des Patienten abgeleitet werden, die für die Therapieplanung wichtig sind. Relevante Aspekte sind:

- **Vigilanz:** Ist ein Patient wach oder erweckbar? Ist er in der Lage, für eine gewisse Zeit (z. b. 20 Minuten) wach zu bleiben oder schläft er in der Untersuchung/Therapie immer wieder ein?
- **Reaktion auf Umweltreize und Interaktion mit der Umwelt:** In welchem Umfang reagiert ein Patient auf Umweltreize? Gibt es überhaupt Reaktionen auf Reize von außen? Kann ein Patient relevante von nicht relevanten Reizen unterscheiden?
- **Situationsverständnis:** Verfügt ein Patient über ein grundlegendes Verständnis der Situation, kann er dem aktuellen Geschehen folgen?
- **Kooperationsfähigkeit:** Ist ein Patient in der Lage, in der aktuellen Situation mitzuarbeiten?
- **Störungswahrnehmung:** Besteht ein Bewusstsein für die eigene Störung?
- **Wahrnehmungsstörungen:** Bestehen Einschränkungen von Visus oder Gehör? Sind diese vorbestehend oder nach dem Ereignis neu aufgetreten? Besteht ein Neglect?
- **psychomotorische Verlangsamung bzw. psychomotorische Unruhe:** Reagiert ein Patient in adäquatem Tempo auf Reize oder Aufträge? Ist ein Patient unruhig und getrieben oder stark verlangsamt?

Diese Parameter können Ressourcen für die Therapie darstellen (z. B. eine stabile Wachheit), aber auch Limitierungen (z. B. eine eingeschränkte Vigilanz oder eine eingeschränkte Kooperationsfähigkeit).

Bezogen auf die Dysphagie können wir aus Ruhebeobachtung und Erstkontakt ebenfalls Informationen gewinnen, z. B. in Bezug auf das selbstständige Speichel- und Sekretmanagement:

- **Schluckfrequenz in Ruhe:** Wie häufig schluckt ein Patient? Schluckt er ohne Stimulation überhaupt?
- **Stimmqualität:** Ist die Stimme klar oder feucht bis brodelig?

- **Sekretmanagement:** Bemerkt ein Patient seine brodelige Atmung bzw. die feucht-brodelige Stimme? Versucht er, das Sekret selbstständig zu reinigen (husten, schlucken, ausspucken)? Wie effektiv sind die Versuche? Gibt es eine Veränderung der Atmung bzw. der Stimme nach dem Reinigen bzw. den Reinigungsversuchen?

Schlussfolgerungen

- Herr B zeigt eine stabile Wachheit über 20–30 Minuten, er schläft zwischenzeitlich nicht ein; kann bei Ansprache von rechts Blickkontakt halten
- schwere Dysarthrie, Äußerungen sind häufig nicht verständlich; manche Inhalte können durch Situation erschlossen werden
- ausgeprägte neuropsychologische Defizite; Kooperationsfähigkeit ist aufgrund des eingeschränkten Situationsverständnisses und der fehlenden Krankheitseinsicht herabgesetzt; es kommt zu Konfabulationen, die Plausibilitätskontrolle ist unzureichend; ausgeprägter Neglect nach links
- unzureichendes selbstständiges Speichel- und Sekretmanagement: reduzierte Schluckfrequenz; oraler Speichelsee mit **Drooling** (Austritt von Speichel) aus dem linken Mundwinkel; feucht-brodelige Stimme weist auf Penetration bzw. Aspiration von Speichel hin

Klinischer Hintergrund

Neuropsychologische Defizite

Patienten mit **rechtshemisphärischem Syndrom** zeigen häufig neuropsychologische Defizite. Diese können sich auf die Kooperationsfähigkeit eines Patienten und somit ggf. auch auf das Outcome der Therapie auswirken. Daher müssen sie bei der Therapieplanung berücksichtigt werden:

- erhöhte **Ablenkbarkeit** durch interne oder externe Reize (intrinsische/extrinsische Ablenkbarkeit)
- **Anosognosie:** Unfähigkeit, die eigene Erkrankung wahrzunehmen
- **Aufmerksamkeits- und Konzentrationsstörungen:** Unfähigkeit, die Aufmerksamkeit oder Konzentration länger auf eine Tätigkeit oder ein Objekt zu richten
- **Konfabulationen:** Äußerungsinhalte sind frei erfunden und haben keinen inhaltlichen Bezug zur Situation oder zum aktuellen Gesprächsthema; Betroffene halten die Inhalte für korrekt
- **mangelnde Plausibilitätskontrolle:** Unfähigkeit, die eigenen Annahmen auf ihre Plausibilität hin zu überprüfen
- **multimodaler Neglect:** von lat. neglegere „nicht wissen, vernachlässigen"; Vernachlässigung einer Seite (Raumseite, Körperseite, Seite eines Objektes); Reize unterschiedlicher Modalität (Druck, Temperatur, Berührung, Ansprache) werden nicht beachtet; aufgrund der Vernachlässigung einer Raumseite zeigen Patienten häufig eine Kopf- und Blickwendung zur nicht betroffenen Seite, d. h. nach einer rechtshemisphärischen Schädigung kann ein Neglect nach links auftreten
- **eingeschränkte Orientierung:** Unfähigkeit, sich räumlich, zeitlich, situativ und in Bezug auf die eigene Person zurechtzufinden
- **Perseverationen:** „Hängenbleiben" und beständiges Wiederholen von Handlungen, Gedanken, Themen, Inhalten oder Wörtern/Sätzen
- **psychomotorische Unruhe:** Bewegungsdrang, Nesteln, getriebenes Verhalten

13.2.2 Diagnostik

Klinische Schluckuntersuchung (KSU)

Die klinische Schluckuntersuchung (➤ Anhang III.2) erfolgt zeitnah nach der Aufnahme. Im Vordergrund steht die Frage, ob eine orale Ernährung möglich ist oder ob ein Patient über eine Sonde ernährt werden muss. Wenn eine (anteilig) orale Ernährung möglich ist, muss die passende Kostform festgelegt werden. Zur klinischen Schluckuntersuchung gehören die Überprüfung der sprech- und schluckrelevanten kaudalen Hirnnerven (N. trigeminus, N. facialis, N. hypoglossus, N. glossopharyngeus, N. vagus) auf zentrale oder periphere Paresen (➤ Tab. 15.1 ➤ Tab. 15.1), die Untersuchung der oralen und pharyngealen Phase, je nach Gesamteindruck Schluckversuche mit verschiedenen **Konsistenzen** und ggf. die Erprobung von Kompensationstechniken (z. B. schluckweises Trinken, Anteflexion des Kopfes). Die Sprachtherapeutin entwickelt bereits in der klinischen Schluckuntersuchung eine Hypothese über die zugrundeliegende Störungsursache (Pathomechanismus) und leitet daraus erste therapeutische Maßnahmen ab.

EXKURS

Die **Anpassung der Kostform** ist eine gängige Maßnahme, wenn eine uneingeschränkte orale Ernährung mit allen Konsistenzen nicht möglich ist. Etabliert haben sich Darreichungsformen als passierte Kost bzw. als weiche oder feste Kost ohne schluckkritische Konsistenzen und schließlich feste Kost ohne Einschränkungen. Flüssigkeiten können unterschiedlich stark angedickt werden. In den einzelnen Kliniken und Rehabilitationseinrichtungen existiert eine unterschiedliche Anzahl an Kostformen mit verschiedenen Abstufungen wie auch individuelle Bezeichnungen. Ähnliches gilt für das Andicken von Flüssigkeiten:

- **passierte Kost:** homogen pürierte Kost ohne feste Bestandteile; eine weitere Unterscheidung in fein- und grobpassierte Kost ist möglich
- **weiche Kost:** weichgekochte Kost; lässt sich mit der Zunge bzw. Gabel zerdrücken; Vermeidung von faserigen, klebrigen, körnigen, krümeligen Konsistenzen
- **feste Kost ohne schluckkritische Konsistenzen:** feste Kost unter Vermeidung faseriger, klebriger, krümeliger und körniger Konsistenzen; welche Lebensmittel als schluckkritisch eingestuft werden, variiert zwischen den einzelnen Kliniken und Rehabilitationseinrichtungen
- **Vollkost:** uneingeschränkte orale Ernährung mit allen Konsistenzen
- **Andickung von Flüssigkeiten:** durch das Einrühren eines Andickungspulver wird die Viskosität der Flüssigkeiten erhöht; die Andickung reicht von nektar- bis honigartig; die einzelnen Produkte enthalten Herstellerhinweise, wie viel Pulver in ein Getränk eingerührt werden muss, um den gewünschten Andickungsgrad zu erreichen; zu beachten ist, dass mit zunehmendem Andickungsgrad auch die Gefahr pharyngo-laryngealer Residuen steigt

Die klinische Schluckuntersuchung bei Herrn B ergibt folgenden Befund:

Orale Phase

- unauffällige Kieferöffnung, eingeschränkte Beweglichkeit des linken Mundwinkels, daher auch Lippenöffnung links eingeschränkt
- keine Atrophiezeichen des M. masseter und M. temporales bei Palpation
- eingeschränkte Zungenbeweglichkeit nach links; Kraftminderung der linken Zungenhälfte; keine Atrophiezeichen der Zunge
- eingeschränkte Hebung des Gaumensegels bei Phonation auf der linken Seite; Würgreflex beidseitig auslösbar
- eingeschränkte Wahrnehmung für linke Gesichtshälfte und linke Wangentasche; Hinweise auf eingeschränkte faziale und intraorale Sensibilität links
- ausgeprägte zähe und borkige Speichelrückstände auf der Zunge, am harten und weichen Gaumen
- Mund kann nur kurz offen gehalten werden, Saugen bei intraoralem Reiz (z. B. bei Berührung der Zunge mit einem Holzmundspatel oder mit der Zahnbürste bei Mundpflege)

Pharyngeale Phase

- reduzierte Schluckfrequenz in Ruhe; Speichelschlucken auf Aufforderung ist möglich
- palpatorisch leicht reduzierte Kehlkopfhebung
- kein Schlucken nach intraoraler Stimulation; Verdacht, dass Herr B die Stimulation nicht bemerkt
- reduzierte Sensibilität an Rachenhinterwand
- Sprechen mit feucht-brodeliger Stimme, keine spontanen Reinigungsversuche
- kräftiger willkürlicher und reflektorischer Hustenstoß

Klinische Schluckversuche mit verschiedenen Konsistenzen

- vor den Schluckversuchen therapeutische Mundpflege aufgrund der Sekretresiduen auf der Zunge und am Gaumen; Herr B schluckt kleine Mengen Wasser, die die Sprachtherapeutin zur Mundpflege verwendet; dabei lässt sich Folgendes beobachten:
  - Herr B versteht Situation nicht, spricht während der Mundpflege permanent; Stimme beim Sprechen feucht
  - inkonstant reflexartiger Mundschluss mit Saugen bei intraoraler Berührung; z. T. presst Herr B die Lippen zusammen, sodass die Mundpflege erschwert ist
  - es kommt zu Drooling aus dem linken Mundwinkel, das Herr B nicht bemerkt
  - reduzierte Schluckfrequenz; Herr B schluckt nach der Reinigung nicht zuverlässig; feuchte Stimme besteht nach dem Schlucken fort; Herr B unternimmt keine spontanen Reinigungsversuche (Räuspern, Schlucken, Husten); immer wieder reflektorisches Husten
- nach der Mundpflege führt Sprachtherapeutin Schluckversuche mit breiigen Konsistenzen durch:

- bei der Eingabe mit dem Löffel öffnet Herr B den Mund zunächst nicht, er kann in der aktuellen Situation nicht kooperieren und spricht ununterbrochen
- nach Eingabe kommt es zum Drooling aus dem linken Mundwinkel
- orale Phase beginnt verspätet nach der Eingabe, Herr B hält den Bolus lange im Mund und schluckt verzögert ab
- Stimmqualität ist nach dem Schluck nicht verändert
- kein spontanes Husten oder Räuspern

- Sprachtherapeutin verzichtet auf Schluckversuche mit festen Konsistenzen, da sie die Aspirationsgefahr bei reduzierter Aufmerksamkeit als zu hoch einschätzt
- Aspirationsscreening mit dem **Daniels-Test** (➤ Kap. 12.2.1) ist positiv

Schlussfolgerungen

Die Ergebnisse aus der Ruhebeobachtung, dem Erstkontakt und der klinischen Schluckuntersuchung führen zu einer Hypothese über den zugrunde liegenden Pathomechanismus. In der Hypothese wird herausgestellt, was die führenden Störungsmechanismen sind und die Form der Dysphagie klassifiziert. Dadurch gelingt eine hypothesengeleitete Therapieplanung.

Im Fall von Herrn B wird folgende Hypothese formuliert: **Es besteht eine oropharyngeale sowie verhaltensbedingte Dysphagie mit Aspirationsgefährdung.**

Mit dem **Bogenhausener Dysphagiescore (BODS,** ➤ Anhang III.4) wird die Dysphagie wie folgt klassifiziert:

- schwere Dysphagie (BODS-Gesamtwert 11)
  - BODS 1 (Speichelschlucken): mäßiggradige Störung; keine Trachealkanüle, ineffizientes Speichelschlucken, häufig gurgelnder Stimmklang und/oder häufige Expektoration (Abstände ≤ 1h) bei ausreichenden Schutzmechanismen (effektives Rachenreinigen/Hochhusten; Score 3)
  - BODS 2 (Nahrungsaufnahme): schwerste Störung; ausschließlich Sonde/parenteral (Score 8)
- Oralisierung ist nicht möglich, Ernährung muss vollständig über die nasogastrale Sonde fortgeführt werden

EXKURS

Ernährungssonden

Ein wichtiges Entscheidungskriterium für die Wahl der geeigneten Ernährungssonde ist die Frage, ob eine Sondenernährung zeitlich begrenzt oder langfristig nötig ist. Die **Leitlinie „Klinische Ernährung" der Deutschen Gesellschaft für Ernährungsmedizin (DGEM)** empfiehlt eine frühzeitige Anlage einer nasogastralen Sonde (innerhalb von 72 Stunden) und bei längerfristiger Sondenpflicht die Anlage einer PEG-Sonde nach 14–28 Tagen.

- **nasogastrale Sonde:** wird zur kurz- oder mittelfristigen Ernährung mit Sondenkost verwendet; sie wird über die Nase bis in den Magen bzw. Dünndarm vorgeschoben (**nasojejunale Sonde**); empfohlen wird eine Liegedauer von max. 4 Wochen
- **perkutane endoskopische Gastrostomie (PEG) / perkutane endoskopische Jejunostomie (PEJ):** Ernährungssonde, die über die Bauchdecke in den Magen (PEG) bzw. den Dünndarm (PEJ) gelegt wird; PEG- bzw. PEJ-Sonden werden bei längerfristig oder dauerhaft nötiger Sondenversorgung angelegt
- **intravenöse Aufbilanzierung:** kurzfristig ist eine Aufbilanzierung von Flüssigkeiten über Infusion möglich; intravenöse Aufbilanzierung kann z. B. in Betracht gezogen werden, wenn Patienten bereits weitgehend oralisiert sind, ihren täglichen Bedarf an Flüssigkeiten jedoch noch nicht decken können oder wenn die Anlage einer nasogastralen Sonde nicht (mehr) gelingt, die Anlage einer PEG aber nicht indiziert ist

Die jeweils zugrunde liegenden Auffälligkeiten der oralen und pharyngealen Phase wie auch die neuropsychologischen Defizite können genauer eingegrenzt werden:

- **Neuropsychologie:** Herr B ist aufgrund seiner fehlenden Krankheitseinsicht und seiner Orientierungsstörung nur eingeschränkt kooperationsfähig; bestehender ausgeprägter Neglect nach links
- **Hirnnervenstatus:** zentrale faziale, linguale und velare Parese links
- **orale Phase:** aufgrund der fazio-oralen Paresen links sind die orale Boluskontrolle und -verarbeitung eingeschränkt, es kommt zu Residuen von Speichel und Nahrung in der linken Wangentasche und zu Drooling aus dem linken Mundwinkel; aufgrund seines Neglects nimmt Herr B sowohl das Drooling wie auch die Residuen nicht wahr; Verdacht auf faziale und intraorale Sensibilitätsminderung links

- **pharyngeale Phase:**
  - feucht-brodelige Stimme weist auf Penetration bzw. Aspiration von Speichel hin
  - therapeutische Mundpflege erbringt Hinweise auf prädeglutitive (➤ Kap. 12.2.2) Penetration bzw. Aspiration von dünnflüssigen Konsistenzen: Herr B hustet bereits vor dem Schlucken, was auf ein vorzeitiges Abgleiten des Bolus nach pharyngeal (**Leaking**) hinweist; bei Schluckversuchen mit breiigen Konsistenzen keine klinischen Anzeichen für Penetration oder Aspiration
  - Hinweise auf pharyngeale Kraftminderung (reduzierte Kehlkopfhebung) sowie reduzierte pharyngeale Sensibilität

Instrumentelle Diagnostik: FEES

Aufgrund der klinischen Hinweise auf Penetration oder Aspiration ist die Durchführung einer **flexiblen endoskopischen Evaluation des Schluckens (FEES,** ➤ Kap. 12.2.2) indiziert. Mit der Untersuchung sollen folgende Fragen beantwortet werden:

- Besteht Pneumoniegefährdung?
- Besteht weiterhin Sondenbedarf?
- Ist ein (teil-)oraler Kostaufbau mit angepasster Kost möglich? Gibt es ggf. kompensatorische Strategien?
- Wie ausgeprägt ist die pharyngeale Störung?
- Wie lassen sich die funktionellen Auffälligkeiten der oralen und pharyngealen Phase und die neuropsychologischen Defizite gewichten? Welcher Pathomechanismus steht im Vordergrund?

Ergebnisse der FEES

- **sensomotorische Steuerung des Pharynx:**
  - verzögerter und unkoordinierter Transit von oral nach pharyngeal; verzögerte Schluckreflextriggerung auf Höhe der Valleculae bzw. Sinus piriformes
  - reduzierte pharyngeale Kraft; reduzierte Zungenbasisretraktion und reduzierte pharyngeale Konstriktionen
  - fehlende Epiglottisabsenkung
  - pharyngeale Hypästhesie; Residuen werden nicht gespürt; beim Tippversuch mit dem Endoskop an die Epiglottis zeigt Herr B keine Reaktion (z. B. Glottisschluss, Schlucken oder Husten)
- **sensomotorische Steuerung der Glottis:**
  - uneingeschränkte Beweglichkeit der Stimmlippen, keine Stimmlippenparesen
  - suffizienter glottaler Schließreflex
  - ausreichende glottale Sensibilität, beim Tippversuch mit dem Endoskop an die Glottis kommt es zum glottalen Schließreflex, Husten und Schlucken
- **Schutz der unteren Atemwege** (➤ Kap. 15.2.2): suffizienter Glottisschluss und Hustenstoß, fehlende Epiglottisabsenkung
- **Schluckversuche:** Bewertung der Aspirationsgrade mit Penetrations-/Aspirationsskala nach Rosenbek (➤ Anhang III.3); Bewertung der Residuen mit validierten **deutschen Übersetzung der Yale-Skala** von Gerschke et al. (2018; ➤ Tab. 13.1; ➤ Tab. 13.2):
  - Speichel dringt in den Luftweg ein, verbleibt oberhalb der Stimmlippen und wird nicht aus

Tab. 13.1 YaleSkala: Residuen Valleculae (Gerschke et al. 2018)

Score	Schweregrad	Prozent	Beschreibung
I	keine	0 %	keine Residuen
II	Spuren	1-5 %	Spuren überziehen die Schleimhaut
III	leicht	5-25 %	epiglottisches Ligament sichtbar
IV	mäßig	25-50 %	epiglottisches Ligament bedeckt
V	stark	>50 %	gefüllt bis Epiglottisrand

Tab. 13.2 YaleSkala: Residuen Sinus piriformes (Gerschke et al. 2018)

Score	Schweregrad	Prozent	Beschreibung
I	keine	0 %	keine Residuen
II	Spuren	1-5 %	Spuren überziehen die Schleimhaut
III	leicht	5-25 %	wandaufwärts bis zu einem Viertel gefüllt
IV	mäßig	25-50 %	wandaufwärts bis zur Hälfte gefüllt
V	stark	>50 %	gefüllt bis zur aryepiglottischen Falte

dem Luftweg ausgestoßen (PAS 3); in den Valleculae verbleiben Spuren (Yale II), in den Sinus piriformes mäßige Residuen (Yale IV)
- Wasser dringt in den Luftweg ein, verbleibt oberhalb der Stimmlippen und wird nicht aus dem Luftweg ausgestoßen (PAS 3); es verbleiben leichte Residuen in den Valleculae (Yale III) und mäßige in den Sinus piriformes (Yale IV)
- breiige Konsistenzen dringen nicht in den Luftweg ein (PAS 1), es verbleiben keine Residuen in Valleculae und Sinus piriformes (Yale I)
- fester Bolus dringt in den Luftweg ein, verbleibt oberhalb der Stimmlippen und wird aus dem Luftweg ausgestoßen (PAS 2); in den Valleculae verbleiben leichte Residuen (Yale III), in den Sinus piriformes sind keine (Yale I)

Pathomechanismus nach der FEES
- stark verzögerter und unkoordinierter oraler Transport infolge von Aufmerksamkeitsstörung und Neglect; unkontrolliertes Abgleiten nach pharyngeal aufgrund der eingeschränkten oralen Boluskontrolle; bei Schluckversuchen mit flüssigen Konsistenzen kommt es zur Beimischung von Residuen fester Kost aus dem Mundinnenraum
- verminderte Zungenretraktionskraft und pharyngeale Konstriktionen; es verbleiben Residuen im Pharynx, in den Valleculae und Sinus piriformes; keine Aspirationen
- schwere pharyngeale Hypästhesie, o. g. Residuen werden nicht gespürt

Schlussfolgerung
- Aspirations- und somit auch Pneumoniegefährdung aufgrund der Aufmerksamkeitsstörung
- nasogastrale Sonde muss zunächst belassen werden, ein therapeutisch kontrollierter oraler Kostaufbau wird angestrebt

13.2.3 Therapieziele

In der Rehabilitation werden Therapieziele auf Basis der ICF formuliert. In die Zielformulierung fließen nicht nur die reinen Funktionsstörungen ein, sondern v. a. die Auswirkungen dieser Funktionsstörungen auf eine selbstständige Lebensführung und Teilhabe eines Patienten. Bezogen auf die Dysphagie nennt die ICF die Aktivitäts- und Partizipationsziele **Essen** (d550) und **Trinken** (d560). Dazu gehört neben motorischen Voraussetzungen auch die Fähigkeit, Speisen und Getränke auf *„kulturell akzeptierte Weise“* zu sich zu nehmen.

Herr B ist selbst nicht in der Lage, seine Rehabilitationsziele zu formulieren. Daher sind sowohl eine gemeinsame Vereinbarung von langfristigen Zielen als auch die Absprache von kurz- und mittelfristigen Teilzielen nicht möglich. Frau B wünscht sich für ihren Mann, dass er langfristig wieder uneingeschränkt essen und trinken kann, dass er mittelfristig keine Ernährungssonde mehr benötigt und dass er keine Lungenentzündung mehr bekommt.

In der klinischen Schluckuntersuchung zeigen sich Hinweise auf Penetration bzw. Aspiration. In der FEES kommt es nicht zur Aspiration, sodass das Ziel einer vollständigen oralen Ernährung langfristig erreichbar scheint. Für die Therapie werden Teilziele formuliert, die im Rahmen einer kurz- oder mittelfristigen Zeitspanne erreicht werden sollen. In der ersten Therapiephase beziehen sich diese Teilziele vorrangig auf Körperfunktionen. Im Verlauf verschieben sie sich in Richtung Aktivitäten und Partizipation. Bezogen auf die unterschiedlichen Ebenen der ICF werden folgende (Teil-)Ziele formuliert:

Partizipation
- vollständige orale Ernährung mit allen Konsistenzen

Aktivitäten
- langfristig eine komplette Mahlzeit selbstständig, in angemessener Zeit und in „kulturell akzeptierter Weise“ essen können
  daraus Ableitung von kurz- und mittelfristigen Teilzielen, die sich auf die Konsistenz, die Nahrungsmenge sowie die Beaufsichtigungspflicht beim Essen beziehen:
  - Konsistenz: Beginn oraler Ernährung mit passierter Kost, im Verlauf Steigerung zu fester Kost
  - Menge: zunächst kann Herr B im Rahmen der Schlucktherapie einige Löffel einer Kostform (z. B. bis zu 10 TL passierte Kost) zu sich nehmen; Steigerung der Mengen bis zur Bewältigung einer kompletten Mahlzeit

  - Beaufsichtigungspflicht: Nahrungsaufnahme zunächst nur unter schlucktherapeutischer Aufsicht; schrittweise Freigabe an Pflegepersonal und geschulte Angehörige; zuletzt ohne Aufsicht
- langfristig selbstständig und in „kulturell akzeptierter Weise" trinken können
  auch beim Trinken beziehen sich die kurz- und mittelfristigen Teilziele auf Konsistenz, Menge und Beaufsichtigungspflicht:
  - Konsistenz: nach Ergebnissen der Schluckversuche und der FEES wird der Kostaufbau mit nektarartig angedickten Flüssigkeiten begonnen; im weiteren Verlauf Reduktion der Andickung, bis Herr B dünnflüssige Getränke ohne Hinweise auf Penetration/Aspiration zu sich nehmen kann
  - Menge: Herr B kann zu Beginn ausschließlich in Therapie kleine Mengen Flüssigkeit (z. B. 50 ml) trinken; sukzessive Steigerung bis zur Deckung des Tagesbedarfs an Flüssigkeiten
  - Beaufsichtigungspflicht: anfangs Trinken nur unter schlucktherapeutischer Aufsicht; schrittweise Reduktion der Beaufsichtigungspflicht bis Patient unbeaufsichtigt trinken darf
- Herr B soll langfristig seinen Tagesbedarf an Kalorien und Flüssigkeiten oral decken können:
  - Ernährung beginnt teiloral mit einer Ergänzung von Kalorien und Flüssigkeiten über die nasogastrale Sonde; sukzessive Steigerung bis Herr B ausreichende Mengen isst und trinkt
  - Entfernung der nasogastralen Sonde und Vermeidung der Anlage einer PEG-Sonde

Körperfunktionen

Körperfunktionen, die das Schlucken betreffen, werden in der ICF unter b510: **Funktionen der Nahrungsaufnahme** zusammengefasst. Darunter fallen z. B. *„Funktionen [...] des Kauens und Beißens, der Handhabung der Speisen im Mund, des Einspeichelns, Schluckens [...], Funktionsstörungen wie Dysphagie, Nahrungsmittelaspiration [...]"*. Unterteilt wird im Folgenden in **orales Schlucken** (b51050: *„Funktionen, die die Beförderung von Speisen und Getränken über die Mundhöhle in geeigneter Menge und Geschwindigkeit betreffen"*) und **pharyngeales Schlucken** (b51051: *„Funktionen, die die Beförderung von Speisen und Getränken über den Rachen in geeigneter Menge und Geschwindigkeit betreffen"*). Auch an anderer Stelle der ICF finden sich Funktionen, die mit dem Schlucken in Zusammenhang stehen, z. B. b760: **Funktionen der Kontrolle von Willkürbewegungen** oder b270: **Sinnesfunktionen bezüglich Temperatur und anderer Reize** *(„Sinneswahrnehmungen, die die Wahrnehmung von Temperatur, [...] Druck und schädigenden Reizen betreffen")*.

Im Fall von Herrn B überschneiden sich v. a. die Inhalte von b51050: **orales Schlucken** und b760: **Funktionen der Kontrolle von Willkürbewegungen,** da bei ihm neben den neuropsychologischen Defiziten v. a. die orale Phase betroffen ist.

Die Sprachtherapeutin formuliert folgende Teilziele, die kurz- und mittelfristig erreicht werden sollen:

- uneingeschränkte Beweglichkeit von linkem Mundwinkel und Zunge (b760)
- ausreichend häufiges Schlucken (b51050)
- effektives Speichelschlucken (b51050)
- Kontrolle von Nahrung und Flüssigkeiten im Mund (b760, b51050):
  - Bildung eines dorso-velaren Verschlusses (b760, b51050)
  - Bemerken von Speichel- und Nahrungsaustritt aus dem linken Mundwinkel (b270)
  - Wahrnehmen von Essensresten in der linken Wangentasche (b270) und Entfernung mit der Zunge (b760, b51050)
- Getränke aus einem Glas abnehmen, abbeißen und feste Speisen kauen (b51050)
- Wahrnehmung der Temperatur von Speisen und Getränken (b270)
- Weitertransport der Nahrung im Rachen und vollständiges Abschlucken (B51051)
  - Spüren von Nahrungsresten im Rachen (b270) und Reinigen (b760, b51051)

Interdisziplinäre Ziele

Über die Schlucktherapie hinaus gibt es weitere mittel- und langfristige Ziele, die im interdisziplinären Team verfolgt werden. Insbesondere die neuropsychologischen Defizite wirken sich auf Herrn Bs Kooperationsfähigkeit in der Therapie aus. In der ICF werden Ziele zu diesem Aspekt unter **spezifische mentale Funktionen** zusammengefasst. Darunter fallen Funktionen der Orientierung (b114), Aufmerksamkeit (b140), des Gedächtnisses (b114), des Denkens (b160), höhere kognitive Funktionen (b164) sowie psychomotorische Funktionen (b147) und auch Appetit (b130). Für Herrn B werden im interdisziplinären Team folgende Ziele formuliert:

- Wahrnehmung seiner Erkrankung
- Absprachen treffen, erinnern und einhalten können
- Einschätzung der für eine orale Ernährung erforderlichen Mengen an Nahrung und Flüssigkeiten
- Durchführung selbstständiger Mundpflege nach dem Essen

13.2.4 Therapieinhalte

Aus den gemeinsam mit dem Patienten oder mit Hilfe der Angehörigen formulierten Zielen leitet die Sprachtherapeutin Inhalte für die Therapie ab. Aus der klinischen Schluckuntersuchung, der FEES und den Beobachtungen in der Therapie kennt sie das aktuelle Leistungsniveau des Patienten und kann die nächsten therapeutischen Schritte entsprechend planen.

Wie bereits erwähnt ist Herr B in seiner Mitarbeitsfähigkeit deutlich eingeschränkt. Er versteht nicht, warum er Schlucktherapie benötigt. Häufig erkennt er die Therapeutin nicht wieder. An Therapieinhalte kann er sich nicht zuverlässig erinnern, auch wenn ihm im Verlauf bestimmte Übungen bekannt vorkommen. Durch seinen ungehemmten Redefluss lenkt er sich selbst ab, Aufforderungen kommt er inkonstant und verzögert nach. Vor diesem Hintergrund setzt sich die Therapie aus repetitiven Übungen und Stimulationstechniken zusammen, die nur wenig aktive Mitarbeit erfordern.

Der Therapieschwerpunkt liegt auf der Verbesserung der oralen Phase einschließlich der Wahrnehmungsschulung für die linke Seite und nachfolgend auf der Behandlung der oropharyngealen Hypästhesie sowie des pharyngo-laryngealen Kraftaufbaus.

Verbesserung der Wahrnehmung für die linke Seite: Ein unbemerktes Abgleiten von oralen Residuen nach pharyngo-laryngeal stellt ein Aspirationsrisiko dar. Daher soll Herr B Nahrungsreste in der linken Wangentasche spüren und reinigen können.

- Anregung von Sensibilität und Wahrnehmung der linken Seite über thermale Reize; es eignen sich v. a. kalte Reize wie z. B. Eischips oder warme und kalte Reize im Wechsel (z. B. Eischips und Tee)

Verbesserung der oralen Phase: Herr B soll Nahrung im Mund kontrollieren und verarbeiten können. Ein vorzeitiges Abgleiten nach pharyngeal soll vermieden werden.

- Behandlung der zentralen fazialen Parese:
  - Abklopfen der paretischen Gesichtsmuskulatur mit dem Handrücken oder den Fingerspitzen zur Tonussteigerung (Tapping)
  - Herr B soll Bewegungsübungen durchführen, z. b. Nase rümpfen, Lippen spitzen, Lippen breit ziehen; da er die Übungen nach verbaler Aufforderung nicht umsetzen kann, macht die Sprachtherapeutin die Bewegungen vor und fordert Herrn B zur Imitation auf; die Sprachtherapeutin unterstützt die Bewegung der paretischen Muskulatur (geführte Bewegung)
- Behandlung der zentralen lingualen Parese:
  - auch auf der Zunge Durchführen eines Tappings zur Tonussteigerung
  - Imitation von Zungenbewegungen, z. B. wechselnd in beide Mundwinkel, Lippen ablecken oder die Zahnreihen entlangfahren; die Sprachtherapeutin führt die Zunge, z. B. mit einem Holzmundspatel, gibt einen taktilen Input (z. B. mit dem Finger) oder einen gustatorischen Reiz (z. B. Marmelade, Honig) an der Zungenspitze und am linken Mundwinkel als Endpunkt der Bewegung
  - Übungen mit einem Holzmundspatel zur Verbesserung der Zungenkraft: Herr B soll den Spatel mit der Zunge nach oben drücken (Training der Zungenspitzenhebung) bzw. einen Holzmundspatel aus dem Mund drücken (Zungenkraft nach vorne)
- Kausäckchentraining: Herr B kaut ein in Gaze eingewickeltes Stück Obst; dadurch Training der Kaufunktion ohne Aspirationsgefährdung

Therapie der pharyngo-laryngealen Hypästhesie: Herr B soll den Bolus wie auch Residuen nach dem Schlucken im Rachen spüren.

- thermale Stimulation: wie bei der Behandlung der intraoralen Hypästhesie arbeitet die Sprachtherapeutin mit wechselnden thermalen, v. a. aber kalten Reizen (z. B. Eischips)

Training der pharyngealen Kraft: Herr B soll die Nahrung durch den Pharynx transportieren und abschlucken können, ohne dass Reste im Rachen verbleiben.

- Kraftübungen für Zungenbasis und Pharynx:
  - Herr B kann das **Masako-Manöver**, ➤ Kap. 14.2.4) nicht umsetzen; daher Anwendung von Zungenretraktionsübungen gegen Widerstand: Herr B streckt die Zunge heraus, die Therapeutin hält die Zungenspitze mit einer Gaze fest und fordert Herrn B auf, die Zunge gegen Widerstand zurückzuziehen
  - modifiziertes **Valsalva-Manöver:** Herr B spricht einsilbige Wörter mit / k / und die Silbe „hok" und soll sich dabei auf eine kräftige Aussprache des / k / konzentrieren; die Sprachtherapeutin gibt die Silben/Wörter deutlich artikuliert vor und fordert Herrn B auf, die Aussprache genau zu imitieren
- Verbesserung der Kehlkopfbeweglichkeit: Herr B kann das **Shaker-Manöver** (➤ Kap. 14.2.4) nur mit Einschränkungen durchführen (Hemiplegie; eingeschränktes Verständnis für Übung); daher Ergänzung durch Sprechübungen: Herr B soll Silben mit Plosiv im Anlaut (z. B. „pa", „ta", „ka" oder „op", „ot", „ok") nachsprechen und dabei die Vorgabe möglichst genau imitieren

  bei der Durchführung des Shaker-Manövers handelt es sich um einen probatorischen Therapieversuch; das Shaker-Manöver verbessert die Kehlkopfventralisation, nicht jedoch die Elevation (Shaker 1997); diagnostisch ist die Unterscheidung zwischen eingeschränkter Kehlkopfelevation und -ventralisation nur mit einer Videofluoroskopie (➤ Kap. 14.2.2) möglich; mittels FEES ist die hyoidale Beweglichkeit nicht darstellbar

Oraler Kostaufbau: Nachdem in der FEES keine Aspiration nachgewiesen wurde, führt die Sprachtherapeutin im Rahmen der Therapie eine gustatorische Stimulation mit allen Konsistenzen durch. Im Verlauf erweitert sie die Kostgabe auf ernährungsrelevante Mengen. Aufgrund der ausgeprägten neuropsychologischen Defizite soll Herr B bevorzugt in ruhiger, reizarmer Umgebung und mit externer Strukturierung essen.

Ausreichende Bilanz: Herr B soll sich ausreichend oral ernähren, damit die nasogastrale Sonde entfernt werden kann. Aufgrund der neuropsychologischen Defizite ist Herr B nicht in der Lage, ausreichende Mengen abzuschätzen. Zur Visualisierung werden verschiedene Möglichkeiten erprobt:

- Bilanzblatt oder Tellerdiagramm, in das pro Mahlzeit eingetragen wird, wieviel Herr B zu sich genommen hat (z. B. eine halbe Mahlzeit); Abbildungen von Gläsern (z. B. 8 Gläser zu je 200 ml, wenn die tägliche Zufuhr auf 1,5 l festgesetzt wurde), die Herr B mit Hilfe ausstreicht
- Bereitstellung der Flüssigkeitsmenge, die Herr B über den Tag verteilt trinken muss, z. B. eine 1,5 l-Flasche Wasser

INTERDISZIPLINÄR

Bilanz

Ärztlicherseits wird ein Einfuhrziel für Kalorien und Flüssigkeiten festgelegt. Um eine Ernährungssonde entfernen zu können, müssen ausreichend Nahrung und Flüssigkeiten zu sich genommen werden. Dies kann nur in einem interdisziplinären Setting gelingen, wenn z. B. alle Berufsgruppen den Patienten zum Trinken anregen. Wichtig sind die genaue Dokumentation sowie wöchentliche Gewichtskontrollen, um Veränderungen frühzeitig zu entdecken.

Schlucktherapeutisch werden die Konsistenzen zur oralen Ernährung freigegeben, die ein Patient entweder selbstständig oder mit Hilfe von Therapeuten anderer Berufsgruppen, Pflegetherapie oder angeleiteten Angehörigen zu sich nehmen kann. Die freigegebenen Konsistenzen können sich von der Kostform unterscheiden, die ein Patient im Rahmen der Schlucktherapie bewältigen kann. Folgende Parameter sind bei der Freigabe zu beachten:

- Welche Konsistenzen kann ein Patient auch ohne schlucktherapeutische Anleitung aspirationsfrei schlucken?
- Welche Konsistenzen kann ein Patient in ernährungsrelevanten Mengen und in angemessener Zeit zu sich nehmen? Ist es sinnvoll, mehrere (Zwischen-) Mahlzeiten über den Tag zu verteilen? Kann zur Ergänzung hochkalorische Trinknahrung angeboten werden?
- Welche Kompensationen kann ein Patient entweder selbstständig oder nach Anleitung durch Kollegen des interdisziplinären Teams oder durch Angehörige durchführen?

Was wäre, wenn …

… Herr B langfristig zu wenig isst und trinkt und es zu ungewolltem Gewichtsverlust, Dehydration, Exsikkose oder Mangelernährung kommt?

Die zugrunde liegenden neuropsychologischen Defizite stellen sich im Verlauf therapieresistent dar. Verhalten und Eigenwahrnehmung verändern sich trotz intensiver neuropsychologischer Therapie und interdisziplinärer Bemühungen kaum.

Um gesundheitsgefährdende Komplikationen zu vermeiden, gibt es folgende Möglichkeiten:

- sofern möglich, erweiterter Einbezug der Ehefrau: von zu Hause mitgebrachte Speisen nimmt Herr B gerne zu sich und bewältigt ausreichende Portionen in angemessener Zeit (s. u.)
- intravenöse Aufbilanzierung zur kurzfristigen Sicherung der Bilanz
- PEG-Anlage: wenn die unzureichende Bilanz zu gesundheitsgefährdenden Komplikationen wie z. B. Mangelernährung, Dehydration oder Exsikkose führt, muss vor diesem Hintergrund die Indikation für die Anlage einer PEG-Sonde diskutiert werden; mit einer PEG-Sonde wäre eine ausreichende Zufuhr von Kalorien und Flüssigkeit dauerhaft gesichert

13.2.5 Therapieergebnisse

Im Verlauf der Rehabilitation kann die nasogastrale Sonde entfernt werden. Ein oraler Kostaufbau mit unangedickten Flüssigkeiten und anteilig passierter sowie anteilig fester Kost ohne schluckkritische Konsistenzen ist möglich. Die passierte Kost wird beibehalten, da Herr B Residuen in der linken Wangentasche mit Brei reinigen kann. Zudem besteht weiterhin eine verlängerte orale Phase mit perseverierendem Kauen, sodass über die passierten Anteile die kalorische Bilanz gesichert werden soll. Ergänzend werden Zwischenmahlzeiten und hochkalorische Trinknahrung angeboten.

Die ausgeprägten neuropsychologischen Defizite wirken sich limitierend auf die Kooperationsfähigkeit in der Therapie und somit auf das Outcome aus. Aufgrund der fehlenden Störungseinsicht sieht Herr B keine Notwendigkeit zur Schlucktherapie. Übungen kann er nach Anleitung mitmachen, ein selbstständiges Übungsprogramm kann er nicht durchführen.

Herr B betont häufig, dass er sich zum Essen und Trinken genötigt fühle, obwohl er nach eigenem Empfinden ausreichend esse und trinke. Absprachen (z. B. dass Herr B im Rahmen einer 30-minütigen Therapie ein Glas Wasser trinkt) kann Herr B nicht einhalten. Mahlzeiten dauern i.d.R. länger als 30 Minuten, häufig bewältigt Herr B keine ausreichende Portion. Mehrfach pro Woche lehnt Herr B aus unterschiedlichen Gründen Mahlzeiten ab, auch hochkalorische Trinknahrung lehnt er im Verlauf ab. Flüssigkeiten müssen regelmäßig intravenös aufbilanziert werden. Während der Rehabilitation nimmt Herr B ungewollt mehrere Kilogramm ab.

Die Ehefrau von Herrn B kann nur am Wochenende zu Besuch kommen. Von zu Hause mitgebrachte Speisen isst Herr B mit großem Appetit. Hier bewältigt er auch komplette Portionen in adäquater Zeit. Zusammen mit der Ehefrau findet eine Risikostratifizierung statt:

- Residuen in der linken Wangentasche bleiben häufig unbemerkt und stellen somit eine Aspirationsgefahr dar
- Herr B verfügt über einen suffizienten Hustenstoß und kann im Fall einer Aspiration abhusten
- aus Bilanzgründen ist es wünschenswert, dass Herr B bereitwillig Nahrung zu sich nimmt

Nach eingehender Beratung und Abwägung der Argumente werden die mitgebrachten Speisen hinsichtlich ihrer Konsistenz nicht beschränkt.

13.3 Zusammenfassung und Befund

Im vorliegenden Fallbericht wird ein Patient mit einer oropharyngealen sowie verhaltensbedingten Dysphagie nach rechtshemisphärischem Schlaganfall vorgestellt. Nach klinischer und instrumenteller Schluckuntersuchung wird ein vollständiger oraler Kostaufbau angestrebt. Die neuropsychologischen Defizite wirken sich limitierend auf die Therapiefähigkeit des Patienten und das Outcome der Therapie aus. Diskutiert wird die Indikation zur Anlage einer Ernährungssonde zur Sicherung einer ausreichenden Bilanz.

Empfehlung weiteres Vorgehen

Herr B wird aufgrund der fortbestehenden Defizite (v. a. die Hemiplegie links und die neuropsychologischen Einschränkungen) in einer Pflegeeinrichtung weiter versorgt. Ein oraler Kostaufbau mit angepasster Kost wurde erreicht, jedoch besteht weiterhin eine unzureichende Bilanz für Kalorien und Flüssigkeiten mit der Gefahr von Dehydration, weiterem Gewichtsverlust oder Mangelernährung. Die Anlage einer PEG zur Aufbilanzierung wird empfohlen. Die Ehefrau von Herrn B kann sich nicht für die Anlage einer Sonde entscheiden. Somit wird Herr B mit der Empfehlung zur Anlage einer PEG entlassen.

Schlucktherapeutischer Befund für den Arztbrief

Bei Aufnahme bestand eine schwere oropharyngeale Dysphagie (BODS 1: 3, BODS 2: 8, BODS-Summenwert 11). Die Ernährung erfolgte ausschließlich via nasogastraler Sonde. Eine Anamnese war aufgrund der neuropsychologischen Defizite kaum möglich. Die klinische Schluckuntersuchung zeigte Einschränkungen der oralen Phase bei zentraler fazialer, lingualer und velarer Parese links sowie Neglect nach links. Pharyngeal bestand eine reduzierte Schluckfrequenz. Die Kehlkopfhebung stellte sich palpatorisch reduziert dar, der reflektorische Hustenstoß war suffizient. Ein Aspirationsscreening mit dem Daniels-Test war positiv. Die Ernährung erfolgte weiterhin via nasogastraler Sonde.

Eine flexible endoskopische Evaluation des Schluckens (FEES) bestätigte den Befund der oropharyngealen Dysphagie bei stark verzögertem, unkoordiniertem oralen Transport infolge Aufmerksamkeitsstörung und Neglect, pharyngealer Konstriktionsminderung mit Residuen in Pharynx, Valleculae und Sinus piriformes sowie schwerer pharyngo-laryngealer Hypästhesie. Die Schluckversuche mit verschiedenen Konsistenzen ergaben folgenden Befund (Penetrations-Aspirations-Skala nach Rosenbek): Speichel 3, breiig 1, dünnflüssig 3, fest 2.

Inhalte der Schlucktherapie waren: thermale Stimulation zur Verbesserung der pharyngo-laryngealen Sensibilität, Wahrnehmungstraining für die linke Seite (Wangentasche), Krafttraining für Zungenbasis und Rachen, gustatorische Stimulation, therapeutisch supervidierter oraler Kostaufbau. Limitierend wirkten sich die neuropsychologischen Defizite aus.

Bei Entlassung besteht eine mittelschwere oropharyngeale sowie verhaltensbedingte Dysphagie mit Aspirationsgefährdung und Beaufsichtigungspflicht fort (BODS 1: 1, BODS 2: 5, BODS-Summenwert 5). Ein abschließendes Aspirationsscreening mit dem Daniels-Test ist positiv. Herr B ernährt sich mit anteilig fester Kost unter Vermeidung zäher, faseriger, krümeliger und gemischter Konsistenzen sowie anteilig passierter Kost. Flüssigkeiten können schluckweise bewältigt werden. Ergänzend wird hochkalorische Trinknahrung angeboten. Beim Essen/Trinken müssen folgende Kompensationstechniken beachtet werden: ruhige Umgebung, Gespräche während des Essens vermeiden, externe Strukturierung, hastiges Essverhalten unterbinden.

Die nasogastrale Sonde wurde entfernt. In Abhängigkeit von der oralen Zufuhr werden Flüssigkeiten intravenös substituiert. Regelmäßige Gewichtskontrollen wie auch ein Bilanzprotokoll werden empfohlen. Die Angehörigen wurden über die Schluckstörung, die Kostempfehlung und die Kompensationsmaßnahmen aufgeklärt. Bei weiterhin unzureichender Bilanz wird die Anlage einer PEG-Sonde zur Aufbilanzierung empfohlen. Die ambulante Weiterführung der Schlucktherapie ist indiziert.

LITERATUR

Daniels SK, McAdam CP, Brailey K, Foundas AL. Clinical Assessment of Swallowing and Prediction of Dysphagia Severity. American Journal of Speech-Language Pathology. 1997; 6: 17–24.

Gerschke M, Schöttker-Königer T, Förster A, Netzebrandt JF, Beushausen UM. Validation of the German Version of the Yale Pharyngeal Residue Severity Rating Scale. Dysphagia. Online publiziert: 16.8.2018; DOI10.1007/s00455-018-9935-2.

Prosiegel M, Weber S. Dysphagie: Diagnostik und Therapie. Ein Wegweiser für kompetentes Handeln. 2. Aufl. Berlin, Heidelberg: Springer, 2013.

Shaker R, Kern M, Bardan E, Taylor A, Stewart ET, Hoffmann RG, Arndorfer RC, Hofman C, Bonnevier J. Augmentation of deglutitive upper esophageal sphincter opening in the elderly by exercise. The American Journal of Physiology 1997; 272(6): G1518–1522.

www.dimdi.de/dynamic/de/klassi/downloadcenter/icf/stand2005/icfbp2005.zip.(zuletzt abgerufen am 21.02.2019).

www.dimdi.de/dynamic/.downloads/klassifikationen/icf/icfbp2005.zip.(zuletzt abgerufen am 21.02.2019).

KAPITEL

14 Dysphagie bei Wallenbergsyndrom

Daniela Jungbluth

Folgende Fragen werden in diesem Fallbeispiel beantwortet

- Was ist ein Wallenbergsyndrom?
- Welche Bedeutung hat die **Medulla oblongata** für das Schlucken?
- Wie ist der obere Ösophagussphinkter aufgebaut und welche Funktion hat er beim Schlucken?
- Wie lässt sich eine Öffnungsstörung des oberen Ösophagussphinkters diagnostisch nachweisen?
- Bei welcher schlucktherapeutischen Fragestellung wird eine FEES bzw. eine Videofluoroskopie durchgeführt?
- Was ist eine funktionelle Hypersalivation?
- Welche Möglichkeiten der medikamentösen Sekretreduktion gibt es?

Definition

Wallenbergsyndrom

Infarkte im Versorgungsgebiet der **Arteria vertebralis** bzw. der **Arteria inferior posterior cerebelli** (PICA) können zu Schädigungen der dorsolateralen Medulla oblongata führen. Klinisch zeigt sich ein spezielles Hirnstammsyndrom, das sog. **Wallenbergsyndrom.** Durch eine Schädigung der für das Schlucken maßgeblichen **pattern generators** kann es zu schweren Dysphagien und Öffnungsstörungen des oberen Ösophagussphinkters kommen. Aufgrund der Schwere der Dysphagie sind viele Patienten mit Wallenbergsyndrom mit einer Ernährungssonde und einer Trachealkanüle versorgt. Weitere Störungen, die mit einem Wallenbergsyndrom assoziiert sein können, sind das Horner-Syndrom, Hemiataxie, Dysphonie oder Dysarthrie, Hypästhesie im Gesicht und Drehschwindel. Patienten mit Wallbergsyndrom haben häufig keine relevante Hemiparese oder -plegie.

14.1 Falldarstellung

Phase B: Frührehabilitation

ANAMNESE

Herr U berichtet, dass er abends plötzlich unter massivem Schwindel gelitten habe und sich mehrfach übergeben musste. Sein Blutdruck sei sehr hoch gewesen und er habe sehr starke Kopfschmerzen gehabt. In der Hoffnung, dass sich die Beschwerden beim Schlafen legen, sei er zu Bett gegangen. Als der Schwindel, das Erbrechen und die Kopfschmerzen nicht besser wurden, habe er in der Nacht den Rettungsdienst alarmiert.

Herr U ist ein 64-jähriger Patient, der abends gegen 23 Uhr unter einem plötzlich einsetzendem Drehschwindel leidet. Dabei kommt es zu massivem Erbrechen und starken Kopfschmerzen. Die selbst gemessenen Blutdruckwerte liegen bei 270 mmHg **systolisch**. Bei ausbleibender Besserung im Verlauf der Nacht alarmiert Herr U den Rettungsdienst und wird in den frühen Morgenstunden in ein Akutkrankenhaus aufgenommen. Zu dem Zeitpunkt bestehen ein **Hornersyndrom,** eine **Dysarthrie** und eine **Dysphagie.** Die Diagnostik mittels **CCT** und **cMRT** zeigt Infarkte des linken Kleinhirns und der linken **Medulla oblongata** bei einem Verschluss der **Arteria vertebralis, Arteria inferior posterior cerebelli (PICA)** und **Arteria cerebelli anterior inferior (AICA)** links.

Aufgrund seines schlechten Allgemeinzustands wird Herr U in eine Universitätsklinik verlegt und auf die dortige Intensivstation übernommen. In der Röntgenuntersuchung des Thorax werden **pneumonie-typische Infiltrate** nachgewiesen, die antibiotisch behandelt werden. Die respiratorische Situation verschlechtert sich zunehmend, sodass Herr U intubiert und die antibiotische Therapie der Pneumonie ausgeweitet wird. Bei zu erwartender längerer Beatmungspflicht und der deutlichen Schluckstörung erfolgt bereits nach 4 Tagen die **Punktionstracheotomie.** Herr U wird

3 Wochen intensivmedizinisch behandelt und anschließend zur weiteren Überwachung auf die **IMC**-Station verlegt. Dort erfolgt die Anlage einer **PEG-Sonde.**

Im Anschluss wird Herr U in eine Klinik zur Frührehabilitation verlegt. Bei Aufnahme dort ist er mit einer geblockten Trachealkanüle und einer PEG-Sonde versorgt. Klinisch besteht ein **Wallenbergsyndrom** mit rechts-betonter **Pupillenanisokorie**, **Ptosis** links und **Hemiataxie** links. An relevanten Vorerkrankungen bestehen eine **arterielle Hypertonie,** ein **insulinpflichtiger Diabetes mellitus Typ II** sowie ein **metabolisches Syndrom.**

Definition medizinischer Begriffe

Arteria cerebelli anterior inferior (AICA): eins der drei wichtigsten Gefäße zur Blutversorgung des Kleinhirns (neben PICA und Arteria superior cerebelli), entspringt aus der Arteria basilaris

Arteria inferior posterior cerebelli *(PICA):* entspringt aus der Arteria vertebralis und ist eins der drei wichtigsten Gefäße zur Blutversorgung des Kleinhirns (neben AICA und arteria superior cerebelli)

Arteria vertebralis*:* neben den Arteriae carotides internae sind die paarig angelegten Arteriae vertebrales die einzigen Gefäße, die das Gehirn mit Blut versorgen; die Arteriae vertebrales sind v. a. wichtig für die Blutversorgung des Hirnstamms

arterielle Hypertonie*:* von griech. hyper „(über)mäßig" und griech. teinein „spannen", Bluthochdruck

CCT / cMRT*:* kraniale Computertomographie **(CCT)/ kraniale Magnetresonanztomographie (cMRT):** radiologische Untersuchungen des Kopfes, bei dem Gehirn, Ventrikel, Liquor, Gefäße und Schädelknochen dargestellt werden

Diabetes mellitus Typ II*:* Blutzuckerkrankheit; Stoffwechselkrankheit, bei der der Zuckerspiegel im Blut aufgrund einer Insulinresistenz erhöht ist; im fortgeschrittenen Stadium müssen die Betroffen zur Regulierung der Blutzuckerwerte Insulin spritzen (*insulinpflichtiger* Diabetes mellitus); Typ II bedeutet, dass diese Form des Diabetes im Laufe des Lebens erworben wurde

Dysarthrie*:* Sprechstörung

Hemiataxie*:* Störung der Bewegungskoordination hinsichtlich räumlicher und zeitlicher Parameter (*Ataxie*), die nur eine Körperhälfte betrifft (Hemiataxie)

Hornersyndrom*:* Symptomkombination von *Miosis* (**Pupillenverengung**), *Ptosis* und *Pseudoendophthalmus* (scheinbar zurückgewichener Augapfel); ein Hornersyndrom kann bei einem Wallenbergsyndrom auftreten

Intermediate Care Unit (IMC)*:* Krankenhauseinheit für Patienten mit hohem Überwachungs- und Betreuungsbedarf, die keine intensivmedizinische Behandlung (z. B. Beatmung) mehr benötigen; Bindeglied zwischen der Intensiv- und Normalstation

Medulla oblongata: verlängertes Rückenmark, Teil des Hirnstamms

metabolisches Syndrom*:* Risikofaktor für Erkrankungen der Arterien, das metabolische Syndrom setzt sich zusammen aus Fettleibigkeit, Bluthochdruck, Fettstoffwechselstörung und Insulinresistenz

Pneumonie*:* von griech. pneumon „Lunge", Lungenentzündung

pneumonie-typische Infiltrate: in der Röntgenuntersuchung des Thorax für eine Lungenentzündung typische Verschattungen der Lunge

PEG*:* perkutane endoskopische Gastrostomie; Ernährungssonde, die über die Bauchdecke in den Magen gelegt wird

Ptosis*:* Herabhängen des oberen Augenlids

Punktionstracheotomie*:* Anlageart eines Tracheostomas (➤ Kap. 15.1)

Pupillenanisokorie*:* unterschiedlich weite Pupillen

systolisch*:* der systolische Blutdruck gibt den Druck an, der entsteht, wenn sich die linke Herzkammer zusammenzieht, um Blut in den Körper zu pumpen

EXKURS

Die **Medulla oblongata** (auch **verlängertes Rückenmark**) ist der unterste Teil des Gehirns. Dort befinden sich die Steuerung von Kreislauf und Atmung sowie verschiedene Reflexzentren, u. a. auch die für das Schlucken. In der Medulla oblongata liegen die Kerne der **kaudalen Hirnnerven**. Die für das Schlucken relevanten kaudalen Hirnnerven sind der **N. trigeminus (V), N. facialis (VII), N. glossopharyngeus (IX), N. vagus (X)** und **N. hypoglossus (XII)**.

Darüber hinaus befinden sich in der Medulla oblongata zwei Mustergeneratoren für das Schlucken, die sog. **central pattern generators for swallowing.** Die **dorsomedialen central pattern generators** mit den sog. **master neurons** (auch **generator neurons**) sorgen für die räumliche und zeitliche Koordination der am Schluckakt beteiligten Muskeln. Die **ventrolateralen central pattern generators** mit den **switching neurons** leiten die Information aus den dorsomedialen pattern generators an die Hirnnervenkerne weiter.

14.2 Sprachtherapeutische Maßnahmen

14.2.1 Aufnahmebefund

Ersteindruck

Im Erstkontakt ist Herr U wach, er sitzt frei im Bett. Aufgrund der geblockten Trachealkanüle nutzt er verschiedene Kommunikationskanäle, um seine Wünsche und Bedürfnisse zu vermitteln: Artikulation bei geblockter Trachealkanüle, Zeigen, Gestik/Pantomime und Schriftsprache. Zur Schluckuntersuchung kann er sich selbstständig auf die Bettkante setzen. In unmittelbarer Nähe des Bettes befinden sich eine Nierenschale mit Zellstoff und ein Abfalleimer. Herr U spuckt häufig seinen Speichel aus oder lässt ihn aus dem Mund in die Nierenschale laufen. Ein spontanes Speichelschlucken ist nicht zu beobachten.

Schlussfolgerungen
Das Kennenlernen eines Patienten ermöglicht erste Aussagen sowohl in Bezug auf die Dysphagie als auch in Bezug auf die persönlichen Ressourcen (➤ Kap. 13.2.3). Schlussfolgerungen bei Herrn U in Bezug auf die Dysphagie:

- stark reduzierte Schluckfrequenz, kein spontaner Speichelschluck in den ca. 30 Minuten der klinischen Schluckuntersuchung
- ausgeprägte **funktionelle Hypersalivation**, kein **Drooling** (unkontrollierter Austritt) von Speichel
- selbstständiges Speichelmanagement mittels Ausspucken weist auf gut erhaltene orale Funktionen hin

Definition

Funktionelle Hypersalivation

Die **Leitlinie Hypersalivation** der **Deutschen Gesellschaft für Hals-, Nasen-, Ohrenheilkunde, Kopf- und Halschirurgie** definiert eine funktionelle Hypersalivation als Ansammlung von Speichel im Mund- und Rachenraum. Als Ursache werden u. a. neurologische Erkrankungen genannt. Bei einer funktionellen Hypersalivation ist die Speichelmenge an sich nicht erhöht. Die Speichelansammlung entsteht durch das Unvermögen, den Speichel adäquat zu schlucken, wie es z. B. bei einer neurogenen Dysphagie der Fall sein kann.

Schlussfolgerungen bei Herrn U in Bezug auf die Therapieressourcen:

- kooperationsfähiger und kognitiv adäquater Patient, nimmt seine Schluckstörung wahr
- er hat bereits selbstständig ein Management für sein Sekretproblem gefunden, indem er den Speichel ausspuckt

Klinische Schluckuntersuchung (KSU)

In der klinischen Schluckuntersuchung (➤ Anhang III.2) überprüft die Sprachtherapeutin die schluckrelevanten kaudalen Hirnnerven, beurteilt die oropharyngealen Funktionen und die Sensibilität. Zudem begutachtet sie die Trachealkanüle und führt ggf. einen Entblockungsversuch und Schluckversuche bei entblockter Trachealkanüle durch. Aus ihren Beobachtungen bildet sie eine Hypothese über den zugrundeliegenden Pathomechanismus. Bei Herrn U zeigt sich folgender Befund:

Untersuchung der oropharyngealen Funktionen

- unauffällige Beweglichkeit von Gesichtsmuskulatur, Kiefer, Lippen, Zunge und Gaumensegel
- spürt Berührungen in der Mundhöhle erst bei einem gewissen Druck, spürt Betupfen der Schleimhaut mit einem Watteträger nicht; keine Reaktion auf Berührung der Rachenhinterwand mit dem Watteträger
- sehr viel orales und pharyngeales Sekret:
  - ohne willkürliche Reinigung der Mundhöhle (Ausspucken) sind orale Speichelresiduen bereits bei Mundöffnung sichtbar und es kommt zu Drooling
  - auch nach Reinigung ist bei Druck mit einem Holzmundspatel auf den Zungenrücken weiterhin Sekret im Rachen sichtbar
- keine spontanen Speichelschlucke
- Schluckreflex kann auf Aufforderung verzögert ausgelöst werden, Kehlkopfhebung stellt sich palpatorisch leicht reduziert dar; Fortbestehen der oropharyngealen Speichelresiduen nach dem Schlucken

Schlussfolgerungen

- keine motorischen Einschränkungen der oralen Phase; Herr U kann Speichel kontrollieren, ausspucken und Drooling vermeiden; unauffällige

fazio-orale Beweglichkeit, keine Paresen der schluckrelevanten kaudalen Hirnnerven
- reduzierte intraorale Sensibilität
- stark reduzierte Schluckfrequenz
- Funktionsbeeinträchtigungen der pharyngealen Phase:
  - reduzierte Sensibilität an der Rachenhinterwand
  - nach Aufforderung verzögerte Schluckreflextriggerung
  - leicht reduzierte Kehlkopfbeweglichkeit (Kehlkopfhebung kann allerdings durch Tasten am Hals nur orientierend erfasst werden; Differenzierung zwischen Kehlkopfelevation und -ventralisation klinisch nicht möglich)
  - ineffizienter Speichelschluck mit postdeglutitiven oropharyngealen Speichelresiduen
- suffizienter willkürlicher und reflektorischer Hustenstoß
- vor dem Hintergrund, dass eine Schluckreflextriggerung auf Aufforderung möglich ist besteht Verdacht, dass die herabgesetzte Schluckfrequenz Folge der reduzierten pharyngealen Sensibilität ist und dass Herr U sein pharyngeales Sekret nicht spürt
- bei zugrundeliegender Schädigung der Medulla oblongata ergeben sich erste Hinweise auf eine Öffnungsstörung des oberen Ösophagussphinkters bei:
  - ineffizientem Speichelschluck
  - funktioneller Hypersalivation
  - regelmäßigem **Expektorieren** (Ausspucken) großer Mengen Speichel
- verzögerte Schluckreflextriggerung kann Folge einer Schädigung der **central pattern generators** im Hirnstamm sein

Klinischer Hintergrund

Aufbau und Funktion des oberen Ösophagussphinkters

Der obere Ösophagussphinkter ist der obere Schließmuskel der Speiseröhre, der sich auf Höhe des Ringknorpels befindet. Er besteht aus einer c-förmigen Muskelschlinge, die hauptsächlich aus Teilen des **M. cricopharyngeus** gebildet wird sowie aus den unteren Anteilen des **M. constricor pharyngis inferior** und Anteilen des obersten Ösophagus. Die Innervation erfolgt über Äste des **N. vagus (X)** und **N. glossopharyngeus (IX).**

Die **Öffnung des oberen Ösophagussphinkters** erfolgt über die zeitlich genau abgestimmte Relaxation des oberen Ösophagussphinkters sowie über die Bewegung von Hyoid und Larynx nach oben-vorne, wodurch der obere Ösophagussphinkter passiv aufgezogen wird. Nach dem Schlucken senken sich Hyoid und Larynx wieder, sodass der obere Ösophagussphinkter schließt.

Trachealkanüle

- Herr U ist mit geblockter Trachealkanüle (➤ Kap. 15.2.1) versorgt
- gerötetes und feuchtes dilatatives Tracheostoma, Schlitzkompressen mit Sekret verunreinigt
- Herr U kann tracheales Sekret aus der Trachealkanüle abhusten, er muss regelmäßig tracheal abgesaugt werden, das Sekret ist klar; suffizienter reflektorischer Hustenstoß beim trachealen Absaugen

Schlussfolgerungen

- parastomaler Sekretaustritt und regelmäßige tracheale Absaugpflicht weisen auf Speichelaspiration hin

Nach den Eindrücken der klinischen Schluckuntersuchung ergeben sich weiterführende Fragen:

- Kann Herr U das pharyngeale Sekret bei entblockter Trachealkanüle reinigen?
- Vor dem Hintergrund der reduzierten pharyngealen Sensibilität stellt sich die Frage, ob Herr U Nahrung und Flüssigkeit besser spüren und schlucken kann als Speichel und ob er das pharyngeale Sekret ggf. mit Bolusschlucken reinigen kann?

Da Her U über einen suffizienten Hustenstoß und ein gutes Sekretmanagement verfügt, führt die Sprachtherapeutin einen Entblockungsversuch und Schluckversuche bei entblockter Trachealkanüle durch.

Entblockungsversuch der Trachealkanüle

- nach Entblockung kommt es zu kräftigem Husten; Herr U hustet viel Sekret über die Trachealkanüle ab und muss mehrfach tracheal abgesaugt werden
- bei kurzzeitigem Zuhalten der Trachealkanüle kann Herr U über Mund und Nase atmen; dabei

werden pharyngeale Sekretresiduen hörbar, Atmung und Stimme sind brodelig:
  - er versucht mehrfach, seinen Speichel abzuschlucken; postdeglutitiv besteht die feuchte Stimme fort
  - kann willkürlich kräftig husten und das Sekret ausspucken, die Stimme ist anschließend klar
- positiver **Evans' Blue Dye Test**

Schlussfolgerungen
- gebesserte Schluckfrequenz bei entblockter Trachealkanüle
- ineffizientes Speichelschlucken; die feuchte Stimme gibt Hinweise auf Speichelpenetration, der positive Evans' Blue Dye Test weist Speichelaspiration nach
- durch Entblockung der Trachealkanüle mit Atemstromlenkung über Mund und Nase kann Herr U sein pharyngeales Sekret willkürlich reinigen und ausspucken

Klinischer Hintergrund

Der **Evans' Blue Dye Test** (Cameron 1973) wird bei tracheotomierten Patienten zur Entdeckung von Speichelaspiration verwendet: Bei dem Färbetest wird Speichel mit Methylenblau angefärbt. Eine blau verfärbte Absaugprobe weist eine Aspiration nach, der Test ist auffällig, also „positiv". Allerdings kann der Test Aspirationen nicht ausschließen: Ein negativer Absaugtest ist kein Beleg dafür, dass keine Aspiration vorliegt.
Es besteht die Möglichkeit, den Färbetest zur klinischen Detektion von Aspirationen von Konsistenzen einzusetzen. In dem Fall spricht man vom **Modified Evans' Blue Dye Test.**

Schluckversuche

Die Sprachtherapeutin beginnt die Schluckversuche mit breiigen Konsistenzen, aufgrund der Aspirationsneigung wählt sie Wackelpudding:
- unauffällige orale Boluskontrolle und -verarbeitung
- verzögerte Auslösung des Schluckreflexes, palpatorisch leicht reduzierte Kehlkopfhebung
- Herr U schluckt mehrfach nach, das Schlucken erscheint angestrengt; er versucht, den Bolus kraftvoll nach unten zu drücken
- postdeglutitiv ist die Stimme feucht; es kommt zu Husten und Regurgitieren des Bolus, den Herr U ausspuckt
- positiver **Modified Evans' Blue Dye Test**

Schlussfolgerungen
- kein effektives Abschlucken breiiger Konsistenzen; große Teile des Bolus spuckt Herr U aus, es kommt zu Aspiration geringer Mengen; Reinigung des pharyngealen Sekrets mit Bolusschlucken ist nicht möglich
- Schluckversuche mit Brei ergeben weitere Hinweise auf eine Öffnungsstörung des oberen Ösophagussphinkters bei:
  - Mehrfachschlucken pro Bolus mit häufigem und angestrengtem (Nach-)Schlucken
  - postdeglutitiv feuchter Stimme und postdeglutitivem Husten
  - Regurgitieren und Expektorieren des Bolus

  Nach den Schluckversuchen mit Brei führt die Sprachtherapeutin Schluckversuche mit Wasser in Kopfnormalposition und Kopfrotation durch: Dünnflüssige Konsistenzen wie z. B. Wasser können ggf. auch bei eingeschränkter Öffnung den oberen Ösophagussphinkter passieren. Eine Kopfrotation kann die Öffnung durch eine Vordehnung erleichtern
- Schluckversuche in Kopfnormalposition und Kopfrotation zeigen ein vergleichbares klinisches Bild wie die Schluckversuche mit breiigen Konsistenzen; es kommt zu Mehrfachschlucken mit angestrengtem Nachschlucken, feuchter Stimme, postdeglutitivem Husten sowie Expektorieren des Bolus; geringe Aspirationsmengen auch bei Wasser, der **Modified Evans' Blue Dye Test** ist positiv
- Schluckversuche mit Wasser erhärten den Verdacht auf eine Öffnungsstörung des oberen Ösophagussphinkters; auch dünnflüssige Konsistenzen können den oberen Ösophagussphinkter nicht passieren und werden postdeglutitiv ausgespuckt

Ergebnisse der klinischen Schluckuntersuchung

Es besteht eine schwerste Dysphagie mit Aspirationsgefährdung. Der **BODS**-Gesamtwert beträgt 16 (zum Bogenhausener Dysphagiescore [BODS],

14

➤ Anhang III.4). Schlussfolgerungen aus der klinischen Schluckuntersuchung:

- Belassen von Trachealkanüle und Ernährungssonde (PEG); orale Ernährung ist nicht möglich
- zeitnaher Trachealkanülenwechsel ist indiziert:
  - aufgrund der entzündlichen Veränderung des Tracheostomas Wechsel auf eine Trachealkanüle mit subglottischer Absaugung (➤ Kap. 15.2.1)
  - da Herr U bei entblockter Trachealkanüle mit Atemstromlenkung über Mund und Nase sein pharyngeales Sekret reinigen kann, ist ein Wechsel auf eine fenestrierte Trachealkanüle indiziert; daher wird Herr U mit einer zweilumigen Trachealkanüle mit Cuff, subglottischer Absaugung und Fenestrierung versorgt
- bei ausgeprägter funktioneller Hypersalivation wird eine medikamentöse Sekretreduktion zur Erleichterung für den Patienten empfohlen (➤ Kap. 14.2.4)
- zur Überprüfung des klinischen Verdachts auf eine Öffnungsstörung des oberen Ösophagussphinkters ist eine instrumentelle Diagnostik mit FEES und Videofluoroskopie indiziert

14.2.2 Diagnostik

Die instrumentelle Diagnostik erfolgt mittels FEES und Videofluoroskopie. Die beiden Verfahren werden bei unterschiedlichen Fragestellungen eingesetzt und ergänzen sich in ihren Aussagen. ➤ Tab. 14.1 stellt sie vergleichend gegenüber:

FEES

Die Trachealkanüleninspektion und die FEES werden bei Herrn U nach einem bereits an anderer Stelle vorgestellten standardisierten Vorgehen durchgeführt (➤ Kap. 15.2.2; ➤ Kap. 13.2.2). Herr U ist zum Zeitpunkt der Untersuchung bereits mit einer geblockten Trachealkanüle mit subglottischer Absaugung und Fenestrierung versorgt. Die relevanten Untersuchungsergebnisse:

- **Trachealkanüleninspektion:** korrekte Lage und Größe der Trachealkanüle, die Fenestrierung ist frei; ausgeprägte Sekretresiduen in der Trachealkanüle und der Trachea bis in beide Hauptbronchien reichend

Tab. 14.1 Vergleich zwischen FEES und Videofluoroskopie (mod. aus Ledl et al. 2016)

	FEES	Videofluoroskopie (VFSS)
Patienten	alle Patienten sind untersuchbar, auch nicht kooperationsfähige Patienten; die Untersuchung ist bedside durchführbar (z. B. auf ICU, IMC, Stroke-Unit)	Patienten müssen im Rollstuhl oder auf einem Stuhl sitzen und auf Aufforderung schlucken können
Konsistenzen	alle Konsistenzen sind beurteilbar, auch Speichel	nur mit Kontrastmittel versetzte Boli sind darstellbar; Speichel nicht beurteilbar, da er nicht kontrastiert werden kann
Schluckphasen	orale Phase ist nicht beurteilbar, da das Endoskop pharyngeal platziert wird; Beurteilung der pharyngealen Phase ist z. T. durch die Überblendung beim Schlucken (sog. **white out**) eingeschränkt; die ösophageale Phase kann nur sehr eingeschränkt (z. B. mit Pressversuchen nach dem Schlucken) beurteilt werden	orale, pharyngeale und ösophageale Phase sind beurteilbar
Aspirationstypen	v. a. prä- und postdeglutitive Aspirationen können dargestellt werden	alle Aspirationstypen (prä-, intra- und postdeglutitiv) sind sichtbar
motorische Steuerung	Velum, Pharynx und Stimmlippen können hinsichtlich Paresen beurteilt werden, dabei sind auch einseitige Paresen darstellbar	darstellbar sind Zungenbasisretraktion und pharyngeale Konstriktionen; hyo-laryngeale Beweglichkeit kann hinsichtlich Elevation und Ventralisation beurteilt werden
Sensibilität	direkte Prüfung ist durch Tippversuche an verschiedenen anatomischen Strukturen (z. B. Epiglottis, Glottis) möglich (➤ Kap. 13.2.2)	Vorhandensein von Residuen, Penetration oder Aspiration und die Reaktion des Patienten (Reinigungsversuch?) geben indirekte Hinweise auf die Sensibilität
Gefährdung des Patienten	Gefahr vasovagaler Reaktion bis hin zum Laryngospasmus	Strahlenbelastung bei Durchleuchtung

- **sensomotorische Steuerung pharyngo-laryngeal:**
  - Schluckreflex wird verzögert auf Höhe der Sinus piriformes ausgelöst
  - stark reduzierte Zungenbasisretraktion sowie stark reduzierte pharyngeale Konstriktionen, fehlende Epiglottisabsenkung
  - stark reduzierte Sensibilität im Pharynx, an Epiglottis und Glottis
  - uneingeschränkte Beweglichkeit der Stimmlippen mit suffizienter glottaler Öffnungsweite; keine Stimmlippenparesen
- **Schutz der unteren Atemwege:** suffizienter Glottisschluss, fehlende Epiglottisabsenkung, reflektorischer Hustenstoß ist beim Tippversuch mit dem Endoskop nicht auslösbar, stellt sich allerdings beim trachealen Absaugen suffizient dar (➤ Kap. 15.2.2)
- **Aspirationsgrade:** silente Aspiration von Speichel (PAS 8); Residuen in den Sinus piriformes von flüssigen, breiigen und festen Konsistenzen werden postdeglutitiv aspiriert (PAS 6), in geringem Umfang ist die Aspiration silent (PAS 8; ➤ Anhang III.3)
- **Residuen:** starke Residuen aller Konsistenzen in den Sinus piriformes (Yale V) und in der Glottis; Speichel retiniert stark in Pharynx, Valleculae (Yale V), Sinus piriformes (Yale V) und in der Glottis (Residuen im Pharynx und in der Glottis haben keine Entsprechung auf der Yale-Skala, daher werden sie hier nach dem klinischen Eindruck beschrieben; ➤ Kap. 13.2.2)
- **Kompensation:** Schluckversuche in Kopfrotation erbringen keine Veränderung, Boli werden weiter anteilig silent aspiriert und es verbleiben starke Residuen v. a. in den Sinus piriformes

Ergebnisse der FEES

Die ausgeprägten Sekretresiduen und der Nachweis der silenten Aspiration bestätigen den klinischen Eindruck der schweren Dysphagie, sodass eine (partielle) Oralisierung oder Dekanülierung nicht möglich sind. Der Pathomechanismus lässt sich nach der FEES genauer beschreiben:

- ausgeprägte oro-pharyngo-laryngeale Hypästhesie
- stark reduzierte pharyngo-laryngeale Kraft
- erhärteter Verdacht auf eine Öffnungsstörung des oberen Ösophagussphinkters aufgrund:
  - ausgeprägter Residuen in den Sinus piriformes; diese können durch die räumliche Nähe zum oberen Ösophagussphinkter entstehen, wenn ein Bolus den Sphinkter nicht passieren kann
  - postdeglutitiver Expektoration
  - postdeglutitiver Aspiration

Zur weiteren Abklärung ist eine Videofluoroskopie indiziert.

Videofluoroskopie

In der Videofluoroskopie können in der seitlichen Durchleuchtung die hyolaryngeale Beweglichkeit und die Öffnung des oberen Ösophagussphinkters dargestellt werden. Die Videofluoroskopie bei Herrn U bringt folgenden Befund:

- Bestätigung der ausgeprägten pharyngealen Kraftminderung
- leicht reduzierte hyolaryngeale Elevation sowie stark reduzierte bis aufgehobene Ventralisation
- oberer Ösophagussphinkter öffnet nur minimal für geringe Bolusanteile, daher verbleiben ausgeprägte Residuen in den Sinus piriformes, die postdeglutitiv zu großen Teilen abgehustet und ausgespuckt werden; geringe Bolusanteile werden aspiriert, Aspiration teils mit Reinigung (PAS 6), teils silent (PAS 8)
- bei Schluckversuchen in Kopfrotation können etwas größere Bolusanteile den oberen Ösophagussphinkter passieren

➤ Abb. 14.1 zeigt die gute Elevation und die reduzierte Ventralisation des Hyoids, die reduzierte Öffnung des oberen Ösophagussphinkters und die Residuen in den Sinus piriformes.

Ergebnisse der Videofluoroskopie

Die Videofluoroskopie bestätigt den Befund der schweren Dysphagie und weist die Öffnungsstörung des oberen Ösophagussphinkters nach. Ursächlich hierfür ist die eingeschränkte hyolaryngeale Ventralisation.

Im Gegensatz zur FEES kann in der Videofluoroskopie gezeigt werden, dass eine Kopfrotation zu einer leicht verbesserten Passage des oberen Ösophagussphinkters führt.

Schlussfolgerungen

Die ausführliche klinische und instrumentelle Diagnostik erbringt den Befund einer pharyngeal betonten Dysphagie mit Öffnungsstörung des oberen Ösophagussphinkters. Dabei hat sich die Hypothese im Verlauf schrittweise erhärtet:

- **Läsion:** aufgrund der zugrundeliegenden Schädigung der Medulla oblongata ist das

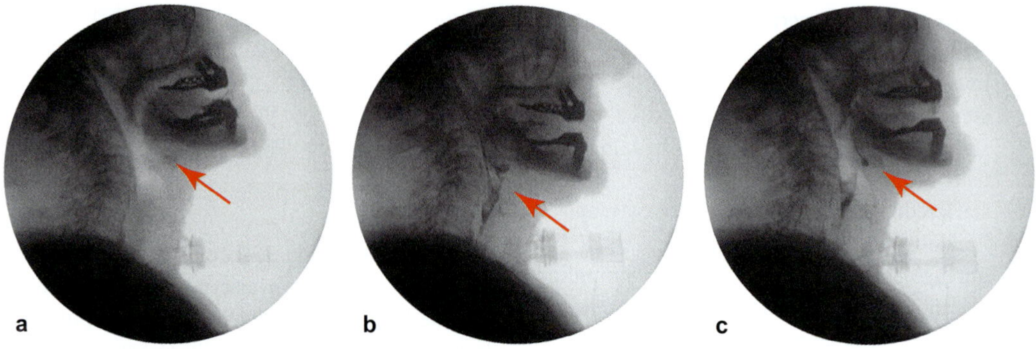

Abb. 14.1 Videofluoroskopie [M1014]
a. prädeglutitiv: Anatomie in Ruhe, Stellung des Hyoids vor dem Schlucken
b. intradeglutitiv: Elevation des Hyoids, nur geringe Boluspassage durch den oÖS
c. postdeglutitiv: Residuen in den Sinus piriformes

Vorliegen einer Öffnungsstörung des oberen Ösophagussphinkters möglich

- **Ersteindruck:** funktionelle Hypersalivation mit regelmäßiger Expektoration von Speichel; fehlende spontane Speichelschlucke
- **klinische Schluckuntersuchung:** reduzierte oropharyngeale Sensibilität; in den Schluckversuchen werden Boli postdeglutitiv zu großen Teilen regurgitiert und expektoriert, es kommt zur Aspiration kleiner Mengen
- **FEES:** pharyngeale Kraft- und Sensibilitätsminderung; zudem zeigen sich die für eine Öffnungsstörung des oberen Ösophagussphinkters charakteristischen Residuen in den Sinus piriformes, die postdeglutitiv aspiriert werden
- **Videofluoroskopie:** pharyngeale Kraftminderung; reduzierte hyolaryngeale Ventralisation mit Öffnungsstörung des oberen Ösophagussphinkters; starke Residuen in den Sinus piriformes

14.2.3 Therapieziele

Auf die ICF als Grundlage für therapeutisches Handeln wird bereits an anderer Stelle (➤ Kap. 13.2.3) eingegangen. Gemeinsam mit Herrn U formuliert die Sprachtherapeutin folgende Ziele in Bezug auf Teilhabe und Lebensqualität:

- tagsüber Versorgung mit einer entblockten Trachealkanüle mit Sprechfunktion zur verbalen Kommunikation
- effektives Speichelschlucken
- Aufnahme kleiner Mengen angepasster Kost

Um die Ziele zu erreichen, sind verschiedene therapeutische Maßnahmen auf Ebene der Körperfunktionen und -strukturen nötig. Aus den beschriebenen Auffälligkeiten der pharyngealen Phase leitet die Sprachtherapeutin folgende Ziele ab:

- Bildung eines suffizienten Zungenbasis-Rachen-Abschlusses und Aufbringen von ausreichend pharyngealer Kraft, um Speichel und Boli angepasster Kost im Rachen weitertransportieren und vollständig abschlucken zu können
- Spüren von Temperatur und Druck im Rachen, um Residuen im Rachen bemerken zu können
- ausreichend häufiges Schlucken

14.2.4 Therapieinhalte

Die Schlucktherapie basiert auf mehreren Schwerpunkten, die in gegenseitiger Wechselwirkung stehen. Ein Aspekt ist die medikamentöse Behandlung der funktionellen Hypersalivation. Obwohl Herr U seinen Speichel ausspucken kann, soll durch eine Sekretreduktion eine Erleichterung für den Patienten erreicht werden. Ein weiterer Schwerpunkt ist das Trachelkanülenmanagement. Darüber hinaus sind Maßnahmen zur Verbesserung der pharyngealen Kraft und Sensibilität indiziert.

Medikamentöse Sekretreduktion

Die **Leitlinie Hypersalivation** der **Deutschen Gesellschaft für Hals-, Nasen-, Ohrenheilkunde, Kopf- und Halschirurgie** nennt verschiedene Wirkstoffe mit sekretreduzierenden Eigenschaften, wie Atropin, Scopolamin, Pirenzipin und Glycopyrrolat. Eine längerfristige Reduktion der Speichelmenge kann durch eine Injektion von Botulinumtoxin in die Speicheldrüsen erreicht werden.

Bei Herrn U wird eine Therapie mit **Glycopyrrolat** begonnen, was zu einem Rückgang der Sekretion und einer Steigerung des subjektiven Wohlbefindens führt. Jedoch muss Herr U seinen verbleibenden Speichel weiter ausspucken.

Dysphagietherapie

Die Sprachtherapeutin führt gemeinsam mit Herrn U Übungen zur Verbesserung der pharyngealen Funktionseinschränkungen und Schluckversuche mit Wasser in Kompensation durch.

Verbesserung der pharyngealen Funktionseinschränkungen

- Verbesserung der Sensibilität durch thermale Stimulation mit Eischips und kalten thermischen Reizen
- Kräftigung von Zungenbasis und pharyngealen Konstriktionen:
  - Masako-Manöver (➤ Abb. 14.2): Herr U streckt die Zungenspitze nach vorne, hält sie mit den Schneidezähnen fest und schluckt in der Position; dadurch wölbt sich die Rachenhinterwand stärker nach vorne und der Zungenbasis-Rachen-Abschluss wird gestärkt
  - weitere Übungen wie Zungenretraktion gegen Widerstand oder das modifizierte Valsalva-Manöver werden an anderer Stelle beschrieben (➤ Kap. 13.2.4)
- Verbesserung der Schluckreflextriggerung über thermal-taktile Stimulation mit einer Thermosonde: Sprachtherapeutin streicht vordere Gaumenbögen je 5-mal zügig aus; dazu verwendet sie einen in Eiswasser gekühlten Larynxspiegel oder ein gefrorenes Eisstäbchen, das zusätzlich Geschmacksreize (Zitrone) enthält; anschließend versucht Herr U Speichel oder Nahrung zu schlucken
- Verbesserung der Kehlkopfbeweglichkeit mittels **Shaker-Manöver** (➤ Abb. 14.3): Herr U liegt

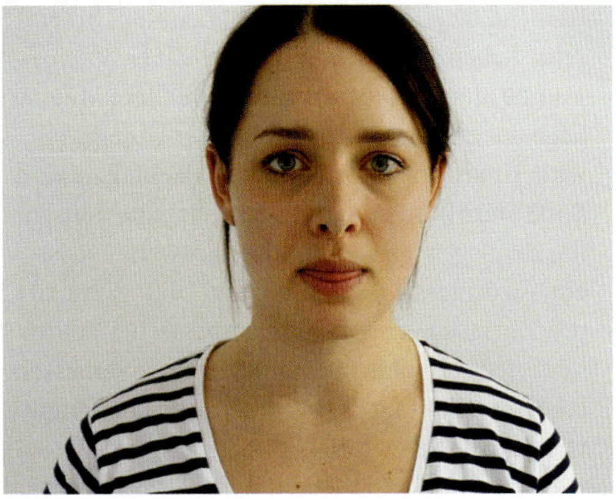

Abb. 14.2 Masako-Manöver [M1011]

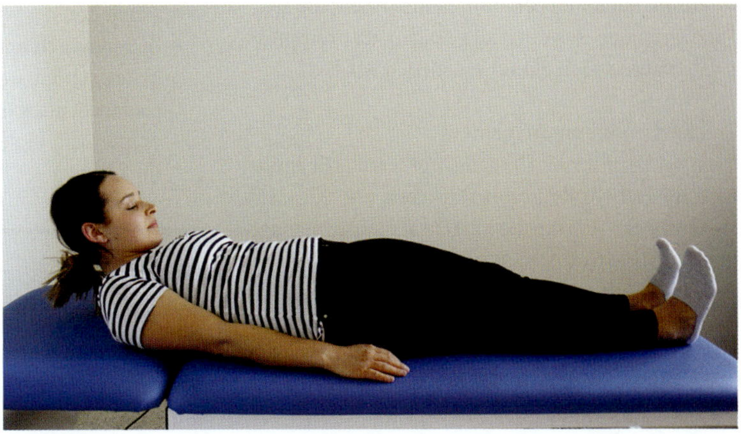

Abb. 14.3 Shaker-Manöver [M1011]

flach auf dem Rücken und hebt den Kopf bis er seine Zehen sieht; diese Position hält er für eine Minute, danach bleibt er für eine weitere Minute flach auf dem Rücken liegen; dieser Übungsteil wird 3-mal durchgeführt; anschließend hebt und senkt Herr U 30-mal den Kopf, ohne ihn vollständig abzulegen; Shaker konnte nachweisen, dass ein 6-wöchiges Training mit drei Übungszyklen pro Tag zu einer signifikant verbesserten Ventralisation des Hyoids und damit zu einer verbesserten Öffnungsweite des oberen Ösophagussphinkters führt (Shaker 1997)

Schluckversuche

- Schluckversuche mit Wasser in Kopfrotation: eine Kopfrotation kann zu einer muskulären Vordehnung des oberen Ösophagussphinkters führen und die Öffnung erleichtern; zudem kann Dünnflüssiges bereits bei nur geringer Öffnung den oberen Ösophagussphinkter passieren; Voraussetzung für ein solches Arbeiten ist ein intakter Schutz der unteren Atemwege, v. a. ein suffizienter Glottisschluss und ein suffizienter Hustenstoß; zudem muss der Patient in der Lage sein, nicht abgeschluckte Bolusanteile auszuspucken; in Videofluoroskopie zeigt sich eine leicht verbesserte Öffnung des oberen Ösophagussphinkters durch eine Rotation des Kopfes; Sprachtherapeutin bittet Herrn U, den Kopf so weit wie möglich zur Seite zu drehen, als wolle er über die eigene Schulter blicken, und in dieser Position zu schlucken
- Schluckversuche mit Wasser in Seitenlage: Positionierung eines Patienten in Seitenlage reduziert die Fließgeschwindigkeit dünnflüssiger Konsistenzen; Patienten bekommen mehr Zeit, die zu erwartenden Residuen zu reinigen, da promptes Überlaufen nach glottal vermieden wird

Trachealkanülenmanagement

Ein standardisierter Umgang mit Trachealkanülen wird im Fall von Frau F beschrieben (➤ Kap. 15). Wesentlichen Aspekte des Trachealkanülenmanagements bei Herrn U:

- Versorgung mit zweilumiger Trachealkanüle mit Cuff, Fenestrierung und subglottischer Absaugung; über den Absaugkanal kann das auf der Blockung gestaute pharyngeale Sekret regelmäßig entfernt werden; die durch den parastomalen Sekretaustritt hervorgerufenen entzündlichen Veränderungen am Tracheostoma können abheilen
- Entblockung der Trachealkanüle:
  - Entblockungsversuche werden in Therapie durchgeführt, Trachealkanüle wird mit Sprechfunktion versorgt; Atemstromlenkung über Mund und Nase ermöglicht es Herrn U, sein Sekret durch Husten und Rachenreinigen effektiv zu bewältigen
  - Erweiterung der Entblockung ist im Verlauf möglich: zum einen reduziert die medikamentöse Therapie mit Glycopyrrolat die Speichelmenge, zum andern kann Herr U bei entblockter Trachealkanüle mit Sprechfunktion sein Sekret reinigen; schrittweise Steigerung der Entblockung bis Herr U tagsüber dauerhaft entblockt werden kann
  - nachts wird Trachealkanüle geblockt, da Herr U im Schlaf nicht willkürlich reinigen kann

Was wäre, wenn …

… Herr U seinen Speichel nicht ausspucken kann?

- regelmäßiges orales Absaugen hilft, den Speichel zu entfernen
- bei tracheotomierten Patienten kann die Verwendung einer Trachealkanüle mit subglottischer Absaugung hilfreich sein; über den Absaugkanal kann aspirierter und auf der Blockung gestauter Speichel abgezogen werden
- Möglichkeiten zur medikamentösen Sekretreduktion wurden oben bereits beschrieben
- therapeutisch müssen die Gründe herausgearbeitet werden, warum ein Patient seinen Speichel nicht ausspucken kann; liegen z. B. ausgeprägte fazio-orale Paresen vor, müssen diese im Rahmen der Schlucktherapie behandelt werden

14.2.5 Therapieergebnisse

Bei Entlassung ist Herr U mit einer Trachealkanüle mit Cuff und Fenestrierung versorgt, die tagsüber entblockt und mit Sprechfunktion versorgt wird. Eine subglottische Absaugung ist nicht mehr nötig. Es zeigen sich Verbesserungen im Speichel- und Sekretmanagement, Herr U kann Teile seines Speichels abschlucken, in größeren Abständen muss er sein Sekret weiter abhusten und ausspucken. Die sekretreduzierende Medikation konnte im Verlauf abgesetzt werden. Zur Nacht wird die Trachealkanüle geblockt, da Herr U im Schlaf nicht willkürlich abhusten kann. Aus diesem Grund ist eine Dekanülierung nicht möglich. Zur Sicherstellung eines unkomplizierten Trachealkanülen-Management im ambulanten Setting wird die Umwandlung des dilatativen Tracheostomas in ein plastisches Tracheostoma (**Epithelialisierung**) empfohlen.

Herr U wird vollständig über die PEG-Sonde ernährt. In Schlucktherapie kann er kleine Mengen Brei (bis 10 TL) und Wasser (ca. 50 ml) zu sich nehmen. Herr U schluckt in Kopfrotation mit Reinigen und Nachschlucken bzw. Ausspucken. Klinische Aspirationsnachweise bestehen nicht mehr, Absaugproben sind wiederholt negativ.

14.3 Zusammenfassung und Befund

Im vorliegenden Fallbericht wird der Befund einer schwersten Dysphagie bei Wallenbergsyndrom dargestellt. Nach Schädigung der Medulla oblongata zeigt Herr U sowohl eine pharyngeal betonte Dysphagie als auch das klinische Bild einer Öffnungsstörung des oberen Ösophagussphinkters. Bereits nach dem Ersteindruck und der klinischen Schluckuntersuchung entwickelt die Sprachtherapeutin den Verdacht auf eine Öffnungsstörung des oberen Ösophagussphinkters. Durch die instrumentelle Diagnostik mit FEES und Videofluoroskopie erhärtet sich die Hypothese und der zugrungeliegende Pathomechanismus der reduzierten hyo-laryngealen Ventralisation kann aufgezeigt werden. Eine Kombination von schlucktherapeutischen Maßnahmen, Trachealkanülenmanagement und medikamentöser Sekretreduktion verbessert sowohl die vorliegende Symptomatik als auch die Lebensqualität des Patienten.

Empfehlung weiteres Vorgehen

- Herr U wurde zum selbstständigen Üben angeleitet und führt das Eigenübungsprogramm täglich selbstständig durch
- ambulante Weiterführung der Schlucktherapie:
  - Fortführung therapeutischer Maßnahmen zur Verbesserung der weiter bestehenden Funktionsdefizite
  - Weiterführung der Schluckversuche unter schlucktherapeutischer Supervision
  - Anpassung des Eigenübungsprogramms
- stationäre Wiederaufnahme zur Re-Evaluation der Dekanülierbarkeit in ca. 6 Monaten

Schlucktherapeutischer Befund für den Arztbrief

Bei Aufnahme zur Frührehabilitation bestand eine schwerste Dysphagie (BODS1: 8; BODS 2: 8; BODS-Summenwert: 16). Herr U war mit einer dauerhaft geblockten Trachealkanüle und einer PEG-Sonde versorgt. In der klinischen Schluckuntersuchung zeigten sich keine Paresen der sprech- und schluckrelevanten kaudalen Hirnnerven. Funktionelle Einschränkungen der oralen Phase bestanden nicht, jedoch zeigte sich eine ausgeprägte funktionelle Hypersalivation mit regelmäßiger Expektoration von Speichel. Spontane Speichelschlucke waren nicht zu beobachten. Eine Schluckreflextriggerung auf Aufforderung war verzögert möglich, die Kehlkopfhebung stellte sich palpatorisch leicht reduziert dar. Willkürlicher und reflektorischer Hustenstoß waren suffizient. Es bestand eine regelmäßige tracheale Absaugpflicht.

Eine FEES bestätigte den klinischen Eindruck der schwersten Dysphagie bei stark reduzierter pharyngealer Kraft und Sensibilität. Zudem zeigte sich der Verdacht auf eine Öffnungsstörung des oberen Ösophagussphinkters bei ausgeprägten Residuen in den Sinus piriformes mit postdeglutitiver (anteilig silenter) Aspiration sowie Regurgitation der Boli. Videofluoroskopisch konnte die Öffnungsstörung des oberen Ösophagussphinkters bei eingeschränkter hyolaryngealer Ventralisation bestätigt werden.

Inhalte der Schlucktherapie waren die Verbesserung der pharyngealen Kraft und Sensibilität, Maßnahmen zur Erleichterung der Schluckreflextriggerung und zur

Verbesserung der Kehlkopfbeweglichkeit, Schluckversuche mit Wasser in Kompensation sowie das Trachealkanülenmanagement mit Etablierung von Entblockungszeiten nach erfolgreicher medikamentöser Behandlung der funktionellen Hypersalivation.

Bei Entlassung besteht eine gebesserte schwere Dysphagie fort (BODS 1: 5; BODS 2: 7; BODS-Summenwert: 12). Herr U ist mit einer gecufften, fenestrierten Trachealkanüle versorgt, die tagsüber entblockt und mit Sprechfunktion versorgt wird. Herr U kann seinen Speichel anteilig abschlucken, in größeren zeitlichen Abständen muss er weiterhin abhusten und ausspucken. Zur Nacht wird die Trachealkanüle geblockt, da Herr U im Schlaf sein Sekret nicht willkürlich reinigen kann. Daher ist eine Dekanülierung zum Zeitpunkt der Entlassung nicht möglich. Die Ernährung erfolgt bei Entlassung ausschließlich via PEG. Eine gustatorische Stimulation mit breiigen und flüssigen Konsistenzen in Kopfrotation ist in Therapie möglich. Die ambulante Weiterführung der Schlucktherapie ist indiziert. Eine Wiederaufnahme in 6 Monaten zur Re-Evaluation der Dekanülierbarkeit wird empfohlen.

LITERATUR

Bartolome G, Schröter-Morasch H (Hrsg). Schluckstörungen. Interdisziplinäre Diagnostik und Rehabilitation. 6.Aufl. München: Elsevier, 2018.

Cameron JL, Reynolds J, Zuidema GD. Aspiration in patients with tracheostomies. Surgery, Gynecology & Obstetrics, 1973; 136(1): 68–70.

Deutsche Gesellschaft für Hals-Nasen-Ohren-Heilkunde, Kopf- und Hals-Chirurgie e.V.: Leitlinie Hypersalivation. AWMF online.

Ledl C, Mertl-Rötzer M, Schaupp M. Modernes Dysphagiemanagement in der neurologisch-neurochirurgischen Frührehabilitation. Neurologie & Rehabilitation 2016; 22(3):233–52.

Shaker R, Kern M, Bardan E, Taylor A, Stewart ET, Hoffmann RG, Arndorfer RC, Hofman C, Bonnevier J. Augmentation of deglutitive upper esophageal sphincter opening in the elderly by exercise. The American Journal of Physiology 1997; 272(6): G1518–1522.

KAPITEL 15

Daniela Jungbluth

Trachealkanülenmanagement bei neurogener Dysphagie nach Critical-Illness-Polyneuropathie (CIP) und Critical-Illness-Myopathie (CIM)

Folgende Fragen werden in diesem Fallbeispiel beantwortet

- Was ist eine Critical-Illness-Polyneuropathie bzw. eine Critical-Illness-Myopathie (CIP/CIM)?
- Was ist der Unterschied zwischen zentralen und peripheren Paresen?
- Welche Tracheostoma-Anlagearten gibt es?
- Welche Arten von Trachealkanülen gibt es?
- Was sind Voraussetzungen für die Entblockung einer Trachealkanüle?
- Wie läuft die Entwöhnung von der Trachealkanüle ab?
- Wann kann eine Trachealkanüle entfernt werden?
- Dürfen Patienten mit geblockter Trachealkanüle essen?

Definition

Eine **Critical-Illness-Polyneurophathie (CIP)** ist eine Erkrankung des peripheren Nervensystems, die als Komplikation nach intensivmedizinischen Aufenthalten entstehen kann. Dabei kann eine CIP isoliert oder in Kombination mit einer **Critical-Illness-Myopathie (CIM,** einer Erkrankung der Muskeln) auftreten. Da beide Erkrankungen häufig gemeinsam auftreten, wird das klinische Bild auch als **intensive care unit-acquired weakness (ICUAW)** bezeichnet. Risikofaktoren für die Entstehung sind u. a. Multiorganversagen, akutes Lungenversagen, Sepsis oder Langzeitbeatmung. Betroffene zeigen schlaffe Lähmungen aller Extremitäten mit Muskelatrophie. Die Entwöhnung von der Beatmung kann erschwert sein, sodass einige Patienten bei zu erwartender längerer Beatmungspflicht tracheotomiert werden. In der neurologischen Rehabilitation steigt die Zahl der Patienten mit CIP/CIM, u. a. aufgrund der verbesserten Intensivmedizin und der steigenden Zahl multimorbider Patienten.

15.1 Falldarstellung

Phase B: Frührehabilitation

ANAMNESE

Frau F berichtet, dass sie sich in Begleitung ihres Mannes wegen plötzlich aufgetretener heftiger Schmerzen in der Brust und Atemnot in der Notaufnahme vorgestellt habe. Die Untersuchungen dort hätten ihre Vermutung bestätigt, dass die Beschwerden mit dem Herzen zusammenhingen. Bisher habe sie keine Herzprobleme gehabt. Am selben Tag hätten die Symptome deutlich zugenommen, sodass sie in eine andere Klinik verlegt wurde. An das, was dann passiert sei, könne sie sich nur noch bruchstückhaft erinnern. Wieder zu sich gekommen sei sie auf der Intensivstation. Inzwischen gehe es ihr soweit gut und sie habe ihre Rehabilitation begonnen. Frau F wünscht sich, dass sie mit Unterstützung ihres Mannes nach Hause zurückkehren könne.

Frau F ist eine 73-jährige Patientin, die sich in Begleitung ihres Mannes wegen akut aufgetretener Kurzatmigkeit und Schmerzen in der Brust in einem Akutkrankenhaus vorstellt. Dort wird im **EKG** ein bisher nicht bekannter **Linksschenkelblock** festgestellt, **echokardiographisch** zeigt sich eine hochgradig eingeschränkte **linksventrikuläre**

15

Pumpfunktion. Am gleichen Tag kommt es zu einer weiteren Verschlechterung des Allgemeinzustands, sodass Frau F in ein Universitätsklinikum verlegt wird. Bei Aufnahme dort ist Frau F intubiert, beatmet und in hohen Dosen **katecholaminpflichtig**. In der **Herzkatheteruntersuchung** zeigt sich ein **thrombotisch** verschlossener **Hauptstamm**. Es erfolgt eine **PTCA** mit **Stenting,** zur Kreislaufunterstützung wird eine **IABP** implantiert. Der weitere postoperative Verlauf gestaltet sich komplikationsreich, aufgrund einer verzögerten Aufwachreaktion erfolgt die Anlage eines **plastischen Tracheostomas.**

EXKURS

Anlagearten Tracheostoma

Die Anlage eines Tracheostomas kann auf verschiedene Arten erfolgen. Nach Möglichkeit soll das Tracheostoma zwischen der 2. und 3. Trachealspange, d.h. ca. 2 cm unterhalb des Ringknorpels angelegt werden. Die Höhe der Tracheotomie wird jedoch maßgeblich von der inneren Anatomie der Trachea und der Anatomie des Halses bedingt. Je nach Anlageart ist ein Tracheostoma entweder stabil oder zeigt eine natürliche Schrumpfungsneigung bis hin zum spontanen Verschluss nach Entfernung der Trachealkanüle. Daher ist die Anlageart des Tracheostomas von Bedeutung, wenn es um die Risikoabschätzung bei einer Dekanülierung geht. Folgende Anlagearten werden unterschieden:

- **dilatatives Tracheostoma oder Punktionstracheostoma:** gestochenes (punktiertes) Tracheostoma; instabiles Tracheostoma mit einer natürlichen Schrumpfungsneigung; verschließt sich nach Dekanülierung spontan; eine dilatative Tracheotomie kann bedside durchgeführt werden
- **plastisches oder epithelialisiertes Tracheostoma:** operativ angelegtes Tracheostoma, bei dem die Trachea mit der Halshaut vernäht wird, sodass ein stabiles Tracheostoma entsteht; muss nach der Dekanülierung operativ verschlossen werden
- **nicht plastisches Tracheostoma:** operativ angelegtes Tracheostoma, bei dem aus der Trachea ein Knorpelfenster ausgeschnitten wird ohne dass die Halshaut mit der Trachea vernäht wird; nicht plastische Tracheostomata verschließen sich nach der Dekanülierung teilweise spontan, z.T. ist ein operativer Verschluss nötig
- **Koniotomie:** eine Koniotomie liegt zwischen Ring- und Schildknorpel, das *Ligamentum conicum* wird dabei durchtrennt; Koniotomien sollen ausschließlich als Notfallmaßnahme durchgeführt werden

Bei Aufnahme in eine Klinik zur Frührehabilitation bestehen eine **Critical-Illness-Polyneuropathie** und **Critical-Illness-Myopathie** sowie eine mittelgradige **diffuse Enzephalopathie** nach subakutem **ST-Hebungsinfarkt** mit Hauptstammstenose, prolongiertem **kardiogenen Schock** und schwerer **ischämischer Kardiomyopathie.** Neurologisch bestehen eine links- und beinbetonte **Tetraparese** und eine neurogene Dysphagie. Frau F ist von der Beatmung entwöhnt und atmet selbstständig via Trachealkanüle. Die Ernährung erfolgt über eine nasogastrale Sonde. Frau F ist wach und befolgt verbale Aufforderungen adäquat. Ihre Wünsche und Bedürfnisse kann sie bei geblockter Trachealkanüle eingeschränkt über **Labiolexie** sowie Zeigen und Gesten vermitteln.

Definition medizinischer Begriffe

Echokardiografie*:* Ultraschalluntersuchung des Herzens

Elektrokardiogramm *(***EKG***)***:** von griech. kardia „Herz"; Aufzeichnung der elektrischen Aktivität der Herzmuskelfasern

Enzephalopathie: von griech. enképhalos „Gehirn" und altgriech. pátheia „Leiden"; Sammelbegriff für krankhafte Zustände des Gehirns

Hauptstamm: linkes Herzkranzgefäß

Herzkatheteruntersuchung: minimal-invasive Untersuchung des Herzens mit einem über ein Gefäß eingebrachten Katheter

intraaortale Ballonpumpe *(***IABP***)***:** in der Notfallmedizin eingesetzter Ballonkatheter zur Unterstützung der Kreislauffunktion bei schwerer Herzinsuffizienz (Herzschwäche)

ischämische Kardiomyopathie: Minderdurchblutung des Herzens und des Herzmuskels, sodass der Herzmuskel nicht mehr richtig arbeiten kann

katecholaminpflichtig*:* Katecholamine wie Adrenalin, Noradrenalin, Dopamin werden in der Notfall- und Intensivmedizin u. a. zur Kreislaufstabilisierung eingesetzt

kardiogener Schock: mangelhafte Sauerstoffversorgung (Schock) durch Pumpversagen des Herzens

Labiolexie: Lippenlesen

Linksschenkelblock: im EKG sichtbare Erregungsleitungsstörung des Herzens; beim Linksschenkelblock ist der sog. linke Tawara-Schenkel (aus Herzmuskelzellen bestehendes Erregungsleitungssystem des Herzens) betroffen

linksventrikuläre Pumpfunktion: Pumpfunktion der linken Herzkammer
perkutane transluminale Coronarangioplastie (PTCA): Weitung eines verengten Herzkranzgefäßes mit einem eingeführten Ballonkatheter
Stenting: Implantation einer röllchenförmigen Spiraldrahtprothese (Stent), um ein Gefäß offen zu halten
ST-Hebungsinfarkt: Form des Herzinfarkts, im EKG zeigen sich Anhebungen eines bestimmten Kurvenabschnitts (der sog. ST-Strecke)
Tetraparese: von griech. paresis „Erschlaffung"; Schwäche oder unvollständige Lähmung aller vier Extremitäten
thrombotisch: durch ein Blutgerinnsel (Thrombus) verursacht

15.2 Sprachtherapeutische Maßnahmen

15.2.1 Aufnahmebefund

Ersteindruck

Im Erstkontakt ist Frau F prompt erweckbar. Auf Ansprache öffnet sie die Augen und nimmt sofort Blickkontakt auf. Die Begrüßung erwidert sie verbal, aufgrund der geblockten Trachealkanüle sind nur die Artikulationsbewegungen sichtbar. Ebenso versucht sie der Sprachtherapeutin zur Begrüßung die Hand entgegenzustrecken. Frau F ist mit einer nasogastralen Sonde und einer geblockten Trachealkanüle versorgt, sie schluckt gelegentlich ihren Speichel. Verbale Aufforderungen kann sie prompt befolgen. Nach kurzer Belastungszeit zeigt sich ein Anstieg von Herz- und Atemfrequenz.

Schlussfolgerungen

- wache, kooperationsfähige und (non-)verbal adäquat kommunizierende Patientin
- geblockte Trachealkanüle, Atmung über feuchte Nase
- liegende nasogastrale Sonde
- in Ruhe vollständiger Kiefer- und Lippenschluss, kein **Drooling** (Austritt) von Speichel
- reduzierte Schluckfrequenz
- eingeschränkte (kardiale) Belastbarkeit

15.2.2 Diagnostik

Klinische Schluckuntersuchung (KSU)

In der klinischen Schluckuntersuchung (➤ Anhang III.2) beurteilt die Sprachtherapeutin die schluckrelevanten oropharyngealen Funktionen. Bei Frau F zeigt sich folgender Befund:

- orale Phase:
  - unauffälliger Lippen- und Kieferschluss
  - willkürliche fazio-orale Bewegungen (z. B. Stirn nach oben ziehen, Nase rümpfen, Lippen im Wechsel spitzen und breit ziehen, Zunge herausstrecken, Zunge zu beiden Seiten bewegen) sind seitengleich, aber verlangsamt möglich; reduzierte Muskelkraft von Lippen, Wangen und Zunge; die Zunge weist **Sulci** (Furchen) auf
  - unauffällige faziale und intraorale Sensibilität
  - bei Palpation eingeschränkte Muskelkraft der *Mm. masseteres* und *temporales;* Muskelmasse hat sich zurückgebildet
  - wenig schaumiges Sekret bei Inspektion des Mundraums
  - Gaumensegel hebt sich bei Phonationsversuchen seitengleich, Bewegungsamplitude ist beidseitig reduziert, Würgreflex beidseitig nicht auslösbar
- pharyngeale Phase:
  - reduzierte Schluckfrequenz in Ruhe
  - reduzierte Sensibilität an der Rachenhinterwand
  - Schluckreflex kann auf Aufforderung prompt ausgelöst werden, Kehlkopfhebung ist palpatorisch reduziert
  - reduzierter willkürlicher und reflektorischer Hustenstoß, Sekret kann mit Anstrengung in die Trachealkanüle abgehustet werden; regelmäßige tracheale Absaugpflicht

Trachealkanüle
Frau F ist mit einer geblockten Trachealkanüle versorgt. Aus den Unterlagen der vorbehandelnden Klinik (Arztbrief, Pflegeüberleitung, Bericht der Schlucktherapie) geht hervor, dass die Trachealkanüle bisher nicht entblockt wurde. Das Tracheostoma ist plastisch angelegt, parastomal bestehen trockene und reizlose Hautverhältnisse. Laut Pflegedokumentation besteht eine gelegentliche Absaugpflicht, das tracheale Sekret ist schaumig und klar. Der reflektorische Hustenstoß beim trachealen Absaugen ist reduziert.

Klinischer Hintergrund

Die Wahl der passenden Trachealkanüle ist entscheidend für die optimale Patientenversorgung. Von Herstellerseite werden verschiedene Modelle mit unterschiedlichen Längen, Krümmungswinkeln etc. angeboten. Prinzipiell werden folgende Arten unterschieden:

- **blockbare Trachealkanüle:** Trachealkanüle mit Blockung (Cuff), die die Trachealkanüle gegenüber der Trachea abdichtet; Blockung schützt vor Aspiration großer Mengen, verhindert die Aspiration jedoch nicht komplett; Cuffdruck ist über ein Ventil regelbar
- **fenestrierte Trachealkanüle:** Trachealkanüle mit Fenestrierung im Trachealkanülenknie:
  - **Sprechfunktion:** fenestrierte Trachealkanülen können mit verschiedenen Sprechaufsätzen versorgt werden, sodass Patienten husten, räuspern und sprechen können; bei Verwendung eines **Sprechventils** strömt Luft bei der Ausatmung über Mund und Nase, die Einatmung erfolgt weiter über die Trachealkanüle; bei einer **Verschlusskappe** wird der Atemstrom bei der Ein- und Ausatmung über Mund und Nase gelenkt
- **zweilumige Trachealkanüle:** Trachealkanüle mit Innenseele, die in die Außenkanüle eingeführt und befestigt wird; nachteilig an zweilumigen Trachealkanülen ist das im Vergleich zu einlumigen Trachealkanülen schlechtere Verhältnis von Außen- zu Innendurchmesser; allerdings haben zweilumige Trachealkanülen auch Vorteile:
  - erleichterte Reinigung durch herausnehmbare Innenseele
  - schnelles Notfallmanagement bei verlegter Trachealkanüle durch Entfernen der Innenseele
  - bei fenestrierten Trachealkanülen können Patienten durch den Wechsel zwischen geschlossener und fenestrierter Innenseele zeitweise mit Sprechfunktion versorgt werden
- **subglottische Absaugung:** Absaugkanal, der oberhalb des Cuffs endet; auf der Blockung gestautes Sekret kann über den Absaugkanal abgezogen werden
- **Silberkanülen:** Trachealkanülen aus Silber; verschiedene Ausführungen möglich (ein- oder zweilumig, fenestriert oder geschlossen); vorteilhaft ist das gute Verhältnis von Außen- zu Innendurchmesser aufgrund der geringen Materialstärke
- **Platzhalter:** Kurzkanülen oder Button, die ein Tracheostoma offen halten, z. B. aus Sicherheitsgründen vor der endgültigen Dekanülierung

Schlussfolgerungen

Nach der klinischen Schluckuntersuchung folgende Schlussfolgerung bei Frau F: **Es besteht eine oropharyngeale Dysphagie mit Aspirationsgefährdung.** Mit dem **Bogenhausener Dysphagiescore (BODS)** (Anhang III.4) lässt sich die Dysphagie als schwerste Dysphagie (BODS-Gesamtwert 16) klassifizieren:

- BODS 1 (Speichelschlucken): schwerste Störung; Trachealkanüle dauerhaft geblockt (Score 8)
- BODS 2 (Nahrungsaufnahme): schwerste Störung; ausschließlich Sonde/parenteral (Score 8)

Weitere Schlussfolgerungen aus der klinischen Schluckuntersuchung:

- in Bezug auf die oropharyngealen Funktionen:
  - beidseitige inkomplette periphere Paresen, die an den Atrophiezeichen (Sulci der Zunge, Muskelschwund der Mm. temporales und masseteres) erkennbar sind; Folge sind die fazio-orale Kraftminderung und Bewegungsverlangsamung
  - prompte Schluckreflextriggerung ist möglich, es zeigen sich klinische Hinweise auf eine pharyngo-laryngeale Kraftminderung (palpatorisch reduzierte Kehlkopfhebung) und auf eine reduzierte pharyngeale Sensibilität
  - reduzierter willkürlicher und reflektorischer Hustenstoß
- in Bezug auf die Trachealkanüle:
  - trockenes Tracheostoma und nur gelegentliche Absaugpflicht weisen darauf hin, dass Frau F keine großen Mengen Speichel aspiriert
  - daher nach ärztlicher Rücksprache Durchführung eines therapeutischen Entblockungsversuchs
- in Bezug auf die Ernährung:
  - muss zunächst vollständig über die nasogastrale Sonde fortgeführt werden
  - therapeutische Schluckversuche mit verschiedenen Konsistenzen erscheinen nach den Ergebnissen der klinischen Schluckuntersuchung möglich und können bei entblockter Trachealkanüle durchgeführt werden
- Indikation für eine **flexible endoskopische Evaluation des Schluckens (FEES)**; folgende Fragen sollen in der Untersuchung beantwortet werden:
  - Besteht Pneumoniegefährdung?
  - Besteht weiter Sondenbedarf?

- Was ist der zugrunde liegende Pathomechanismus? Welcher Therapieansatz kann abgeleitet werden?
- Kann Frau F Speichel, Nahrung und Flüssigkeit suffizient schlucken oder kommt es zu Penetration oder Aspiration? Wenn ja, gibt es effektive Kompensationen? Mit welchen Konsistenzen kann in der Schlucktherapie gearbeitet werden?

EXKURS

Zentrale vs. periphere Parese

Ein Ausfall oder eine Schwächung der motorischen Funktion eines Muskels oder einer Muskelgruppe wird als **Parese** bezeichnet. In Abhängigkeit von ihrer Ursache werden Lähmungen in zentrale bzw. periphere Paresen unterteilt:

- **zentrale Paresen** entstehen bei einer Schädigung des 1. Motoneurons, das für die Willkürmotorik zuständig ist; dabei steuert das 1. Motoneuron nicht die Muskulatur direkt, sondern das 2. Motoneuron
- **periphere Paresen** entstehen bei einer Schädigung der Hirnnervenkerne selbst oder bei einer Schädigung des 2. Motoneurons, das wiederum die Muskulatur innerviert

Für die Behandlung ist die Unterscheidung von Bedeutung: Bei zentralen Paresen liegt der Therapieschwerpunkt auf der Vermeidung bzw. der Reduktion von Tonuserhöhungen (Spastik), bei peripheren Paresen stehen der Erhalt der Muskulatur und das Vorbeugen bzw. Behandeln von Atrophie im Vordergrund.

➤ Tab. 15.1 stellt die Merkmale zentraler vs. peripherer Paresen vergleichend gegenüber.

Tab. 15.1 Merkmale zentraler vs. peripherer Paresen im Vergleich (nach Prosiegel, Buchholz 2014)

	zentrale Parese	periphere Parese
Schädigung	1. Motoneuron	2. Motoneuron
Muskeltonus	initial schlaffer Tonus, im Verlauf Tonuserhöhung bis hin zur Spastik	schlaffer Tonus, Abnahme der Muskelmasse (Atrophie), Denervierungszeichen (Faszikulationen/ Fibrillationen)
Reflexe	erhalten, teils übersteigert, pathologische Reflexe möglich	abgeschwächt bis erloschen

Trachealkanüleninspektion

Bei einer **Trachealkanüleninspektion** werden Trachealkanüle und Trachea mit einem flexiblen Endoskop inspiziert. Dabei werden der Sitz der Trachealkanüle, der Sekretstatus in Trachealkanüle und Trachea vor, während und nach der Entblockung, die Lage der Phonationsfenster (sofern vorhanden) und die *Pars membranacea* (aus glatter Muskulatur bestehende Hinterwand der Luftröhre) beurteilt.

Die Trachealkanüleninspektion bei Frau F erbringt folgenden Befund:

- Trachealkanüle liegt zentriert in der Trachea, Größe und Länge sind korrekt, es besteht ein ausreichender Abstand zur **Bifurkation;** Lage der Trachealkanüle verändert sich durch die Entblockung nicht
- wenig Sekret in Trachealkanüle und Trachea im geblockten Zustand, nach Entblockung läuft schaumiger Speichel von cranial in die Trachea ein
- keine Instabilität (im Sinne einer Vorwölbung) der *Pars membranacea*

FEES

Die FEES findet bei entblockter Trachealkanüle statt. Anatomie/Morphologie, die sensomotorische Steuerung von Pharynx und Glottis und die Schutzreflexe werden beurteilt, Schluckversuche mit verschiedenen Konsistenzen durchgeführt und die Aspirationsgrade und Residuen bestimmt. Die FEES bei Frau F erbringt folgenden Befund:

- sensomotorische Steuerung pharyngo-laryngeal:
  - verlängerte orale Phase für breiige und feste Konsistenzen mit verzögertem Transit von oral nach pharyngeal; Flüssigkeiten gleiten vorzeitig nach pharyngeal ab
  - Zungenbasisretraktion und pharyngeale Konstriktionen sind stark reduziert, infolge dessen verbleiben pharyngo-laryngeale Residuen
  - Absenkung der Epiglottis gelegentlich möglich
  - reduzierte pharyngo-laryngeale Sensibilität; Residuen werden aufgrund der Hypästhesie nicht gespürt
  - Schluckreflextriggerung für breiige und feste Konsistenzen erfolgt auf Höhe der Valleculae, für flüssige Konsistenzen aus den Sinus piriformes
  - unauffällige Beweglichkeit der Stimmlippen, suffiziente glottale Öffnungsweite; keine Stimmlippenparesen

15

- **Schutz der unteren Atemwege:**
  - suffizienter Glottisschluss, Epiglottisabsenkung ist gelegentlich möglich; reduzierter willkürlicher und reflektorischer Hustenstoß aufgrund der gesamtkörperlichen Kraftminderung im Rahmen der Grunderkrankung
- **Aspirationsgrade:** es werden mehrere Schluckversuche pro Konsistenz durchgeführt und die Aspirationsgrade mit der PAS (Anhang III.3) bestimmt; unterscheiden sich die Schlucke hinsichtlich ihres PAS-Wertes, werden mehrere Werte für eine Konsistenz vergeben:
  - silente Aspiration von Speichel (PAS 8); dünnflüssige Konsistenzen werden z. T. prädeglutitiv penetriert (PAS 4), z. T. prädeglutitiv silent aspiriert (PAS 8); postdeglutitive Penetration von breiigen (PAS 2, PAS 5) und festen Konsistenzen (PAS 5); keine relevante Penetration/Aspiration von dickflüssig (PAS 2)
- **Residuen:** beurteilt mit der Yale-Skala (➤ Kap. 13.2.2)
  - gleichmäßig verteilte starke Residuen von Speichel in den Valleculae und Sinus piriformes (Yale V), leichte Residuen von Brei in den Valleculae und Sinus piriformes (Yale III), starke Residuen von festen Konsistenzen in den Valleculae (Yale V), mäßige Residuen von Wasser in den Sinus piriformes (Yale IV), keine Residuen von dickflüssig (Yale I)
- **Kompensation:**
  - Schluckversuche in Kopfanteflexion: um vorzeitiges Abgleiten von dünnflüssigen Konsistenzen nach pharyngeal zu vermeiden, werden Schluckversuche mit Wasser in Kopfanteflexion (Neigung des Kopfes nach vorne) durchgeführt; in dieser Position kommt es zu keiner Aspiration mehr
  - kräftiges Schlucken: Aufforderung zu möglichst kräftigem Schlucken; dadurch Rückgang der Residuen von festen und breiigen Konsistenzen

Klinischer Hintergrund

Schutz der unteren Atemwege

Ein dreifacher Verschluss schützt den Larynx und die Trachea vor Eindringen von Fremdmaterial (Penetration/Aspiration) bzw. sorgt dafür, dass eingedrungenes Material im Fall einer Aspiration wieder vollständig aus den Atemwegen entfernt wird. Daher ist es wichtig, diese Funktionen im Rahmen einer FEES zu beurteilen und vor einer Dekanülierung die Produktivität des Hustenstoßes zu beurteilen.

Der dreifache Verschluss des Kehlkopfes besteht aus:

- glottaler Schließreflex: Verschluss der Stimmlippen und Taschenfalten
- Epiglottisabsenkung über die geschlossene Glottis
- reflektorischer Hustenstoß

Schlussfolgerungen

Schlussfolgerungen nach der FEES:

- in Bezug auf die Dysphagie:
  - schwere oropharyngeale Dysphagie mit Aspirationsgefährdung
- in Bezug auf die orale Ernährung und die Sondenpflicht:
  - Oralisierung derzeit nicht möglich; Ernährung muss über die nasogastrale Sonde fortgeführt werden; in Abhängigkeit von den Fortschritten muss die Anlage einer PEG-Sonde diskutiert werden
  - Schluckversuche mit breiigen und dickflüssigen sowie dünnflüssigen Konsistenzen in Kopfanteflexion sind im Rahmen der Schlucktherapie möglich
- in Bezug auf die Trachealkanüle:
  - kann aufgrund der Speichelaspiration vorerst nicht entfernt werden
  - in Schlucktherapie sind Entblockungsversuche möglich; abhängig vom klinischen Verlauf können Entblockungszeiten (➤ Kap. 15.2.4) angesetzt werden
  - Wechsel auf fenestrierte Trachealkanüle ist indiziert, um Frau F bei entblockter Trachealkanüle mit Atemumleitung über die oberen Atemwege das Reinigen, Abhusten und das Sprechen zu ermöglichen
- in Bezug auf den zugrunde liegenden Pathomechanismus:
  - orale Phase: eingeschränkte orale Boluskontrolle mit **Leaking** von Flüssigkeiten aufgrund eingeschränkter fazio-oraler Beweglichkeit und Kraft; Leaking kann durch Anteflexion des Kopfes verhindert werden; bei der Verarbeitung breiiger und fester Konsistenzen verlängerte orale Phase

- pharyngeale Phase: pharyngo-laryngeale Kraft- und Sensibilitätsminderung; Residuen verbleiben aufgrund reduzierter pharyngealer Kraft, werden infolge der reduzierten Sensibilität nicht gespürt

15.2.3 Therapieziele

Auf die ICF als Grundlage für Therapiezielformulierungen wird bereits an anderer Stelle eingegangen (➤ Kap. 13.2.3). Neben dem dort dargestellten Ziel der uneingeschränkten oralen Ernährung gibt es im Fall von Frau F ein weiteres Ziel: die Entwöhnung von der Trachealkanüle. Teilziele, die mit einer Dekanülierung in Zusammenhang stehen, finden sich in der ICF nur vereinzelt, z. B. das Thema Husten (b 450). Nicht abgebildet wird z. B. die Atmung via naturalis (Mund-Nasen-Atmung).

Partizipation

Gemeinsame Zielformulierung:

- vollständige orale Ernährung mit allen Konsistenzen
- Entfernung der Trachealkanüle:
  - uneingeschränkte Mund-Nasen-Atmung
  - Einsetzen suffizienter Schutzreflexe (v. a. Husten)

Aktivitäten

Ebenfalls an anderer Stelle (➤ Kap. 13.2.3) wird ausführlich auf die ICF-basierten Ziele *„in kulturell akzeptierter Weise“* essen und trinken zu können eingegangen und die dazu gehörigen Teilziele Nahrungskonsistenz, -menge, Beaufsichtigungspflicht und Bilanz besprochen. Diese (Teil-)Ziele lassen sich für Frau F adaptieren.

Körperfunktionen

Ebenda (➤ Kap. 13.2.3) werden auch die Körperfunktionen und -strukturen herausgearbeitet, die zur Erreichung der Ziele beübt werden müssen. Im Fall von Frau F sind es Körperfunktionen und -strukturen mit Bezug zur fazio-oralen Kraft und Beweglichkeit, pharyngo-laryngealen Kraft und Sensibilität, Schluckfrequenz, Effektivität des Schluckens sowie Sekretreinigung und Hustenstoß.

15.2.4 Therapieinhalte

Die Schlucktherapie bei Frau F basiert auf drei Schwerpunkten, die miteinander in Wechselwirkung stehen:

- Behandlung der oro-pharyngo-laryngealen Funktionseinschränkungen
- Entwöhnung von der Trachealkanüle
- oraler Kostaufbau mit Entwöhnung von der Ernährungssonde

Behandlung der oro-pharyngo-laryngealen Funktionseinschränkungen

Die Sprachtherapeutin führt gemeinsam mit Frau F verschiedene Übungen und Maßnahmen zur Verbesserung der beschriebenen oro-pharyngo-laryngealen Funktionseinschränkungen durch:

- Übungen zur Verbesserung der oralen Boluskontrolle und -verarbeitung: Auswirkung auf die orale Phase hat v. a. die eingeschränkte Zungenkraft und -beweglichkeit, sodass schwerpunktmäßig die periphere Hypoglossusparese beübt wird:
  - Bewegungsübungen zur Verbesserung der Zungenbeweglichkeit: Sprachtherapeutin fordert Frau F auf, die Zunge so weit wie möglich herauszustrecken bzw. zurückzuziehen und diese Position jeweils einige Sekunden zu halten; ebenso soll sie die Zungenspitze Richtung Nase bewegen, die Lippen ablecken oder die Zahnreihen nachfahren; zur Verbesserung der Hebung der Zungenspitze führt die Sprachtherapeutin Artikulationsübungen mit alveoralen Lauten (z. B. / t /, / n /, / l /) durch, zur Verbesserung der Beweglichkeit des Zungenrückens wählt sie velare Laute wie / k /
  - Spatelübungen zur Verbesserung der Zungenkraft: Sprachtherapeutin übt mit Holzmundspatel Druck auf verschiedene Zungenpositionen aus (auf und unter der Zungenspitze, auf dem Zungenrücken, seitlich an den Zungenrändern) und fordert Frau F auf, mit der Zunge gegen den Spatel zu drücken
  - hochfrequente Vibrationsmassage (z. B. mit einer elektrischen Zahnbürste) zur Behandlung der Zungenatrophie

- Übungen zur Verbesserung der Zungenretraktionskraft und der pharyngealen Konstriktionen: das Masako-Manöver, Zungenretraktionsübungen gegen Widerstand und das modifizierte Valsalva-Manöver werden bei Herrn U und Herrn B beschrieben (➤ Kap. 13.2.4; ➤ Kap. 14.2.4)
- thermale Stimulation mit Eischips zur Verbesserung der pharyngealen Sensibilität (➤ Kap. 13.2.4)
- Schluckversuche in Kompensation: in der FEES zeigen sich Verbesserungen unter Kopfanteflexion für das Schlucken von Flüssigkeiten; breiige und feste Konsistenzen kann Frau F mit kräftigem Schlucken besser bewältigen; daher führt die Sprachtherapeutin Schluckversuche mit flüssigen und dickflüssigen Konsistenzen in Kopfanteflexion und kräftiges Schlucken bei breiigen Konsistenzen durch; aufgrund des anfangs noch reduzierten Hustenstoßes verzichtet sie zunächst auf Schluckversuche mit fester Kost
- Eigenübungsprogramm: Frau F kann außerhalb der Schlucktherapie selbstständig Übungen durchführen; Sprachtherapeutin supervidiert die Eigenübungen und passt das Programm kontinuierlich an den aktuellen Leistungsstand der Patientin an
- interdisziplinärer Therapieschwerpunkt ist die Stärkung des Hustenstoßes; die zunehmende Mobilisierung und die physiotherapeutische Kräftigung der Rumpfmuskulatur wirken sich auf die Produktivität des Hustenstoßes aus

Entwöhnung von der Trachealkanüle

Bei der Arbeit mit tracheotomierten Patienten stellt sich die Frage, wann ein erster Entblockungsversuch der Trachealkanüle unternommen werden kann. Prinzipiell muss vor der ersten Entblockung mit dem betreuenden Arzt und der Pflege Rücksprache gehalten werden, um akute Kontraindikationen zu besprechen. Folgende Parameter haben Einfluss auf die interdisziplinäre Entscheidung:

- Allgemeinzustand des Patienten
- aktuelle Infekte: erhöhte Temperatur, Fieber, Pneumonie, erhöhtes **CRP,** Anstieg der **Leukozyten**
- Neigung zu Erbrechen, ggf. aktuelles Erbrechen, Reflux
- Sauerstoffbedarf, Atemfrequenz und Atemanstrengung in Ruhe
- Absaugfrequenz bei geblockter Trachealkanüle
- Beschaffenheit des Trachealsekrets
- ausreichende Schluckfrequenz
- Produktivität des Hustenstoßes

Abbruchkriterien beim Entblockungsversuch:

- nicht stillbarer Hustenstoß nach der Entblockung
- dauerhafter Anstieg der Herzfrequenz über die ärztlich festgelegte Obergrenze
- Anstieg der Atemfrequenz, zunehmende Atemanstrengung
- vermehrte Absaugpflicht nach initialer Reinigung
- Würgen, Erbrechen

Toleriert ein Patient die Entblockung in der Schlucktherapie gut, entscheidet die Sprachtherapeutin nach interdisziplinärer Rücksprache, ob die Entblockung über die Therapiezeit hinaus ausgedehnt und Entblockungszeiten angesetzt werden können. Bewährt haben sich **Stufenmodelle,** in denen die Entblockung in Abhängigkeit vom klinischen Verlauf schrittweise gesteigert wird, z. B. von 1-mal täglich eine Stunde zu 2-mal täglich eine Stunde, 2-mal täglich 2, 4, mehrere Stunden, Entblockung tagsüber bis hin zu 24 Stunden.

Bei Frau F erfolgt die Entwöhnung von der Trachealkanüle in mehreren Schritten nach einem solchen Stufenmodell:

- nach der FEES erfolgt Trachealkanülenwechsel auf eine zweilumige Trachealkanüle mit Cuff und Fenestrierung
- Entblockungsversuche der Trachealkanüle im Rahmen der Schlucktherapie:
  - reflektorischer Hustenstoß ist beim Entblocken reduziert, der Hustenreiz beruhigt sich nach kurzer Zeit
  - nach der Entblockung kann Frau F ihr Sekret teilweise in die Trachealkanüle abhusten; die Sprachtherapeutin saugt mäßig viel tracheales Sekret ab, das Sekret ist nach der Entblockung weiter klar und schaumig
  - Frau F toleriert die Entblockung der Trachealkanüle im Rahmen der Schlucktherapie gut
- Entblockungszeiten:
  - Sprachtherapeutin steigert die Entblockung der Trachealkanüle über die Zeit der Schlucktherapie hinaus und erhöht die Entblockungszeiten schrittweise: zunächst wird die Entblockung nach der Schlucktherapie für weitere 30 Minuten belassen; im nächsten Schritt wird

die Trachealkanüle 2-mal täglich für je eine Stunde entblockt; Steigerung nach dem o. g. Stufenmodell auf 2-mal täglich 2 und 4 Stunden, täglich 8 Stunden, Entblockung tagsüber bis hin zur dauerhaften Entblockung über 24 Stunden
  - Frau Fs Vitalparameter und Entzündungszeichen sind im Verlauf stabil, was ein Indiz dafür ist, dass sie die Entblockung toleriert
- Atemumleitung über die oberen Atemwege mit Sprechfunktion:
  - Sprachtherapeutin versorgt die entblockte Trachealkanüle mit fenestrierter Innenseele und Sprechaufsatz; Frau F gibt bei der Verwendung einer Verschlusskappe nach wenigen Minuten Atemanstrengung an, bei Verwendung eines Sprechventils toleriert sie die Atemstromlenkung über Mund und Nase länger; allerdings zeigt sich auch hier mit zunehmender Verwendungsdauer ein Anstieg der Atemfrequenz; Frau F gibt an, dass sie auch die Atmung mit Sprechventil nach einiger Zeit anstrengt
  - in Rücksprache mit Frau F steigert die Sprachtherapeutin die Zeiten, in denen die Trachealkanüle mit fenestrierter Innenseele und Sprechventil versorgt wird, langsam nach einem Stufenmodell (Beispiel s. o.); dabei zeigen sich tagesformabhängige Schwankungen, Frau F toleriert gelegentlich die vereinbarte Dauer nicht vollständig; dennoch nimmt Belastbarkeit im Verlauf kontinuierlich zu
  - Sprachtherapeutin leitet Frau F an, wie sie bei Atemanstrengung den Sprechaufsatz selbstständig von Trachealkanüle entfernen kann
  - Sprachtherapeutin erprobt im Rahmen der Schlucktherapie immer wieder die Verschlusskappe; im Verlauf toleriert Frau F diese ohne Atemanstrengung und subjektive Atemnot; die Sprachtherapeutin erweitert langsam die Zeiten, in denen die Trachealkanüle mit Verschlusskappe versorgt wird und ersetzt schrittweise das Sprechventil durch die Verschlusskappe
- Dekanülierung:
  - im Verlauf gelingt es, Frau F dauerhaft mit entblockter Trachealkanüle und Verschlusskappe zu versorgen, sodass die Dekanülierung geplant wird; eine tracheale Absaugpflicht besteht nicht mehr; der Hustenstoß wird interdisziplinär beurteilt und für produktiv befunden
  - nach der Dekanülierung wird das plastische Tracheostoma luftdicht verbunden; Frau F wird angeleitet, beim Sprechen und Husten den Verband zusätzlich mit der Hand festzudrücken, um einen Luftverlust über das offene Tracheostoma zu vermeiden

INTERDISZIPLINÄR

Trachealkanülenmanagement

Die Entwöhnung eines Patienten von der Trachealkanüle ist nur in einem interdisziplinären Setting möglich, da die Sprachtherapeutin auf Rückmeldung angewiesen ist, sobald eine Trachealkanüle über den Zeitraum der Schlucktherapie hinaus entblockt wird. So kann sie bei unauffälligem Verlauf die Entblockungszeiten steigern oder ggf. auf Schwierigkeiten reagieren. Wichtige Informationen sind:

- **Absaugfrequenz:** Frequenz und Menge des abgesaugten Sekrets geben Hinweise auf die Effektivität des eigenständigen Sekretmanagements und des Speichelschlucks; wichtig ist die Beobachtung, ob Absaugfrequenz und Sekretmenge bei entblockter Trachealkanüle zunehmen
- **Sekretbeschaffenheit:** zähes, eitriges oder übelriechendes Sekret ist ein Hinweis auf Infektion/Keimbesiedelung
- **Atemfrequenz:** steigende Atemfrequenz bei entblockter Trachealkanüle ist ein Hinweis auf vermehrte Atemanstrengung; sie muss auch bei der Verwendung von Sprechaufsätzen (Sprechventil/Verschlusskappe) beobachtet werden, da hierdurch der Atemweg verlängert und der Atemwegswiderstand erhöht werden
- **Sauerstoffsättigung** und **Sauerstoffbedarf:** wie bei der Atemfrequenz muss beobachtet werden, ob sich die Sauerstoffsättigung und ggf. der Sauerstoffbedarf durch die Entblockung der Trachealkanüle bzw. die Verwendung von Sprechaufsätzen verändern
- **Entzündungszeichen:** Temperatur- und Laborkontrollen (CRP-Anstieg, Leukozytenanstieg) geben Auskunft über Veränderungen der Entzündungszeichen, daher ist es wichtig, im Dysphagiemanagement auf diese Parameter zu achten

Klinischer Hintergrund

Dekanülierung

Wird die Entblockung der Trachealkanüle und die Versorgung mit Sprechfunktion über mehrere

Stunden gut toleriert, kann in einem nächsten Schritt die **Dekanülierung** angestrebt werden. Eine Trachealkanüle kann dauerhaft entfernt werden, wenn:

- die Trachealkanüle dauerhaft entblockt und mit Verschlusskappe versehen ist
- ein selbstständiges Sekretmanagement möglich ist (suffizientes Speichelschlucken bzw. suffizientes Abhusten und Ausspucken von Speichel)
- keine tracheale Absaugpflicht mehr besteht
- eine ungehinderte Mund-Nasen-Atmung besteht
- die glottale Öffnungsweite ausreichend weit ist
- keine subglottischen Stenosen bestehen ❚❚

15

Oraler Kostaufbau und Entwöhnung von der Ernährungssonde

Der therapeutisch supervidierte orale Kostaufbau und die Entwöhnung von der Ernährungssonde werden bereits an anderer Stelle (➤ Kap. 13.2.2) beschrieben. Auch bei Frau F erfolgt ein schrittweiser Ausbau der oralen Ernährung, beginnend mit den o. g. therapeutischen Schluckversuchen bei entblockter Trachealkanüle, die im Verlauf zu einer (teil-) oralen Ernährung mit angepasster Kost ausgeweitet werden. Die eingeschränkte Belastbarkeit der Patientin wirkt sich zu Beginn des Kostaufbaus noch negativ auf die Bilanz aus (➤ Kap. 13.2.4). Frau F ist nicht in der Lage, sich ausreichend oral zu ernähren und genügend Flüssigkeit zu sich zu nehmen, sodass die nasogastrale Sonde zur Ergänzung von Nahrung und Flüssigkeit belassen wird. Mit zunehmender gesamtkörperlicher Kräftigung erreicht Frau F die angestrebte Bilanz und die Ernährungssonde kann entfernt werden. Da Frau F die nasogastrale Sonde gut toleriert und absehbar scheint, dass sie langfristig keine Ernährungssonde brauchen würde, wird auf die Anlage einer PEG-Sonde verzichtet.

EXKURS

Essen bei geblockter Trachealkanüle?

Eine häufig gestellte Frage ist, ob Patienten mit geblockter Trachealkanüle essen und trinken dürfen. Es gibt verschiedene Gründe, warum Patienten bevorzugt mit entblockter Trachealkanüle essen sollten:

- Blockung der Trachealkanüle dient als Schutz vor Aspiration großer Mengen, kann Aspiration jedoch nicht vollständig vermeiden
- bei geblockter Trachealkanüle ist keine Reinigung möglich, da Husten oder Räuspern aufgrund des fehlenden Luftstroms durch die Glottis nicht effizient ist
- viele schluckgestörte Patienten weisen Defizite der oropharyngealen Kraft auf, die sich z. B. in einer eingeschränkten Kehlkopfhebung zeigen kann; eine geblockte Trachealkanüle könnte die Beweglichkeit des Kehlkopfes weiter einschränken
- durch den Druck auf die *Pars membranacea* von tracheal und ösophageal, der beim Essen mit geblockter Trachealkanüle einerseits durch den Cuff und andererseits durch den Bolus entsteht, kann eine Fistelbildung begünstigt werden

Eine Ernährung mit fester Kost wird aufgrund des reduzierten Hustenstoßes zunächst nicht freigegeben, da Frau F diese im Fall einer Aspiration ggf. nicht abhusten und es zu einer Pneumonie oder **Asphyxie** (Verlegung der Trachea durch einen Bolus) kommen könnte. Mit Besserung des Hustenstoßes erfolgt der orale Kostaufbau mit festen Konsistenzen.

Was wäre, wenn …

… Frau F eine Versorgung mit Sprechfunktion nicht toleriert?

Klinische Anzeichen wären z. B. subjektive Atembeschwerden, ein Anstieg der Atemfrequenz, eine angestrengte Atmung, Abfälle der Sauerstoffsättigung oder **Stridor.**

- Möglicherweise liegen die Phonationsfenster der fenestrierten Trachealkanüle nicht im Atemlumen, sodass die Luft nicht durch die Fenestrierung strömen kann, sondern nur seitlich an der Trachealkanüle vorbei. Abhängig vom Durchmesser der Trachealkanüle und der Trachea kann das verbleibende Lumen neben der Trachealkanüle für eine Mund-Nasen-Atmung nicht ausreichen. Folgende Maßnahmen sind möglich:
  - Wechsel des Trachealkanülenmodells: durch veränderte Lage der Phonationsfenster kann erreicht werden, dass diese im Lumen liegen; Voraussetzung ist eine endoskopische Lagekontrolle der Trachealkanüle
  - Verkleinerung des Außendurchmessers der Trachealkanüle (**Downsizing**): durch die Wahl einer Trachealkanüle mit

geringerem Außendurchmesser vergrößert sich das Lumen zwischen Trachealkanüle und Tracheawand, sodass mehr Atemluft seitlich an der Trachealkanüle vorbeiströmen kann; nachteilig ist die Verkleinerung des Atemlumens bei geblockter Trachealkanüle; daher müssen Vor- und Nachteile dieses Vorgehens sorgfältig abgewogen werden

15.2.5 Therapieergebnisse

Zum Zeitpunkt der Dekanülierung ist der orale Kostaufbau nahezu abgeschlossen. Die nasogastrale Sonde wird bei ausreichender Bilanz entfernt, Flüssigkeiten werden für einen begrenzten Zeitraum noch intravenös ergänzt. Die fazio-oralen Paresen haben sich vollständig zurückgebildet, Einschränkungen in der oralen Boluskontrolle oder -verarbeitung bestehen nicht mehr. Die Kehlkopfhebung ist palpatorisch suffizient, der reflektorische Hustenstoß ist produktiv. Ein abschließendes **Aspirationsscreening** mit dem **90 ml Wassertest** (Suiter, Leder 2008; ➤ Kap. 11.2.1) ist negativ, sodass eine erneute FEES zur Befundkontrolle nicht indiziert ist.

Der operative Tracheostomaverschluss erfolgt 14 Tage nach der Dekanülierung. In dieser Zeit ist das plastische Tracheostoma bereits geschrumpft. Postoperativ bestehen reizlose Wundverhältnisse, die Fäden werden nach 10 Tagen gezogen.

15.3 Zusammenfassung und Befund

Im vorliegenden Fallbericht wird eine Patientin mit oropharyngealer Dysphagie und Trachealkanülenversorgung nach CIP/CIM bei komplikationsreichem intensivmedizinischem Aufenthalt vorgestellt. Nach der klinischen und instrumentellen Schluckdiagnostik werden sowohl die Dekanülierung als auch der uneingeschränkte orale Kostaufbau als Therapieziele formuliert. Dargestellt werden ein standardisiertes Trachealkanülenmanagement im interdisziplinären Setting wie auch ein Stufenmodell zur Entwöhnung von der Trachealkanüle.

Befund für den Arztbrief

Bei Aufnahme bestand eine schwerste oropharyngeale Dysphagie mit Aspirationsgefährdung und Beaufsichtigungspflicht (BODS 1: 8; BODS 2: 8; BODS-Summenwert: 16). Frau F war mit einem plastischen Tracheostoma und einer dauerhaft geblockten Trachealkanüle versorgt. Die Ernährung erfolgte vollständig über eine nasogastrale Sonde. In der klinischen Schluckuntersuchung zeigten sich inkomplette periphere fazio-orale Paresen, die orale Kraft und Koordination stellten sich eingeschränkt dar. Pharyngeal waren spontane Speichelschlucke zu beobachten, eine Schluckreflextriggerung auf Aufforderung war möglich. Palpatorisch bestand eine reduzierte Kehlkopfhebung. Der willkürliche und reflektorische Hustenstoß war reduziert.

Eine FEES bestätigte den Befund der oropharyngealen Dysphagie bei eingeschränkter oraler Boluskontrolle, reduzierter pharyngo-laryngealer Kraft und Sensibilität sowie eingeschränkten Schutzreflexen. Die Schluckversuche mit verschiedenen Konsistenzen ergaben folgende Aspirationsgrade (PA-Skala nach Rosenbek): Speichel 8; Brei 2,5; fest 5; dickflüssig 2; dünnflüssig 4,8. Die Trachealkanüleninspektion zeigte einen unauffälligen Sitz der Trachealkanüle.

Inhalte der Schlucktherapie waren die Behandlung der fazio-oralen Paresen zur Verbesserung der oralen Boluskontrolle und -verarbeitung, ein Krafttraining für Zungenbasis und pharyngeale Konstriktionen, thermale Stimulation zur Verbesserung der pharyngo-laryngealen Sensibilität, Entblockung der Trachealkanüle, gustatorische Stimulation, oraler Kostaufbau und Kräftigung des Hustenstoßes. Im Verlauf gelangen die Etablierung und der sukzessive Ausbau von Entblockungszeiten, auch unter Verwendung einer fenestrierten Trachealkanüle mit Sprechaufsatz. Die Dekanülierung erfolgte komplikationslos, das plastische Tracheostoma wurde 14 Tage nach Dekanülierung operativ verschlossen. Parallel erfolgte der orale Kostaufbau mit passierter Kost und allen Flüssigkeiten, mit Besserung des

Hustenstoßes auch mit fester Kost. Die nasogastrale Sonde wurde entfernt, die Anlage einer PEG-Sonde konnte vermieden werden. Bei Entlassung besteht keine Dysphagie mehr (BODS 1: 1; BODS 2: 1; BODS-Summenwert: 2). Ein abschließendes Aspirationsscreening mit dem 90 ml Wassertest ist negativ. Frau F ernährt sich uneingeschränkt oral mit Vollkost und allen Flüssigkeiten.

LITERATUR

Prosiegel M, Buchholz D: Mit Schluckstörungen assoziierte neurologische Erkrankungen. In Bartolome G, Schröter-Morasch H (Hrsg.) Schluckstörungen. Diagnostik und Rehabilitation. 5. Aufl. München: Urban & Fischer; 2014. p. 61-86.

Schwegler H: Trachealkanülenmanagement. Dekanülierung beginnt auf der Intensivstation. Idstein: Schulz-Kirchner Verlag, 2017.

Suiter DM, Leder SB: Clinical Utility of the 3-ounce Water Swallow Test. Dysphagia 2008; 23: 244-50.

KAPITEL

16 Dysphagie und Anarthrie bei Foix-Chavany-Marie-Syndrom

Katrin Eibl

Folgende Fragen werden in diesem Fallbeispiel beantwortet

- Was ist das Foix-Chavany-Marie-Syndrom (FCMS) und wie entsteht es?
- Woran erkennt man eine Anarthrie?
- Wie lässt sich eine Anarthrie von einer globalen Aphasie abgrenzen?
- Welche therapeutischen Maßnahmen unterstützen eine mögliche Rückbildung der Anarthrie?
- Welche therapeutischen Maßnahmen bzgl. der Dysphagie erfordert das FCMS?

Definition

Foix-Chavany-Marie-Syndrom (FCMS)

Dieses Syndrom wird auch als bilaterales vorderes Operkulum-Syndrom bezeichnet. Es tritt, wie der Name schon sagt, v. a. nach beidseitigen kortikalen Schädigungen im Bereich des Frontal- und Temporallappens auf. Die Schädigungen können durch Schlaganfälle oder auch durch Entzündungen entstehen – wie in diesem Fall. Hierbei sind die Schluckkortexe betroffen, die sich im vorderen Teil des Operkulums und dem vorderen Teil der dahinterliegenden Insel befinden. Dabei bietet sich das Bild einer schweren Dysphagie mit Störung insbesondere der oralen Phase sowie eine schwere Dysarthrie bis hin zur Anarthrie sowie beidseitige fazio-pharyngo-glosso-mastikorischer Parese. Ein Leitsymptom dieses Syndroms ist die **Dissoziation zwischen automatischer und willkürlicher Bewegung:** Die Patienten können willkürlich nicht den Mund breitziehen, jedoch lächeln sie symmetrisch, wenn man z. B. einen Witz erzählt. Sie können willkürlich keinen Schluck auslösen, aber der Schluckreflex ist erhalten. Das FCMS kann nur durch Übungen behandelt werden, es gibt keine Medikamente, die helfen. Eine vollständige Rückbildung ist nicht möglich.

16.1 Falldarstellung

Phase A: Akuthaus – Stroke Unit, Intensivstation, neurologische Normalstation

ANAMNESE

Frau K berichtet bei Aufnahme, sie habe am Vortag mit der Freundin telefoniert, der eine verwaschene Sprache aufgefallen sei. Nach wenigen Minuten ging das Sprechen wieder. Dies hatte sich noch 2-mal wiederholt, auch an diesem Tag im Krankenhaus. Während sie im Notfallzentrum untersucht wird, zeigt sie noch mehrmalig eine fluktuierende Dysarthrie. Sie klagt seit 2 Tagen über Husten, fühlt sich schlapp und hat keinen Appetit.

Es handelt sich um eine 63-jährige Patientin, Frau K, die sich initial mit kurzen Episoden einer Dysarthrie und ansonsten unauffälligem Hirnnervenbefund vorstellt. Sie kommt auf die neurologische Normalstation. Am Folgetag bietet sie das Bild einer **Anarthrie** mit beidseitiger fazialer Parese, einer **Hypästhesie** der rechten Hand sowie einer Dysphagie. Es besteht der Verdacht auf eine entzündliche Erkrankung, eine **Lumbalpunktion** wird geplant. Diese kann nicht durchgeführt werden, da die Patientin plötzlich einen **komplex-fokalen epileptischen Anfall** mit Herdblick nach rechts und brachiofazialen Entäußerungen erleidet. Danach ist sie schläfrig, zeigt **postiktal** eine **Plegie** des rechten Armes und eine globale Aphasie. Sie kann keine Aufforderungen umsetzen und reagiert inadäquat auf Ja-/Nein-Fragen. Aufgrund der Progredienz der Symptomatik wird sie auf die Stroke Unit verlegt. In der Nacht kommt es dann zu einer **hypotensiven Blutdruckentgleisung,** weswegen sie auf die konservative Intensivstation verlegt werden muss.

Frau K ist zunächst sehr schläfrig und kaum belastbar, stabilisiert sich jedoch am Folgetag, sodass von einer Intubation abgesehen wird. Die Symptomatik des rechten Armes und der beidseitigen fazialen Parese ist rückläufig. Sie wird erst zurück auf die Stroke Unit und dann wieder auf die Normalstation verlegt. Dort kann dann die geplante Lumbalpunktion durchgeführt werden. Im weiteren Verlauf bildet sich die global aphasische Symptomatik zurück. Sie setzt Aufforderungen um und wirkt im Gespräch verständig. Am 6. Tag zeigt sie erste Lautäußerungen. Diese sind zunächst entstellt und angestrengt. Die Leistung kann über die nächsten Tage aufrechterhalten werden. Am 13. Tag nach Einweisung verschlechtert sich der Zustand von Frau K wieder: Am Tag zuvor wurde aufgrund der persistierenden Dysphagie eine **PEG-Sonde** gelegt. Sie ist schläfrig und klagt über Bauchweh und Übelkeit, dabei entwickelt sie Fieber. Ein erneutes CT ergibt eine linkshemisphärielle **Parenchymblutung mit Ventrikeleinbruch.** Das Fieber kann innerhalb von 2 Tagen gesenkt werden und Frau K wird wieder wacher. Allerdings zeigt sie sich wieder anarthrisch: Das Sprachverständnis ist nach wie vor erhalten, aber die vorher erreichten Fortschritte lassen sich nicht abrufen. Frau K wird am 14. Tag nach Aufnahme in die weiterführende Frührehabilitation entlassen.

Medizinische Befunde

Medizinische Diagnose

- Herpes-Simplex-Viren(HSV)-Meningoenzephalitis mit dem klinischen Bild eines Foix-Chavany-Marie-Syndroms
- Aspirationspneunomie bds. (➤ Kap. 20)

Vorerkrankungen

Es liegen keine relevanten Vorerkrankungen vor.

Magnetresonanztomographie (MRT)

- Verdacht auf Meningoenzephalitis bei Signalveränderungen:
  - im Gyrus frontalis inferior links, gesamte Insel links, Thalamus links
  - in der dorsalen Insel rechts
- fragliche subakute Ischämien bei am ehesten vaskulär bedingten Diffusionsstörungen

Verlaufskontrolle nach Verschlechterung:

- 4,4 × 4 cm messende Parenchymblutung links frontotemporal mit perifokalem Ödem
- kleine Parenchymblutung rechts im Bereich der Inselrinde
- Signalveränderungen in den Stammganglien links

Definitionen medizinischer Begriffe

HSV-Meningoenzephalitis*:* Die Meningoenzephalitis ist eine Kombination aus **Meningitis,** der Hirnhautentzündung, und der **Enzephalitis,** der Gehirnentzündung. Sie kann von Bakterien oder Viren verursacht werden. Bei der Kombination bedeutet es, dass die Erreger sowohl die Hirnhäute als auch die Hirnoberfläche und die inneren und äußeren Liquorräume befallen haben. Das **Herpes-Simplex-Virus-1** (Herpes labialis) ist der häufigste virale Erreger in Deutschland für eine Enzephalitis. Dabei treten Lähmungen, epileptische Anfälle, Bewusstseinstrübungen und auch Aphasien auf. Je nachdem, welche Hirnregion befallen ist, kommt es zu Ausfällen. Es ist nicht untypisch, dass es bei dieser Erkrankung auch zu Blutungen kommt. Die Diagnose erhält man durch den Nachweis der Viren im Nervenwasser (Lumbalpunktion) und durch ein MRT. Behandelt wird mit Aciclovir-Infusionen, einem Kortisonpräparat. Wird nicht behandelt, führt die Entzündung in 70 % der Fälle zum Tod.

Hypästhesie*:* vermindertes Berührungsempfinden

hypotensive Blutdruckentgleisung*:* hypo (griech.) zu wenig, tensiv (aus dem lat.) Spannung, ein Blutdruckabfall, der zu Bewusstlosigkeit führen kann und mit Medikamenten, i. d. R. einem Noradrenalin-Dauertropf, behandelt wird

komplex-fokaler Anfall*:* ein epileptischer Anfall, der mehrere Herde hat, in diesem Fall brachiofazial, also im Arm und im Gesicht; wenn nur ein Körperteil betroffen ist, spricht man von fokalem Anfall, wenn der ganze Körper krampft, dann spricht man von einem generalisierten Anfall

Lumbalpunktion*:* Untersuchung, bei der Nervenwasser (Liquor) entnommen wird; dazu wird in das Rückenmark zwischen dem 3. und 4. oder 4. und 5. Lendenwirbel eine Nadel eingeführt; Untersuchung dient zur Feststellung entzündlicher Prozesse im zentralen Nervensystem oder dem Nachweis von Erregern, z. B. bei Enzephalitis, Multipler Sklerose, Borreliose oder auch der Subarachnoidalblutung; auffälliger

Liquor ist verfärbt, trüb und enthält eine gewisse Anzahl an Abwehrzellen oder Entzündungsmarkern
Parenchymblutung: das Parenchym ist das Organgewebe im Gehirn, welches bei Entzündungen betroffen ist
Plegie: vollständige Lähmung im Gegensatz zu *Parese*: schwache oder unvollständige Lähmung
postiktal: nach einem epileptischen Anfall

16.2 Sprachtherapeutische Maßnahmen

Frau K wird der Sprachtherapie mit der Diagnose einer globalen Aphasie und schweren Dysphagie und der Fragestellung nach der Oralisierung zugewiesen.

16.2.1 Aufnahmebefund

Ersteindruck

Für den Ersteindruck kann es helfen, sich Informationen von der Pflege über das Verhalten der Patientin einzuholen: Wie ist die Vigilanz der Patientin, wie reagiert sie auf die Körperpflege und versteht sie Aufforderungen bzw. versucht, sie umzusetzen? Die sprachtherapeutische Aufnahme von Frau K ist erst am 3. Tag nach Einweisung möglich:

- Patientin reagiert auf Ansprache, versucht zu sprechen, produziert aber keinen Ton
- rechte Hand liegt schlaff auf der Bettdecke, gibt zur Begrüßung die linke Hand
- ist freundlich zugewandt und drückt die Hand
- versucht, Aufforderungen zu befolgen, dabei sind die Bewegungen ungerichtet und nicht zielführend

Schlussfolgerungen

- Ersteindruck legt nahe, dass die Patientin keine ausgeprägten Sprachverständnisdefizite hat, da sie die Aufforderungen versteht und versucht umzusetzen
- ist freundlich zugewandt und nicht ablenkbar, zeigt also eine ausreichende gerichtete Aufmerksamkeit
- Anzweifeln des Verdachts auf globale Aphasie

INTERDISZIPLINÄR

Ersteindruck

- Wie reagiert die Patientin auf die Arbeit der Pflege?
- Wie reagiert sie auf die Anwesenheit des Arztes?
- Nimmt sie die Störungen durch Monitoralarme wahr?
- Wie ist die Stimmungslage der Patientin?
- Gibt es Hinweise darauf, dass das Sprachverständnis oder die Aufmerksamkeit eingeschränkt sind?
- Kann die Patientin Aufforderungen befolgen?

16.2.2 Diagnostik

Aufgrund der akuten Situation sind zunächst keine standardisierten Diagnostikverfahren geeignet. Um sich ein Bild der sprachtherapierelevanten Symptome und Störungen zu machen, muss auf Screening-Verfahren zurückgegriffen werden, i. d. R. eine Sammlung von Instruktionen in den Bereichen Mimik, Oralmotorik, Sprache, Sprechen und Schlucken.

Die Unterscheidung zwischen einer akuten Aphasie und einer akuten Anarthrie ist in den ersten Stunden und Tagen schwierig zu treffen. Bei eingeschränkter Mitarbeit wird häufig seitens der Ärzte zunächst der Verdacht auf eine globale Aphasie gestellt. Liegt in den ersten Stunden ein **transienter Mutismus** vor, sind diagnostische Grenzen gesetzt. Es gibt dennoch gewisse Verhaltensweisen, die auf das eine oder andere schließen lassen, die in ➤ Tab. 16.1 aufgeführt sind.

Klinischer Hintergrund

Transienter Mutismus

Bei einem akuten Schlaganfall der linken, aber auch der rechten Großhirnhälfte, kann es zunächst zu einem transienten Mutismus kommen. In dieser akuten Phase kann man noch nicht genau erkennen, ob es zu einer schweren Aphasie oder Dysarthrie kommen wird, weil die Patienten tatsächlich stumm sind und keinerlei Lautäußerungen produzieren.

Der transiente Mutismus kann wenige Minuten über Stunden bis hin zu Tagen anhalten. Je länger es dauert, bis eine sprachliche Äußerung aktiviert werden kann, desto gravierender ist die Sprach- oder Sprechstörung. In der Regel ist der Mutismus Vorbote einer globalen Aphasie, die häufig mit einer schweren Sprechapraxie einhergehen kann (bei

Tab. 16.1 Differenzierung zwischen akuter Anarthrie und akuter globaler Aphasie

Modalität	Anarthrie	Globale Aphasie
Spontansprache	initial mutistisch	initial mutistisch
Sprachverständnis	• erhalten • kann bzw. versucht Aufforderungen zu befolgen	• schwer gestört • befolgt kaum oder keine Aufforderungen
Aufmerksamkeit	häufig zugewandt, fokussiert	schnell abgelenkt und überfordert mit zu vielen akustischen und visuellen Reizen
Sprechanstrengung	stark ausgeprägt	stark ausgeprägt
Artikulationsbewegungen	• fast aufgehoben • häufig kein Kieferschluss	erkennbar
Phonation	aphon oder durchgängige Phonation	• erhalten • bei zusätzlicher Sprechapraxie evtl. aphon
Schriftsprache	erhalten	schwer gestört
Störungsbewusstsein	stark ausgeprägt	stark ausgeprägt oder nicht vorhanden

16

der oft die Phonation mit betroffen ist). Bei einer schweren Dysarthrie i. S. einer Anarthrie kann initial kurzzeitig ein Mutismus bestehen, der sich jedoch häufig mit beginnenden Lautäußerungen zurückbildet.

Fazio-orale Motilität und Sensibilität

Die Beweglichkeit und das Gefühl der mimischen Muskulatur und der Zunge werden überprüft, indem die Patientin aufgefordert wird, bestimmte Bewegungen durchzuführen, z. B. „Runzeln Sie die Stirn", „Schließen Sie die Augen", „Rümpfen Sie die Nase" etc. Bei Frau K ergibt sich folgendes Bild:

- ausgeprägte Sialorrhö (Speichelfluss) am Mundwinkel rechts, den die Patientin nicht bemerkt
- sie perseveriert die mimischen Aufforderungen „Augen fest schließen" und „Mund breitziehen"
- beim Mund breitziehen sieht man rechts und links eine Minderbeweglichkeit, rechts mehr als links
- Zunge herausstrecken ist nicht möglich
- Zungenmotilität nach rechts und links und oben und unten ist nicht möglich
- Zungen- und Wangensensibilität sind nicht beurteilbar, da die Patientin sich nicht äußern kann oder die Frage nicht versteht
- Mund schließen ist nicht möglich

Schlussfolgerungen

- **beidseitige faziale Parese,** wobei rechts stärker betroffen ist als links
- Verdacht auf **beidseitige Hypoglossusparese**
- **bukkofaziale Apraxie**, da die Patientin Suchbewegungen und Perseverationen bei mimischen Bewegungen zeigt
- Verdacht auf ausgeprägte **Hypästhesie fazial und intraoral rechts** bei Speichelfluss, den sie nicht bemerkt

Sprache

Aufgrund der Schwere der Sprech- und/oder Sprachstörung wird zunächst kein standardisierter Test durchgeführt. Frau K könnte die meisten expressiven Aufgaben nicht bewältigen. Ihr Sprachverständnis ist so gut erhalten, dass es für die einfachen Gespräche und Aufforderungen in der Therapie ausreichend ist. Im Verlauf ist es wichtig, dass eine **Testung für akute Aphasien** durchgeführt wird: Hier eignen sich entweder das **Bielefelder Aphasie Screening (BIAS)** oder die **Aphasie-Check-Liste (ACL).** Der **Aphasie-Schnell-Test (AST),** der auch für die Akutphase geeignet ist, ist weniger aussagekräftig. Eine eindeutige Bestimmung einer möglichen Aphasie ist in diesem Fall wichtig.

Um der Patientin ein paar Äußerungen zu entlocken eignen sich automatisierte Sprachreihen wie Zahlen und Wochentage oder hochfrequente Floskeln und Sprichwörter:

- Prüfung Abruf automatisierter Sprache: Zählen von 1–10 gelingt nicht

- Mitsprechen von Zahlen oder Floskeln wie „Grüß Gott“ gelingt nicht
- Nachsprechen von Wörtern und Sätzen, wie „Haus“, „Telefon“, „Das Kind schreit“ nicht möglich
- keine Äußerung elizitierbar trotz der Bemühungen der Patientin

Schlussfolgerungen

- Verdacht auf **Anarthrie,** weil das kommunikative Verhalten der Patientin nicht mit einer schweren Sprachstörung vereinbar ist; Verdachtsdiagnose ist auch für die Kollegen der Pflege und Medizin wichtig, die ihren Umgang mit der Patientin entsprechend anpassen können
- gleichzeitig Verdacht auf eine **Sprechapraxie** (➤ Kap. 10; ➤ Kap. 11) aufgrund der bukkofazialen Apraxie und der Störung der willkürlichen Phonation

Definition

- Eine **Anarthrie** ist eine besonders schwere Form der Dysarthrie, bei der die Ansteuerung der Artikulation und Phonation so schwer gestört ist, dass man keine Laute oder Silben erkennen kann. Zudem besteht entweder eine Aphonie oder eine durchgängige Stimmhaftigkeit, die den Eindruck von Stöhnen erweckt.
- Es handelt sich um eine Sprechstörung, das Sprachverständnis ist also erhalten und die Patienten können häufig schriftlich kommunizieren.
- Eine Anarthrie tritt sowohl nach links- wie rechtshirnigen Insulten auf, nicht selten auch bei bilateralen Läsionen. In manchen Fällen ist womöglich in der Vergangenheit bereits ein Schlaganfall aufgetreten. Auch bei einer Bulbärparalyse z. B. im Rahmen einer Amyotrophen Lateralsklerose (ALS) kommt es im späteren Verlauf zu einer Anarthrie.
- Die Prognose für eine Anarthrie hängt von der Ätiologie ab. In schweren Fällen benötigen die Patienten letztendlich Unterstützte Kommunikation.

Sprechen/Stimme/Atmung

- thorakal betonte und ruhige Atmung
- Phonation und Artikulation sind nicht ausreichend beurteilbar, da die Patientin nur Stöhnlaute produziert

Schlussfolgerungen

- aufgrund der Schwere der Sprechstörung können weder ein ausführliches Aphasie- noch ein Dysarthrie-Screening durchgeführt werden; Verlauf muss in den nächsten Tagen beobachtet werden; evtl. finden Remissionen im Bereich des Sprechens und der Sprache statt
- Verdacht auf **Anarthrie** bei deutlich eingeschränkter Willkürbeweglichkeit der Artikulatoren Lippen, Kiefer, Zunge und Velum

Klinische Schluckuntersuchung (KSU)

Dies ist der wichtigste Teil der sprachtherapeutischen Aufnahmeuntersuchung. Nicht nur die Ärzte drängen darauf, dass abgeklärt werden muss, inwieweit die Patientin in der Lage ist, Nahrung, Flüssigkeit und Tabletten zu sich zu nehmen. Zudem muss eine richtungsweisende Empfehlung bzgl. einer notwendigen künstlichen Ernährung getroffen werden.

Funktionsprüfung ohne Nahrung:

- Speichel wird nicht abgeschluckt, Patientin zeigt ein ausgeprägtes **Drooling**
- willkürlicher Hustenstoß ist nicht möglich
- Leerschluck kann nicht ausgelöst werden
- kein vollständiger Mundschluss
- Velumhebung ist willkürlich nicht auslösbar
- Würgereflex ist auslösbar, dabei hebt sich das Velum

Obwohl die Voraussetzungen für eine Schluckprüfung ungünstig sind, wird der direkte Schluckversuch fortgeführt um herauszufinden, ob ein Schluck- und ein Hustenreflex ausgelöst werden können.

Schluckprüfung:

- Schluckprüfung mit ½ TL Wasser: Drooling, kein Abschlucken
- Schluckprüfung mit 5 ml Wasser, welches mit der Spritze in den Mund verabreicht wird: Drooling und Auslösung Schluckreflex, dabei **postdeglutitiver Husten**
- Schluckversuch mit ½ TL Götterspeise: kein Husten, kein Schluckreflex, Bolustransport massiv eingeschränkt, **enorale Residuen** rechts und links
- hyolaryngeale Elevation ist palpatorisch ausreichend
- weitere Konsistenzen werden nicht geprüft, da ausreichend Hinweise auf eine Aspiration vorliegen

Schlussfolgerungen
- erhaltene reflektorische Bewegung des Velums bei gestörter willkürlicher Bewegung
- Würgereflex auslösbar
- Schluckreflex nicht sicher auslösbar, benötigt viel Input
- Hustenreflex vorhanden
- gestörte orale Vorbereitungsphase und orale Phase bei gestörtem Bolustransport bei Hypoglossusparese beidseits und inkomplettem Mundschluss
- Verdacht auf Leaking posterior (Pooling) von Flüssigkeiten bei gestörtem oralem Bolustransport
- Verdacht auf prädeglutitive Penetration/Aspiration bei gestörtem oralem Bolustransport
- Verdacht auf stille Aspirationen bei gestörter Sensibilität
- vorerst keine orale Kost – **NPO (non / nil per os)**
- Legen einer **nasogastralen Sonde** erforderlich
- **FEES-Diagnostik** (➤ Kap. 12) erforderlich

FEES

Die KSU hat gezeigt, dass eine Oralisierung aufgrund der Schwere der Störung der oralen Phase noch nicht möglich ist und stille Aspirationen nicht auszuschließen sind. Bezüglich der Schluckstörung wird daher eine instrumentelle Schluckuntersuchung, eine sog. **fiberoptische endoskopische Evaluation des Schluckens (FEES,** ➤ Kap. 12) durchgeführt. Dadurch kann das Aspirationsrisiko eingeschätzt werden, insbesondere weil Frau K kein effektives Speichelmanagement zeigt. Zudem besteht bereits eine Aspirationspneumonie. Ein weiteres diagnostisches Ziel besteht darin, Pathomechanismen zu identifizieren, die therapeutisch angegangen werden können. Nicht zuletzt zeigt die FEES, inwieweit Schluckversuche in welchen Mengen mit welcher Konsistenz möglich wären.

10 Tage nach Ereignis wird eine videoendoskopische Schluckuntersuchung nach FEES-Protokoll (➤ Anhang III.5) bei Frau K durchgeführt. Aufgrund ihrer reduzierten Belastbarkeit findet die Untersuchung bedside statt. Auf die Schluckprüfung von festen Konsistenzen (z. B. Brot) wird verzichtet, nachdem sich bereits bei Apfelmus eine hohe Aspirationsgefahr zeigt und der Bolustransport deutlich verzögert ist.

FEES Befund

Unkomplizierte Nasenpassage rechts parallel zur liegenden Magensonde. Velumhebung nicht prüfbar, bei Leerschluck vollständiger Abschluss. Zungenretraktion nicht prüfbar, Pharynxkonstriktion nicht prüfbar. Leicht verzögerte Epiglottisretroflexion bei Leerschluck. Glottisschluss vollständig.

Schluckprüfung:

Bei Gabe von 1 TL Apfelmus Leaking mit Pooling in den Valleculae und Sinus piriformes, Penetration über die aryepiglottische Falte, PAS 5 (Material dringt in den Luftweg ein, kontaktiert die Stimmlippen und wird nicht aus dem Luftweg ausgestoßen; ➤ Anhang III.3). Mäßiggradige Residuen. Bei Gabe von 1 TL Wasser Leaking mit Penetration bis auf Stimmbandebene mit insuffizienter Auslösung von Hustenreflex, PAS 5. Bolushaltekontrolle nicht möglich. Bei Gabe von 1 TL geeister Götterspeise Leaking mit Pooling in den Valleculae und Sinus piriformes (➤ Abb. 16.1), Penetration an Epiglottisspitze, PAS 3 (Material dringt in den Luftweg ein, verbleibt oberhalb der Stimmlippen und wird nicht aus dem Luftweg ausgestoßen), leichte Residuen in den Sinus piriformes, nur über mehrmaliges Nachschlucken entfernbar.

Zusammenfassung: Es besteht eine schwere oropharyngeale Dysphagie für Flüssigkeiten und feste Konsistenzen aufgrund von gestörtem Bolustransport bei eingeschränkter Zungenmotilität, re-

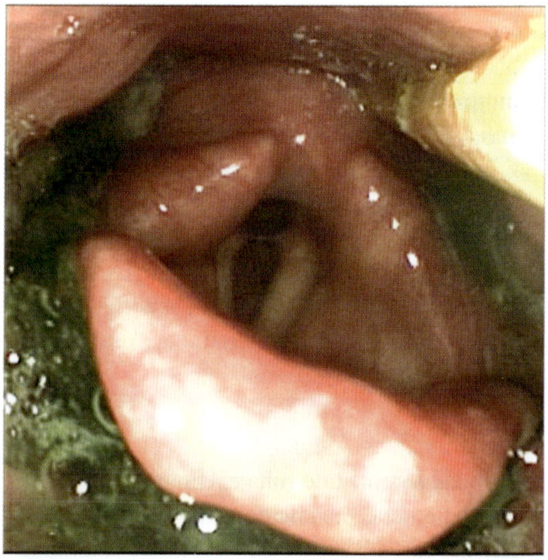

Abb. 16.1 Pooling geeiste Götterspeise [M1011]

duzierter pharyngealer und laryngealer Sensibilität sowie verzögerter Schluckreflextriggerung. Halbfeste Konsistenzen können in kleinen Mengen mit Aufforderung zum Nachschlucken in der logopädischen Therapie verabreicht werden. Es besteht die Indikation für die Anlage einer PEG-Sonde (➤ Kap. 20.2.4).

Risikostratifizierung

Die sprachtherapeutische Verdachtsdiagnose der Anarthrie gegenüber der ärztlichen Diagnose einer globalen Aphasie ist wesentlich für die Patientin. Denn sowohl Pflege, Ärzte, als auch die Kollegen der Physio- und Ergotherapie werden anders mit ihr kommunizieren.

Zur Minimierung des Aspirationsrisikos wird die Patientin zunächst auf NPO gesetzt und das Legen einer Magensonde zur Gewährleistung der ausreichenden Flüssigkeits- und Kalorienzufuhr wird empfohlen.

Ebenfalls wird die Anlage eine PEG-Sonde aufgrund des FEES-Befunds empfohlen, da absehbar ist, dass die Dysphagie sich über mehrere Wochen ziehen wird.

16.2.3 Therapieziele

In der Akutphase einer neurogenen Erkrankung ist die Therapie an den derzeitigen dringenden Bedürfnissen und notwendigen Maßnahmen für die Patientin ausgerichtet. Frau K kann nicht sprechen, sie kann ihre Zunge nicht bewegen, hat keinen Mundschluss und leidet unter massiver Sialorrhö. Die Ernährung ist parenteral und über die Magensonde gesichert. Die Prioritäten für die nächsten Tage werden festgelegt.

Die Therapieziele müssen anhand der ICF-Klassifikation formuliert und strukturiert werden. In der Akutphase können zunächst nur kurzfristige Feinziele formuliert werden, die in einem Zeitraum von 1 Woche zu erreichen sind. Zudem liegt der Behandlungsschwerpunkt auf der Restitution der körperlichen Funktionen in den Bereichen Gesicht, Zunge, Sprechen, Sprache und Schlucken.

Es handelt sich also um eine **paternalistische Zielsetzung** (➤ Kap. 11.2.3).

Körperfunktionen und -strukturen

Für das Gesicht:

- Anbahnen der mimischen Bewegungen beidseits
- Fördern der Sensibilität fazial und intraoral
- Anbahnen eines Mundschlusses, innerhalb der nächsten Woche:
  - beide Mundwinkel willkürlich zu einem Lächeln ziehen können
  - spüren, wenn sich Speichel am rechten Mundwinkel ansammelt und ihn entfernen können
  - Spatel fest zwischen den Lippen halten können

Für die Zunge:

- Kräftigung der Zungenbeweglichkeit, innerhalb der nächsten Woche:
  - Zunge leicht nach rechts und links sowie nach oben und unten bewegen können

Für das Sprechen bzw. die Sprache:

- Abklärung einer Aphasie mittels Testung, in 5 Tagen
- Anbahnen erster Laute / a / und / m /:
  - Laute / a / und / m / willkürlich sprechen und individuell artikulieren können
  - die Silbe / ma / sprechen können

Für das Schlucken:

- Förderung des Schluckreflexes
- Förderung des Bolustransports
- Förderung der pharyngealen und laryngealen Sensibilität, innerhalb der nächsten Woche:
  - einen kleinen Becher (ca. 50 ml) geeiste Götterspeise aspirationsfrei schlucken
  - intraorale Residuen erspüren und schlucken können
  - Hustenreflex regelmäßig auslösen können

Aktivitäten und Partizipation

Die Patientin beginnt erst am 6. Tag erste Lautäußerungen zu zeigen, die stark entstellt sind. Durch geschlossene Fragen muss – soweit möglich – ihr Teilhabeziel herausgefunden werden, was ihr wichtig ist:

- sie möchte langfristig wieder sprechen und schlucken können

Insbesondere das Sprechen ist ihr ein großes Anliegen. Mehr Informationen kann sie leider nicht geben. Da noch kein Angehöriger zu sprechen war, wird die Zielformulierung auf der Ebene der Aktivitäten beschränkt auf:

- Frau K wird mittelfristig (innerhalb der nächsten 4 Wochen) in der Lage sein, kurze Phrasen und Äußerungen zu ihrem Befinden und ihren Bedürfnissen verständlich zu produzieren

16.2.4 Therapieinhalte

Aufgrund der Vielzahl der Symptome sind alle Bereiche der Sprachtherapie Therapieinhalt. Sprachtherapeutische Aufgabe ist es, aus den Bereichen Sprechen, Sprache und Schlucken diejenigen auszuwählen, die zunächst relevant sind, die sich idealerweise kombinieren lassen und die für die Patientin geeignet sind. Therapievoraussetzungen sind:

- Patientin ist nur wenig belastbar, auch wenn sie hochmotiviert ist
- sie braucht viel passive Unterstützung
- aktive Durchführung von Eigenübungen ist noch nicht möglich
- zur Aufrechterhaltung der Motivation sind schnell erreichbare Erfolgserlebnisse wichtig
- richtige Anbahnung von Lauten und mimischen bzw. artikulatorischen Bewegungen ist für den weiteren Verlauf sehr wichtig

Letztendlich können die Strukturen von Gesicht, Zunge, Sprechen und Schlucken nicht strikt voneinander getrennt werden, auch wenn sie unterschiedliche Funktionen ausführen. Mit Übungen zur Mimik, Oralmotorik und Artikulation wird indirekt gleichzeitig das Schlucken therapiert, insbesondere die präorale und orale Phase.

Mimik und Oralmotorik

Die Schwierigkeiten bei Frau K liegen in der bukkofazialen Apraxie und der Schwere der fazialen und lingualen Parese. Das bedeutet, sie hat Schwierigkeiten, manche Übungen durchzuführen, weil sie viele Bewegungen noch nicht gezielt auslösen bzw. sie nicht steuern kann. Das bedeutet auch, dass sie mund- oder zungenmotorische Übungen nicht als Eigenübungen durchführen kann.

Vorbereitende, **stimulierende Maßnahmen** wie **Fazilitieren** der Bewegungen durch **passives Mobilisieren** helfen ihr.

Folgende Methoden dienen der Stimulation:

- Ausstreichen mit Eis nach der Methode der **Propriozeptiven neuromuskulären Fazilitation (PNF**, ➤ Kap.18.2.4)
- Schallwellengerät mit fazialen und intraoralen Aufsätzen, alternativ eine elektrische Zahnbürste
- passives Mobilisieren nach der **Funktionellen Dysphagietherapie (FDT,** ➤ Kap. 13.2.4)

PNF

Die Behandlung des Gesichts mit PNF bietet sich an, da durch den Kältereiz gleichzeitig die Sensibilität angeregt wird. Außerdem liegt hier eine zentrale faziale Parese vor, eine gute Voraussetzung, dass noch Restfunktion abrufbar ist. Das Vorgehen wird in ➤ Kap. 18.2.4 beschrieben.

Schallwellengerät

Die intraoralen Aufsätze für das Schallwellengerät Novafon® sind gut geeignet, sowohl die intraorale Sensibilität als auch die Motorik und Kraft der Zunge und der Wangen zu fördern. Die Verwendung der verschiedenen Aufsätze wird in Fortbildungen vermittelt. Sie ergibt sich jedoch auch aus der Bedienungsanleitung.

Passives Mobilisieren nach der FDT

Das passive Mobilisieren der Zunge wird folgendermaßen durchgeführt:

Eine Kompresse (Gaze) wird angefeuchtet und die Zunge sanft mit Daumen und Zeigefinger gegriffen. Sie wird vorsichtig in alle Richtungen bewegt, dabei die Bewegungen verbal begleitet und Frau K zum Mitmachen aufgefordert.

Sprechen und Sprache

Aufgrund der Schwere der Sprechstörung und der ausgeprägten Sprechanstrengung bietet sich die Methode des **TAKTKIN** (Birner-Janusch 2005; ➤ Kap.10.2.4; ➤ Kap.11.2.4) zur Anbahnung der ersten Laute an.

TAKTKIN©

Hierbei wird mit dem größten Kontrast begonnen. In diesem Fall der Kontrast zwischen Kieferöffnung und Kieferschluss, entsprechend/a/und/m/. Der Vorteil des Lautes/a/ist außerdem, dass er keine Obstruktion erfordert. Wenn die Patientin in der Lage ist, den Mund zu öffnen und zu phonieren, dann ist der Laut schon fast erreicht. Durch die Stabilisierung des Unterkiefers und den leichten Druck auf den Mundboden kann unterstützend geholfen werden. Umgekehrt verhält es sich bei/m/: Hier ist es wichtig, einen Kiefer- und Mundschluss zu erreichen. Bei vielen Patienten, die eine schwere Sprechapraxie oder bukkofaziale Apraxie zeigen, ist diese Bewegung gar nicht so einfach zu fazilitieren. Die Patienten neigen dazu, den Mund zu öffnen, weil es ums

Sprechen geht. Ein Summen auf/m/zu erreichen erfordert viel Fingerspitzengefühl. Der Mund muss leicht geschlossen sein, gleichzeitig ist die Phonation erforderlich. Die Therapeutin ist das Vorbild, macht den Laut immer wieder vor und hilft mittels der TAKTKIN-Stimulation, bei der mit den Rücken von Zeige- und Mittelfinger sanft die Lippen zusammengedrückt werden.

Frau K schafft das/a/in sehr kurzer Zeit. Beim/m/ tut sie sich schwer, es gelingt erst in der dritten Sitzung der Anbahnung.

Elizitierung automatisierter Sprache

Das Sprechen erster Laute und Äußerungen kann auch über **Floskeln, automatisierte Sprache** und **persönliche Daten** (z. B. Namen von Familienmitgliedern) elizitiert werden. Bei manchen Patienten „springt" das Wortprogramm eher an als einzelne Laute. Wie man aus der Sprechapraxietherapie weiß, sind in der Sprachverarbeitung v. a. Silben und Wortteile abgespeichert. Aus der Aphasieforschung weiß man, dass die rechte Hemisphäre in der Akutphase eines Schlaganfalls zunächst die sprachliche Arbeit übernimmt. Daher eignen sich rhythmische und automatisierte Sprachitems besser für die initiale Anbahnung der Spontansprache in den ersten Tagen nach Ereignis.

Floskeln wie „Hallo", „Servus", „Guten Morgen" und „Auf Wiedersehen" werden mit einer symbolischen Geste wie Hand heben, Hand geben kombiniert.

Bei Frau K werden zunächst ihr Name und Vorname sowie die Wochentage geübt. Das gelingt nur mäßig, die Äußerungen sind größtenteils entstellt. Aber sie versucht mitzusprechen, sie erfasst die Silbenstruktur und die Prosodie. Einzelne Vokale sind erkennbar.

Die Sprechversuche auf Laut- bzw. Silbenebene sowie auf Wortebene laufen parallel, um herauszufinden, auf welche Methode Frau K am besten reagiert.

Schlucken

Schwerpunkte der Dysphagiebehandlung sind die Verbesserung der oralen Vorbereitungs-und Transportphase, der Sensibilität und der Schutzreflexe. Die Störung der oralen Transportphase wird durch Übungen zur Kräftigung der Wangen- und Zungenmuskulatur behandelt; zur Stabilisierung der Schutzreflexe wird ein kräftiger Hustenstoß angebahnt.

Thermische Stimulation

Geeiste Götterspeise oder Eischips eignen sich sehr gut für erste Schluckversuche: Dabei wird eine **thermische Stimulation** mit einer Kauübung zur Stimulation der Zungenbewegung und des Schluckreflexes gekoppelt. Frau K braucht dabei viel Unterstützung: Mittels des **Kieferkontrollgriffs** (➤ Abb. 16.2) wird der Kiefer stabilisiert und die Lippen geschlossen. Die Götterspeise wird mithilfe eines Spatels oder eines Dysphagie-Löffels auf die Hinterzunge platziert, um ein Leaking anterior (Drooling) zu verhindern.

Mit einem Eisstäbchen (geeiste Wattestäbchen, Laborröhrchen mit Wasser eingefroren) wird an die hinteren Gaumenbögen getippt, um den Schluckreflex zu evozieren.

Anbahnung Hustenstoß

Um den Hustenstoß zu kräftigen, muss die Patientin mehrmals kräftig husten. Schafft sie das nicht, kann die Ausatmung im Sitzen durch beidseitigen Druck von vorne auf die unteren Rippenbögen unterstützt werden.

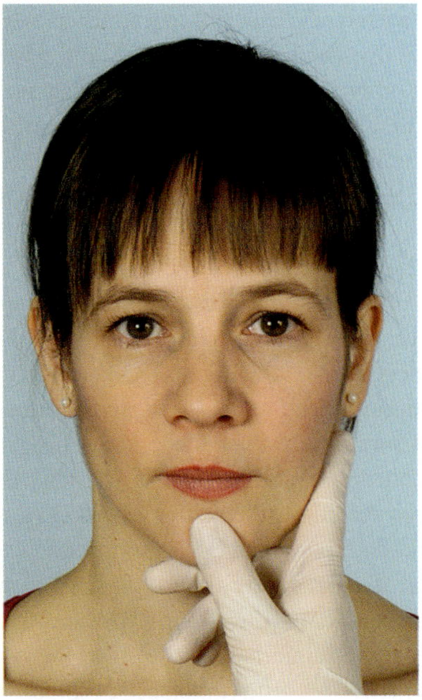

Abb. 16.2 Kieferkontrollgriff [K353]

Den **Hustenreflex** kann man auslösen, indem man das Eis mit Zitronensaft versetzt oder direkt Zitronensaft einfriert. Die Säure verstärkt den Reiz und löst einen stärkeren Reflex aus, natürlich nur im Fall einer Aspiration. Manche Therapeuten empfehlen auch das Inhalieren von Capsaicin oder ein paar Tropfen Tabasco zum Schlucken. Dies entzieht sich jedoch meiner persönlichen Erfahrung.

PNF

Zur Kräftigung der Wangen- und Zungenmuskulatur kann wiederum PNF eingesetzt werden.

Wangen:
- zunächst mit einem Eisstick die Innenseiten der Wangen ausstreichen, außerdem außen entlang des M. buccinator, dann mit zwei Spateln rechts und links in die Wangen gehen und die Patientin bitten, die Wangen so kräftig wie möglich einzusaugen;. mit den Spateln zunächst dagegenhalten (Widerstand setzen) und dann mitgehen

Zunge:
- mit dem Eisstick die Zunge von hinten nach vorne 3-mal kurz und kräftig bestreichen; Patientin bitten, die Zunge ganz weit herauszustrecken und gegen den Spatel mit der Zungenspitze zu drücken
- mit dem Eisstick die Seiten der Zunge bestreichen; dann die Patientin bitten, die Zunge ganz weit nach rechts bzw. links zu strecken; mit dem Spatel dagegenhalten und Widerstand setzen
- mit Kompresse die Zungenspitze festhalten; die Patientin soll die Zunge so kräftig es geht zurückziehen, während Therapeutin noch kurz festhält; dies kräftigt insbesondere die Zungenbasisretraktion

Schluckübungen

Für die Anbahnung des Schluckens und des Schluckreflexes ist es wichtig, dass möglichst viel geschluckt wird. Da bei Frau K bei größeren Mengen aufgrund des Poolings und der Residuen eine hohe Aspirationsgefahr besteht, kann nicht maßlos mit Schluckmaterial geschluckt werden. Es sind Übungen erforderlich, die den Speichelfluss anregen und dadurch einen Schluckreflex auslösen. So schluckt die Patientin, ohne dass sie sich massiv verschlucken kann. Gleichzeitig wird das Speichelmanagement trainiert:
- teelöffelweise geeiste Götterspeise schlucken, max. 5 TL-Spitzen
- auf einem Kauschlauch kauen und beißen – Speichel abschlucken
- auf Beißsäckchen (Mandarinen-/Apfelstückchen in eine Kompresse wickeln) kauen, Speichel und Saft abschlucken

Klinischer Hintergrund

Geeiste Götterspeise

In kleine Medikamentenbecher eingefrorene Götterspeise ergibt eine ideale geringe Menge zum Üben von Schluckreflexauslösung, oralem Transport und kompensatorischen Schluckmanövern. Insgesamt sind es ca. 5 gehäufte TL. Der Vorteil der Götterspeise im gefrorenen Zustand liegt in ihrer Konsistenz: Durch die Gelatine gefriert sie nicht ganz hart wie ein Eiswürfel, sondern lässt sich gut in kleinsten Mengen auskratzen und portionieren. Götterspeise besteht außerdem nur aus Wasser und Zucker, ist also weniger toxisch und hat eine geringere Dichte als z. B. Joghurt und verflüssigt sich nach einer Weile, sodass sie bei Aspiration leichter abgehustet werden kann.

Was wäre, wenn ...

... die Patientin nicht auf TAKTKIN reagiert?
Um erste Sprachlaute anzubahnen, kann man außer über taktile, kinästhetische und visuelle Reize auch über akustische Reize wie z. B. das Singen gehen. Auch automatisierte Sprache wie Gebete und Reihensprechen eignen sich zur Elizitierung.

Eine weitere Erklärung kann sein, dass die Patientin auf Einzellautebene keine Spracheinheiten aktivieren kann. Evtl. kann sie über semantische Hilfen und Assoziationen eher Äußerungen abrufen. Hier kann man auf semantische Felder zurückgreifen, bei denen man die Items phonematisch kontrolliert, z. B. Tiere: automatisierte Reihe wie „Hund, Katze, Maus", VCV-Strukturen wie „Uhu, Eule", einsilbige Wörter mit einfacher CVC(C)-Struktur wie „Maus, Kuh, Hund, Laus"

... eine zu hohe Aspirationsgefahr bestünde?
Erste Schluckversuche mit Götterspeise wären nicht möglich. Es können Eisstäbchen eingefororen werden, die die Patientin lutschen kann. Es gibt auch die Möglichkeit, einen

„Luftschaum" (AIR von BIOZOON) zu produzieren. So hat die Patientin einen Geschmack im Mund und einen Stimulus, um den Schluckreflex auszulösen, ist aber nicht gefährdet.

16.2.5 Therapieergebnisse

Frau K ist insgesamt 14 Tage im Akuthaus. In dieser Zeit zeigt sie fluktuierende Symptome in allen Störungsbildern. Durch die epileptischen Anfälle und die Parenchymblutung im Verlauf wird sie in ihren Fortschritten beim Sprechen und Schlucken wieder zurückgeworfen. An einigen Tagen ist sie nur wenig belastbar, sodass die Therapie abgebrochen werden muss, weil sie aus mangelnder Vigilanz zu schläfrig ist. Dennoch zeigen die ersten Behandlungsmaßnahmen ihre Wirkung:

- faziale Parese bildet sich links fast vollständig, rechts bis auf eine ausgeprägte Mundastschwäche zurück
- willkürliche Bewegungen von Gesicht und Zunge haben sich soweit gebessert, dass Frau K einfache Eigenübungen durchführen kann
- Sprechen ist jederzeit ansteuerbar, allerdings noch mit schweren phonetischen Entstellungen; von selbstständigen, verständlichen Äußerungen ist sie noch deutlich entfernt
- Aphasietestung ist nicht mehr durchgeführt worden, in Therapiesituation und Visite zeigt sich Frau K sehr verständig
- Schlucken von geeister Götterspeise ist ohne Hinweise auf Aspiration möglich, Frau K schafft bis zu 50 ml in einer Sitzung
- Hustenstoß ist etwas kräftiger geworden, eine suffiziente Kehlkopfclearance für eine Oralisierung ist noch nicht gegeben bzw. müsste in einer Verlaufs-FEES untersucht werden
- Zungenmotilität hat sich soweit gebessert, dass die Bewegung in alle Richtungen möglich ist, wenn auch v. a. nach rechts noch reduziert
- Sialorrhoe besteht nicht mehr, Frau K schluckt ihren Speichel rechtzeitig und vollständig ab

Insgesamt sind fast alle Funktionsziele erreicht worden. Eine Abklärung der Aphasie ist noch nicht erfolgt, sie stand allerdings auch nicht an erster Stelle, denn die Kommunikationsfähigkeit für die Behandlungsmaßnahmen zum Sprechen und Schlucken war gewährleistet und ausreichend. Ebenso steht eine beginnende Oralisierung noch aus. Aufgrund der oben beschriebenen Schwankungen der Belastbarkeit und Vigilanz war auch dies nicht oberste Priorität. Frau K war mit einer PEG-Sonde versorgt, Schluckversuche in der Therapie wurden regelmäßig durchgeführt.

16.3 Zusammenfassung und Befund

Frau K zeigt den seltenen Fall einer HSV-Meningoenzephalitis, die zu einem Foix-Chavany-Marie-Syndrom führt. Typisch für diese Meningoenzephalitis ist der progrediente Verlauf, der zu einer Verschlechterung des Zustands führt. Typisch sind auch der Befall der frontotemporalen Hirnregionen, die epileptische Anfälle sowie Blutungen auslösen, die im Verlauf aufgetreten sind. Typisch für das FMCS sind die bilateralen Schädigungen der Hirnnerven VII und XII, die schwere Sprechstörung und die schwere Dysphagie trotz mäßig erhaltenem Schluckreflex. Untypisch für das FMCS ist die nicht auszuschließende anteilige Aphasie, die zum Zeitpunkt der Behandlung nicht sicher diagnostiziert werden kann. Dafür kann die Herpes-Meningoenzephalitis verantwortlich sein. In diesem Fall wird also eine Kombination von zwei Erkrankungen vorgestellt.

Empfehlung weiteres Vorgehen

Frau K ist sowohl in ihrer Mobilität als auch in ihrer Kommunikation sehr schwer betroffen. Gleichzeitig ist sie sehr verständig und hoch motiviert. Aufgrund der Diagnose eines FCMS kann von einer persistierenden Schwere der Dysphagie ausgegangen werden, die über mehrere Wochen andauern wird. So wird bereits nach einer Woche empfohlen, eine PEG-Sonde (perkutane endoskopische Gastrostomie) zu legen. Dadurch kann die nasogastrale Sonde entfernt werden, die Ernährung und Flüssigkeitszufuhr ist gewährleistet und die Schluckversuche können ungehindert weitergeführt werden.

Das gesamte Therapeutenteam und die Ärzte sind sich einig, dass die Patientin schnellstmöglich eine Weiterbehandlung in allen Bereichen braucht. Die Überleitung in eine neurologische Frührehabilitation wird daher frühzeitig über den Sozialdienst beantragt.

INTERDISZIPLINÄR

In der **Teambesprechung** findet ein wichtiger Austausch zwischen Ärzten, Pflege und Therapeuten statt. Dabei geht es um den derzeitigen Ist-Zustand der Patientin sowie die Planung des weiteren Vorgehens:

- Ist eine Rehabilitationsmaßnahme notwendig? Oder ist eine ambulante Therapie ausreichend?
- Ist die Patientin rehafähig? Ist sie ausreichend belastbar? Ist sie motiviert?
- Wie ist die häusliche Umgebung und Situation? Muss ein Pflegedienst eingeschaltet werden? Müssen Hilfsmittel beschafft werden?
- Wie sind die Fortschritte in der Physiotherapie/Ergotherapie/Sprachtherapie?
- Wird ein (neuro-)psychologisches Konsil benötigt?

Das FMCS kann nicht geheilt werden, die Patienten bleiben ihr Leben lang in ihrer Lebensqualität beeinträchtigt. Aber durch intensive therapeutische Maßnahmen können Verbesserungen insbesondere beim Schlucken und Sprechen erreicht werden, sodass manche Patienten von der künstlichen Ernährung entwöhnt werden und sich wieder mitteilen können.

Sprachtherapeutischer Befund für den Arztbrief

Da es sich um einen Fall im Akuthaus handelt, ist es wichtig, die jetzige Symptomatik zu beschreiben, welche bisherigen Therapiemaßnahmen durchgeführt wurden und welche Empfehlung bzgl. der Therapie ausgesprochen wird. Die Kollegen in der weiterführenden Rehabilitation sind sehr dankbar für sprachtherapeutische Details, die meist in einem Arztbrief fehlen.

Bei der Patientin bestand initial eine Anarthrie, die im Verlauf in eine schwere Dysarthrie übergegangen ist. Gleichzeitig besteht der Verdacht auf eine schwere Sprechapraxie sowie Aphasie. Das auditive Sprachverständnis ist für einfache Aufforderungen und ein einfaches Gespräch ausreichend. Eine Aphasietestung steht noch aus. Es bestehen zudem eine bukkofaziale Apraxie sowie eine beidseitig faziale Parese, wobei rechts > links. Außerdem eine beidseitige Hypoglossusparese. Der Schluckreflex und der Würgereflex sind erhalten. Dennoch besteht laut FEES-Befund Aspirationsgefahr insbesondere bei Flüssigkeiten und größeren Mengen Pudding (s. FEES Befund). Zusätzlich besteht eine Störung der oralen Phase bei intraoralen Residuen und verzögertem Bolustransport. Die Patientin ist bisher noch nicht oralisiert und mit einer PEG-Sonde versorgt. Das Schlucken von ca. 50 ml Pudding/Götterspeise ist unter logopädischer Anleitung möglich. Die Patientin ist nur wenig belastbar und schafft max. 30 Minuten Therapie. Es wurden Mimikübungen mit dem Schallwellengerät, Schluckübungen mit Eis und Sprechübungen mit TAKTKIN durchgeführt. Es zeigten sich bereits Verbesserungen im Bereich der Zungenmotilität und der Mimik. Das Sprechen ist initiierbar, jedoch noch stark phonetisch entstellt. Eine intensive Fortführung der Therapie ist dringend indiziert.

LITERATUR

Air. https://biozoon.de/shop/smoothfood-Produkte/Angebot-Air-Set-mit-Pumpe-50-X-2-g-Air-instant-Sticks-100g-30-Lochpipetten::125.html.(zuletzt abgerufen am 21.02.2019).

Birner-Janusch B. TAKTKIN. Unveröffentlichtes Skript zum Seminar, 2005.

DIMDI (Hrsg.). ICF (Internationale Klassifikation der Funktionsfähigkeit, Behinderung und Gesundheit), Stand Oktober 2005. Genf: Deutsches Institut für Medizinische Dokumentation und Information, 2005.

Novafon. www.novafon.com (zuletzt abgerufen am 21.02.2019).

16

KAPITEL

17 Dysphagie bei myasthener Krise

Barbara Seewald

Folgende Fragen werden in diesem Fallbeispiel beantwortet

- Was ist eine myasthene Krise?
- Welche besonderen therapeutischen Maßnahmen sind bei einer myasthenen Krise häufig erforderlich?
- Woran erkennt man aus logopädischer Sicht eine Myasthenie?
- Wie kann man trotz Ermüdbarkeit logopädische Therapie durchführen?
- Welche schlucktherapeutischen Maßnahmen kann ich ergreifen, ohne den Patienten zu belasten?

Definition

Myasthene Krise

Patienten mit einer generalisierten Myasthenie und einer deutlichen Beteiligung der Schlund- und Atemmuskulatur sind stärker gefährdet, eine myasthene Krise zu erleiden.

Eine myasthene Krise ist eine lebensbedrohliche Verschlechterung der vorbestehenden Symptome. Dies betrifft v. a. die Atem- und Schluckfunktion. Sie gipfelt häufig in:

- respiratorischer Insuffizienz und hochgradiger Dysphagie mit Speichel-Aspiration und insuffizientem Hustenstoß
- Intubationspflicht
- Anlage einer Trachealkanüle (TK)

Myasthene Krisen werden häufig ausgelöst durch:

- Schlafmangel, psychische Belastungen
- Alkohol
- Fieber und grippale Infekte
- Medikamentenfehleinnahme

Intensivpflichtige Maßnahmen einschließlich Plasmatausch haben die Mortalität bei myasthenen Krisen erheblich gesenkt.

(www.dgn.org/leitlinien/3005-ll-68-ll-diagnostik-und-therapie-der-myasthenia-gravis-und-des-lambert-eaton-syndroms)

17.1 Falldarstellung

Phase A: Akuthaus

ANAMNESE

Frau G, 50 Jahre alt, mit bekannter Myasthenie, stellt sich bei einer akuten Verschlechterung der Symptomatik mit dem Bild einer drohenden myasthenen Krise in der Poliklinik des Myasthenie-Zentrums vor.

Sie berichtet von verstärkten Problemen der Atmung, des Schluckens und des Sprechens seit 5 Tagen. Ihre Muskulatur ermüde rasch bei motorischen Aktivitäten und längerem Essen. Die Kurzatmigkeit habe sich gesteigert, sie könne nur wenige Treppenstufen steigen, bis sie kurzatmig werde.

Ebenso berichtet sie von erheblichen Problemen beim Sprechen, sobald sie länger spreche und wenn sie psychisch unter Druck stehe. Das Sprechen sei nach wenigen Minuten anstrengend, Telefonieren extrem anstrengend. Kauen und Schlucken bereite verstärkt Probleme. Sie könne aktuell nur sehr weiche und breiige Kost essen. Das Abschlucken falle schwer, immer wieder komme gekautes Essen „wieder hoch".

Das oft hängende Augenlid erschwere bereits seit Längerem den Blickkontakt, aktuell könne sie das rechte Augenlid morgens nur schlecht öffnen. Sie habe früher viel gelacht, das sei jetzt nur an sehr guten Tagen einigermaßen möglich, aktuell nur mit großer Anstrengung. Andere Personen hielten sie bereits länger für unhöflich, die Kommunikation sei erheblich erschwert. Es falle ihr schwer, Kontakte aufrechtzuerhalten.

Auch gute Bekannte könnten ihre Situation nicht wirklich verstehen, was sie psychisch sehr belaste.

Neurologische Anamnese

Die notfallmäßige Vorstellung von Frau G erfolgte bei akuter Verschlechterung der bekannten Myasthenie. Seit eines grippalen Infekts vor ca. 3 Wochen sei es zu einer kontinuierlichen Verschlechterung gekommen. Aktuell bekomme sie bereits in Ruhe nur noch schlecht Luft und das Schlucken sei so stark gestört, dass sie sich bereits am eigenen Speichel verschlucke. Konzentriertes Aktivschlucken sei meist noch möglich. Weiterhin sei sie stark müde und habe bereits eine ausgeprägte Schwäche der Arm- und Beinmuskulatur. Die Ptose sei so ausgeprägt, dass das Auge bereits morgens verschlossen sei. Doppelbilder bestünden ununterbrochen. Aktuell habe sie noch Husten, wobei der Husten abgeschwächt sei, ansonsten keine Infektzeichen.

Neurologischer Untersuchungsbefund

Patientin wach, bewusstseinsklar, zu allen Qualitäten orientiert, emotional schwingungsfähig und kooperativ. Hirnnervenstatus: Pupillen isokor, prompte direkte und indirekte Lichtreaktion beidseits, rechts spontan deutliche, links diskrete Ptose, durchgehend Doppelbilder, kein Nystagmus, Nervenaustritte frei, Trigeminusfunktion motorisch und sensibel intakt (jedoch rasche Ermüdung beim Kauen), fazialisinnervierte Muskulatur regelrecht, Gaumensegel mittig, Zungenmotilität intakt. Schluckakt gestört (häufigeres Verschlucken auch am eigenen Speichel). Reflexstatus: Muskeleigenreflexe an allen Extremitäten seitengleich, lebhaft auslösbar, keine Pyramidenbahnzeichen (Babinski beidseits negativ). Motorik: keine Tonusanomalien, keine latenten oder manifesten Paresen, Arm-Halteversuch Absinken beidseits nach etwa 15 Sek., ausgeprägte Schwäche der Nackenmuskulatur, Nacken kann < 10 Sek. gehalten werden. Gang möglich, aber unsicher. Extrapyramidalmotorik: kein Tremor, kein Rigor, regelrechte Mimik. Koordination: Eudiadochokinese beidseits, Finger-Nase-Versuch und Knie-Hacke-Versuch unauffällig, Romberg-Stehversuch unauffällig. Leichte Dysarthrie. Dysphagie. Sensibilität: keine Hinweise auf Oberflächen- oder Tiefensensibilitätsstörungen. Hustenstoß deutlich abgeschwächt. **Besinger Score 13,** Vitalkapazität nicht erhoben, SiO_2 97 % und RL.

Definition

Besinger Score: klinischer Score zur Beurteilung des Schweregrads einer Myasthenie. Er besteht aus acht Kriterien: Armhalteversuch, Beinhalteversuch, Kopfhalteversuch, Vitalkapazität, Kauen und Schlucken, mimische Muskulatur, Doppelbilder, Ptose. Die Kriterien werden nach leicht, mittel und schwer mit einem Punktesystem von 0 (normal) bis 3 (schwer) bewertet, das Ergebnis durch die Anzahl der getesteten Kriterien geteilt.

Neurologische Diagnose

Seronegative Myasthenia Gravis ED 2013, aktuell drohende myasthene Krise mit Dyspnoe und Dysphagie.

17.2 Sprachtherapeutische Maßnahmen

Frau G bemerkt eine Verschlechterung der Myasthenie und wird auf eigene Initiative im Myastheniezentrum vorstellig. Dort ist sie bereits seit der Erstdiagnose vor 12 Monaten bekannt.

Der Schwerpunkt der Behandlung der myasthenen Krise liegt in der neurologischen Befundung, der medikamentösen Therapie sowie weiteren Maßnahmen wie Plasmaaustausch (www.dgn.org/leitlinien/3005-ll-68-ll-diagnostik-und-therapie-der-myasthenia-gravis-und-des-lambert-eaton-syndroms). Begleitend werden eine logopädische Befundung der Atem-, Schluck- und Sprechfunktion sowie eine logopädische Therapie mit Schwerpunkt auf adaptiven und kompensatorischen Maßnahmen durchgeführt. Bekannt ist, dass eine Kostformadaption auf weiche oder passierte Kost die muskuläre Belastung und Ermüdung der Schluckmuskulatur mildern kann. Auch ein möglichst günstiger zeitlicher Abstand von Medikamenteneinnahme und Mahlzeiten hilft, die Schluckfunktion zu optimieren. Regelmäßiges Nachtrinken kann bei geschwächter Pharynxkontraktion die beeinträchtigte Reinigungsfunktion kompensieren (Warnecke & Dziewas 2018; Bartolome & Schröter-Morasch 2018).

EXKURS

Was ist typisch für Myasthenie?

- Die Muskelschwäche nimmt über den Tagesverlauf und bei Belastung deutlich zu. Nach Ruhepausen bessert sich die Symptomatik meist deutlich.
- Positive Reaktion auf Eisstimulation: Die Schluckfunktion bessert sich häufig erheblich durch Eisstimulation vor oder während der Mahlzeiten.

- Die Symptome verstärken sich bei Schlafmangel, psychischen Belastungen, Alkohol, Fieber und grippalen Infekten. Dies kann wiederum eine myasthene Krise mit einer erheblichen Verschlechterung der Symptomatik auslösen.
- Die Ausprägung der Symptomatik kann erhebliche individuelle Unterschiede zeigen. Jeder Betroffene zeigt eine meist sehr individuelle Ausprägung der Muskelschwäche und damit sehr individuelle funktionelle Beeinträchtigungen. Dies ist auch ein Grund für die oft erst späte Diagnosestellung.

17.2.1 Aufnahmebefund

Ersteindruck

Die Patientin ist bereits aus zwei ambulanten Vorstellungen in der Klinik bekannt. Die vorbestehende Dysarthrie und Dysphagie war bisher milde ausgeprägt, auch die Ptose war nur unter Belastung zu sehen. Bereits in den ersten Momenten des Kontakts fällt auf, dass das Sprechtempo nun verlangsamt ist und Frau G sich beim Sprechen sehr konzentriert. Auch der eingeschränkte Lidschluss ist dieses Mal deutlich zu sehen.

In der Anamnese wird die Entwicklung der Symptomatik in den letzten Wochen und Tagen erfragt. Frau G berichtet von erheblich verschlechterter Atmung seit 2 Wochen. Sie sei bereits nach kurzer Belastung kurzatmig und könne fast nicht aus dem Haus gehen. Nachts wache sie wegen Atemproblemen auf, müsse sich aufsetzen, um ausreichend atmen zu können. Das Schlucken sei auch verschlechtert, sie würde sich beim schnellen Trinken öfter verschlucken, die Mahlzeiten würden noch länger als sonst dauern. Dadurch trinke und esse sie zu wenig, sie habe schon ohne Absicht etwas an Gewicht verloren. Zudem mache ihr die psychische Belastung zu schaffen. Die eingeschränkte Mimik erschwere es, Blickkontakt zu halten und zu lächeln. Viele würden sie für unfreundlich und abweisend halten. Die oft erhebliche Müdigkeit und Erschöpfung seien für viele nicht sichtbar und nachvollziehbar, sie finde daher wenig Verständnis bei Freunden und Bekannten. Mit der ambulanten Logopädie sei sie nicht so zufrieden, sie hätte gerne einen Therapeuten mit Spezialwissen auch für die Myasthenie.

Myasthenie-Fragebogen

Fragebögen sind meist ein hilfreicher Einstieg in die Diagnostik und Therapie. Der Patient kann sich in Ruhe mit den Fragen beschäftigen, im Gespräch können die Überlegungen gemeinsam besprochen werden. Häufig erkennen die Patienten erst hier Einschränkungen, die sie vielleicht bisher nicht oder nur als lästig und vermeidbar wahrgenommen und vielleicht toleriert haben. Zum Beispiel „Haben Sie an Gewicht verloren", „Meiden Sie bestimmte Nahrungsmittel?" oder „Hat sich Ihre Stimme verändert?". Der Patient erkennt auch, welche Bereiche erhalten sind und gut funktionieren.

Der logopädische Fragebogen der Myasthenie-Gesellschaft (2018) enthält 30 Fragen für Myasthenie-Patienten zur Einschätzung ihrer Schluckfunktion. Weitere Beispiele aus dem Fragebogen:

- „Ist die Nahrungsaufnahme für Sie mit Anstrengung verbunden?"
- „Legen Sie während des Essens Pausen ein?"
- „Wieviel Zeit benötigen Sie für eine Mahlzeit?"
- „Müssen Sie sich während des Essens häufiger räuspern?"
- „Tritt Speichel aus dem Mund?"
- „Kommt Flüssigkeit aus der Nase nach dem Trinken?"
- „Haben Sie Schwierigkeiten, kräftig abzuhusten?"
- „Hat sich Ihre Aussprache/Stimme verändert?"

Schlussfolgerungen

Bekannte Patientin mit Myasthenia Gravis und aktueller Verschlechterung der Symptomatik. Sie berichtet von erheblichen Atemproblemen wie Kurzatmigkeit auch bei geringeren motorischen Aktivitäten, ebenso während des Schlafens. Sprechen und Schlucken hätten sich ebenfalls verschlechtert. Aktuell habe sie ambulante logopädische Therapie mit Atemtherapie vor Ort.

- schwere Dyspnoe mit eingeschränkter Ruhe-, Sprech- und Belastungsatmung; überwiegend claviculäre Atmung, costo-abdominale Atmung nur selten möglich
- leichtgradige Dysarthrie mit leicht verschliffener Artikulation bei relativ guter allgemeiner Verständlichkeit
- mittelgradige Dysphagie mit geminderter Kraft der Kau- und Schluckmuskulatur sowie Einschränkung der oralen und pharyngealen

Schluckphase aufgrund der Dyspnoe: Störung der Atem-Schluck-Koordination

Empfehlungen
- Kostadaption: weiche Kost
- Kältestimulation (Eiswasser) begleitend zu den Mahlzeiten
- Einsatz kompensatorischer Schlucktechniken, v. a. kraftvolles Schlucken, sehr aufrechte Haltung bei Einnahme der Mahlzeiten
- weiterführende Dysphagie-Diagnostik, FEES
- logopädische Therapie, insbesondere Atemtherapie
- ggf. psychologische Begleitung

INTERDISZIPLINÄR

Mit den Pflege- und Küchenkräften und der Patientin wird folgendes Procedere abgesprochen: Da die Schluckfunktion noch relativ gut erhalten ist, bleibt Frau G oralisiert bei einer mäßigen Kostadaption auf sehr weiche Kost, z. B. weicher Fisch und Fleisch, weich gekochtes Gemüse, Weißbrot ohne Rinde mit Streichaufstrich, Joghurt u. Ä. Zu den Mahlzeiten erhält sie kaltes Wasser mit Eiswürfeln, das sie in kleinen Schlucken begleitend trinkt. Sie achtet strikt auf die Einhaltung der Schluckregeln, insbesondere auf eine sehr aufrechte Sitzhaltung. Als kompensatorische Schlucktechnik wendet sie das bereits erlernte kraftvolle Schlucken mit anschließendem leichten Räuspern an. Dies verbessert das Clearing des Rachens und vermindert das Risiko einer Aspiration.

17.2.2 Diagnostik

Klinische Schluckuntersuchung (KSU)

In der Spontansprache fallen eine relativ gut erhaltene Artikulation und Verständlichkeit auf. Bei zunehmender Wort- und Satzlänge verschleift Frau G Konsonanten, v. a. bei Sibilanten und Konsonantenclustern. Im Verlauf des Lesens des standardisierten Untersuchungstextes „Der Nordwind und die Sonne" (mod. nach Aesop, Bergauer 2011) nehmen artikulatorische Geläufigkeit und Artikulationsschärfe ab. Die Stimme wird zunehmend angestrengt. Es fällt auch eine beeinträchtigte Sprechatmung auf: Frau G spricht teilweise auf Restluft, zieht dann hörbar Atmung ein. Sie bittet schließlich, das Lesen abzubrechen.

In der klinischen Schluckuntersuchung zeigen sich gut ausgeprägte sensible Schutzreflexe und etwas geminderte, noch ausreichende Hustenkraft. Die orofaziale Motorik ist etwas verlangsamt, eine schnelle Diadochokinese mit schnellen rechts-links-Wechselbewegungen der Zunge ist nicht möglich. Im Schluckversuch mit Wasser ist ein konzentriertes, dezent verlangsamtes Schlucken ohne Aspirations- oder Penetrationszeichen zu beobachten. Bei Götterspeise zügiges Abschlucken ohne sichtliche Probleme. Bei Butterbrot ist die orale Phase deutlich verlängert, die Kaubewegungen verlangsamt, die Anstrengung beim Kauen sichtbar. Auch hier keine Aspirations- oder Penetrationszeichen.

Fees-Belastungstest

Da die Schluckfunktion rein klinisch nicht ausreichend gut beurteilt werden kann, wird gemeinsam mit dem Arzt eine FEES durchgeführt. Bei Verdacht auf eine myasthene Krise geht es zum einen um die Beschreibung der Dysphagie und die Klärung der oralen Ernährung (normal/Kostadaption/NPO). Aufschlussreich ist neben der Testung der verschiedenen Kostformen weich/flüssig/fest v. a., wie sich die Schluckfunktion bei Belastung, also beim längeren Kauen und Schlucken einer größeren Nahrungsmenge verhält.

Fees-Befund

Der FEES-Befund (➤ Abb. 17.1) ergibt das typische Bild einer leicht-mittelgradigen belastungsabhängigen myasthenen Dysphagie mit Störung der oralen und pharyngealen Phase, verlängerter Bolustransitzeit, späte, jedoch noch zeitgerechte Schluckreflex-

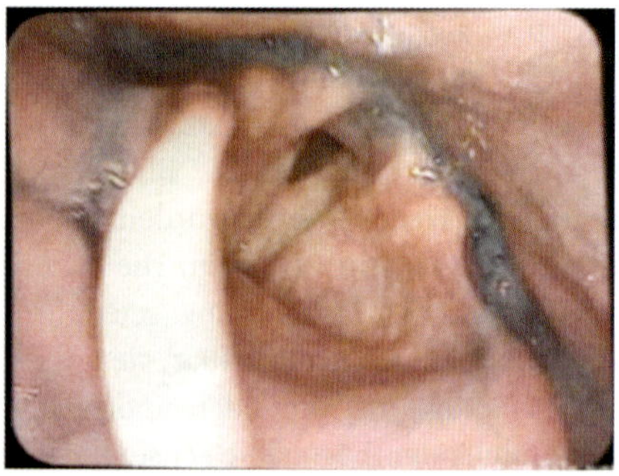

Abb. 17.1 FEES-Befund zu Beginn der myasthenen Krise [M1013]

triggerung, mäßige Residuen in Recessus piriformes und an der hinteren Kommissur, keine Aspirationszeichen bei Schlucktestung mit verschiedenen Konsistenzen.

Im modifizierten *Fatigue-Swallowing* Test nach Dziewas (2006) nimmt die Patientin während der Untersuchung sieben Stücke Butterbrot zu sich. Im Verlauf der Testung zeigt sich eine zunehmende Symptomatik. Die Kaukraft verschlechtert sich, die Bolustransitzeit nimmt zu. Ebenso sind zunehmende Residuen in den Recessus piriformes und an der hinteren Kommissur zu sehen.

EXKURS

FEES Tensilon Test (Warnecke & Dziewas 2018)

Der Test (➤ Abb. 17.2) wird nach einem standardisierten Ablauf durchgeführt. Analog zum klassischen Tensilon Test wird während der FEES-Untersuchung Tensilon injiziert und beobachtet, ob sich die Schluckfunktion danach ändert.

Schlussfolgerungen

Aufgrund der Anamnese und der Diagnostik steht fest, dass Frau G derzeit v. a. Probleme mit der Atmung, der Mimik, dem Kauen und der psychischen Belastung hat.

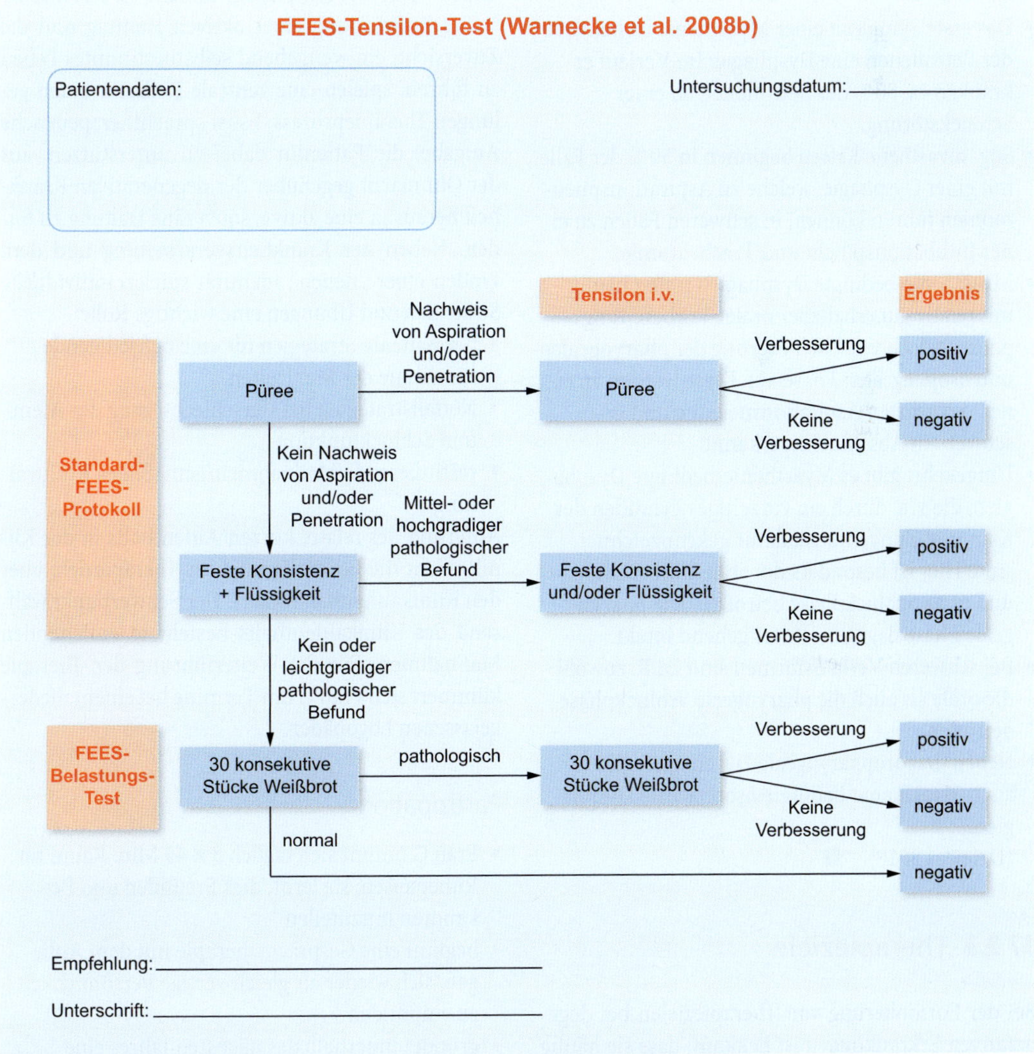

Abb. 17.2 Schema des FEES Tensilon Tests (Warnecke & Dzwiewas 2018) [E118-001/L231]

17

Schwerpunkte der logopädischen Intervention in der Klinik:

- Übungen zur costo-abdominalen Atmung
- Entspannungstechniken und Stressmanagement
- Erarbeitung eines Tagesplans mit ausreichend Ruhepausen
- moderate Übungen zur Mimik und Kaumuskulatur
- Gespräche und Einleitung einer ambulanten Gesprächstherapie

Klinischer Hintergrund

Oropharyngeale Dysphagie bei Myasthenie

- Das erste Symptom einer Myasthenie ist bei 15 % der Betroffenen eine Dysphagie. Im Verlauf erkranken ca. 50 % der Betroffenen an einer Schluckstörung.
- Sog. myasthene Krisen beginnen in 50 % der Fälle mit einer Dysphagie, welche zu Aspirationspneumonien führen können, in schweren Fällen zu einer Intubationspflicht und Tracheotomie.
- Myasthenie-bedingte Dysphagien treten häufig mit relativ gut erhaltener oraler Vorbereitungsphase, jedoch v. a. einer Störung der pharyngealen und ösophagealen Phase auf. Diese werden an einer vermehrten Aspirationsneigung und erschwertem Abschlucken erkannt.
- Umgekehrt gibt es Myasthenie-bedingte Dysphagien, die v. a. durch ein vorzeitiges Ermüden der Kau- und Zungenmuskulatur gekennzeichnet sind. Hier ist besonders die orale Vorbereitungs- und orale Schluckphase betroffen. Die pharyngeale Phase dagegen ist weitgehend intakt.
- Bei schweren Verlaufsformen sind i.d.R. sowohl die orale als auch die pharyngeale Schluckphase betroffen.
- Neben den oropharyngeale Dysphagien gibt es auch Myasthenie-bedingte ösophageale Dysphagien.

(Dziewas 2018)

17.2.3 Therapieziele

Bei der Formulierung von Therapiezielen bei degenerativen Erkrankungen ist bekannt, dass sie häufig nur teilweise in einer Verbesserung der Funktionen oder einer Steigerung der Kostform bestehen. Da zumindest mit einer Fluktuation der Symptomatik und langfristig auch mit einer Verschlechterung zu rechnen ist, spielen Krankheitsverarbeitung, Anpassung und Kompensation eine wesentliche Rolle, um ein möglichst hohes Maß an Lebensqualität zu erreichen.

Besonders wichtig ist in diesem Fall, Frau G aktiv mit einzubeziehen. Kostform, Schluckstrategien, Tagesplan werden gemeinsam mit der Patientin erarbeitet. Die Sprachtherapeutin ist die professionelle Begleiterin, die Frau G ihr Wissen zu Verfügung stellt. Die Patientin wählt selbst aus, welche Strategie sie gut findet, wann und in welchem Umfang sie sie einsetzt.

Die Entwicklung einer aktiven Haltung und die Zuversicht, ein weitgehend selbstbestimmtes Leben zu führen, spielen eine zentrale Rolle für einen gelungen Therapieprozess. Es ist sprachtherapeutische Aufgabe, die Patientin dabei zu unterstützen, aus der Ohnmacht gegenüber der degenerativen Krankheit heraus in eine aktive, souveräne Haltung zu finden. Neben der Krankheitsverarbeitung und dem Finden einer „neuen" Identität spielen individuelle Strategien und Übungen eine wichtige Rolle:

- permanente Strategien für eine befriedigende Einnahme der Mahlzeiten
- Notfallstrategien bei Verschlechterung der Atem- und Schluckfunktion
- restituierende Maßnahmen/gemäßigtes Krafttraining

Aufgrund des relativ kurzen Aufenthalts in der Klinik reicht die Formulierung der Therapieziele über den Klinikaufenthalt hinaus. Der Schwerpunkt während des Klinikaufenthalts besteht in einleitenden Maßnahmen. Für die Weiterführung der Therapie kümmert sich Frau G um Termine bei einem niedergelassenen Logopäden.

Partizipation

- Frau G nimmt sich täglich 3 × 45 Min. Raum für Ruhepausen; sie lernt, dies Freunden und Bekannten mitzuteilen
- beginnt eine Gesprächstherapie mit dem Anliegen, sich wieder als gleichwertige Persönlichkeit zu empfinden
- gründet innerhalb des nächsten Jahres eine Selbsthilfegruppe

- hat gelernt, auch mit zeitweise eingeschränkter Mimik auf andere Personen zuzugehen und Kontakte zu pflegen

Aktivitäten

- Frau G isst in 2 Monaten mit Genuss und ausreichend
- reagiert in 2 Monaten auf der Straße auf Kontakte
- geht in 4 Wochen wieder selbst ans Telefon
- trifft sich in 6 Monaten mit der Leiterin einer Selbsthilfegruppe und sammelt Informationen, um selbst eine SH-Gruppe zu gründen
- meldet sich in 3 Monaten beim Elternabend wieder zu Wort

Körperfunktionen

- maßvolle restituierende Übungen zur orofazialen Motorik wie Lippenspitzen und Breitziehen, weite Kieferöffnung, Brauen hochziehen, Augen kräftig schließen etc.
- Übungen zur costo-abdominalen Atmung
- Erarbeitung einer kompensatorischen Schlucktechnik
- Anpassung der Kostform

17.2.4 Therapieinhalte

Die Schwerpunkte der logopädischen Übungstherapie liegen auf akuten kompensatorischen und adaptiven Maßnahmen der Dysphagietherapie. Sie dienen v. a. der Verbesserung von Atmung, Hustenstoß und Schluckfunktion.

Die Anpassung der Kostform auf weiche Kost bewirkt eine Erleichterung des Kauens. Zur Verbesserung der Schluckfunktion wird Eisstimulation eingesetzt: Lutschen von Eiswürfeln und Trinken von Eiswasser begleitend zu den Mahlzeiten.

Der Einsatz von Mestinon-Spray kurz vor den Mahlzeiten zeigt eine kurzfristige Verbesserung der oralen Fähigkeiten, die Zungenretraktion bessert sich etwas, die Zungenschubkraft erscheint kräftiger.

Regulierung der Atem-Schluck-Koordination
Als Erstes Erarbeitung eines ausreichenden Zugangs zur Bauchatmung, Übungen zur Wahrnehmung und Vertiefung der Bauchatmung anleiten. Ergänzend auch Übungen zur Kräftigung des Hustenstoßes. (Bartolome & Schröter-Morasch 2018)

Übung 1
Hände auf den Bauch legen, Augen schließen, Atemräume und Atembewegungen wahrnehmen. Diese Übung eignet sich auch für zwischendurch, um die Wahrnehmung der Bauchatmung aufzufrischen.

Übung 2
Im Liegen, Sitzen oder Stehen 5-mal tief aus- und einatmen. Anschließend impulshaft mit / f / ausatmen („Kerze anpusten").

Übung 3
Während der Mahlzeiten auf den Atemrhythmus achten. Langsam essen, das Besteck immer wieder ablegen.

Klinischer Hintergrund

Durchführung logopädischer Therapie trotz Ermüdbarkeit?

- Übung und Pausen gut balancieren
  Genau erforschen: Welche Übung klappt gut? Wie lange? Wie oft? Was möchte der Patient?
- Übungen in den Alltag einbauen und in kleinen Dosen häufig üben, z. B. vor jeder Mahlzeit 4-mal vertieft und bewusst atmen, beim Autofahren mit der Zunge kreisen oder Grimassieren
- Übungen nur in guten Phasen durchführen, z. B. morgens
- NICHT in schlechten Phasen üben!

Kompensatorische Maßnahmen

Als einfache kompensatorische Strategien für zügiges Abschlucken ohne Aspiration erweisen sich bei Frau G als erfolgreich:

- Beachtung einer günstigen Körperhaltung, besonders die optimale Aufrichtung des Oberkörpers
- sich ausreichend Zeit zum Essen nehmen
- bewusst zu kauen und zu schlucken
- kräftiges Schlucken
- die supraglottische Schlucktechnik zur Vermeidung einer Aspiration ist für Frau G v. a. an Tagen mit verschlechterter Schluckfunktion hilfreich (Hotzenköcherle 2018)

Eisstimulation

Wie bei vielen neurologischen Störungen der Schluckfunktion spielt auch bei Myasthenie die Thermostimulation eine bedeutende Rolle. Im Gegensatz zu anderen neurologischen Störungsbildern ist es jedoch bei Myasthenie ausschließlich die Stimulation mit Kälte, die die Schluckfunktion bessert. Eiswasser vor oder während des Essens fazilitiert die Schluckfunktion. Es erleichtert Kauen und Schlucken. Die Mahlzeiten können zügiger und mit mehr Genuss eingenommen werden.

Adaptive Maßnahmen

Kostformadaption:

- während des Klinikaufenthalts wird die Kostform der Speisen gemeinsam mit Frau G festgelegt; sie kennt bereits ihre Vorlieben und Möglichkeiten bzgl. verschiedener Kostformen und Konsistenzen; Erläuterung des Schluckaktes und Information darüber, warum Flüssigkeiten leichter verschluckt werden, helfen ihr, ihre eigene Schluckfunktion besser zu verstehen; dadurch gelingt es ihr auch, die Speisenauswahl gezielt zu erweitern und in Phasen mit verstärkter Symptomatik entsprechend anzupassen
- für die Zeit nach dem Klinikaufenthalt spielt die Einbindung von Familie und Freunden eine Rolle; auch diese bekommen Informationen zum Schlucken und zu verschiedenen Kostformen; das erleichtert es ihnen, passende Speisen zu kochen und z. B. zu gemeinsamen Abendessen mitzubringen

Restituierende Maßnahmen

Übungen zur orofazialen Motorik

Während einer myasthenen Krise spielen restituierende Maßnahmen der Dysphagietherapie eine eher nebengeordnete Rolle. Da Frau G sich durch die reduzierte Mimik eingeschränkt fühlt und die ihr bereits bekannten Übungen zur orofazialen Motorik gerne auffrischen möchte, werden auch diese in die Therapiestunden mit einbezogen. Dazu werden aktive motorische Übungen mit entspannenden und lockernden Maßnahmen kombiniert:

- Lippen spitzen und breitziehen, weite Kieferöffnung, Brauen hochziehen, Augen kräftig schließen etc., Wangen, Oberlippe, Unterlippe abklopfen
- „zitronensaures Gesicht“
- erstauntes Gesicht, Augenbrauen nach oben ziehen
- mit der Zunge hinter den Lippen kreisen
- Zunge herausstrecken, nach rechts und links bewegen
- kräftig gähnen, Kiefer öffnen und mit den Handballen abstreichen
- Gesichtstapping, Abstreichen und Massieren der Gesichtsmuskulatur
- Frau G erinnern, auf eine ausreichend gute Koordination mit einer gleichmäßigen Ruheatmung zu achten, ebenso auf eine aufgerichtete, entspannte Haltung

Klinischer Hintergrund

Schluckregeln bei Myasthenie

Schluckregeln erleichtern die Nahrungsaufnahme unter bestmöglichem Schutz der Luftwege. Ebenso erleichtern sie das tendenziell mühsamere Abschlucken, was bei Myasthenie häufig ein dominantes Symptom ist.

- für eine ruhige Atmosphäre sorgen
- geeigneten Abstand zur Medikamenteneinnahme wählen, Einsatz der Wirkung von Kalimin nach 15–45 Min. (Warnecke & Dziewas 2018)
- sehr aufrecht sitzen
- langsam essen in kleinen Bissen
- gründlich kauen und einspeicheln
- nicht gleichzeitig essen und sprechen
- bewusst und kräftig schlucken, räuspern und nachschlucken
- Eiswasser zu den Mahlzeiten trinken oder Eiswürfel lutschen

Was wäre, wenn …

… Frau G auf das Trinken von Eiswasser mit Durchfall reagiert?

Frau G lutscht als Alternative zu den Mahlzeiten Eiswürfel, das geschmolzene Wasser schluckt sie ab oder spuckt es aus.

Frau G die supraglottische Schlucktechnik nicht richtig umsetzen kann, sie atmet zu früh wieder ein und aspiriert?

Frau G hält sich beim Atemstopp zusätzlich die Nase zu. So schafft sie es, die Atmung zu stoppen und erreicht den erforderlichen pharyngealen Verschluss.

Frau G es nach wie vor lästig findet, in ihren Tagesablauf ausreichend Ruhepausen einzubauen?
Gemeinsam mit Frau G wird durch gezielte Fragen ein Tagesplan mit Aktivitäten und Ruhepausen erarbeitet. Dabei ist das Vorgehen ressourcen- und zielorientiert: Die individuellen Vorlieben und Möglichkeiten von Frau G werden erfragt. Ziel ist ein übersichtlicher Wochenplan mit Einträgen aller Tagesaktivitäten und ergänzenden Ruhepausen:
- Wann ist eine gute Zeit zu üben? Wie lange?
- Wie oft in der Woche?
- Wann genau ist ein guter Zeitpunkt am Tag, zu üben?
- Wo? Welcher Raum ist geeignet?
- Wann gibt es kurze Momente „zwischendrin“, um kleine Übungen zu machen?
- Wer hilft? Wer gibt Feedback?
- Wer darf nicht stören?
- Wie sieht ein guter Übungsraum aus? Wie muss die Situation sein?

17.2.5 Therapieergebnisse

Die drohende myasthene Krise kann im Verlauf des Aufenthalts von 8 Tagen gut behandelt werden. Frau G wird mit deutlich gebessertem Allgemeinzustand, einer noch leicht-mittelgradigen Dyspnoe, Dysarthrie und Dysphagie (➤ Abb. 17.3) nach Hause entlassen. Sprechatmung und Artikulation haben sich wieder erheblich gebessert, Telefonieren ist bis 20 Minuten möglich, bei längerem Sprechen zeigen sich noch Ermüdungsphänomene. Die Schluckfunktion hat sich ebenfalls wieder gebessert: Das Abschlucken von größeren, sich schnell auflösenden Retard-Tabletten ist weiterhin schwierig, sie bleiben teilweise noch im Pharynx hängen, erzeugen ein Druckgefühl und einen aufsteigenden Geschmack. Die Atmung ist wieder belastbarer, bei körperlichen Aktivitäten liegt weiterhin eine schnelle Belastbarkeit vor. Die Patientin hat weiterhin ein großes Schlafbedürfnis, sie schläft bis zu 15 Stunden am Tag.

FEES-Befund nach der myasthenen Krise
- komplikationslose Nasenpassage
- kein Speichelaufstau

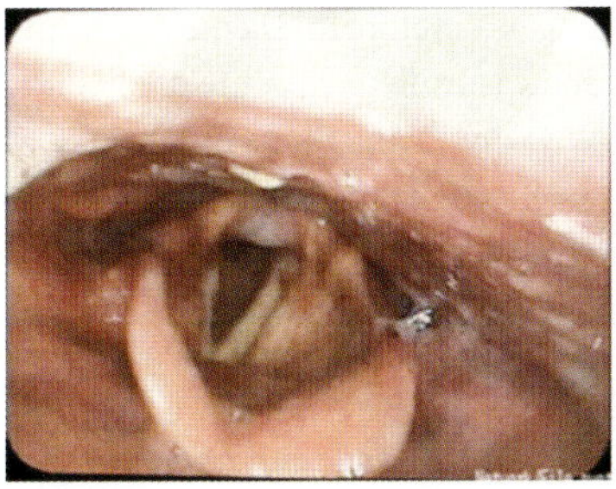

Abb. 17.3 FEES-Befund nach der myasthenen Krise [M1013]

Anatomisch-physiologische Untersuchung:
- velopharyngealer Abschluss symmetrisch und vollständig
- Stimmlippenbeweglichkeit symmetrisch, Glottisschluss vollständig
- Pharynxkonstriktion normal, Zungenretraktion unauffällig, Verschluss der supraglottischen Strukturen unauffällig
- palpatorisch normale Larynxelevation
- bei Gabe von halbfester Konsistenz (Götterspeise), flüssiger und fester Konsistenz (Butterbrot) prompte Auslösung des Schluckreflexes auf Höhe des Zungengrundes
- kein Leaking
- keine Penetration und/oder Aspiration
- bei fester Kost leichtgradig verlängerte Kauphase
- insbesondere bei mehreren Boli/längerem Kauen leichtgradige Residuen an der hinteren Kommissur, die beim Nachschlucken beseitigt werden können

Leichtgradige neurogene, belastungsabhängige Dysphagie (➤ Abb. 17.3).

17.3 Zusammenfassung und Befund

Frau G wird nach 8-tägigem Aufenthalt mit initial drohender myasthener Krise mit einer deutlichen Verbesserung der Symptomatik nach Hause entlassen.

Empfehlung weiteres Vorgehen

Frau G wird die Weiterführung der logopädischen Therapie zur Behandlung der Dyspnoe, Dysarthrie und Dysphagie empfohlen. Da die Atemfunktion besonders stark betroffen ist, sollte die Behandlung eine Atemtherapie beinhalten. Ergänzend wird psychotherapeutische Unterstützung zur Stärkung des Selbstwertgefühls und Sicherung der sozialen Einbindung von Frau G empfohlen.

Selbsthilfegruppe
Frau G würde sich gerne mit anderen Myasthenie-Patienten austauschen. Beim Besuch einer Myasthenie-Gruppe in einer 100 km entfernten Stadt findet sie interessante Kontakte und Gespräche. Nicht die einzige zu sein, die sich mit der Krankheit auseinandersetzen muss, erleichtert sie erheblich.

Sie beschließt, sich auch an ihrem Wohnort für die Gründung einer Selbsthilfegruppe zu engagieren. Sie nimmt Kontakt mit der Deutschen Myasthenie Gesellschaft auf.

Befund für den Arztbrief

Patientin mit Mysthenia gravis, ED XX, Thymektomie XX, Zustand nach myasthener Krise. Leicht-mittelgradige belastungsabhängige Muskelschwäche v. a. im orofazialen Bereich mit daraus resultierender Dysarthrie und Dysphagie.

Im Verlauf des Aufenthalts erhebliche Besserung der initial mittelgradig bis schweren Dyspnoe, Dysphagie und Dysarthrie sowie erheblich eingeschränkter mimischer Motorik. Bei Entlassung leichtgradige belastungsabhängige Dyspnoe, Dysarthrie und Dysphagie sowie mäßige Einschränkung der mimischen Motorik:

- *neurogene belastungsabhängige, leicht-mittelgradige Dyspnoe mit Atemproblemen bei vermehrter körperlicher Belastung, bei Sprechbelastung sowie längerem Kauen und Schlucken*
- *leichtgradige belastungsabhängige neurogene Dysarthrie mit fluktuierend leicht verschliffener Artikulation, Sprechbelastung bei längerem Sprechen (> 20 Min.)*
- *leichtgradige belastungsabhängige neurogene Dysphagie mit fluktuierenden Problemen beim Abschlucken fester Nahrung:*
  - *orale Schluckphase: geminderte Kaukraft, verlängerte Kauphase, verlängerte Dauer der Mahlzeiten*
  - *pharyngeale Phase: leicht erhöhte Aspirationsgefahr bei Flüssigkeiten und harten Nahrungsteilen, z. B. Apfelschale*
  - *ösophageale Phase: gelegentliche Probleme beim Abschlucken v. a. fester Speisen und größerer Boli*
- *leichtgradige belastungsabhängige Einschränkung der mimischen Motorik bei relativ gut erhaltenem Lippenschluss*

Empfehlung:

- *Kostform nach Wunsch*
- *ggf. kompensatorische Schluckstrategien, ggf. Eisstimulation zu den Mahlzeiten*
- *Weiterführung der Atemtherapie bei einem spezialisierten Atemtherapeuten*
- *Weiterführung der logopädischen Therapie mit gezielter Myasthenie-Therapie*
- *Gesprächstherapie*
- *Kostadaption soweit erforderlich*
- *medikamentöse Unterstützung, Kalimin-Spray und Kältestimulation vor und während der Mahlzeiten*

LITERATUR

Bartolome G, Schröter-Morasch H. Schluckstörungen, Interdisziplinäre Diagnostik und Rehabilitation. 7. Aufl. München: Elsevier, 2018.

Bergauer U, Janknecht S. Praxis der Stimmtherapie. Heidelberg: Springer, 2011.

Deutsche Myasthenie Gesellschaft DMG e.V. www.dmg-online.de. Hilfe, Unterstützung & Austausch bei Myasthenia Gravis, Lambert-Eaton-Syndrom & Kongenitalen Myasthenie-Syndromen.

Dziewas R, Warnecke T, Ritter M, et al. Fatigable swallowing in myasthenia gravis – proposal of a standardized test and report of a case. J Clin Neuromusc Dis 2006; 8:12–15.

Hotzenköcherle S. Funktionelle Dysphagie-Therapie. Idstein: Schulz-Kirchner, 2018.

www.dgn.org/leitlinien/3005-ll-68-ll-diagnostik-und-therapie-der-myasthenia-gravis-und-des-lambert-eaton-syndroms (Leitlinien für Diagnostik und Therapie in der Neurologie, Diagnostik und Therapie der Myasthenia Gravis und des Lambert-Eaton-Syndroms, DGN 2017).

Warnecke T, Dziewas R. Neurogene Dysphagien: Diagnostik und Therapie. 2. Aufl. Stuttgart: Kohlhammer, 2018.

Anhang Teil III

III.1 Standardisiertes Schluckassessment (SSA)

Standardisiertes Schluckassessment (SSA)

Benötigtes Material: Stilles Wasser, 1 TL (= 5 ml), 1 Becher (200 ml), Dokumentationsbogen, Stift

Patient (Aufkleber):

Datum: ______________

HZ Pflegekraft: ________

1. Kann der Patient mindestens 15 min wach und aufmerksam sein und aufrecht sitzen?	☐ ja	☐ nein
2. Kann der Patient kräftig auf Aufforderung husten?	☐ ja	☐ nein
3. Kann der Patient seinen Speichel kontrollieren (kein Drooling)?	☐ ja	☐ nein
4. Kann der Patient die Ober- und Unterlippe ablecken?	☐ ja	☐ nein
5. Kann der Patient frei atmen (d. h. hat keine Probleme ohne Unterstützung bei guter Sauerstoff-Sättigung zu atmen)?	☐ ja	☐ nein
6. Die Stimme klingt klar (nicht feucht, nass, brodelig oder heiser).	☐ ja	☐ nein

Bewertung Durchführbarkeit:		Konsequenzen:
☐ ja	(alle Fragen mit „ja" beantwortet)	▶ Schluckversuch mit Wasser durchführen
☐ nein	(eine oder mehr Fragen mit „nein" beantwortet)	▶ ABBRUCH!; NPO inkl. Tabletten; alternative Ernährung diskutieren, LOGOPÄDIE, wenn 1. „ja"; bei Besserung erneuter SSA

Schluckversuch mit Wasser:

Ist der Mund sauber? Wenn nein, Mundpflege sofort vornehmen

Durchführung:

Mögliche Aspirationszeichen **bei jedem** einzelnen Schluck beurteilen.
Falls eines beobachtet: ABBRUCH! Test als „positiv" bewerten. Nur bei unauffälligem Schlucken im Schema weitergehen. Bei Unsicherheit Schluckversuch abbrechen, als „positiv" werten und entsprechende Bemerkung notieren.

☐ Vorbereitung:	1 × ½ TL Wasser bei sehr trockenen Schleimhäuten bzw. langer Nahrungskarenz
☐ Schritt 1:	3 × 1 TL Wasser, Stimmprobe /a/
☐ Schritt 2:	2 × 1 geführten „Schluck", Stimmprobe /a/
☐ Schritt 3:	halben Becher (ca. 100 ml) austrinken, Stimmprobe /a/

Beobachtete Aspirationszeichen:

- ☐ keine erkennbare Schluckaktivität
- ☐ Wasser läuft aus dem Mund/Husten/Räuspern
- ☐ Zunahme der Atemfrequenz
- ☐ nasse/gurgelige Stimme bis 1 min direkt nach dem Schlucken
- ☐ haben Sie Zweifel oder einen unguten Eindruck?
- ☐ keine

➡

Bewertung:

☐ **POSITIV** = AUFFÄLLIG (mind. 1 Aspirationszeichen beobachtet)

☐ **NEGATIV** = UNAUFFÄLLIG (keine Aspirationszeichen beobachtet)

Konsequenzen bei durchgeführtem Schluckversuch mit Wasser:

☐ **negativer Schluckversuch:**

▶ kein Hinweis auf Aspiration, angepasste Schluckkost bestellen, erste „Testmahlzeit" überwachen, bei **Auffälligkeiten:** verlängertes Kauen, Reste im Mund, verlängerte Essdauer (> 15 min), häufiges Husten, trinkt bei jedem Bissen, um zu „spülen", Zweifel – **LOGOPÄDIE** holen

☐ **positiver Schluckversuch:**

▶ orale Nahrungskarenz NPO (inkl. Tabletten) alternative Ernährung, logopädisches Konsil einholen

▶ Informierter Dienstarzt:

____

(Namen eintragen)

III.2 Befundbogen KSU

Patient: ______________________ Datum: ______________________

Diagnose: ______________________ Therapeut/in: ______________________

Klinische Schluckuntersuchung

Anamnese

Subjektive Beschwerden	
Ernährung	
Flüssigkeiten	
Medikamente	
Verlauf	
Gewicht	
Zahnstatus	

Beobachtung

Kognition	
Kommunikation	
Artikulation	
Vigilanz	
Rumpf	
Salivation	
Visus	
Gehör	

Fazio-orale Motilität

Mimik, Lippen, Zunge, Kiefer	unauffällig	auffällig (Symmetrie, Kraft, Umfang, Geschwindigkeit, Tonus)
Stirn		
Augen		
Nase		
Wange		
Lippen breitziehen		
Lippen spitzen		
Wangen aufblasen		
Wangen einsaugen		
Kiefer öffnen		
Kiefer schließen		
Kieferrotation		
Zunge im Mund bewegen		
Zunge außerhalb bewegen		
Zunge zurückziehen		
Zunge herausstrecken		
Velumhebung		

Sensibilität

Gesicht, Mund, Zunge, intraoral	unauffällig	auffällig (Hypästhesie, Parästhesie)
Gesicht rechts		
Gesicht links		
Mundast rechts		
Mundast links		
Wange rechts		
Wange links		
Zunge rechts		
Zunge links		
Würgereflex		
Palatalreflex rechts		
Palatalreflex links		

Schluckfunktionsprüfung

Konsistenz	unauffällig	auffällig (Schluckreflex, Kehlkopfhebung, Phonation, Mundschluss, Kauen, Retention)
Leerschluck		
Speichel		
1 × ½ TL Wasser		
2 × 1 TL Wasser		
1 Schluck Wasser		
100 ml Wasser		
1 × ½ TL Pudding		
2 × 1 TL Pudding		
½ Becher Pudding		
1 kleiner Bissen Toastbrot		
½ Toastbrot		
1 Bissen Apfel		

Konsequenz:

Kostvorschlag: ______________________________

Flüssigkeiten: ______________________________

Diagnostik: ______________________________

III.3 Penetrations-Aspirations-Skala

8-Punkte Penetrations-Aspirations-Skala PAS Skala nach Rosenbek (Rosenbek et al. 1996; dt. Übersetzung Hey et al. 2014)

Tab. 1 PAS Skala

Grad	Beschreibung
1	Material dringt nicht in den Luftweg ein
2	Material dringt in den Luftweg ein, verbleibt oberhalb der Stimmlippen und wird aus dem Luftweg ausgestoßen[1]
3	Material dringt in den Luftweg ein, verbleibt oberhalb der Stimmlippen und wird nicht aus dem Luftweg ausgestoßen
4	Material dringt in den Luftweg ein, kontaktiert die Stimmlippen und wird aus dem Luftweg ausgestoßen
5	Material dringt in den Luftweg ein, kontaktiert die Stimmlippen und wird nicht aus dem Luftweg ausgestoßen
6	Material dringt in den Luftweg ein, passiert bis unter die Stimmlippen und wird in den Larynx hinein oder aus dem Luftweg ausgestoßen
7	Material dringt in den Luftweg ein, passiert bis unter die Stimmlippen und wird nicht aus der Trachea ausgestoßen, trotz Bemühung
8	Material dringt in den Luftweg ein, passiert bis unter die Stimmlippen und es wird keine Bemühung zum Ausstoßen unternommen

[1]Ausstoßen beinhaltet: Husten, Räuspern und Schlucken

Hey C, Pluschinksi P, Zaretsky Y, Almahameed A, Hirth D, Vaerst B, Wagenblast J, Stöver T. Penetration-Aspiration Scale according to Rosenbek. Validation of the German Version for endoscopic dysphagia diagnostics. HNO 2014; 62(4): 276-281.
Rosenbek JC; Robbins J, Roecker EB et al. A penetration-aspiration scale. Dysphagia 1996; 11: 93-98.

III.4 Bogenhausener Dysphagie-Score (BODS)

Der Bogenhausener Dysphagie-Score (BODS) (Bartolome, Starrost, Schröter-Morasch et al. 2018) erfasst die alltagsrelevante Fähigkeit des Schluckens von Speichel und Nahrung.

Tab. 1 Beeinträchtigung des Speichelschluckens (BODS-1)

Score	Beschreibung
1	keine Trachealkanüle, effizientes Speichelschlucken
2	keine Trachealkanüle, *gelegentlich* gurgelnder Stimmklang *und / oder gelegentliche* Expektoration (Abstände > 1 Stunde)
3	keine Trachealkanüle, *häufig* gurgelnder Stimmklang *und / oder häufige* Expektoration (Abstände ≤ 1 Stunde)
4	Trachealkanüle ohne Blockung *oder* Sprechkanüle / Platzhalter (als Absaugmöglichkeit für Speichel)
5	Trachealkanüle länger entblockt (> 12 Stunden bis zu 24 Stunden)
6	Trachealkanüle länger entblockt (> 1 Stunde; ≤ 12 Stunden)
7	Trachealkanüle kurzzeitig entblockt (≤ 1 Stunde)
8	Trachealkanüle dauerhaft geblockt

Tab. 2 Beeinträchtigung der Nahrungsaufnahme (BODS-2)

Score	Beschreibung
1	voll oral, ohne Einschränkung
2	voll oral, mit geringen Einschränkungen: mehrere Nahrungskonsistenzen und mind. eine Flüssigkeitskonsistenz ohne Kompensation *oder* Kompensation ohne Diäteinschränkung
3	voll oral, mit mäßigen Einschränkungen: mehrere Nahrungskonsistenzen *und* mind. eine Flüssigkeitskonsistenz mit Kompensation
4	voll oral, mit gravierenden Einschränkungen: nur eine Nahrungskonsistenz *und / oder* eine angedickte Flüssigkeitskonsistenz mit oder ohne Kompensation
5	überwiegend oral: mehr als die Hälfte des Tagesbedarfs, Restbedarf via Sonde / parenteral
6	partiell oral: > 10 TL täglich bis zur Hälfte des Tagesbedarfs, Restbedarf via Sonde / parenteral
7	geringfügig oral: ≤ 10 TL täglich, Restbedarf via Sonde / parenteral
8	ausschließlich Sonde / parenteral

Tab. 3 Bewertung BODS-1 und BODS-2 und Gesamt

Einzelbewertung BODS-1 oder BODS-2		Gesamtbewertung BODS-1 und BODS-2	
Score	Schweregrad	Score	Schweregrad
1	keine Störung	2	keine Dysphagie
2	leichte Störung	3–4	leichte Dysphagie
3	mäßiggradige Störung	5–6	mäßiggradige Dysphagie
4–5	mittelschwere Störung	7–10	mittelschwere Dysphagie
6–7	schwere Störung	11–14	schwere Dysphagie
8	schwerste Störung	15–16	schwerste Dysphagie

Starrost U, Bartolome G, Schröter-Morasch H, Ziegler W, Fussenegger C, Marano C, Krischok Y, Schilling B. Der Bogenhausener Dysphagiescore - BODS: Inhaltsvalidität und Reliabilität. Dysphagieforum 2012; 2: 2-13.
Bartolome G, Starrost U, Schröter-Morasch H et al. Der Bogenhausener Dysphagiescore. In: Bartolome G, Schröter-Morasch H. Schluckstörungen. 7. Aufl. München: Elsevier, 2018, S.393.

III.5 FEES-Protokoll in Anlehnung an Langmore Standard

FEES UNTERSUCHUNGSBOGEN

Name: ______________________ Behandelnde/r Arzt/Ärztin: ______________________

Geburtsdatum: ______________________ Behandelnde/r Therapeut/in: ______________________

Untersuchungsdatum: ______________________

Erstuntersuchung ☐ **Verlaufsuntersuchung** ☐

I. Medizinische Hauptdiagnose: ______________________

II. Indikation: ______________________

III. Fragestellung: ______________________

IV: Status vor Untersuchung:

1. Derzeitige Ernährung:

- ☐ per os
  - ☐ voll-orale Ernährung
  - ☐ teil-orale Ernährung
  - Kostform: ______________
  - Flüssigkeit: ______________
- ☐ non per os
- ☐ NGS
- ☐ PEG
- ☐ PEJ
- ☐ parenteral

2. Trachealkanüle:

- ☐ keine
- ☐ ja Typ: ______________
- ☐ ungeblockt
- ☐ geblockt

3. Pneumonie:

☐ nein ☐ ja: zuletzt: ______________

4. Gewichtsabnahme:

- ☐ nein
- ☐ ja: _____ kg in _____ Wochen

5. alltagsrelevante Schluckbeeinträchtigung:

BODS 1: ______________

BODS 2: ______________

BODS Summe: ______________

V: Anatomisch-physiologische Untersuchung:

1. Ruhebeobachtung:

1.1. Oberflächenanatomie der pharyngealen und laryngealen Strukturen

- ☐ unauffällig: ______________________
- ☐ pathologisch: ______________________

1.2. Schleimhautbeschaffenheit:

- ☐ unauffällig: ______________________
- ☐ pathologisch: ______________________

1.3. Sekretstatus

Sekret in	NEIN	JA	links	rechts	Murray Skala
Vallecula	☐	☐	☐	☐	
Sinus piriformis	☐	☐	☐	☐	
Postcricoidregion	☐	☐			
Aditus laryngis	☐	☐			
Trachea	☐	☐			

Sekretbeschaffenheit:

Farbe: ☐ klar ☐ trüb ☐ putride

Viskosität: ☐ dünnflüssig ☐ schaumig ☐ zäh

Beobachtungen/Reaktion des Patienten auf das Sekret:

____

2. Funktionsprüfung ohne Nahrung:

	Unauffällig	Pathologisch			n. b.
		Li.	Re.	Bds.	
a) Velopharyngealer Verschluss:					
• Phonation (Kuckuck)	☐	☐	☐	☐	☐
• Leerschluck, „Ball“	☐	☐	☐	☐	☐
b) Zungengrundretraktion (Leerschluck, „Ball“)	☐	☐	☐	☐	☐
c) Stimmlippenmobilität (Ruheatmung)	☐	☐	☐	☐	☐
d) Phonation (hiiiiiii)	☐	☐	☐	☐	☐
e) Glottisschluss (Atem anhalten, 7 Sekunden)	☐		☐		☐
f) Taschenfaltenschluss (Pressen)	☐		☐		☐
g) Epiglottisretroflexion (Leerschluck)	☐		☐		☐
h) Pharynxkontraktion (hok; hi hi hi)	☐		☐		☐
i) Pharyngeale Sensibilität *	☐		☐		☐
f) Taschenfaltenschluss (Pressen)	☐		☐		☐
durch mechanische Stimulation	☐		☐		☐
j) Laryngeale Sensibilität *	☐		☐		☐
durch mechanische Stimulation	☐		☐		☐

* Beurteilung u. a. durch Rückschlüsse aus Speichel- bzw. Nahrungsresiduen (Ruhebeobachtung/Funktionsprüfung mit Nahrung)

Beobachtungen: ______

3. Funktionsprüfung mit Nahrung:

3.1. Wasser/Milch ☐ flüssig ☐ ______ angedickt PAS______

½ TL: ______

1 TL: ______

1 Schluck: ______

Konsekutives Trinken: ______

Stressschluck (50 ml): ______

Kompensatorische Verfahren: ______

Residuen Valleculae nach Yale: ______ Residuen Sinus pirif. nach Yale: ______

3.2. breiige Konsistenz (Apfelmus/Joghurt) PAS______

½ TL: ______

1 TL: ______

Konsekutives Schlucken: ______

Kompensatorische Verfahren: ______

Residuen Valleculae nach Yale: ______ Residuen Sinus pirif. nach Yale: ______

3.3. weiche Kost (Banane/Brot) PAS______

1 Biss: ______

Konsekutives Schlucken: ______

Kompensatorische Verfahren: ______

Residuen Valleculae nach Yale: ______ Residuen Sinus pirif. nach Yale: ______

3.4. feste Konsistenz (Keks/Knäckebrot) PAS_____

1 Biss:______________________________

Konsekutives Schlucken: ______________________________

Kompensatorische Verfahren: ______________________________

Residuen Valleculae nach Yale: _______ Residuen Sinus pirif. nach Yale: _______

3.5. Mischkonsistenz (Apfel) PAS_____

1 Biss:______________________________

Konsekutives Schlucken: ______________________________

Kompensatorische Verfahren: ______________________________

Residuen Valleculae nach Yale: _______ Residuen Sinus pirif. nach Yale: _______

Beobachtungen (Leaking, Pooling): ______________________________

VI. Zusammenfassende Beurteilung (für den Arztbrief)

BODS-1: ________ BODS-2: ________ BODS-Gesamt: ________

Es besteht eine __________ (Schweregrad) __________ (Typ) Dysphagie
der__________ Phase/mit Störungsschwerpunkt in der ______ Phase
bei__________ (Pathomechanismus) bei _____ (Symptom 1),
bei__________ (Pathomechanismus) bei _____ (Symptom 2).

VII. Therapieempfehlungen

1. Rehabilitativ:
- ______________________
- ______________________

2. Kompensatorisch:
- ______________________
- ______________________

3. Ernährung:
- ______________________
- ______________________

4. Sonstiges:
- ______________________
- ______________________

Verlaufsdiagnostik/Wiedervorstellung empfohlen:

☐ ja wann ____________

☐ nein

Weitere Diagnostik empfohlen:

☐ Videofluoroskopie ☐ HR-Manometrie ☐ Gastroskopie

______________________ ______________________

Unterschrift Arzt/Ärtzin Unterschrift Therapeut/in

Langmore S. Fibreoptic endoscopic examination of swallowing safety: a new procedure. Dysphagia 1988; 2:216-219.

Langmore S. (Hrsg). Endoscopic Evaluation and Treatment of Swallowing Disorders. New York: Thieme, 2001.

IV Hirnnerven-Lähmungen

KAPITEL

18 Idiopathische periphere Fazialisparese

Katrin Eibl

Folgende Fragen werden in diesem Fallbeispiel beantwortet

- Wie differenziert man eine zentrale von einer peripheren Fazialisparese?
- Was bedeutet „idiopathische" Fazialisparese?
- Welche Behandlungsmethoden sind bei einer peripheren Fazialisparese indiziert?
- Wie ist der Verlauf einer (idiopathischen) peripheren Fazialisparese?

18.1 Falldarstellung

Phase A und E: Akuthaus und Ambulanz

ANAMNESE

Herr M, ein 24-jähriger Student, stellte sich in der Notaufnahme mit einer seit dem Vortag bestehenden linksseitigen Gesichtslähmung vor. Es bestünden keine Ohrenschmerzen und keine Veränderung des Lautstärkeempfindens, jedoch ein Taubheitsgefühl der gesamten linken Gesichtshälfte. Das linke Auge schließt nicht mehr vollständig und zeigt einen vermehrten Tränenfluss. Eine Geschmacksstörung bestünde nicht.

Medizinische Diagnose

- periphere Fazialisparese mit **Signe de cils, Lagophthalmus** und **Bell Phänomen**
- keine Geschmacksbeeinträchtigung
- keine Hyperakusis

Definition medizinischer Begriffe

- *Signe de cils* (sog. Wimpernzeichen): schließt bei einer peripheren Fazialisparese das Auge nicht mehr richtig, sieht man beim festen Zukneifen auf der betroffenen Seite die Wimpern
- *Lagophthalmus:* durch die Lähmung des Lidschlusses verbreitert sich der untere Lidspalt und es sammelt sich Tränenflüssigkeit darin
- *Bell-Phänomen :* beim Schließen der Augen sieht man auf der betroffenen Seite die physiologische Bulbusbewegung nach oben

18.2 Sprachtherapeutische Maßnahmen

Herr M wird der Sprach- und Physiotherapie zur Beübung der Gesichtslähmung vorgestellt. Dies ist nicht unüblich, da in den meisten Krankenhäusern beide Berufsgruppen für die Fazialisparesen zuständig sind.

18.2.1 Aufnahmebefund

In der ersten Begegnung wird eine Bestandsaufnahme der Gesichtslähmung durchgeführt.

Ersteindruck

Der Patient wirkt verunsichert und spricht kaum. Die entstellende Gesichtslähmung ist ihm sichtlich unangenehm. Vor allem beim Sprechen fällt der schiefe Mund auf, beim Lächeln umso mehr.

Gerade in der ersten Begegnung mit Patienten mit einer peripheren Gesichtslähmung ist es wichtig, dass die Therapeutin Sicherheit und Zuversicht ausströmt. Ein entstelltes Gesicht ist für die meisten Menschen eine sehr intime Verletzung. Das trifft Frauen wie Männer gleich. Oft sind v. a. junge Menschen von einer idiopathischen Fazialisparese betroffen. Viele haben Angst, dass die Lähmung bleibt. Die Therapeutin kann ihnen Hoffnung geben, dass sich die Lähmung in den meisten Fällen zurückbildet. Sie kann außerdem konkrete Hilfestellungen in Form von Eigenübungen geben.

Schlussfolgerungen

Die Fazialisparese bei Herrn M ist eindeutig peripher, da kein Lidschluss vorhanden ist und die Stirnmuskeln keine Funktion zeigen.

Klinischer Hintergrund

Unterscheidung zwischen zentraler und peripherer Fazialisparese

Bei einer zentralen Lähmung ist die Innervation des Stirnasts erhalten. Denn die Nervenfasern sind doppelt vorhanden: gekreuzt und nicht gekreuzt, d. h. sowohl auf der Gegenseite (kontralateral), als auch auf der gleichen Seite (ipsilateral). Bei einer Schädigung in der rechten Großhirnhälfte bleibt die Funktion des linken Stirnasts erhalten, denn vom linken Kortex übernehmen die gleichseitigen Fasern die Innervation, evtl. etwas abgeschwächt.

Bei einer peripheren Lähmung ist der N. facialis selbst durch unterschiedliche Ursachen geschädigt. Dadurch sind alle motorischen (und manchmal auch die sensiblen) Fasern beeinträchtigt und somit auch der Stirnast. Häufig ist kein vollständiger Lidschluss vorhanden.

18.2.2 Diagnostik

Im Bereich der Hirnnervenlähmungen gibt es keine standardisierten Verfahren, die eine einheitliche Diagnostik, evtl. mit Schweregradeinteilung, zulassen. Vielmehr gibt es unzählige Listen und Aufstellungen mit den verschiedenen Funktionen der mimischen Muskulatur, die sich die Sprachtherapeuten i. d. R. selbst zusammenstellen.

Für die Schweregradeinteilung gibt es einige Skalen, von denen hier nur die **House Brackmann Skala** (➤ Tab. 18.2) verwendet wird.

Für die Therapie ist das Ausmaß der Lähmungen der einzelnen mimischen Muskeln wichtig, das Ausmaß des fehlenden Lidschlusses und ob Sensibilitätsstörungen ebenfalls vorhanden sind.

Das Gesicht wird von der Stirn abwärts bis zum Kinn untersucht. Gefragt wird nach Taubheitsgefühlen und wo genau sich diese befinden, nach Geschmacksstörungen und Lärmempfindlichkeit.

Motorische Prüfung der Gesichtsmuskeln

Führt der Patient die Bewegungen durch, erfolgt die Beurteilung der Ausführung beim ersten Mal nur visuell, beim zweiten Mal aber werden die jeweiligen Muskeln ertastet, indem die Fingerspitzen auf den Muskelansatz gesetzt werden. Nur so kann wahrgenommen werden, inwieweit womöglich noch Funktion vorhanden ist. Bei einer peripheren Fazialisparese ist es jedoch gerade zu Beginn wenig sinnvoll, jede kleinste Bewegung zu testen, denn meist sind selbst die großen, groben Bewegungen wie Augenbrauen zusammenziehen, Nase rümpfen oder Mund breitziehen nicht möglich. ➤ Tab. 18.1 gibt einen Überblick über die zu überprüfenden Bewegungen der mimischen Muskulatur (➤ Abb. 18.1).

Bei Herrn M zeigt sich, dass keine Muskeln auf der linken Seite Funktion haben. Die Bewegungen sind weder sicht-, noch fühlbar. Die Muskulatur ist schlaff.

Durch die Lähmung der Muskeln um den Mundast herum kommt es zu einer leichten **Dysarthrie:** Die Artikulation ist leicht verwaschen, aber ausreichend verständlich. Außerdem sind **Essen und Trinken** erschwert: Durch den fehlenden Tonus in Mundwinkel und Wange sammelt sich der Bolus auf der betroffenen Seite und muss teilweise unter Zuhilfenahme der Finger entfernt werden. Beim Trinken kommt es zum **Drooling,** da kein vollständiger Mundschluss erreicht wird. Eine weitere Gefahr besteht darin, dass sich die Patienten in die Wange und auf die Lippen beißen, weil diese beim Kauen „dazwischen“ gelangen. In der Regel behelfen sich die Patienten, indem sie nur auf der nicht betroffenen Seite kauen und beim Trinken entweder einen Strohhalm verwenden oder den betroffenen Mundwinkel mit einem Taschentuch zuhalten. Herr M hat sich diese Tricks bereits angeeignet. Er wird darin bestärkt, dies beizuhalten, solange keine Funktion der perioralen Muskulatur vorhanden ist.

In seltenen Fällen liegt gleichzeitig eine Hypoglossusparese vor. Daher muss der Vollständigkeit halber auch die **Zungenmotilität** geprüft werden, indem der Patient gebeten wird:

- die Zunge gerade herauszustrecken
- die Zunge nach rechts und links zu bewegen
- die Zunge nach oben und unten zu bewegen

Mit einem Spatel wird die Zungenkraft in alle Richtungen geprüft.

Tab. 18.1 Überprüfung der mimischen Muskulatur

Nr.	Anweisung	Beteiligte Muskeln
1	Runzeln Sie die Stirn! Alternativ: Ziehen Sie die Augenbrauen hoch!	M. occipitofrontalis
2	Ziehen Sie die Augenbrauen zusammen! Alternativ: Schauen Sie böse!	M. corrugator supercilii
3	Schließen Sie fest die Augen!	M. orbicularis oculi
4	Rümpfen Sie die Nase! (Zeigen Sie die oberen Zähne!)	• M. procerus • M. levator labii superioris alaeque nasi
5	Lächeln Sie mit geschlossenem Mund!	• M. risorius • M. levator anguli oris
6	Ziehen Sie den Mund breit und zeigen Sie die Zähne!	• M. zygomaticus major • M. risorius
7	Spitzen Sie den Mund!	M. orbicularis oris
8	Ziehen Sie die Unterlippe nach unten! Alternativ: Machen Sie einen Schmollmund!	• M. depressor labii inferioris • M. platysma
9	Schieben Sie die Unterlippe nach oben und spannen Sie Ihr Kinn an!	M. mentalis
10	Saugen Sie Ihre Wangen fest ein!	M. buccinator

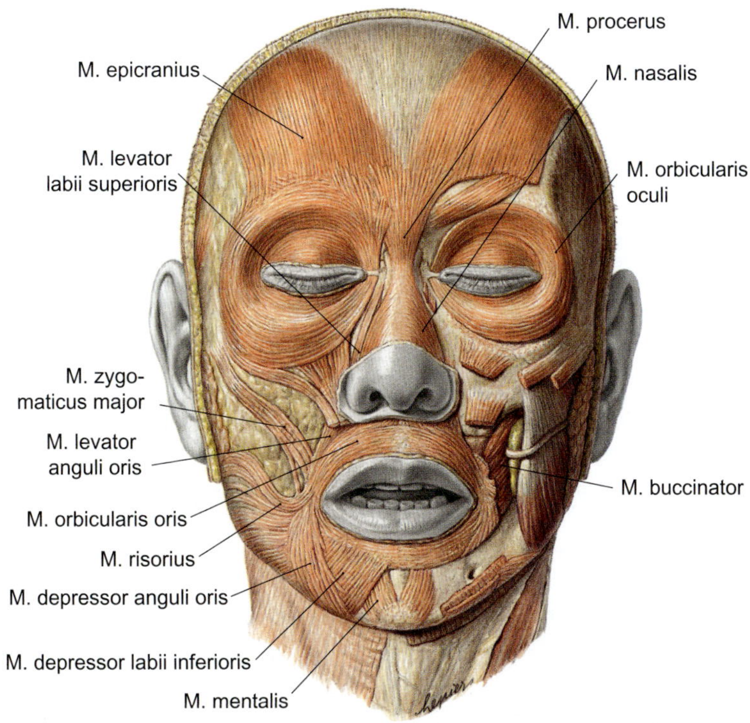

Abb. 18.1 Die mimische Muskulatur [S007-3-23]

Bei Herrn M kann eine Beteiligung des N. hypoglossus ausgeschlossen werden, Zungenbeweglichkeit und -kraft sind vollständig erhalten.

Sensible Prüfung der Gesichtsmuskeln
Hierzu leicht die Gesichtshälfte entlangtappen und erfragen, wo an welcher Stelle ein Kribbeln oder Taubheitsgefühl besteht.

Herr M beklagt ein Taubheitsgefühl von der Stirn abwärts über die Wange bis hin zum Mund.

Sensorische Prüfung
Für die sensorische Prüfung ein Wattestäbchen in Zuckerwasser eintauchen und die vorderen ⅔ der Zunge auf Geschmackseinschränkungen testen.

Herr M schmeckt den Zucker auf beiden Seiten der Zunge.

Ob eine Überempfindlichkeit bei Lärm besteht, kann nur erfragt werden. Getestet wird dies z. B. beim HNO-Arzt.

EXKURS

Medizinische Diagnostik bei peripherer Fazialisparese

Grundsätzlich durchlaufen alle Patienten mit dieser Diagnose eine Reihe von Untersuchungen, um entzündliche, traumatische, neoplastische oder sonstige Ursachen auszuschließen. Dazu gehören:
- Bildgebung durch MRT zur Abklärung eines Tumors (z. B. häufig Akustikusneurinom, Felsenbeinmenigiom) oder einer Verletzung
- Elektrophysiologie zur Messung der Leitfähigkeit des N. facialis
- HNO-Konsil zur Abklärung von Hyperakusis oder Herpesbläschen im Ohr
- Lumbalpunktion zur Abklärung von u. a. Herpes Zoster, Herpes Simplex, Borreliose

Sind diese Untersuchungen alle negativ, geht man von einer **idiopathischen** Fazialisparese aus.

Schlussfolgerungen
- komplette periphere Fazialisparese, da kein Gesichtsmuskel eine Funktion zeigt
- inkompletter Lidschluss mit einem offenen Lidspalt von ca. 2 mm
- Sensibilitätsstörung der kompletten linken Gesichtshälfte
- diskrete Dysarthrie bei hängendem Mundwinkel

Würde die Fazialisparese von Herrn M nach Schweregrad eingeteilt, ergibt sich auf der **House Brackmann Skala** (➤ Tab. 18.2) ein Grad VI.

Definition

Idiopathische Fazialisparese: keinerlei medizinisch begründbare Ursache. Dies ist mit 50–70 % aller Fazialisparesen die häufigste Form. Sie bildet sich i. d. R. auch vollständig wieder zurück.

18.2.3 Therapieziele

Die Zielsetzung bei einer peripheren Fazialisparese ergibt sich i.d.R. aus der Schädigung der Körperfunktionen und -strukturen. Für manche Patienten bedeutet die Gesichtsentstellung aber auch die vorübergehende Arbeitsunfähigkeit, weil sie Kundenkontakt

Tab. 18.2 House Brackmann Skala zur klinischen Bewertung einer peripheren Fazialisparese

Grad	Bewertung	Beschreibung
I	normale Funktion	normale Funktion
II	leichte Dysfunktion	offensichtliche, aber geringe Abweichung bei genauem Hinsehen zwischen beiden Seiten; Stirn kann schwach sein; Lidschluss ist komplett; leichte Mundastschwäche
III	moderate Dysfunktion	offensichtlicher, nicht entstellender Unterschied; Stirn leichte bis moderate Schwäche; Lidschluss unter Anstrengung komplett; Mundast leicht schwach mit Anstrengung
IV	moderat schwere Dysfunktion	offensichtliche Schwäche und entstellende Asymmetrie; keine Stirnbeweglichkeit vorhanden; inkompletter Lidschluss; Mundasymmetrie bei maximaler Anstrengung
V	schwere Dysfunktion	kaum wahrnehmbare Beweglichkeit; Asymmetrie bei der Restbeweglichkeit; keine Stirnbeweglichkeit möglich; inkompletter Lidschluss; schwache Bewegung des Mundes möglich
VI	totale Parese	keinerlei Beweglichkeit

haben, viel sprechen oder repräsentieren müssen. Dann beeinträchtigt die Erkrankung ihre Teilhabe und Lebensqualität. Liegt eine entzündliche Erkrankung wie Borreliose oder Gürtelrose zugrunde, oder ist die Fazialisparese Folge einer Tumor-Operation, sind die Patienten in den ersten Wochen grundsätzlich auch krankgeschrieben. In Fällen von idiopathischer Fazialisparese liegt es im Ermessen und an der Höhe des Leidensdrucks, ob sie dennoch zur Arbeit bzw. zum Studium gehen.
Mit Herrn M werden folgende Ziele vereinbart:

Partizipation

- kann in spätestens 4 Wochen wieder seinem Studium nachgehen

Aktivitäten

- Sprechen wird innerhalb der nächsten 2 Wochen wieder klar und deutlich

Körperfunktionen

- Beweglichkeit aller mimischen Muskeln verbessert sich innerhalb der nächsten 4 Wochen durch Eigenübungen und gezielte Therapiemaßnahmen
- Sensibilität der kompletten linken Gesichtshälfte verbessert sich innerhalb der nächsten 4 Wochen
- offener Lidspalt reduziert sich innerhalb der nächsten 4 Wochen um mind. 1 mm
- Mundschluss verbessert sich innerhalb der nächsten 2 Wochen soweit, dass keine Flüssigkeit mehr herauslaufen kann

18.2.4 Therapieinhalte

Zuallererst wird Herr M in **Eigenübungen** unterwiesen, die er selbstständig über den Tag verteilt durchführen kann. Dabei ist eine ausführliche und klare Anweisung unerlässlich, denn oft sind viele Patienten mit diesen vermeintlich einfachen Übungen überfordert. Zudem werden oft selbst Bewegungen probiert, die häufig nicht förderlich, in manchen Fällen sogar schädlich sein können, denn bei übertrieben häufigem Üben können sich unerwünschte Mitbewegungen oder Muskelzuckungen entwickeln.

Für dic Patienten sind Bilddarstellungen (Zeichnungen oder Fotos) und klar formulierte Anweisungen hilfreich (➤ Tab. 18.1).

Zu den Eigenübungen werden tägliche Therapiesitzungen angeboten, in denen verschiedene Methoden zur Behandlung der Gesichtsmuskulatur angewendet werden. Eine hohe Therapiefrequenz sollte auch in der Ambulanz beibehalten werden, zumindest in den ersten Wochen nach Erkrankung.

Wie bereits erwähnt, ist das Gesicht ein sehr intimer Bereich und manche Patienten fühlen sich mit einer Methode wohler als mit einer anderen. Es gibt mittlerweile viele verschiedene Behandlungsansätze, die im Bereich der Gesichtslähmung angewendet werden können.

Aus der Vielzahl der Methoden, z. B. **Propriozeptive neuromuskuläre Fazilitation (PNF), Orofaziale Regualationstherapie (ORT), Manuelle Schlucktherapie, Fazio-orale-Trakt-Therapie (F. O. T. T), Kognitive Therapie nach Perfetti, Schallwellengerät, Kinesiologie-Taping, Akupunktur** etc., werden ein oder zwei geeignete herausgesucht und kombiniert. Letztendlich kann so ein individuell auf den Patienten zugeschnittenes Programm absolviert werden.

Die Auswahl orientiert sich zum einen an der Ausbildung der Therapeutin, zum anderen auch am Schweregrad der Fazialisparese. Liegt eine komplette schlaffe Parese vor, sind ganzheitliche manuelle Methoden wie ORT, F. O. T. T. und PNF vorzuziehen, um eine Tonisierung der Muskulatur zu erreichen. Sind noch Restfunktionen vorhanden bieten sich das Kinesiologie-Taping oder auch der Perfetti-Ansatz an. Der Einsatz von Schallwellengerät und auch Akupunktur können die Behandlungen generell begleiten.

EXKURS

Evidenzbasierte Übungsbehandlung der Fazialisparese?

Laut den Leitlinien der Deutschen Gesellschaft für Neurologie gibt es außer Medikamenten (eine 10-tägige Kortisontherapie wird empfohlen) und operativen Methoden keine eindeutig nachgewiesene konservative Behandlung, die effektiv wäre. Die Studienlage ist noch nicht überzeugend. Einige Studien konnten dennoch zeigen, dass die Patienten mit zusätzlicher Übungsbehandlung psychisch stabiler waren und positiver mit der Erkrankung zurechtkamen (Heckmann et al. 2017).

> Die klinische Erfahrung zeigt zudem, dass sich Verbesserungen in Form von beginnender Funktion einstellen und dass fast alle Patienten direkt nach einer Behandlung berichten, ihr Gesicht fühlte sich besser und „normaler" an.

Für Herrn M werden PNF, das Schallwellengerät und im Verlauf Taping als Behandlungsmethoden ausgewählt.

Von ärztlicher Seite bekommt er für 10 Tage eine Kortisontherapie verschrieben.

Eigenübungen

Als Grundlage für die Eigenübungen (➤ Abb. 18.2) eignen sich die Instruktionen in ➤ Tab. 18.1. Die Übungen werden vor dem Spiegel durchgeführt. Im Krankenzimmer bietet sich der Gang ins Bad an, ein großer Kosmetikspiegel, der sich aufstellen und kippen lässt, ist ebenso hilfreich. Richtig gut sind Therapiespiegel, die sich aufklappen und aufstellen lassen, die groß genug sind, dass Therapeut und Patient nebeneinandersitzen können.

Beispiel für Anleitung der Eigenübungen, z.B. Stirn runzeln:

„Stellen/Setzen Sie sich gerade hin. Nehmen Sie beide Zeige- und Mittelfinger und legen Sie sie auf die Augenbrauen. Ziehen Sie die Augenbrauen hoch! Auf der betroffenen Seite helfen Sie mit und schieben mit den Fingern die Stirn nach oben. Auf der gesunden Seite fühlen Sie, wie die Bewegung abläuft. Wichtig dabei ist: Sie müssen die Bewegung ausführen (auch wenn es auf der betroffenen Seite noch nicht funktioniert). Und Sie müssen die Bewegung rechts und links gleichzeitig durchführen. Während Sie die Augenbrauen hochziehen, helfen Sie gleichzeitig auf der betroffenen Seite mit!"

Dem Patienten muss erklärt werden, dass diese Übungen nur sinnvoll und effektiv sind, wenn die Bewegungen tatsächlich ausgeführt werden. Manche Patienten verstehen dies zunächst nicht und schieben ihre Gesichtsmuskulatur rein passiv in die gewünschte Richtung, ohne dass sie tatsächlich vom Gehirn aus die Bewegung steuern.

Herr M kann sich sehr gut in die Übungen einfinden und diese nachmachen. Es fällt ihm leicht, die mimische Muskulatur einzeln anzusteuern. Auch dies ist für viele Patienten schwierig. Und das ist insofern verständlich, als unsere Mimik meist nicht bewusst gesteuert wird. Wir ziehen die Stirn kraus oder rümpfen die Nase als automatische Reaktion. Daher kann es passieren, dass manche Patienten nicht in der Lage sind, Eigenübungen selbstständig durchzuführen. Solche Patienten brauchen eine regelmäßige Anleitung.

Die Vorgabe für die Eigenübungen lautet: 2-mal täglich vor dem Spiegel üben, z. B. morgens und abends. Jede einzelne Übung wird 7-mal wiederholt.

Zur Verbesserung der Sensibilität auf der betroffenen Seite wird Herr M des Weiteren angeleitet, regelmäßig Streichungen, Tapping oder Temperaturbehandlungen (heiß/kalt) durchzuführen. Dazu wird keine Vorgabe zu Dauer oder Anzahl gegeben, hier kann nicht viel verkehrt gemacht werden.

PNF

Die Propriozeptive Neuromuskuläre Fazilitation, kurz PNF, ist eine weit verbreitete Therapiemethode zur Behandlung der Gesichtslähmung sowohl in der Physiotherapie, aus der sie stammt, als auch in der Sprachtherapie. Sie lässt sich in einer eintägigen Fortbildung sicher erlernen. PNF arbeitet mit bestimmten neurophysiologischen und muskulären Prinzipien und hat eine klar vorgegebene Arbeitsweise, die im Folgenden kurz skizziert wird:

- immer das ganze Gesicht behandeln (auch bei einer zentralen Parese)
- Bewegungen immer vollständig, bis zum Maximum der Auslenkung ausführen
- Bewegungen immer beidseitig durchführen; dies fördert die Symmetrie und die Kräftigung der schwächeren durch die stärkere Seite
- immer mit der kräftigsten Muskulatur beginnen, d. h. von der Stirn abwärts
- als Therapeutin eine geeignete Ausgangsposition finden: entweder stehend hinter dem Patienten, der liegt oder steht, oder sitzend vor dem Patienten, der sitzt
- mit Synergisten (zusammenwirkenden Muskelgruppen) arbeiten, z. B. beim Mund breitziehen, Schmollmund machen

(Mebus 2006)

Bei der Behandlung wird außerdem Eis eingesetzt, um einen **starken Kältereiz** zu setzen, der die Muskeln in Vorspannung bringen soll.

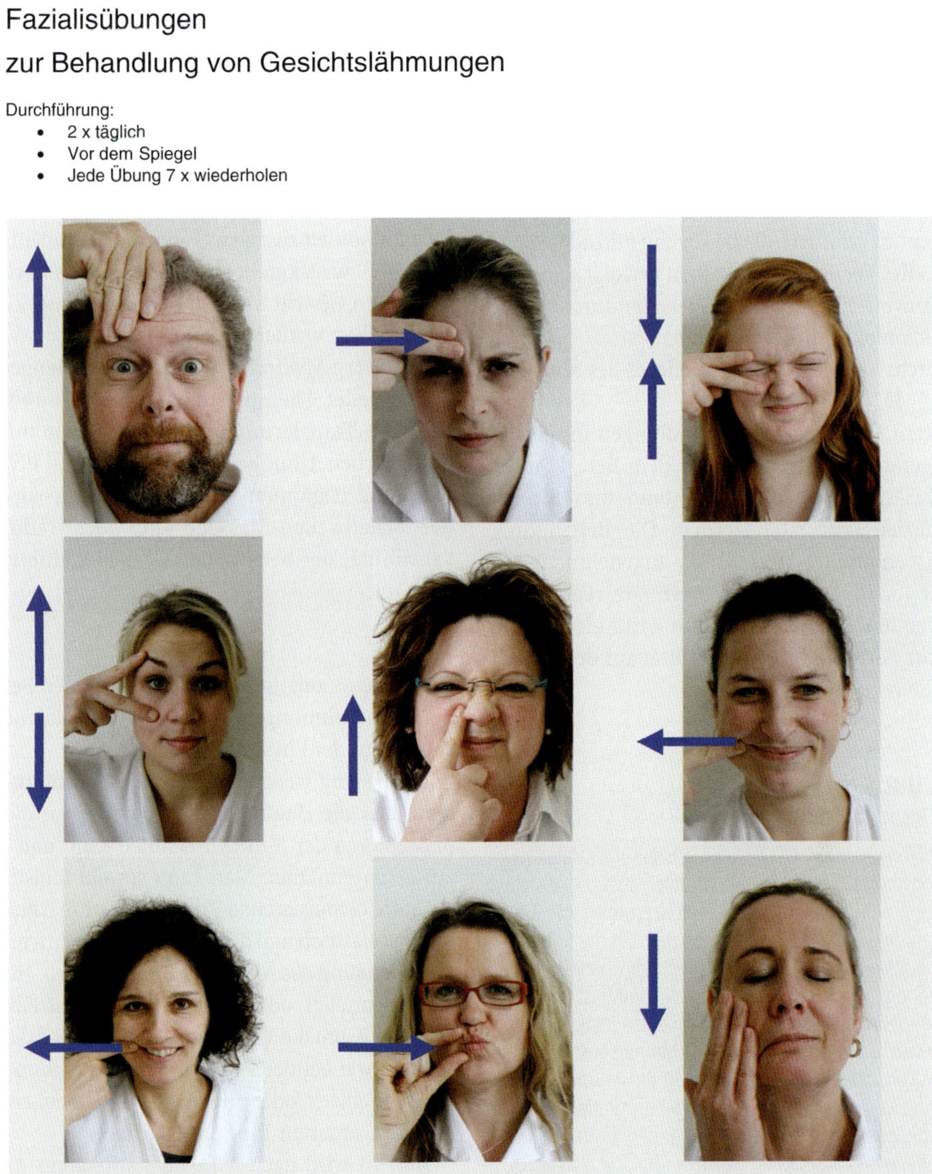

Abb. 18.2 Beispiele für Eigenübungen [M1011]

Klinischer Hintergrund

Neuromuskuläre und neurophysiologische Wirkprinzipien der PNF:

- **Widerstand:** ein adäquater Widerstand stimuliert die Muskelkontraktion; dieser Widerstand erfolgt entweder:
  - **isometrisch:** ein statischer Haltewiderstand, der die Bewegung des Patienten verhindert und zur Kraftübertragung führt
  - oder **isotonisch:** ein dynamischer Bewegungswiderstand, der so angemessen ist, dass der Patient die Bewegung noch ausführen kann
- **Irradiation und Reinforcement:** die Kraftübertragung findet immer vom kräftigen auf den schwächeren Muskel statt, sowohl von der gesunden auf die betroffene Seite als auch innerhalb der betroffenen Seite; daher wird die Behandlung immer dort begonnen, wo am meisten Muskelaktivität ist

- **manueller Kontakt:** der richtige Handgriff und die richtige Führung des Muskels erleichtert die Bewegung; der Druck stimuliert die Hautrezeptoren und fazilitiert die Bewegung
- **verbale Anweisungen:** kurze, laut und präzise gesprochene Anweisungen fördern die Fazilitation und verstärken die motorische Aktivierung; der Patient ist gefordert, die Bewegung mitzudenken
- **visuelles Feedback:** der Patient verfolgt seine Bewegungen entweder im Spiegel oder durch den Blickkontakt zum Therapeuten
- **Stretch:** Auslösen des Eigenreflexes des Muskels ▌▌

Bei Herrn M werden die Behandlungen im Liegen durchgeführt. Steht man hinter dem Bett, können die Muskelansätze mit Widerstand und Stretch sehr gezielt bearbeitet werden. Die Behandlung mit Eis empfindet Herr M als angenehm, daher spricht nichts dagegen, die Methode regelmäßig anzuwenden. Die Eisstimulation wirkt gleichzeitig auch zur Förderung der Sensibilität auf der betroffenen Seite.

EXKURS

Der Einsatz von Kältereizen

Sowohl innerhalb der F.O.T.T. als auch der orofazialen Regulationstherapie nach Castillo Morales wird die Ansicht vertreten, auf keinen Fall mit Kältereizen im Gesicht zu arbeiten. Begründet wird das dadurch, dass die Stimulation mit Eis ein viel zu starker Reiz ist, der unerwünschte Reaktionen hervorrufen kann. Diese Meinung ist insofern nachvollziehbar, als beide Therapieansätze insbesondere für schwer betroffene bzw. wahrnehmungsgestörte Patienten konzipiert wurden. Und da gilt es, sehr behutsam und möglichst physiologisch vorzugehen. Patienten mit einer peripheren Fazialisparese dagegen haben i.d.R. keine weiteren körperlichen Beschwerden, sie sind wach, mobil und in den allermeisten Fällen ohne begleitende neuropsychologische Defizite.

Schallwellengerät

Mit einem Schallwellengerät können Vibrationsmassagen mit einer sehr hohen Frequenz (50 und 100 Hz) ausgeführt werden, die man manuell nicht erreichen würde. Die Vibration entsendet bis zu 6 cm tiefe Wellen in das Gewebe und dient daher der Stabilisierung des Tonus. Das Gerät ist zur Tonisierung einzelner Muskeln einsetzbar, bevor man motorische Übungen durchführt, sowie zur besseren Durchblutung.

Das Schallwellengerät ist kontraindiziert bei Verletzungen, frischen Narben, Herzrhythmusstörungen, Tremor und Epilepsie. Das bedeutet, dass es nicht bei Patienten nach einer Tumor-OP (z.B. Akustikus-Neurinom) eingesetzt werden darf. Um Vibrationen einzusetzen, kann die Therapeutin auf die ORT zurückgreifen, bei der die motorischen Punkte im Gesicht manuell mit Druck und Vibration stimuliert werden.

Bei Herrn M wird mit dem Schallwellengerät zu Beginn jeder Therapiesitzung eine, wenn man so will, Prä-Tonisierung angestrebt, bevor mit den motorischen Übungen im Rahmen der PNF-Behandlung begonnen wird. Gleichzeitig wird mit der Schallwellen-Massage die noch reduzierte Sensibilität der betroffenen Gesichtshälfte stimuliert.

Taping

Dies ist eine relativ neue Methode in der Behandlung von Lähmungen der Gesichtsmuskulatur, die ebenso aus der Physiotherapie kommt.

Das Taping basiert auf der Grundannahme, dass man über die Hautrezeptoren Einfluss auf die Propriozeptoren der Muskeln nehmen kann und damit auf deren Funktion. Man kann sowohl tonisierende als auch detonisierende Tape-Anlagen machen. Das Tape ist elastisch und hat dadurch die Eigenschaft, die Eigendehnung des Muskels zu unterstützen. Im Falle einer zentralen oder peripheren Gesichtslähmung geht es v.a. um die Verbesserung der Muskelaktivität. Ähnlich wie bei der PNF kann man alle mimischen Muskeln einzeln oder in Gruppen mit einem entsprechend angepassten Tape unterstützen.

Herr M wird nach 3 Tagen stationärem Aufenthalt nach Hause entlassen und kommt dann weiter 3-mal wöchentlich für insgesamt 10 Sitzungen in die sprachtherapeutische Ambulanz.

Ab Beginn der zweiten Woche nach Erkrankung zeigt sich beginnende Aktivität in den Mm. corrugator supercilii, levator labii superioris alaeque nasi, procerus und ein leichtes Zucken auch im M. risorius. Daraufhin wird das Kinesiologie-Tape eingesetzt. Da insbesondere der hängende Mundwinkel den Patienten am meisten entstellt und auch beim Essen und Trinken hinderlich ist, wird ein ca.

4–5 cm langer Streifen auf den Muskelansatz des M. risorius geklebt. Dieses Tape kann bis zu 2 Tage auf der Haut bleiben. Kommt es zu Hautirritationen oder empfindet der Patient den Zug zu unangenehm, wird es wieder entfernt.

Bei Herrn M zeigt sich eine große Akzeptanz. Er berichtet auch, dass es ihm dadurch leichter fällt, die Eigenübungen durchzuführen. Subjektiv empfindet er das Tape als sehr hilfreich und wirksam.

Artikulationsübungen

Da initial auch eine leichte Dysarthrie besteht, wird der Patient angeleitet, Artikulationsübungen insbesondere der ersten Artikulationszone durchzuführen. Folgendes Übungsblatt wird Herrn M. angeboten:

MA ME MI MO MU MAU MEI MEU
BA BE BI BO BU BAU BEI BEU
PA PE PI PO PU PAU PEI PEU
WA WE WI WO WU WAU WEI WEU
FA FE FI FO FU FAU FEI FEU
PFA PFE PFI PFO PFU PFAU PFEI PFEU
SCHA SCHE SCHI SCHO SCHU SCHAU SCHEI SCHEU
PA BE WI SCHO FU MO PI PFE WU SCHA ME usw.

Für diese Übungen sind der Kreativität keine Grenzen gesetzt, je nach Ausprägung der Dysarthrie.

Uhrglasverband

Wenn kein vollständiger Lidschluss möglich ist, ist das Blinzeln nicht möglich, daher auch kein Schutz des Auges vor Austrocknen oder Schmutz. Tagsüber bekommt Herr M Augentropfen, nachts trägt er einen sog. Uhrglasverband: Dies ist ein Pflaster mit einem Kunststofffenster, welches um das betroffene Auge geklebt wird. So hält sich die Feuchtigkeit über Nacht und das Auge wird geschützt.

Was wäre, wenn …

… der Patient die Eigenübungen nicht selbstständig durchführen kann?
Oft sind die Betroffenen nicht in der Lage, die einzelnen mimischen Bewegungen auszuführen. Wenn die Therapeutin den Eindruck hat, dass die Übungen ohne Hilfe nicht durchgeführt werden können, sieht sie von Eigenübungen ab.

… sich nach 2 Wochen noch keine Verbesserungen zeigen?
Grundsätzlich ist jeder Fall von idiopathischer Fazialisparese unterschiedlich und der Verlauf sehr individuell. Genaue Zeitangaben für eine Rückkehr der Funktionen lassen sich nicht machen. Aus der klinischen Erfahrung heraus dauert eine vollständige Remission bei der idiopathischen Form ca. 3 Monate. Meistens kündigt sich eine Rückbildung durch fluktuierendes Kribbeln im Gesicht, Zucken einzelner Muskeln oder beginnende Aktivität i. d. R. am Stirnast bereits nach einer Woche an. Anders verhält es sich bei Fazialisparese nach Akustikusneurinom oder Viren- oder Bakterieninfektion. Je nach Ausmaß der Schädigung des Nervs kommt es zu einer guten Rückbildung, sobald die Schwellung abklingt, oder zu wenig bis gar keinen Verbesserungen in den ersten Wochen. Wenn der Nerv noch in Teilen erhalten ist, können langfristige Behandlungen einer Atrophie der Muskulatur entgegenwirken. Ist das nicht der Fall werden mikrochirurgische Maßnahmen wie das Beschweren des Augenlids (Lidloading), die Verbindung von N. hypoglossus zu N. facialis (Anastomose) oder die Verbindung des Schläfenmuskels mit dem N. facialis erwogen.

… Elektrotherapie eingesetzt wird?
Der Einsatz von Reizstrom in der Behandlung der peripheren Fazialisparese ist zu diskutieren. Wird der Strom gut dosiert und gezielt eingesetzt, kann es durchaus zu schnellen Erfolgen kommen. Andererseits besteht immer die Gefahr einer Überreizung des Nervs, welche Massenbewegungen und im schlimmsten Fall Kontrakturen nach sich ziehen kann, die wiederum das Gesicht asymmetrisch erscheinen lassen.

… der Patient mehr als nach Vorgabe übt?
Der Patient wird in den ersten Tagen angeleitet, die Mimikübungen 2-mal täglich mit jeweils 7 Wiederholungen durchzuführen. Er wird ausdrücklich darauf hingewiesen, nicht mehr zu üben. Das Motto „Viel hilft viel" gilt hier nicht. In einem Fall von entzündlicher Fazialisparese hatte ein Patient es sehr ernst genommen mit den Eigenübungen: Er übte täglich mehrere Ma-

le, er übte während des Radfahrens, im Auto, vor dem Fernseher. Er kam nach einer 4-wöchigen Therapiepause, ca. 3 Monate nach Ereignis zurück in die sprachtherapeutische Ambulanz. Neben einer allgemeinen Verbesserung der Funktionen zeigten sich dort zusätzlich Synkinesien des Mundwinkels der betroffenen Seite: Obwohl er nicht bewusst lächeln oder den Mund breitziehen sollte, zeigte der M. risorius eine Mit-Aktivität auch beim Stirnrunzeln und Naserümpfen. Die Therapeutin sah sich gezwungen, die Behandlung auf Entspannungstechniken umzustellen und den Patienten anzuweisen, auf keinen Fall weiter zu Hause zu üben.

18.2.5 Therapieergebnisse

Herr M befand sich 3 Tage stationär und danach 10 Sitzungen ambulant in sprachtherapeutischer Behandlung. Er war von Anfang an in der Lage, die Eigenübungen durchzuführen und die theoretischen Hintergründe für die Behandlung zu verstehen. Sowohl durch seine hohe Motivation, seine Übungsdisziplin als auch durch die Behandlung durch die Sprachtherapeutin bildete sich die Gesichtslähmung innerhalb von 5 Wochen vollständig zurück. Wie bereits erwähnt, gibt es nur dürftige wissenschaftliche Nachweise zur Wirkung der Übungsbehandlung. Für einen so raschen positiven Verlauf ist nicht zuletzt auch das von den Ärzten verschriebene Kortison verantwortlich. Herrn M halfen laut seinen Aussagen v. a. die Eisbehandlungen am Anfang der Therapie sowie das Taping mit Kinesiologie-Tape im Verlauf, was natürlich eine hervorragende Bestätigung der therapeutischen Arbeit ist.

Die vereinbarten Ziele wurden in allen Punkten zeitgerecht erreicht.

Körperfunktionen

- Wiederherstellung der Beweglichkeit aller mimischen Muskeln nach 4 Wochen durch Eigenübungen und gezielte Therapiemaßnahmen
- nach 2½ Wochen rückkehrende Sensibilität der kompletten linken Gesichtshälfte
- Behebung des offenen Lidspalts, Auge schließt wieder vollständig
- nach 4 Wochen vollständiger Mundschluss, kein Drooling mehr

Aktivitäten

- verwaschenes Sprechen war bereits nach einer Woche kein Therapieinhalt mehr

Partizipation

- mit den beginnenden Verbesserungen im Gesicht ging Herr M wieder ins Studium

In diesem Fall zeigt sich ein sehr günstiger und glücklicher Verlauf der Erkrankung.

18.3 Zusammenfassung und Befund

Im Akuthaus oder auch in der Reha sind oft Patienten mit peripherer Fazialisparese. Während sich die akuten idiopathischen Fazialisparesen i. d. R. gut zurückbilden, sind solche aufgrund Tumor-OP (am häufigsten nach Akustikus-Neurinom) oft in der Reha anzutreffen. Hier gestaltet sich die Therapie langwierig und zusätzliche plastisch-chirurgische Maßnahmen sind häufig notwendig.

Herr M zeigt einen typischen Verlauf bei idiopathischer Fazialisparese, deren Rückbildung erfreulich zügig voranging.

Empfehlung weiteres Vorgehen

Im Akuthaus wurden die Diagnose gestellt und erste therapeutische Maßnahmen ergriffen. Nachdem der Patient aus medizinischen Gründen nicht weiter stationär behandelt werden musste, wurde eine weiterführende ambulante Sprachtherapie empfohlen. Diese konnte im gleichen Haus durchgeführt werden. Weitere Maßnahmen waren nicht erforderlich.

Befund für den Arztbrief

Bei dem Patienten bestand initial eine komplette periphere Fazialisparese links, Grad VI nach House-Brackmann (totale Parese). Der Lidschluss war bis auf 2 mm nicht möglich, kein Mundschluss möglich, komplette Hypästhesie der linken Gesichtshälfte. Eine Beteiligung der sensorischen Fasern des N. facialis sowie des N. hypoglossus bestanden nicht. Aufgrund der ausgeprägten Mundastschwäche links kam es zu einer diskreten Dysarthrie sowie zum Drooling beim Essen und Trinken.

Der Patient wurde angeleitet, selbstständig Mimikübungen, Artikulationsübungen und Sensibilitätstraining durchzuführen. Des Weiteren wurden Übungsbehandlungen nach PNF durchgeführt. Ergänzend wurde eine Tonisierung der Muskulatur durch ein Schallwellengerät sowie Kinesiologie-Taping durchgeführt.

Bei Entlassung nach 10 Sitzungen zeigen sich keine Defizite mehr. Die Fazialisparese hat sich vollständig zurückgebildet auf House-Brackmann Grad I (normale Funktion), ebenso wie die Hypästhesien, die diskrete Dysarthrie und die Probleme beim Essen und Trinken.

Es ist keine weitere sprachtherapeutische Behandlung indiziert.

LITERATUR

Heckmann JG, et al. S2k-Leitlinie Therapie der idiopathischen Fazialisparese (Bell's Palsy). 2017. In: Deutsche Gesellschaft für Neurologie (Hrsg). Leitlinien für Diagnostik und Therapie in der Neurologie. www.dgn.org/leitlinien.(zuletzt abgerufen am 01.02.2019).

House, J.W., Brackmann, D.E. Facial nerve grading system. Otolaryngol. Head Neck Surg 1985; 93: 146–147.

Mebus M. Die Behandlung von Fazialisparesen: Stimulation der orofazialen Muskulatur durch PNF. 2006.

www.logomuc.de/fileadmin/user_upload/PDF/Marco_Mebus_PNF_bei_Fazialisparesen.pdf (zuletzt abgerufen am 01.02.2019).

KAPITEL

19 Rekurrensparese nach Hemithyreoiektomie rechts

Katrin Eibl

Folgende Fragen werden in diesem Fallbeispiel beantwortet

- Was ist eine Rekurrensparese und wodurch entsteht sie?
- Welche stimmtherapeutischen Behandlungsmöglichkeiten gibt es?
- Welche chirurgischen Maßnahmen gibt es?

Definition

Rekurrensparese: Lähmung des N. laryngeus recurrens, der ein Abzweig des X. Hirnnerven N. vagus ist. Dabei kommt es zu einer ein- oder beidseitigen Stimmlippenlähmung, die sich auf die Phonation, die Respiration und auch auf das Schlucken auswirken kann. Man unterscheidet zwischen einer zentralen und einer peripheren Lähmung, wobei letztere häufiger aufritt. Ursächlich sind Operationen im Hals- und Brustkorbbereich bei z. B. Tumoren der Schilddrüse, der Lunge oder im Kopf-Hals-Bereich. In manchen Fällen kann auch ein Druckschaden nach Intubation verantwortlich sein.

19.1 Falldarstellung

Phase A: Akuthaus

ANAMNESE

Frau A stellt sich in der Sprechstunde in der Klinik für Allgemein- und Viszeralchirurgie mit einem vergrößerten Schilddrüsenknoten vor, der seit ihrer Studienzeit besteht, sich aber in den letzten Wochen nochmal vergrößert habe. Als Beschwerden gibt sie eine durchgängige Heiserkeit an.

Medizinischer Befund

Bei Frau A, einer 60-jährigen Patientin, wird nach **Szintigraphie** ein hypofunktioneller Knoten rechts zentral mit Verkalkung festgestellt. Daraufhin erfolgt eine **Hemithyreoiektomie** rechts. Dabei ergibt sich im Neuromonitoring kein Signal des N. recurrens über den N. vagus rechts. Die Histologie erbringt den Befund eines **anaplastischen Schilddrüsenkarzinoms,** woraufhin eine **Neck dissection** durchgeführt wird.

Diagnostisch werden CCTs von Hals, Thorax und Abdomen angefertigt, die keine Hinweise auf eine Fernmetastasierung liefern. Deswegen und aufgrund der bestehenden Rekurrensparese rechts wird von einer weiteren Operation bzw. Entfernung des linken Schilddrüsenlappens vorerst abgesehen. Frau A erhält engmaschige sonographische Kontrollen und Bestrahlung.

HNO-ärztlicher Befund

Fragestellung: Bei Zustand nach Hemithyreoidektomie Verdacht auf Stimmlippenparese rechts.

- Ohrmikroskopie: Trommelfell und Gehörgang beidseits reizlos und intakt
- Nase (endoskopisch): frei
- Pharynx: reizlos
- Epipharynx (endoskopisch): frei
- Larynx (lupenendoskopisch): Stimmlippe rechts in **Intermediärstellung** fixiert und leicht excaviert, linke Stimmlippe erscheint normal beweglich, kein Stimmlippenschluss möglich, Hustenstoß behaucht

RBH-Skala: R1B2H2

Procedere: Zeitnahe logopädische Therapie empfohlen, im Verlauf Diskussion einer **Stimmlippenaugmentation.**

Klinischer Hintergrund

Der **N. laryngeus recurrens** („Rekurrens" bzw. **N. laryngeus inferior**) zweigt vom N. vagus oberhalb des Herzens ab und kehrt zurück entlang der Luftröhre zum Kehlkopf. Dort innerviert er motorisch die inneren Kehlkopfmuskeln M. vocalis, M. lateralis,

M. transversus, M. posticus; sensorisch versorgt er die Kehlkopfschleimhaut unterhalb der Glottis. Er ist somit zuständig für das Öffnen und Schließen der Glottis, für die Stimmbandspannung und die Sensibilität der Schleimhaut unterhalb der Stimmlippen (➤ Tab. 19.1). Der **N. laryngeus superior** zweigt im oberen Halsteil vom N. vagus ab und innerviert motorisch die äußeren Kehlkopfmuskeln und den inneren M. ventricularis, sensorisch die Kehlkopfschleimhaut oberhalb der Glottis.

Bei einer einseitigen Schädigung dieser Nerven kommt es zu gravierenden Stimmstörungen mit ausgeprägter Heiserkeit. Je nach Läsionsort kommt es zu schlaffen oder straffen Lähmungen, bei denen die Stimmlippenspannung noch vorhanden ist. Bei beidseitigen Läsionen kann es zu akuter Atemnot kommen, je nachdem, in welcher Stellung die Stimmlippen gelähmt sind (➤ Abb. 19.1). In manchen Fällen ist eine Tracheotomie notwendig.

Die verschiedenen Positionen, in denen eine Stimmlippe gelähmt sein kann, sind:

- **Medianstellung:** entspricht der Phonationsstellung, Stimmlippe steht an der Mittellinie
- **Paramedianstellung:** Stimmlippe weicht nach außen von der Mittellinie ab
- **Intermediärstellung:** Stimmlippe steht zwischen Phonations- und Respirationsstellung
- **Lateralstellung:** Stimmlippe ist in der Respirationsstellung fixiert

Eine zentrale **Rekurrensparese** ist meistens durch eine **Median- oder Paramedianstellung** gekennzeichnet, eine periphere durch eine **Intermediärstellung.** (Hammer 2012; Schindelmeiser 2016)

Tab. 19.1 Funktionen der durch den N. laryngeus recurrens und N. laryngeus superior innervierten inneren Kehlkopfmuskeln (Eibl 2019)

Innerer Kehlkopfmuskel	Funktion
M. vocalis	Stimmlippenspanner und -schließer
M. lateralis	schließt die vorderen ⅔ der Stimmlippen
M. transversus	schließt das hintere ⅓ der Stimmlippen
M. posticus	Stimmlippenöffner
M. ventricularis	Taschenfaltenschließer

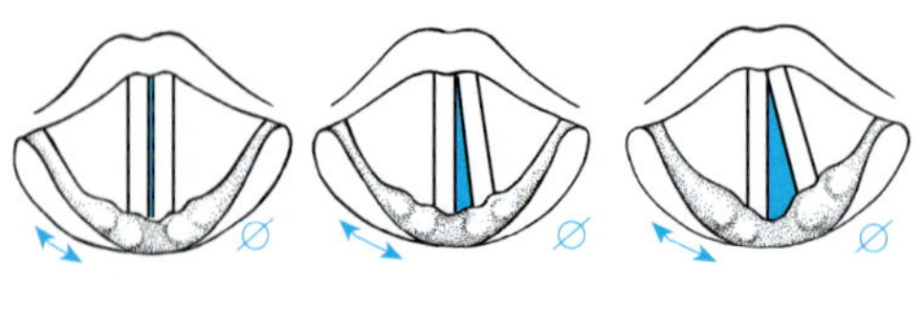

Abb. 19.1 Stellung der Stimmlippen bei Lähmungen der N. laryngeus superior und N. laryngeus inferior [E169-002]

Definition medizinischer Begriffe

Szintigraphie: radiologische Untersuchung der Schilddrüse mit einem radioaktiven Marker, z. B. Jod, wodurch nicht-speichernde, sog. „kalte" Knoten identifiziert werden können, die eine höhere Tumorwahrscheinlichkeit haben

anaplastisches Schilddrüsenkarzinom: bösartiger, seltener Tumor der Schilddrüse, der sehr rasch wächst und eine schlechte Prognose hat

Neck dissection: chirurgische Entfernung der Lymphknoten am Hals bei Krebserkrankungen von Kopf und Hals; dabei können nur einige (selektiv) oder alle (radikal) entfernt werden

Hemithyreoiektomie: operative Entfernung eines Schilddrüsenlappens (rechts oder links); Operation ist indiziert bei bösartigen Vergrößerungen oder Knoten der Schilddrüse

19.2 Sprachtherapeutische Maßnahmen

Nach der Operation bei durchgehender Heiserkeit wird ein Konsil an die Logopädie ausgeschrieben.

19.2.1 Aufnahmebefund

Ersteindruck

Frau A geht es den Umständen entsprechend gut. Der Hals ist mit einem großen Pflaster abgeklebt. Die Stimme ist sehr rau und behaucht. Sie ist dennoch ausreichend verständlich. Zunächst wird das Schlucken untersucht, bevor die Aufmerksamkeit der Phonation gilt.

Klinische Schluckuntersuchung (KSU)
Frau A gibt keine Probleme beim Essen oder Trinken an. Sensibilitätsstörungen im Mund, auf der Zunge, in den Wangen, am Hals werden abgefragt. Die Patientin verneint alles. Die Überprüfung der fazio-oralen Motilität ist ebenfalls unauffällig. Hier sind auch keine Probleme zu erwarten, da keine neurogene Ursache zugrundeliegt.

Frau A trinkt aus dem Glas. Dabei ist ein leichtes Räuspern zu hören, während die Patientin das Glas austrinkt. Es folgt noch ein leichter Hustenstoß, der zur vollständigen Reinigung des Kehlkopfes ausreicht. Danach ist die Stimme nicht mehr belegt. Frau A ist mit Vollkost versorgt und hat subjektiv keine Schluckbeschwerden. Dies wird akzeptiert, aber gleichzeitig wird ihr erklärt, dass es bei einer Stimmbandlähmung auch zu Schluckbeschwerden kommen kann. Sie soll daher insbesondere beim Trinken aufpassen und eher kleinere Schlucke nehmen.

Eine weitere Intervention ist nicht erforderlich.

EXKURS

Dysphagie bei Rekurrensparese

Aufgrund der Sensibilitätsstörungen und des fehlenden Glottisschlusses kann es zu **intradeglutitiver Penetration und Aspiration** insbesondere von flüssigen und halbfesten Konsistenzen kommen. Viele Patienten, die keine neurogene Erkrankung haben und keine Bestrahlung erhalten, können diese Defizite gut kompensieren. Liegt eine strukturelle Dysphagie vor, ist die kompensatorische Schlucktechnik des **supraglottischen Schluckens** das Mittel der Wahl: Dabei wird während des Schluckens die Luft angehalten und nach dem Schluck mit einem kräftigen Hustenstoß ausgeatmet. Über den willkürlich herbeigeführten Glottisschluss kann eine Penetration/Aspiration verhindert werden. Eine andere Möglichkeit liegt in der **Kopfdrehung zur betroffenen Seite**: Der Bolus wird demnach über die gesunde Seite geleitet. Meistens bietet sich eine Kombination beider Techniken an, evtl. mit Adaption der Kostform und der Flüssigkeitskonsistenz.

Schlussfolgerungen

- mittelgradige organisch bedingte Dysphonie mit einer Bewertung von R2B2H3 auf der RBH-Skala
- keine Dysphagie, keine Kostformanpassung notwendig, Patientin kompensiert gut bei erhaltenem, kräftigen Hustenreflex

Klinischer Hintergrund

RBH-Skala

Die Skala der Rauigkeit, Behauchtheit und Heiserkeit (Nawka, Anders, Wendler 1994) unterteilt diese Parameter in vier Schweregrade:
0 = nicht vorhanden
1 = geringgradig vorhanden
2 = mittelgradig vorhanden
3 = hochgradig vorhanden
Dabei berechnet sich der Wert der Heiserkeit aus der Summe von R und B, aber überschreitet max. 3 Punkte nicht.
Die Skala dient zur Einschätzung und Evaluation einer Stimmstörung.

19.2.2 Diagnostik

Zur Diagnostik der Stimmstörung ist ein HNO-Konsil unerlässlich. Mittels der Laryngoskopie kann der Arzt die Stellung der Stimmlippen und deren Beweglichkeit beurteilen. Außerdem sieht er mögliche andere strukturelle Auffälligkeiten. Bei klinischem Verdacht auf eine Dysphagie kann gleichzeitig eine endoskopische Untersuchung des Schluckens stattfinden (FEES, ➢ Kap. 12.2.2).

Aus dem o.g. HNO-Befund ist bereits bekannt, dass es sich um eine Intermediärstellung der rechten Stimmlippe handelt und dass die linke Stimmlippe in ihrer Beweglichkeit erhalten ist.

Audioaufnahme
Zunächst wird ein **Screening** der Phonation mit Audioaufnahme durchgeführt. **Tonhaltedauer auf /a/** und die **Geräuschhaltedauer auf /s/** werden überprüft. Ebenfalls werden die **Tonhöhenvariation** mit fünf Tönen und die **Lautstärkevariabilität** ebenfalls auf fünf Stufen (z. B. in Anlehnung an das **Frenchay Dysarthrie Assessment FDA-2**, ➢ Kap. 6.2.4) kontrolliert:

- Tonhaltedauer bewegt sich zwischen 7–9 Sek., also unterhalb des Normbereichs für eine erwachsene Frau über 60 Jahre (15–21 Sek.)
- Geräuschhaltedauer ist etwas besser mit 10 Sek. Länge
- Tonhöhenvariation nicht möglich

19

- Steigerung der Lautstärke nur sehr eingeschränkt möglich

Die Audioaufnahme der Tonhaltedauer auf/a/kann man mit dem Programm PRAAT (www.praat.org; ➤ Kap. 8.2.2) sichtbar machen. Die folgenden zwei Abbildungen zeigen exemplarisch den Ton/a/einmal mit einer klaren, gesunden Stimme (➤ Abb. 19.2) und einmal mit einer sehr rauen, heiseren Stimme (➤ Abb. 19.3). Im Oszillogramm (Schalldruckkurve) und Spektrogramm (Frequenzkurve) beider Stimmen erkennt man deutliche Unterschiede. Die Schwingungen der Kurve der rauen Stimme sind aufgrund der Störgeräusche durch die Rauigkeit deutlich unruhiger als bei der klaren Stimme. Sowohl die Lautstärke (gelbe Kurve) als auch die Tonhöhenvariation (blaue Kurve) unterscheiden sich deutlich: Bei der klaren Stimme bleibt die Frequenz um die 205 Hz, bei der rauen Stimme schwankt die Tonhöhe zwischen 77 und 466 Hz. Die Lautstärke bewegt sich bei der klaren Stimme im Schnitt um die 52 bis 65 dB. Die raue Stimme schwankt zwischen 30 und 59 dB. Mithilfe einer solchen Software kann man, auch ohne detaillierte Kenntnis der Akustik, die Dysphonie sichtbar und objektivierbar machen. Therapieziele können anhand der akustischen Analyse evaluiert werden.

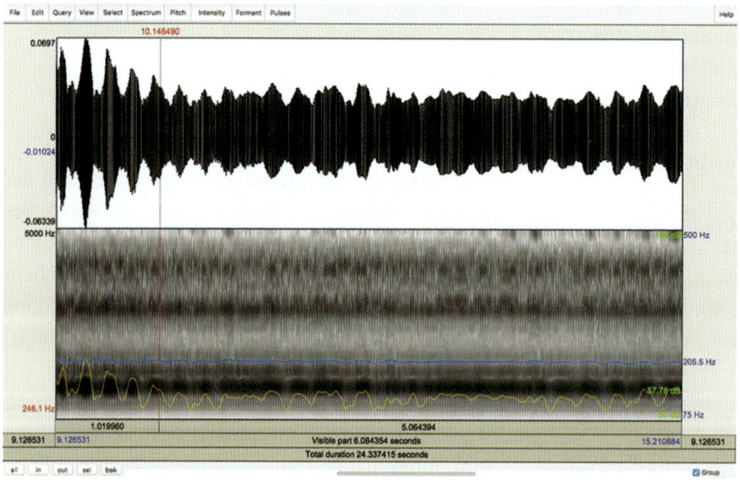

Abb. 19.2 Tonhaltedauer/a/klare Stimme, 24 Sek [M1011]

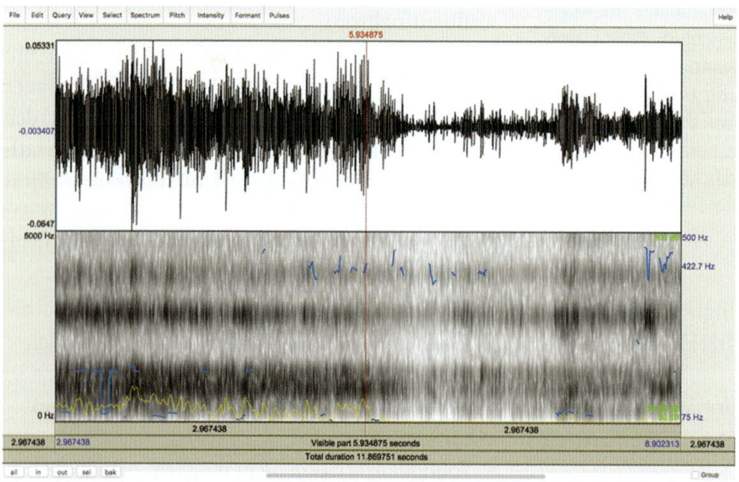

Abb. 19.3 Tonhaltedauer/a/raue Stimme, 11 Sek [M1011]

BoDys Ausschnitt

Ein Ausschnitt des BoDys (➤ Kap. 8.2.2) wird genutzt, um die Phonation genauer zu untersuchen, die Parameter Atmung, Stimmlage, Stimmstabilität und Stimmqualität zu erfassen. Je nach Anforderung (freies Sprechen, lautes Lesen, Nachsprechen) kann sich die Stimmgebung verändern. Bei Frau A ist nur ein eingeschränkter Umfang der Veränderungen aufgrund der strukturell bedingten Schädigung zu erwarten. Artikulatorisch liegen keine Auffälligkeiten vor, daher erfolgt keine weitere Diagnostik in der Richtung.

Frau A durchläuft den ersten Teil der BoDys: ein kurzes Interview mit Fragen zum Beruf, Nachsprechen von fünf Sätzen mit unterschiedlicher Intonation, das Lesen eines kurzen Textes und die Beschreibung einer Bildergeschichte. Dabei werden Merkmale protokolliert, die auffällig sind (➤ Tab. 19.2):

- erstaunlich unauffällige Sprechatmung, es kommt nicht zur Überziehung der Atemmittellage, bei vermehrtem Sprechen ist die Einatmung hörbar
- es war vorauszusehen, dass die Stimmlage durchgängig zu tief und zu leise ist
- ebenso erwartungsgemäß ist durchgehende behaucht-heisere, teilweise aber auch gepresst-heisere Stimmqualität
- tatsächlich zeigen sich beim freien Sprechen und lautem Lesen geringe Tonhöhenschwankungen, die Lautstärke nimmt eher mal ab als zu

Voice Handicap Index (VHI)

Für die Selbsteinschätzung der Patientin bzgl. ihrer Stimmstörung steht der international anerkannte und standardisierte Fragebogen **Voice Handicap Index (VHI)** zur Verfügung, der insbesondere für organische und funktionelle Dysphonien entwickelt wurde (Nawka, Wiesmann, Gonnermann 2003). Insgesamt 30 Fragen widmen sich den möglichen funktionellen, physischen und emotionalen Problemen, die im Zusammenhang mit der Stimmstörung auftreten können (➤ Tab. 19.3). Dabei bewertet die Patientin auf einer 4-stufigen Skala, inwieweit die Aussagen auf sie zutreffen, von 0 = nie über 1 = selten, 2 = manchmal, 3 = oft bis hin zu 4 = immer.

Aus der Summe der Punkte ergibt sich eine Schweregradeinteilung zwischen keiner Stimmstörung (0–14 Punkte) und einer hochgradigen Stimmstörung (51–120 Punkte). Der Bogen ist im Internet herunterzuladen, z. B. unter www.klinikum.uni-muenchen.de/Staatliche-Berufsfachschule-fuer-Logopaedie/download/inhalt/voice-handicap-index/Voice_Handicap_Index.pdf.

19

Tab. 19.2 BoDys Profilbogen Frau A

BEREICH	Spontan	Nachsprechen	Lautes Lesen	Bildbeschreibung
Sprechatmung				
erhöhte Einatmungsfrequenz				
hör-/sichtbare Einatmung			x	x
Überziehen Atemmittellage				
Stimmlage				
zu hoch/zu tief	x	x	x	x
zu leise/zu laut	x	x	x	x
Stimmqualität				
behaucht-heiser	x	x	x	x
gepresst-heiser			x	x
wechselnd	x			
Stimmstabilität				
Tonhöhen-/Lautstärkeschwankungen	x		x	x
Stimmzittern				
Entstimmungen, Stimmschwund, -abbruch			x	
unwillkürliche Vokalisationen				

Tab. 19.3 Beispielaussagen aus dem VHI (dt. Version, Nawka et al. 2003)

Bereich	Aussage	0	1	2	3	4
F1	Man hört mich wegen meiner Stimme schlecht.			x		
P2	Beim Sprechen geht mir die Luft aus.				x	
P4	Der Klang meiner Stimme ändert sich im Laufe des Tages.				x	
P13	Meine Stimme klingt unangenehm kratzig und rau.					x
P20	Ich muss mich beim Sprechen sehr anstrengen.			x		
E25	Ich empfinde mein Stimmproblem als Behinderung.		x			

Da die Dysphonie bei Frau A noch nicht so lange besteht, hat sie noch keinen Leidensdruck entwickelt. Sie geht von einer Besserung der Stimme aus, insbesondere, wenn die Schwellung am Hals zurückgeht.

Schlussfolgerungen

- stark eingeschränkte und kaum variable Stimmqualität
- relativ gut erhaltene Stimmstabilität
- ungestörte Atmung
- geringe subjektive Beeinträchtigung durch die Stimmstörung
- dringend indizierte, zeitnahe und intensive Stimmtherapie

19.2.3 Therapieziele

Frau A ist nicht berufstätig, sie lebt zu Hause mit ihrem Ehemann, die zwei Kinder sind bereits aus dem Haus. Sie hat keine besonderen Hobbies, denen sie nachgeht. Sie trifft sich unregelmäßig mit Freundinnen zum Kaffee trinken oder Einkaufen in der Stadt.

Partizipation

- Frau A möchte wieder normal an ihrem privaten und gesellschaftlichen Leben teilnehmen

Aktivitäten

- in 4 Wochen telefonieren können, ohne dass Nachfragen seitens des Gesprächspartners notwendig sind
- in 4 Wochen in einer Runde von 3–4 Personen so unterhalten können, dass man sie trotz Lärmpegel versteht

Körperfunktionen

- Verlängerung der Tonhaltedauer auf 10–11 Sekunden
- Erweiterung der Tonhöhenvariation auf drei Töne
- Lautstärke wird auf 40–45 dB angehoben
- Stimmqualität wird sich verbessern, Behauchtheit wird abnehmen

19.2.4 Therapieinhalte

Ziel der Stimmtherapie bei Stimmlippenlähmungen ist in diesem Fall die Annäherung der Stimmlippen, um einen vollständigen Glottisschluss herbeizuführen, der wiederum die Stimmqualität verbessert. Dabei werden **direkte und indirekte Verfahren** genutzt, um den Stimmbandschluss zu erzielen. Wichtig ist auf jeden Fall ein frühzeitiger Beginn der Therapie und in den ersten Wochen ein intensives Training. Nach Operationen gilt zunächst Zurückhaltung, meistens gibt der Arzt den Therapiebeginn vor. Liegen noch deutliche Schwellungen im Bereich des Kehlkopfes vor, lieber noch ca. eine Woche vergehen lassen, bevor mit der Stimmtherapie begonnen wird (Hammer 2012).

Die Prognose für die Erholung einer peripheren Lähmung ist bei erhaltenem Nerv gut. Man rechnet bei begleitender Stimmtherapie mit ca. 6 Monaten bis zu einem Jahr. Wenn sich bis dahin keine

Verbesserungen eingestellt haben, greift man auf operative Methoden zurück.

Bei Frau A ist die Prognose für die Erholung der Stimmlippenparese nicht so schlecht, auch wenn der Nerv sich zunächst nicht messen ließ. Die Operateure bestätigen, dass sie den Nerv nicht verletzt haben.

Es wird ein auf die Patientin zugeschnittenes Übungsprogramm zusammengestellt, das eine Mischung aus direkten Stimmübungen als auch indirekten Übungen zum Anblasedruck und zur Atmung enthält. Gleichzeitig wird, wie in der funktionellen Stimmtherapie auch, an Körperhaltung und -tonus gearbeitet.

Aus der Vielzahl der zur Verfügung stehenden Übungen werden solche herausgesucht, die zum einen der Patientin zusagen und sich zum anderen positiv auf die Phonation auswirken.

Das Grundprogramm für Frau A sieht folgendermaßen aus:

Atemkorrektur nach AAP (Atemrhythmisch angepasste Phonation)

Als Aufwärmübung und Einstieg in die Thematik Atem- und Stimmtherapie wird Frau A an die Bauchatmung und Zwerchfellstütze herangeführt. Die Abspannübungen wie sie in der AAP nach Coblenzer/Muhar eingesetzt werden, führen zu einer physiologischeren Sprechatmung. Schon in wenigen Übungen und mit wenig Aufwand kann dadurch Frau A demonstriert werden, dass ein Stimmbandschluss möglich ist und die Stimme ihren Klang wiederfinden kann.

Klinischer Hintergrund

Beispielanleitung Atemkorrekturübungen für Frau A

(in Anlehnung an die symptomorientierte Stimmtherapie nach Tisch 1996)

Wichtig: Locker und gerade auf einem Stuhl sitzen, Schultern locker, Arme im Schoß, Füße am Boden

1. Hand auf Zwerchfell und kräftig auf „SCH" ausatmen, dabei darauf achten, dass der Bauch nach innen geht
2. Hand auf Zwerchfell und kräftig und lang auf „SCHSCHSCHSCHSCH" ausatmen

Wichtig: Nach jedem „SCH" den Bauch entspannen, lockerlassen, nicht bewusst vorher einatmen, aus dem Bauch heraus sprechen

3. Hand auf Zwerchfell und pro Atemzug eine Zahl sprechen: „1", „2", „3" usw.
4. Hand auf Zwerchfell und pro Atemzug drei Zahlen sprechen: „1,2,3", „4,5,6" usw.
5. Hand auf Zwerchfell und laut und schwungvoll auf „Haaaa" ausatmen, dann weitere Vokale, „Hooo", „Huuuu", „Hiiiii", „Heeee"

Akzentmethode

Eine weitere Methode, um gerade bei Stimmbandlähmungen Phonation zu erzielen ohne einen großen Kraftaufwand zu haben, ist die Akzentmethode (Thyme-Frøkjær & Frøkjær-Jensen 2014). Hier wird mit Rhythmus, Bauchatmung und den klingenden Lauten / j /, / w /, / h / in Kombination mit geschlossenen Vokalen / u /, / ü /, / i /, / ä / gearbeitet. Im Rhythmus, der mit dem ganzen Körper ausgedrückt wird (z. B. durch Hin- und Herschwingen und Vor- und Zurückschwingen mit den Armen), werden Lautkombinationen wie / wuwu /, / jiji / oder / wüwü / gesprochen; dabei auf den permanenten Luftstrom achten, der im Rachen zirkuliert. Dieser soll die Schwingungen der Stimmlippen verstärken.

Resonanzübungen nach Froeschels

Ebenfalls gute Übungen zum Aufwärmen und als Eigenübungen für zu Hause geeignet sind die Kauübungen nach Froeschels:

- mit geschlossenem Mund kauen (Kaugummi vorstellen)
- Kaubewegungen ausführen und dabei die Silben mjam, mjom, mjem, bjam, bjom, bjem usw. sprechen
- auf durchgehende Kaubewegungen und eine vibrierende Artikulation achten

Lax Vox®

Diese Methode ist noch relativ neu und mittlerweile sehr beliebt und verbreitet (➤ Kap. 9.2.4). Mithilfe eines 30 cm langen Silikonschlauchs, den man in ein Wasserglas hält und dabei summt, „massiert" man die Stimmlippen. Wenn man unmittelbar danach ohne Schlauch summt oder spricht, klingt die Stimme tiefer und resonanter. Ein nachhaltiger Effekt konnte noch nicht nachgewiesen werden. Für die Patienten ist diese Methode sehr leicht zu erlernen und zeigt einen direkten Effekt. Dies kann genutzt werden, um die Motivation für die Stimmtherapie zu fördern. Die Übungen sind ebenfalls gut zu Beginn einer Therapiestunde einsetzbar.

Stoß- und Rufübungen
In geringer Dosierung und zur Veranschaulichung der Physiologie können auch Stoß-, Druck- und Rufübungen bei Stimmbandlähmungen eingesetzt werden. Hammer (2012) betont jedoch, dass, solange andere Übungen genauso erfolgreich sind, diese eher sparsam eingesetzt oder sogar vermieden werden sollten. Denn es besteht die Gefahr, dass sich über den gesteigerten Kraftaufwand und Druckaufbau hyperfunktionelle Stimmmerkmale wie Pressen und Einsatz der Taschenfalten ausbilden.

Eher sanfte Übungen sind hier:

- Fingerspitzen aneinanderdrücken, dabei einzelne Laute sprechen, z. B. stimmlose Frikative / s /, / f /, / sch /
- sich ein Gummiband vorstellen, dieses mit den Händen auseinanderziehen, dabei Laute und Silben sprechen
- sich hüftbreit hinstellen, eine Hand aufs Zwerchfell, kurze Ausrufe und Phrasen laut rufen, z. B. „Halt", „Stopp", „Weg!", „Komm her", „Bleib hier" usw.

19

Was wäre, wenn ...

... der Nerv irreparabel geschädigt ist?
Es gibt die Möglichkeit der **Stimmlippenaugmentation,** der Unterfütterung der betroffenen Stimmlippe mit Hyaluronsäure oder körpereigenem Fett, die vom Körper allerdings im Verlauf wieder abgebaut werden. Durch die Verdickung der Stimmlippe kann ein Glottisschluss herbeigeführt werden. Der Eingriff ist unkompliziert und kann bei guter Verträglichkeit regelmäßig wiederholt werden (Fleischer & Hess 2016).

Die andere Möglichkeit ist die stimmtherapeutische Anbahnung einer **Taschenfaltenstimme.** Dazu werden v. a. Kraft- und Druckübungen eingesetzt (Hammer 2012).

19.2.5 Therapieergebnisse

In dem kurzen Zeitraum des stationären Aufenthaltes sind keine Verbesserungen zu erzielen. Während der Übungen fiel jedoch auf, dass eine Veränderung des Stimmklangs möglich ist. Genau diese Übungen sollten fortgeführt werden. Frau A bekommt auch Eigenübungen an die Hand, die sie selbstständig zu Hause durchführen kann.

19.3 Zusammenfassung und Befund

Stimmbandlähmungen können unterschiedliche Ursachen haben. Sehr häufig ist es die Verletzung der N. laryngeus recurrens nach Operation an der Schilddrüse. Ebenso häufig ist sie ein Begleitsymptom einer Metastase bei Bronchialkarzinom. Sie können aber auch nach Intubationen auftreten. Die Prognose ist sehr unterschiedlich und immer abhängig von Ausmaß und Art der Schädigung des Nervs. Andererseits gibt es z. B. mit der Methode der Stimmlippenaugmentation Möglichkeiten, die funktionelle Einschränkung zu minimieren und eine Phonation zu erwirken. Bei diesem Fall sind die limitierenden Faktoren die schlechte Prognose beim anaplastischen Schilddrüsenkarzinom und die bevorstehende Bestrahlung, die die Stimmfunktion voraussichtlich wieder negativ beeinflussen wird.

Empfehlung weiteres Vorgehen

Frau A wird empfohlen, zunächst ambulante Stimmtherapie in Anspruch zu nehmen und sich in ca. 6 Wochen wieder beim HNO-Arzt zur Verlaufskontrolle vorzustellen.

Befund für den Arztbrief

Bei der Patientin besteht eine mittelgradige organisch bedingte Dysphonie bei Stimmlippenlähmung rechts in Intermediärstellung. Die Phonation ist rau, behaucht und heiser (R2B2H3). Die Respiration und die Artikulation sind unauffällig. Die Verständlichkeit ist gut. Schluckbeschwerden bestehen keine.

Es wurden Übungen zur Verbesserung der Phonation und der Atmung durchgeführt (Atemübungen, Abspannen, Lax Vox, Resonanz- und Rufübungen). Die Patientin ist sehr motiviert und führt selbstständig Übungen durch.

Zum Zeitpunkt der Entlassung besteht weiterhin eine mittelgradige Dysphonie.

Eine fortführende intensive logopädische Therapie ist dringend indiziert.

LITERATUR

Coblenzer H, Muhar F. Atem und Stimme: Anleitung zum guten Sprechen. 17. Aufl. öbvhpt, 2002.

Fleischer S, Hess M. Basiswissen Phonochirurgie für Logopädinnen und Logopäden. Forum Logopädie 2016; 4 (30):6-15.

Hammer S . Stimmtherapie mit Erwachsenen. 5. Aufl. Berlin, Heidelberg: Springer, 2012.

Lax Vox®. www.laxvox.de.

Nawka T, Anders LC, Wenders J. Die auditive Beurteilung heiserer Stimmen nach dem RBH-System. Sprache-Stimme-Gehör 1994; 18.130–133.

Nawka T, Gonnermann U. Stimmstörungsindex (SSI) in Gross M (ed.). Aktuelle phoniatrisch-pädaudiologische Aspekte. Median Verlag, 2003 / 2004: 375–379.

Nawka T, Wiesmann U, Gonnermann U.Validierung des Voice handicap Indes (VHI) in der deutschen Fassung. HNO 2003; 51:921–929.

Thyme-Frøkjær K, Frøkjær-Jensen B. Die Akzentmethode. 4. Aufl. Idstein: Schulz-Kirchner, 2014.

Tisch W. Strukturiert und analytisch: Symptomorientierter Stimmaufbau. Forum dbl 4, 1996.

V

Geriatrische Fälle

V

KAPITEL

20 Aspirationspneumonie bei beginnender Demenz

Verena Kalb

Folgende Fragen werden in diesem Fallbeispiel beantwortet

- Welche Anzeichen und Risikofaktoren zeigt eine Aspirationspneumonie auf?
- Wie ist die Vorgehensweise bei Verdacht auf Aspirationspneumonie?
- Welche therapeutischen Maßnahmen sind bei beginnender Demenz möglich?

Definition

Aspirationspneumonie

Die Aspirationspneumonie ist eine bestimmte Form der Lungenentzündung, die durch eine Aspiration (Eindringen von Bolusteilen oder Speichel/Sekret in die Luftwege, unterhalb der Glottisebene) von Fremdkörpern oder Flüssigkeiten ausgelöst wird. Es kommt zu einer Belüftungsstörung, die eine **lokale Entzündungsreaktion** hervorruft.
Die Entzündungszeichen zeigen sich in Temperatur, Blutbild, C-reaktives Protein, Auskultation der Lunge und dem Röntgen-Thorax.

20.1 Falldarstellung

Phase B: Geriatrische Frühkomplexbehandlung

ANAMNESE

In der Notaufnahme erfolgte das Anamnesegespräch mit dem bevollmächtigten Enkelsohn des Patienten, da zum Zeitpunkt der Aufnahme aufgrund des stark reduzierten Allgemeinzustandes keine Eigenanamnese möglich war. Herr B lebt aktuell in Kurzzeitpflege und ist mit dem Rollator mobil. Der Enkelsohn des Patienten berichtet bei Aufnahme, dass sein Großvater seit 2 Tagen starken Husten mit weißlichem Auswurf zeigt sowie eine deutlich erhöhte Temperatur. Heute wurde der Husten immer stärker und es kam zu blutigem Auswurf. Laut Enkelsohn wird im Pflegeheim nicht explizit auf eine ausreichende Trinkmenge geachtet. Der Allgemeinzustand des Patienten wurde in den letzten Stunden immer reduzierter und das Fieber stieg weiter an. Herr B ist tagesformabhängig orientiert und es sind kognitive Einschränkungen bekannt.
Eine Reanimation und intensivmedizinische Maßnahmen sind gewünscht.

Verlauf

Herr B ist ein 90-jähriger Patient, der aufgrund von starker **Dyspnoe** und starkem Husten sowie deutlich erhöhter Temperatur rettungsdienstlich in die Notaufnahme eingewiesen wurde. Laborchemisch fanden sich deutlich erhöhte Entzündungswerte. Außerdem ist er respiratorisch auffällig, zeigt unter Raumluft eine Sauerstoffsättigung von 85 % und bekommt daher 2 l Sauerstoff über die Nasenbrille.

Es besteht eine **hydropische Dekompensation,** sowie der Verdacht auf eine erneute **Aspirationspneumonie** bei Morbus Parkinson sowie bekannter Demenz.

Aufgrund der **Multimorbidität** und des fortgeschrittenen Alters wurde der Patient im Zentrum für Altersmedizin in die geriatrische Frühkomplextherapie eingeschlossen. Dort soll der unklare Infekt abgeklärt werden.

Erst vor wenigen Monaten wurde Herr B bereits stationär aufgrund einer ambulant erworbenen Pneumonie behandelt. Er zeigte damals eine leichte Dysphagie. Der Patient war mit weichen Konsistenzen und Flüssigkeiten ohne Einschränkungen oralisiert.

In der aktuellen klinischen Schluckuntersuchung zeigte sich eine schwere Dysphagie, die sich in der **Schluckendoskopie** bestätigte, sodass von den Aspirationen als Pneumonie-Ursache ausgegangen wird. Aufgrund dessen wurde der Patient auf **NPO** gesetzt. Herr B und der betreuende Enkelsohn entschieden sich für die Anlage einer **PEG-Sonde.** Hierunter verbesserte sich der Allgemeinzustand des Patienten. Eine intensive logopädische sowie ergo- und physiotherapeutische Therapie konnten durchgeführt werden. Aufgrund der schweren Dysphagie sowie mäßiggradigen Dysarthrophonie erfolgte ein neurologisches Konsil.

Die bisher bekannte Diagnose Morbus Parkinson wurde revidiert. Die Dopamintherapie wurde abgesetzt und hierunter kam es zu einem Rückgang der Bewegungsunruhe und **Faszikulationen.** Im **EMG** und der **Neurographie** bestätigte sich der klinische Verdacht auf ein schweres **polyneuropathisches Syndrom** mit Sensibilitätsstörung und **atrophen Paresen.** Zum Ende der geriatrischen Komplextherapie wurde eine erneute Schluckendoskopie durchgeführt. Unter logopädischer Anleitung und Einhalten von bestimmten Schluckmechanismen sind kleine Mengen von Dyphagiekost 1 (homogen pürierte Kost) und angedickte Flüssigkeiten möglich. Nach 3 Wochen Komplextherapie konnte der Patient mit einer PEG-Sonde zurück in die Kurzzeitpflege/Pflegeheim entlassen werden.

Medizinische Diagnosen

- rezidivierende Aspirationspneumonie bei schwerer Polyneuropathie mit Sensibilitätsstörung und atrophen Paresen
- hydropische Dekompensation

Vorerkrankungen

- Stimmlippenparese links unklarer Genese
- Zustand nach ambulant erworbener Pneumonie rechts vor wenigen Monaten
- chronisch-obstruktive Lungenerkrankung (COPD, GOLD-Gruppe B, ➤ Kap. 6.1)
- chronische Niereninsuffizienz
- chronisches Subduralhämatom beidseits
- arterielle Hypertonie
- Diabetes mellitus Typ 2
- Zustand nach Leberabszess
- akute Cholezystitis
- normochrom normozytäre Anämie, am ehesten renale Anämie
- permanentes Vorhofflimmern
- vor 4 Jahren: Verschluss der Arteria vertebralis rechts
- mäßige bis mittelschwere kognitive Defizite

Röntgenthorax

- zu Beginn sind eindeutige Aspirationszeichen in der Lunge zu erkennen; im weiteren Verlauf kommt es zu deutlich rückläufigen Zeichen der pulmonal-venösen Stauung sowie rückläufige Infiltrate in den basalen Lungenabschnitten

CCT

- es zeigt sich eine weitgehende Resorption der Subduralhämatome beidseits; allenfalls rechtshemisphäriell noch diskrete Unregelmäßigkeiten als Residuen abgrenzbar; keine territoriale Ischämie abgrenzbar und keine neu aufgetretene Blutung; jedoch zeigt sich ein deutlich vergröbertes Hirnwindungsrelief bei globaler Hirnsubstanzminderung

Definition medizinischer Begriffe

Atrophie: Zell-, Organverkleinerung durch fehlende oder zu geringe Beanspruchung oder Versorgung
CCT: radiologische Untersuchungsmethode, mit welcher mittels scheibenartiger Schnittbilder das Gehirn und die jeweiligen pathologischen Veränderungen visualisiert werden können
Cholezystitis: Gallenblasenentzündung
Dyspnoe: Atemstörung
Elektroneurographie: im Prinzip kann mit dem gleichen Gerät, das für die EMG verwendet wird, auch die Nervenleitgeschwindigkeit (sowie andere elektrische Parameter peripherer Nerven) der motorischen Nerven gemessen werden
EMG: dient der Messung elektrischer Aktivität in ausgewählten Muskeln
Faszikulationen: unregelmäßige und unwillkürliche Kontraktionen von Muskelfaserbündeln
hydropische Dekompensation: akute Flüssigkeitsüberlagerung
Multimorbidität: gleichzeitiges Bestehen mehrerer Krankheiten bei einem Patienten
normochrom: bedeutet „von normaler Farbintensität" und bezeichnet den Gehalt an Farbstoffen oder Pigmenten in einem Gewebe
normozytäre Anämie: eine Form von Blutarmut
perkutane-endoskopische-Gastrostomie (PEG): dient der künstlichen Ernährung, direkt über den Magen-Darm-Trakt
Polyneuropathie (PNP): Erkrankungen unterschiedlicher Ätiologie, bei denen viele Spinalnerven, selten

auch Hirnnerven, gleichzeitig betroffen sind (im Gegensatz zu Mononeuropathien, die sich nur auf einen bestimmten Nerv beziehen). Von diesen Erkrankungen werden sensible, aber auch motorische und – selten – vegetative Nervenfasern erfasst. Bei einer Polyneuropathie kann es zu einer Schädigung sowohl der Axone als auch der Markscheiden kommen. Der größte Teil der Symptomatik umfasst den Bereich der sensiblen, motorischen und vegetativen Anteile der Spinalnerven und ist deshalb nur von geringer sprachtherapeutischer Relevanz. Meistens entwickeln sich die Beeinträchtigungen langsam, nur selten gibt es akute Verläufe. Vergleichsweise selten finden sich bei einer PNP auch Symptome, die Störungen von Hirnnerven zugeordnet werden müssen. In unterschiedlicher Kombination können sowohl der überwiegend sensible N. trigeminus als auch die motorischen Hirnnerven betroffen sein. Dabei können **logopädisch relevante Symptome wie Dysarthrie, Dysphonie und Dysphagie** auftreten.

Die Diagnose wird zunächst durch die Anamnese sowie durch die allgemeine und neurologische Untersuchung gestellt. Hauptsächlich geht es um den Nachweis von Reflexanomalien und die Prüfung der Vibrationsempfindlichkeit. Hinzugezogen werden Laborwerte (Blut, Liquor), Messungen der Nervenleitgeschwindigkeit (Elektroneurographie, Elektromyographie) und Herzuntersuchungen.

renale Anämie: Blutarmut aufgrund einer akuten oder chronischen Nierenerkrankung
respiratorisch: die Atmung betreffend
Röntgen-Thorax:radiologische Untersuchung des Brustkorbes und der darin befindlichen Organe wie Lunge und Herz
SpO_2 – pulsoxymetrisch gemessene Sauerstoffsättigung: Wert für den Sauerstoffgehalt des Blutes
Subduralhämatom: Einblutung in den Subduralraum des Schädels
Vorhofflimmern: tachykarde Herzrhythmusstörung

20.2 Sprachtherapeutische Maßnahmen

Herr B wird im Rahmen der **geriatrischen Frühkomplextherapie** (in diesem Fall 3 Wochen; ➤ Kap. 22.2.3) mit einem **multimodalen Therapiekonzept** aus aktivierender Pflege und intensiver physiotherapeutischer, ergotherapeutischer, psychologischer sowie logopädischer Mitbetreuung behandelt.

Fragestellung des behandelnden Arztes an die Sprachtherapie:

- Einschätzung der Schluckfunktion/Aspiration
- mögliche Oralisierung/Kostformanpassung

INTERDISZIPLINÄR

Neurologische Untersuchung

Eingeliefert wurde Herr B mit der neurologischen Diagnose Morbus Parkinson. Die Medikamente zeigten jedoch keine Wirkung. Es ist kein typisch klinisches Bild für diese Erkrankung zu erkennen. Die L-Dopa-Medikation wurde versuchsweise abgesetzt und der Verlauf beobachtet. Nach Beendigung der dopaminergen Medikation scheinen deutlich weniger Myoklonien/Faszikulationen und Bewegungsunruhe zu bestehen. Die Diagnose Morbus Parkinson wurde revidiert. Es wurde ein **schweres polyneuropathisches Syndrom mit Sensibilitätsstörung und atrophen Paresen** diagnostiziert, dessen Ursache nicht ganz geklärt ist. Neurologisch sind aktuell keine sinnvollen Therapieoptionen ersichtlich. Es wird eine symptomatische Therapie mit Physio- und Ergotherapie sowie intensiver logopädischer Behandlung empfohlen.

Psychologische Untersuchung

Das kognitive Screening mit dem MMST (Mini Mental Status Test, 14 Punkte; ➤ Kap. 23.1) und dem Uhrentest konnte aufgrund der Schwäche der Hände und Arme nicht vollständig durchgeführt werden. In den durchgeführten Abschnitten war Herr B nur zu seiner Person orientiert. Es zeigten sich starke Defizite im Bereich des Kurzzeit- und des Arbeitsgedächtnisses. Sprachliche Aufgaben konnten unauffällig bearbeitet werden. Defizite im Bereich der Visuokonstruktion konnten aufgrund der beschriebenen Einschränkungen nicht objektiviert werden. Insgesamt wird von **mäßigen bis mittelschweren kognitiven Defiziten** ausgegangen.

20.2.1 Aufnahmebefund

Vor Therapiebeginn eines geriatrischen Patienten muss ein genauer medizinischer und pflegerischer Status erhoben werden. Dabei sollten die explizite Rücksprache mit dem behandelnden Arzt, Informationen aus der Krankenakte, die Befragung des Patienten und der Angehörigen sowie die zuständige Pflegefachkraft mit einbezogen werden.

INTERDISZIPLINÄR

Rücksprache mit der Pflegefachkraft

- betreuende Pflegefachkraft berichtet von einer starken Vigilanzminderung.
- Körperpflege muss komplett übernommen werden
- häufiges nasales und orales Absaugen nötig
- Barthel-Index bei Aufnahme: 5 (➤ Kap. 22.2.2)

Rücksprache mit dem Arzt

- Welche Grunderkrankung liegt vor?
- Gibt es eine Ursache für eine Dysphagie?
- Wann war der Erkrankungszeitpunkt?
- Liegt eine Vorsorgevollmacht vor?
- Ist – falls notwendig – eine PEG-Anlage gewünscht?
- Wie sind die Entzündungswerte?
- Wie ist der respiratorische Status? Gibt es pulmonale Komplikationen?
- Gibt es Zeichen einer Mangelernährung und Exsikkose?
- Ist eine Refluxsymptomatik bekannt?

Ersteindruck

Allgemeinzustand des Patienten

- Herr B liegt in seinem Krankenbett, eine **Herzbettlagerung** ist bereits durch die Kollegen der Physio- und Ergotherapie erfolgt
- Patient reagiert bei direkter Ansprache mit einem verzögerten „ja"
- ist zu seiner Person orientiert, zeitlich und örtlich jedoch nicht
- äußert den dringlichen Wunsch etwas zu trinken
- Stimme klingt stark verschleimt
- zeigt verwaschene Artikulation und teilweise aphone Stimme
- gezielte Aufforderungen werden nicht direkt von ihm verstanden; erst nach mehrfachen Versuchen und mit Hilfe gelingt es dem Patienten, einfache Aufforderungen (Zunge rausstrecken, Husten) umzusetzen
- Herr B schläft nach 15 Minuten wieder ein

20

Definition

Herzbettlagerung

Der Patient wird durch die Hochlagerung des Oberkörpers in eine (halb) sitzende Position gebracht, gleichzeitig werden die Beine tief gelagert, sodass der venöse Rückstrom zum Herzen verringert wird. Die Tieflagerung der Beine grenzt die Herzbettlagerung von einer einfachen Oberkörperhochlagerung ab.

Schlussfolgerungen

- ausführliches logopädisches Assessment ist aufgrund **reduzierter Vigilanz/Allgemeinzustand** zum jetzigen Zeitpunkt noch nicht möglich
- für das weitere Vorgehen dringend notwendige **Anamnesegespräch mit den Angehörigen,** um mehr Patienteninformationen zu bekommen
- **deutlich reduziertes Reaktionsvermögen**
- **Patient zeigt instabile Kopf- und Rumpfstabilität**, Erstaufnahme kann nur im Bett stattfinden
- erhaltenes **situatives Sprachverständnis;** Herr B nennt nach Aufforderung seinen Namen und einfache Aufforderungen werden mithilfe therapeutischer Unterstützung umgesetzt; jedoch besteht **Verdacht auf kognitive Defizite**, der sich in der psychologischen Testung bestätigt
- **Patient zeigt Dysarthrophonie**, dadurch sich bestärkender Verdacht auf eine **Aspirationspneumonie / Dysphagie**, da Herr B laryngeal nach Phonation einen deutlichen Speichelaufstau zeigt
- gegebene Indikation für ein schnelles **Aspirationsscreening**; Abklärung, ob der Patient kleine Mengen an Flüssigkeiten trinken kann

Klinischer Hintergrund

Es gibt **verschiedene Einflussfaktoren** (➤ Tab. 20.1), wodurch sich eine Aspirationspneumonie entwickeln kann. Es wird zwischen unterschiedlichen Faktoren unterschieden:

1. Wie häufig wird aspiriert?
2. Was wird aspiriert?
3. Wie groß ist die Menge des Aspirats?

Vor allem die **protektiven Faktoren** müssen berücksichtigt werden, die ganz unterschiedliche Reaktionen der Patienten bei gleichem Aspirationsschweregrad bewirken. Bei jedem Patienten sind diese in unterschiedlichem Maße vorhanden. Die protektiven Faktoren erklären, weshalb wenig Aspirat bei einem Patienten zu einer sehr schweren Pneumonie führen kann und im Gegensatz dazu ein anderer Patient die Aspirationen über längere Zeit ohne größere Komplikationen toleriert.

Tab. 20.1 Einflussfaktoren einer Aspirationspneumonie (Bartolome & Schröter-Morasch 2018)

Aggressive Faktoren	Protektive Faktoren
Art des Aspirats	Clearance der Atemwege
Häufigkeit der Aspiration: ständig, intermittierend, gelegentlich	mukoziliare Clearance (der vom respiratorischen Epithel ausgehende Selbstreinigungsmechanismus der Bronchien)
Menge des aspirierten Materials	Hustenstoß (reflektorisch, willkürlich)
Menge der kontaminierenden Keime: häufig liegen bei Intensivpatienten bakterielle Nebenhöhlenaffektionen vor, deren Sekret bei Aspiration entsprechend infektiös wirkt	immunologische Abwehrlage (je nach Grunderkrankung, Ernährungszustand, Medikamenteneinnahme)
Virulenz (die Infektionskraft bzw. Ausprägungsgrad der pathogenen Potenz eines Erregers) der Keime	kognitive Fähigkeiten, Mobilität

Prädiktoren einer Aspirationspneumonie (Langmore et al. 1998)

- Unselbstständigkeit bei Nahrungsaufnahme
- Anzahl kariöser Zähne, beeinträchtigte Mundflora
- Sondenernährung, Gefahr von Reflux
- mehr als eine medizinische Diagnose
- Menge der einzunehmenden Medikamente
- Rauchen

Durch die genannten Prädiktoren ist ein geriatrischer Patient besonders gefährdet, eine Aspirationspneumonie zu entwickeln.

Verschiedene Arten der Aspiration

- Speichel-/Sekretaspiration
- Aspiration von Nahrung/Flüssigkeiten
- Magensaftaspiration ▮▮

Welche Punkte sprechen für eine Aspirationspneumonie?

- **gestörte orale Vorbereitungsphase,** selbstständige Nahrungsaufnahme ist nicht möglich
- stark **beeinträchtigte Mundflora**
- **große Zahl an Vorerkrankungen**
- **vorbestehende leichte Dysphagie**
- Einnahme von **zahlreichen Medikamenten**
- **starker Raucher über viele Jahre**

→ **Der Patient erfüllt sehr viele Punkte, die für eine Aspirationspneumonie sprechen!**

Zum jetzigen Zeitpunkt kann aufgrund des verminderten Allgemeinzustands noch keine ausführliche klinische Schluckuntersuchung durchgeführt werden. Die Entscheidung fällt auf ein schnelles „Screening-Verfahren“, wodurch ein Ersteindruck zum Ausmaß der Schluckstörung entsteht. Wird überhaupt ein Schluckreflex ausgelöst? Reagiert der Patient auf einen taktilen Reiz?

Klinische Screening-Verfahren zur Einschätzung des Aspirationsrisikos stehen am Anfang eines diagnostischen Pfades. Sie geben Hinweise auf das weitere diagnostische Vorgehen sowie auf weitere diätetische Sofortmaßnahmen. Sie ersetzen keinesfalls eine klinische Schluckuntersuchung.

Aspirations-Screening nach Daniels

Zur Bewertung des Aspirationsrisikos nach Daniels (Bartolome & Schröter-Morasch 2018; ➤ Kap. 12.2.2) werden folgende 6 Parameter beurteilt:

1. Sprechen: Zeigt der Patient eine Dysarthrie?
2. Stimme: Zeigt der Patient eine Dysphonie?
3. Ist ein Würgreflex vorhanden?
4. Ist der willkürliche Hustenstoß regelrecht oder schwach?
5. Kommt es zu einer Stimmveränderung innerhalb einer Minute nach dem Schluckversuch bei Phonation auf/a/?
6. Hustet der Patient innerhalb einer Minute nach dem Schluckversuch?

Schlussfolgerungen

- Herr B zeigt eine schwere **Dysarthrie** mit teilweise **aphonen** Stimmanteilen
- **Würgreflex ist fast aufgehoben**
- **willkürliche Hustenstoß** ist möglich, jedoch nicht effizient
- bei einem TL mit klaren Flüssigkeiten kommt es zu einem **postdeglutitiven Hustenreflex mit schwachem Hustenstoß**

- Phonation klingt brodelig (*wet voice*), die **Kehlkopf-Clearance ist insuffizient**
- **hohe Aspirationsgefahr,** Oralisierung ist zum jetzigen Zeitpunkt nicht möglich; Patient wird auf **NPO** gesetzt
- vorübergehende Ernährung muss sichergestellt werden, deshalb wird Herr B parenteral mit Infusionen ernährt

Anamnesegespräch mit Angehörigen

Wichtig ist die Sozialanamnese, in deren Rahmen Informationen zur Lebenssituation sowie zum allgemeinen medizinischen und pflegerischen Status des Patienten erhoben werden. Mit den betreuenden Angehörigen wird die akute Symptomatik und der aktuelle Ernährungsmodus besprochen.

Mögliche Fragen an die Angehörigen
- Ist eine Schluckstörung bekannt?
- Wie zeigen sich diese Auffälligkeiten?
- Muss der Patient häufig nach dem Trinken oder dem Essen husten?
- Ist der Hustenstoß kräftig?
- Wird der Patient zu Hause logopädisch versorgt?
- Welche Therapien bekommt er?
- Kann er die Tabletten schlucken?
- Ernährt sich der Patient komplett oral?
- Sind kognitive Defizite bekannt?

20

20.2.2 Diagnostik

Nach wenigen Tagen meldet die Pflege zurück, dass sich der Allgemeinzustand des Patienten deutlich verbessert hat. Somit ist die Vigilanz ausreichend für weitere diagnostische Maßnahmen. Eine ausführliche klinische Schluckuntersuchung soll durchgeführt werden. Die Kollegen der Physio- und Ergotherapie berichten, dass ein Transfer in einen Mobilisationsstuhl möglich ist und Herr B über 30 Minuten ausreichend wach sein kann.

Klinische Schluckuntersuchung (KSU)

Überprüfung fazio-oraler Motilität und Sensibilität

- Mundwinkel in Ruhe und während der Sprechbewegungen symmetrisch
- gesamte Gesichtsmotorik wirkt sehr starr
- Mundwinkel breitziehen, Mund spitzen, Wangen aufblasen und Wangen einziehen ist möglich; Bewegungsauslenkung ist jedoch reduziert
- Zungenbeweglichkeit nach rechts und links unauffällig; keine Zungendeviation; Bewegungsauslenkung nach oben und unten ist nicht möglich
- Zunge zeigt in Ruhe leichte unregelmäßige und unwillkürliche Bewegungen
- Zungenkraft nach vorne und zur Seite (Zunge gegen den Spatel drücken) ist sehr schwach
- verminderte enorale Berührungsempfindlichkeit (rechts/links) kann vom Patienten nicht genau beurteilt werden
- kein suffizienter Mundschluss und der Mund kann auch nach Aufforderung nicht weiter geöffnet oder geschlossen werden

Schlussfolgerungen
- keine faziale Parese
- leichte Hypomimie
- eingeschränkte Diadochokineseleistung
- verminderte Zungenbeweglichkeit, insbesondere der Auf- und Abwärtsbewegungen
- stark reduzierte Zungenschubkraft
- leichte Faszikulationen an der Zunge
- Verdacht auf Hypästhesien
- insuffizienter Mundschluss und eingeschränkte Kieferöffnungsweite

Schluckfunktionsprüfung
- Patient zeigt hörbaren laryngealen Speichelaufstau (*wet voice*)
- schwacher willkürlicher Hustenstoß
- Leerschluck kann nur durch starke Pumpbewegungen ausgelöst werden
- Velumhebung ist links leicht reduziert
- Würgreflex wird stark verzögert an der hinteren Rachenwand ausgelöst

Schluckuntersuchung mit ingesamt 4 Tl klarer Flüssigkeiten:
- wird leicht verzögert abgeschluckt
- nach 10 Sekunden postdeglutitiver Hustenreflex mit schwachem Hustenstoß
- vermehrte brodelige Phonation/a/
- Kehlkopf hebt sich nur sehr schwach nach oben
- keine Vorwärtsbewegung des Kehlkopfes

Schluckversuch mit insgesamt 4 TL Götterspeise:
- enorale Residuen

- Bolus wird deutlich verzögert abgeschluckt
- Nach 60 Sekunden postdeglutitiver Hustenreflex mit schwachem Hustenstoß
- Kehlkopf hebt sich wieder nur sehr schwach und es zeigt sich keine Vorwärtsbewegung des Kehlkopfes
- nach Aufforderung ist das Ausspucken durch Räuspern und Husten möglich
- auch nach mehrmaligem Nachfragen bemerkt Patient die Residuen (Speichel und Götterspeise) nicht
- aufgrund der schlecht sitzenden Prothesen ist eine Kostformtestung mit Brot nicht möglich

Schlussfolgerungen
- BODS-1: Score-4; BODS-2: Score-8, (➤ Anhang III.4)
- laryngealer Speichelaufstau
- reduzierte Kieferöffnungsweite
- gestörter oraler und pharyngealer Bolustransport, stark verlängerte Gesamttransitzeit
- Verdacht auf eine nicht zeitgerechte Schluckreflextriggerung v. a. bei Götterspeise
- palpatorisch stark eingeschränkte Kehlkopfelevation
- deutlich reduzierte Sensibilität (enoral und Verdacht auf pharyngeal/laryngeal)
- schwacher Hustenreflex
- willkürliche Reinigungstechniken (Räuspern, Husten) sind mit Unterstützung möglich
- Verdacht auf prä-, intra- und postdeglutitive Penetration/Aspiration mit Hustenreflex ohne Reinigung der Trachea
- NPO – keine orale Kostgabe möglich
- parenterale Ernährung für die Sicherstellung der Ernährung ist indiziert
- zur genaueren Abklärung der Pathomechanismen ist Schluckendoskopie indiziert

Überprüfung Sprechen/Stimme/Atmung

- Herr B zeigt verwaschene Artikulation und teilweise aphone Stimme
- Verständlichkeit ist für einfaches Gespräch ausreichend
- er muss jedoch häufig zum deutlichen Sprechen aufgefordert werden
- monotone und zu tiefe Sprechstimmlage
- kurzzeitige Phonation mit vermehrter Anstrengung möglich
- erhöhte Atemfrequenz und thorakal betonte Atmung
- Sprechschwierigkeiten werden seitens des Patienten nicht bemerkt

Schlussfolgerungen
- vorliegende **mäßiggradige Dysarthrophonie,** Beeinträchtigung der Stimmqualität kann auf mögliche **Störung der Glottisschlussfunktion** beim Schluckakt hinweisen
- **Aphonie oder Rauigkeit** ist wahrscheinlich auf die vorbestehende und bekannte Stimmlippenparese links (unklarer Genese) zurückzuführen
- dysarthrische Störung ist im Allgemeinen auch ein möglicher **Hinweis auf Bewegungsstörungen im oralen, pharyngealen oder laryngealen Bereich**
- Patient äußert **keinen hohen Leidensdruck**, deshalb wird keine ausführliche Dysarthriediagnostik durchgeführt
- vordergründig ist die schwere Dysphagie

Überprüfung Sprache

- einfaches Gespräch über persönliche Daten ist möglich
- Patient kann seine Wünsche in Bezug auf die Schlucktherapie äußern

Schlussfolgerungen
- erhaltenes **auditives Sprachverständnis** im einfachen Gespräch
- laut psychologischer Testung sind **mittelgradige kognitive Defizite** vorhanden

Apparative Diagnostik

Um die verschiedenen Schluckphasen sowie die zugrundeliegenden Pathomechanismen zu identifizieren, wird eine endoskopische Schluckuntersuchung durchgeführt.

FEES zu Beginn der Therapie

Befund:

Im Rachen befindet sich reichlich eitriger Schleim. Der Kehlkopf zeigt keine Auffälligkeiten. Die Epiglottis ist gerötet. Die Aryknorpel weisen eine eingeschränkte Beweglichkeit links auf. Die linke Stimmlippe steht in Paramedianstellung still. Die

Phonation ist sehr heiser und teilweise aphon. Der willkürliche Hustenstoß ist schwach. Durch schlecht sitzende Zahnprothesen kommt es zu einer reduzierten oralen Transportphase. Die enorale Sensibilität ist eingeschränkt. Die Schluckreflextriggerung ist deutlich verzögert. Die pharyngeale und laryngeale Sensibilität ist deutlich reduziert.

Bei einem TL Götterspeise/angedickter Flüssigkeit kommt es zu Leaking mit Pooling in den Valleculae und den Sinus piriformes. Es zeigt sich eine Penetration und Aspiration prä-, intra- und postdeglutitiv bis in die Trachea mit insuffizientem Hustenreflex. Es verbleiben sehr viele pharyngeale Residuen.

Bei einem TL klarer Flüssigkeit kommt es zu Leaking ohne Pooling. Ebenso tritt eine Penetration und Aspiration prädeglutitiv bis in die Trachea mit insuffizientem Hustenreflex auf. Die Kehlkopfclearance ist insuffizient.

→ **Penetrations-Aspirations-Skala nach Rosenbek** (➤ Anhang III.3)**: PAS 7** (Aspiration, keine Reinigung der Trachea bei zu schwachem Hustenstoß)

Schlussfolgerungen

- **reduzierte Kraft:** verminderte Zungenkraft, eingeschränkte Pharynxkontraktion, reduzierte Larynxelevation
- **reduzierte Geschwindigkeit:** verspätete Schluckreflextriggerung, verlängerte Gesamttransitzeit
- **reduzierte Sensibilität:** leicht reduzierte enorale Sensibilität; deutlich reduzierte, fast aufgehobene pharyngeale und laryngeale Sensibilität
- inkompletter Glottisschluss aufgrund der **Stimmlippenparese**
- Verdacht auf Aspiration bestätigt sich, orale Kostgabe ist zum jetzigen Zeitpunkt nicht möglich, Patient wird auf **NPO** gesetzt
- **Vorschlag zum Procedere:** falls von den Angehörigen gewünscht, ist eine **PEG-Anlage indiziert**

Nach Ende der 3-wöchigen Frühkomplexbehandlung und einer intensiven logopädischen Behandlung wird vor der Entlassung nochmal eine FEES durchgeführt.

FEES vor Entlassung

Befund:

Bei einem TL Götterspeise/angedickter Flüssigkeit kommt es zu Leaking mit Pooling in beiden Valleculae und Sinus piriformes. Es kommt zu keiner Penetration oder Aspiration: **PAS 1** (Material dringt nicht in die Luftwege ein; ➤ Anhang III.3).

Nach 5 TL Götterspeise/angedickter Flüssigkeit wird der Schluckakt schwächer und es zeigen sich vermehrt pharyngeale Residuen. Es besteht die Gefahr des Überlaufens in den Aditus laryngis. Bei dem sechsten TL Götterspeise/angedickter Flüssigkeit kommt es zu einer postdeglutitiven Penetration und Aspiration: **PAS 5** (Material dringt in die Luftwege ein, kontaktiert die Stimmlippen und wird im weiteren Verlauf nicht aus den Luftwegen entfernt; ➤ Anhang III.3).

Kostgabe erfolgte durch Einhalten der bereits erlernten Schlucktechniken:

- Chin down
- kräftiges Schlucken
- gezieltes Nachschlucken
- gezieltes Rachenreinigen

Schlussfolgerungen

- Herrn B gelingt es mit verbaler Unterstützung und den erlernten Kompensationstechniken **wenige Löffel passierte Kost und angedickte Flüssigkeiten ohne Aspiration** abzuschlucken
- **leicht verbesserte pharyngeale Sensibilität;** Pharynxkontraktion und Larynxelevation sind für wenige Schlucke ausreichend
- **stark verminderte Kraft** und im Verlauf wird der Schluckakt schwächer
- weiterhin fast aufgehobene laryngeale Sensibilität und insuffizienter **Hustenreflex;** das Eindringen oder sofortige Überlaufen in den Kehlkopfeingang wird vom Patienten nicht verspürt
- **weiterhin keine orale Kost – NPO**
- nur mit Anleitung und Einhaltung der erlernten Kompensationstechniken sind **kleine Mengen Dysphagiekost 1 (homogen pürierte Kost)** und **angedickte Flüssigkeiten** möglich

20.2.3 Therapieziele

Trotz der bekannten kognitiven Defizite gelingt es dem Patienten nach Verbesserung der Vigilanz, einen konkreten Wunsch nach mehrmaligem Nachfragen zu äußern.

Partizipation

Herr B möchte im Pflegeheim am gemeinsamen Esstisch kleine Mengen Joghurt essen können.

Aktivitäten

- Herr B schluckt fünf TL Götterspeise in der 5. Therapiestunde am Gemeinschaftstisch im Krankenhaus mit korrekter Anwendung der Schlucktechniken unter therapeutischer Aufsicht ohne zu husten ab
- wendet am Gemeinschaftstisch im Krankenhaus in der 10. Therapiestunde bei einem ½ Becher Götterspeise selbstständig die bereits erlernten Schlucktechniken an

Körperfunktionen

- schluckt nach Aufforderung seinen Speichel adäquat ab
- setzt Kraftübungen mit Hilfe der Therapeutin adäquat um
- schluckt einen ½ TL geeiste Götterspeise ohne Penetration/Aspiration unter Einhaltung von Chin down in der ersten Therapiesitzung suffizient ab
- schluckt einen ½ TL geeiste Götterspeise ohne Penetration/Aspiration unter Einhaltung von Chin down und kräftigem Nachschlucken in der ersten Therapiesitzung suffizient ab
- schluckt einen ganzen TL geeiste Götterspeise ohne Penetration/Aspiration unter Einhaltung von Chin down und kräftigem Nachschlucken nach zwei Therapiesitzungen suffizient ab; im Anschluss führt er die gezielten Reinigungstechniken nach Aufforderung der Therapeutin adäquat aus
- schluckt einen ½ Becher Götterspeise ohne Penetration/Aspiration unter Einhaltung der Schlucktechniken nach fünf Therapiesitzungen suffizient ab
- wendet die erlernten Schlucktechniken nach sieben Therapiesitzungen selbstständig bei einem TL Götterspeise an
- bemerkt nach der 3-wöchigen Therapie die pharyngealen Residuen und wendet eigenständig die gezielten Reinigungstechniken an

20.2.4 Therapieinhalte

Besteht bei einem Patienten der Verdacht auf eine Aspirationspneumonie, erfordert dies eine **enge interdisziplinäre Zusammenarbeit.** Für Herrn B spielen nicht nur die pflegerischen und therapeutischen Teams eine wichtige Rolle, sondern auch die **internistische Kontrolle und Mitbehandlung**. Dies beinhaltet v. a. die genaue **Registrierung der Entzündungszeichen** des Patienten (Temperatur, Blutbild, C-reaktives Protein, Auskultation der Lunge und Röntgen-Thorax).

Eine der wichtigsten Maßnahmen zur Abklärung einer Aspirationspneumonie ist die **Bronchoskopie.** Zum einen dient sie diagnostisch dem Nachweis des Aspirats in der Trachea und des Bronchialbaums sowie zur Gewinnung des Materials für die bakteriologische Testung. Zum anderen therapeutisch zum Absaugen von Fremdpartikeln, Speichel, Sekret oder Eiter.

Die Pflegefachkraft muss wissen, wie wichtig die Durchführung einer **optimalen Mund- und Zahnpflege, allgemeinen Mobilisierung und Aktivierung des Rumpfes und die Sicherstellung einer ausreichenden Ernährung und Flüssigkeitszufuhr** ist.

Zur Vermeidung weiterer Aspirationen, zumindest von oraler Kost, wird der Patient auf **NPO** gesetzt.

Herr B ist trotz der bekannten kognitiven Einschränkungen in der Lage, Aufforderungen mit gezielter therapeutischer Hilfe umzusetzen. Während der Therapie ist er sehr motiviert, die verschiedenen Methoden anzuwenden. Deshalb sind kompensatorische Maßnahmen, die eine ausreichende kognitive Fähigkeit voraussetzen, in diesem Fall ausnahmsweise möglich.

Restituierende Therapie

Förderung der Zungenretraktion

- **Geschmacksreiz:** Geschmacksreize auf der Zungenspitze können eine unwillkürliche Zungenretraktion auslösen
- **Widerstand:** Zungenspitze mit einer Mullkompresse vorsichtig festhalten und sanft nach vorne ziehen; während Zunge weiter festgehalten wird, den Patienten zu folgender Handlung auffordern: „Ziehen Sie die Zunge zurück – so halten – etwas mehr ziehen – und wieder loslassen"; weitere Möglichkeit ist es, die Zunge gegen den Spatel drücken zu lassen; mehrere Sekunden in dieser Position bleiben und wieder lockerlassen; dadurch können seitlichen Zungenränder sowie Zungenkraft nach oben und nach vorne gestärkt werden
- **autonome Bewegungsübungen:** Patient wird aufgefordert, die Zunge so weit wie möglich herauszustrecken, 2 Sekunden halten und lösen; er zieht die Zunge so weit wie möglich zurück, 2 Sekunden halten und lösen; dies kann im Wechsel durchgeführt werden (rausstrecken und zurückziehen)

Verbesserung der Larynxelevation

- kräftig ausgesprochenes „hok" oder „huk" stärkt die Kehlkopfelevation; das „hok" wird dem Patienten laut und deutlich vorgesprochen
- der Patient nimmt das gezielte Anheben des Kehlkopfes wahr und bleibt für mehrere Sekunden in dieser Position

Kompensatorische Therapie

Dadurch wird gezielt das Schluckverhalten geändert, diese therapeutischen Maßnahmen werden direkt während des Schluckvorgangs angewandt.

Haltungsänderung

Die Anwendung der Haltungsänderung gestaltet sich relativ einfach und kann bei Bedarf passiv unterstützt werden.

Chin down (➤ Abb. 20.1) – Kopfneigung nach vorne aufgrund:

- prädeglutitiver Penetration/Aspiration
- schlechte orale Boluskontrolle und vorzeitiges Abtreten der Nahrung in den Pharynx
- verzögerte Schluckreflextriggerung

Kopfdrehung nach links zur kranken Seite zur Verbesserung des Stimmlippenschlusses:

- Stimmlippenparese links

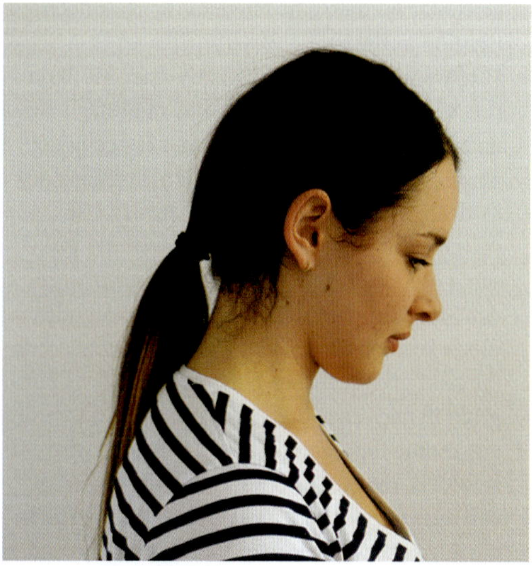

Abb. 20.1 Chin down [M1011]

Schlucktechniken

Die Schlucktechniken stellen im Vergleich zu den Haltungsänderungen höhere Anforderungen an die Kognition des Patienten. Er muss in der Lage sein, das erlernte Muster im Gedächtnis zu behalten und dies bei jedem Schluck selbstständig anzuwenden. Die selbstständige Umsetzung der Schlucktechniken gelingt Herrn B zwar nicht. Nach Aufforderung können die Methoden jedoch trotz kognitiver Einschränkungen adäquat umgesetzt werden.

Kräftiges Schlucken (effortful swallow) aufgrund:

- eingeschränkter Pharynxkontraktion
- reduzierter Zungendruck

Herrn B werden kleine Mengen geeiste Götterspeise (zusätzlich zur Unterstützung der Sensibilität) auf die Zunge gegeben. Der Patient wird aufgefordert, den Bolus mit Kopfneigung nach vorne und zusätzlich nach links (aufgrund der Stimmlippenparese links) kräftig abzuschlucken. Durch taktile Hilfe kann die Kopfneigung unterstützt werden. Im Anschluss wird Herr B aufgefordert, sofort eine Reinigungstechnik anzuwenden.

Reinigungstechniken aufgrund:

- **pharyngealer Residuen:** lassen sich am besten durch Hochräuspern oder Nachschlucken lösen
- **laryngealer Residuen:** Aufforderung zum kräftigen Husten

→ Wenn die Residuen nach Reinigung nicht mit gezieltem Nachschlucken gelöst werden können, wird Herr B aufgefordert die Nahrungsreste auszuspucken.

Adaptive Therapie

Bei diesem Verfahren handelt es sich um externe Hilfen, die im Sinne einer Anpassung von außen an die sensomotorische Störung angewandt werden. Diese Methoden verfolgen das Ziel, die Nahrungsaufnahme zu erleichtern und den Schluckakt dadurch zu verbessern, aber auch, weitere Aspirationen zu vermeiden. Die kognitiven Voraussetzungen des Patienten müssen nicht sehr hoch sein, da diese Methoden keine hohe Lernleistung erfordern.

Diätetische Maßnahmen

Folgende Methoden werden mit dem Patienten während der Therapie durchgeführt:

- **Bolusgröße anpassen:** größeres Bolusvolumen verbessert die Schluckreflextriggerung

- **breiige Nahrung (Götterspeise):** aufgrund gestörter oraler Boluskontrolle und unvollständigem laryngealem Verschluss zeigt sich verzögerte Schluckreflextriggerung
- **Geschmacks- und Temperaturreize:** aufgrund verzögerter Schluckreflextriggerung sowie verminderter Speichelproduktion (Geschmacksreize haben einen positiven Einfluss auf die Sekretbildung)

Ernährung mittels Sonde/perkutan-endoskopische Gastrostomie (PEG, > Abb. 20.2)

- **Indikation:** wenn Patient vermutlich länger als 2–4 Wochen nicht zur oralen Nahrungsaufnahme fähig ist
- fast die komplette Ernährung findet über die Sonde statt
- passierte Kost ist 1-mal täglich mit therapeutischer Unterstützung möglich

Was wäre, wenn …

Ist die Anlage einer PEG-Sonde bei fortgeschrittener Demenz sinnvoll?
Dies ist klinisch eine sehr komplexe Fragestellung. Eine Verlängerung der Lebenszeit gilt bei Pflegeheimbewohnern und Betreuern von Demenzpatienten oft als Hauptgrund für die Akzeptanz einer PEG-Anlage. Es gibt jedoch keine Studie, die eine Verlängerung der Überlebenszeit durch die PEG-Anlage bei Demenzpatienten zeigt. Bei der Indikation einer PEG-Anlage bzw. bei demenzbedingter neurogener Dysphagie ist also bereits ein Stadium der Demenzerkrankung erreicht, bei dem das Überleben auch durch eine künstliche Ernährung nicht mehr verlängert werden kann. Eine PEG-Anlage verhindert grundsätzlich keine Aspirationspneumonie, sie verhindert keine Aspiration von oralem Sekret und regurgitiertem Mageninhalt. Aufgrund der bisherigen Datenlage gibt es keine Hinweise darauf, dass eine PEG-Ernährung bei Patienten mit fortgeschrittener Demenz die Lebensqualität verbessert.

20.2.5 Therapieergebnisse

In der endoskopischen Verlaufsdiagnostik (FEES) bestätigt sich die Verbesserung der Pathomechanismen. Der Patient zeigt eine leicht verbesserte enorale

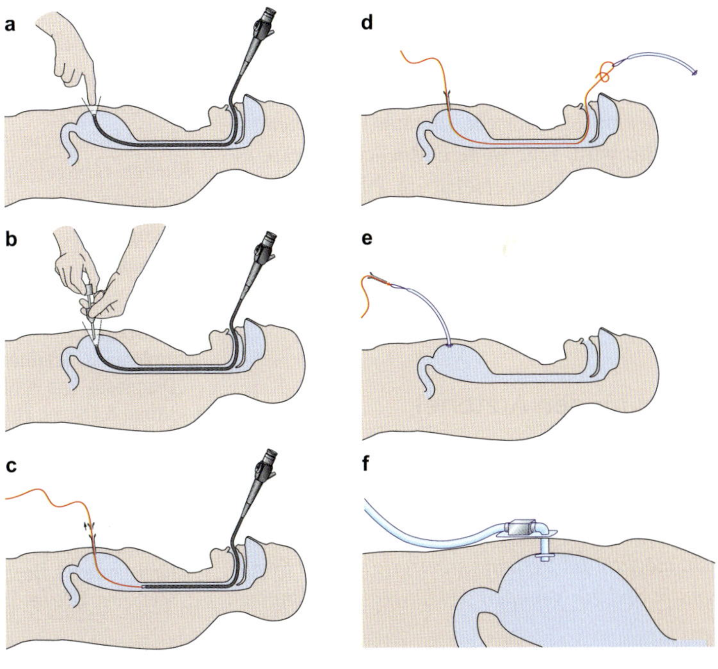

Abb. 20.2 PEG-Anlage [M858]

und pharyngeale Sensibilität, eine kräftigere Kehlkopfelevation und Pharynxkontraktion für wenige Schlucke. Unter therapeutischer Anleitung gelingt es Herrn B, die Kompensationstechniken korrekt anzuwenden. Selbstständig setzt der Patient die Techniken allerdings nicht korrekt um, dadurch besteht weiterhin eine hohe Aspirationsgefahr.

20.3 Zusammenfassung und Befund

Herr B wurde mit einer schweren Aspirationspneumonie aus dem Pflegeheim in das Krankenhaus eingeliefert. Der Patient wurde in die geriatrische Komplextherapie eingeschlossen. Der Patient profitierte sehr von dem interdisziplinären Therapiekonzept. Nach 3-wöchiger Therapie konnte Herr B mit einer künstlichen Ernährung und einer Teiloralisierung zurück in das Pflegeheim entlassen werden.

Empfehlung weiteres Vorgehen

Eine weitere intensive logopädische Therapie ist dringend indiziert. Herrn B gelingt es aufgrund der kognitiven Einschränkungen nicht, selbstständig die erlernten Schlucktechniken anzuwenden. Deshalb wird dringend empfohlen, dass mind. 1-mal wöchentlich eine logopädische Therapie im Pflegeheim fortgeführt wird. Eine weitere Möglichkeit wäre es, das zuständige Pflegepersonal im Pflegeheim speziell schlucktherapeutisch zu schulen. Somit hat der Patient die Möglichkeit, auch unter Anleitung von geschultem Personal kleine Mengen passierte Kost zu sich zu nehmen.

20

Befund für den Arztbrief

Initial bestand bei dem Patienten aufgrund reduzierter Vigilanz eine schwere Dysphagie (BODS-1: Score-4; BODS-2: Score-8). Eine Oralisierung war nicht möglich. Im Verlauf verbesserte sich die Symptomatik und zur genauen Abklärung der Pathomechanismen wurde zu Beginn der Therapie eine FEES durchgeführt. Dort bestätigte sich der Verdacht auf eine Aspiration von Speichel sowie von Flüssigkeiten und Götterspeise. Herr B bekommt eine PEG-Anlage und eine orale Zufuhr ist nur unter logopädischer Betreuung möglich. Trotz der mittelschweren kognitiven Einschränkungen konnte mit dem Patienten teilweise eine direkte Therapie durchgeführt werden. In der Therapie wurden Übungen zur Verbesserung der Kehlkopfelevation sowie zur Zungenschubkraft und Pharynxkontraktion durchgeführt. Mit kleinen Mengen geeister Götterspeise wurde an der Verbesserung der Sensibilität gearbeitet. Aufgrund der starken Residuen, die in der FEES nachgewiesen wurden, wurde gezielt an einem willkürlichen Rachen- und Kehlkopfreinigen gearbeitet. Nach jedem Schluck wurde der Patient zum kräftigen Räuspern und Husten aufgefordert. Die Expektoration gelingt dem Patienten in aufrechter Sitzhaltung sehr gut. Nach der 3-wöchigen Therapie wurde eine Verlaufsdiagnostik mit dem flexiblen Endoskop durchgeführt. Zum Zeitpunkt der Entlassung besteht eine schwere Dysphagie für alle Konsistenzen bei gestörter oraler Phase (Prothesen passen nicht), reduzierter pharyngealer und laryngealer Sensibilität, verminderter Zungenbasisretraktion und Pharynxkontraktion sowie Stimmlippenstillstand links. Eine komplette Oralisierung ist aufgrund hoher Aspirationsgefahr nicht möglich. Herr B wird weiterhin über die PEG-Anlage ernährt. Eine logopädische Therapie wird dringend empfohlen. Unter Einhaltung von Chin down, gezieltem Nachschlucken und gezieltem Rachen-reinigen sind kleine Mengen von Dysphagiestufe 1 (homogen pürierte Kost) und angedickte Flüssigkeiten nur unter logopädischer Betreuung möglich.

LITERATUR

Bartolome G., Schröter-Morasch H. Schluckstörungen: Diagnostik und Rehabilitation. 7. Aufl. München: Elsevier Urban & Fischer, 2018.

Corsten S., Grewe T. Logopädie in der Geriatrie. Stuttgart:Thieme Verlag, 2017.

Langmore SE, Terpenning MS, Schork A, et al. Predictors of aspirations pneumonia: how important is dysphagia? Dysphagia 1998; 13:69–81.

Schindelmeiser J. Neurologie für Sprachtherapeuten. München: Elsevier Urban & Fischer, 2016.

KAPITEL

21 Dysphagie bei Morbus Forestier

Katrin Eibl

Folgende Fragen werden in diesem Fallbeispiel beantwortet

- Was ist ein Morbus Forestier bzw. sind ventrale zervikale Spondylophyten?
- Was ist ein Delir und wie geht man damit um?
- Welche Symptome treten bei einer mechanisch bedingten Dysphagie bei Morbus Forestier auf?
- Wie führt man eine Essbegleitung durch?
- Welche Möglichkeiten bleiben bei Patienten, die die Therapie verweigern?

Definition

Morbus Forestier ist eine nicht-entzündliche Erkrankung der Wirbelsäule, bei der die Wirbel im Verlauf durch Knochenwucherungen versteifen, sie verknöchern nach und nach die Bandscheibe. Sie wird auch als **diffuse idiopathische Skelettyhyperostose (DISH)** bezeichnet. Sie tritt häufiger bei Männern als bei Frauen auf und betrifft in 75 % der Fälle die Halswirbelsäule von C2 bis C6. Die Ursachen sind nicht bekannt, Risikofaktoren sind Adipositas, Diabetes mellitus und arterielle Hypertonie. Die knöchernen „Anbauten" an der HWS werden als **ventrale zervikale Spondylophyten** bezeichnet und können eine Dysphagie verursachen. Die HNO-Ärzte sprechen dann von einer vertebragenen Dysphagie, die Neurologen eher von einer mechanisch bedingten Dysphagie. Die Diagnosestellung erfolgt in der Bildgebung von HWS und oberen Speisewegen. Die Dysphagiediagnostik sollte idealerweise sowohl durch eine Videofluoroskopie (VFSS), eine Videoendoskopie (FEES) und eine Ösophagusmanometrie erfolgen. Neben einer Dysphagie treten auch Dysphonie, Husten, Globusgefühl und **Odynophagie** auf. (Dziewas & Warnecke 2018; Walther 1991)

21.1 Falldarstellung

Phasen B, C: Geriatrische Frühkomplexbehandlung, Geriatrische Rehabilitation

FREMDANAMNESE

Herr B wird aus der Uniklinik in die geriatrische Frühkomplexbehandlung übernommen. Dort war nach einem Nicht-ST-Hebungsinfarkt eine Myokardrevaskularisation erfolgt. Dabei wurden mehrere Bypässe gelegt. Bereits dort entwickelt Herr B ein postoperatives hypoaktives Delir. Während des Aufenthaltes dort wurde zudem ein beginnender Morbus Forestier diagnostiziert. Die dortige Logopädin zeigt Herrn B ein kompensatorisches Schluckmanöver mit Kopfdrehung.

Körperliche Untersuchung

Der Allgemeinzustand des 74-jährigen Herrn B ist leicht eingeschränkt, der Ernährungszustand gut. Er ist nur zur Person orientiert. Die internistische Untersuchung zeigt keine Auffälligkeiten. Seine Nebendiagnosen sind Verdacht auf ein **Parkinson-Syndrom** (➤ Kap. 7; ➤ Kap. 22) eine arterielle Hypertonie, ein Diabetes mellitus Typ 2 und eine **Hypercholesterinämie.**

Geriatrisches Assessment

Bei Aufnahme in der Frühkomplexbehandlung (➤ Kap. 22.2.3) zeigt Herr B folgende Werte in den einzelnen Assessments (➤ Tab. 21.1), die in ➤ Kap. 22.2.2 ausführlicher beschrieben werden.

Psychologisches Konsil

Herr B zeigt sich bei Aufnahme freundlich-zugewandt und schwingungsfähig. Im Gespräch ist er durch seinen Gesundheitszustand und die vorhandenen kognitiven Defizite im Rahmen des deliranten Zustands psychisch belastet. Dies spiegelt sich auch im Ergebnis des **DIAS-S** (Depression im Alter Skala, 3,5 Punkte; ➤ Kap. 22.2.2) wieder. Insgesamt wird

Tab. 21.1 Geriatrisches Assessment

Assessment	Aufnahme	Entlassung	Berufsgruppe
Barthel Index	10 Punkte	35 Punkte	Pflege
Timed up & go	nicht möglich	21 Sekunden	Physiotherapie
Tinetti Test	8 Punkte	16 Punkte	Physiotherapie
Handkraft links	22 kPa	28 kPa	Ergotherapie
Handkraft rechts	50 kPa	58 kPa	Ergotherapie
DIA-S	3,5 Punkte	nicht durchgeführt	Psychologie
Mini Mental Status	22 Punkte	nicht durchgeführt	Psychologie

jedoch nicht von dem Vorliegen einer depressiven Episode ausgegangen. Im kognitiven Screening wird der **MMST** (Mini Mental Status Test; ➤ Kap. 23.1) durchgeführt, dabei ist Herr B zeitlich nur weitestgehend orientiert und örtlich vollständig. Es zeigen sich Defizite im Bereich des Kurzzeit- und Arbeitsgedächtnisses, genauso wie im Bereich des logisch-abstrakten Denkens. Aufgaben aus dem Bereich Sprache und Visuokonstruktion werden unauffällig bearbeitet. Allgemein berichtet der Patient von einer Rückläufigkeit vorhandener Verwirrtheitszustände und Gedächtnis- und Konzentrationsproblemen.

Neurologisches Konsil

Aufgrund des Verdachts auf eine Parkinsonerkrankung wird ein neurologisches Konsil eingefordert. Der Befund liefert Erklärungen zur Dysphagie für die weitere therapeutische Arbeit.

Der Neurologe trifft Herrn B 10 Tage nach Aufnahme und findet ihn in ziemlich geordnetem Zustand vor: Herr B ist wach und auskunftsbereit, dreifach orientiert und zeigt aktuell kein delirantes Syndrom. Er kann sich nur mit Hilfe aufsetzen, nur mit größter Hilfe aufstehen, Stehen und Gehen sind nicht möglich, er zeigt einen seitengleichen Rigor (Steifigkeit) mit verminderter Bewegungsamplitude und verlangsamter Bewegung. Zusammenfassend diagnostiziert der Neurologe ein klinisch symmetrisches, beinbetontes, hypokinetisch-rigides Parkinson-Syndrom (➤ Kap. 7; ➤ Kap. 22), das sich laut Fremdanamnese durch die Ehefrau schon seit Monaten in einer zunehmenden Gangunsicherheit und -verlangsamung äußert. Da sich Herr B noch in der Rekonvaleszenzphase nach der schweren Operation befindet, sieht der Arzt zunächst von einer Einstellung mit L-Dopa ab, um weitere Verbesserungen abzuwarten.

Röntgen HWS

Das Röntgen zeigt eine demineralisierte Knochenstruktur und eine vorbestehende ausgeprägte ventrale Knochenspange im Segment HWK 4/5. **Alignement** der Wirbelkörper soweit regelrecht.

Dieser Befund ist interessant, denn bei Durchführung der FEES müsste diese Knochenspange als Vorwölbung in der Rachenhinterwand zu sehen sein.

CCT

Durch das CT wird klar, ob evtl. ein Schlaganfall nachweisbar ist. Die beschriebenen hirnorganischen Defekte erklären zumindest die kognitiven Defizite: kein Nachweis einer intrakraniellen Blutung oder Raumforderung. Kleine alte kortikale Defekte links hochparietal und rechts okzipital und erhebliche chronisch **vaskuläre Marklagerläsionen** beidseits. Kein frischer ischämischer Infarkt abgrenzbar. Globale Atrophie. Keine **Hirndruckzeichen.** Keine **Liquorzirkulationsstörung.**

Definition medizinische Begriffe

Alignment: Bewegungsausrichtung
Compliance: Oberbegriff für das kooperative Verhalten von Patienten in einer Therapie
Hirndruckzeichen: Anzeichen dafür, dass der Hirndruck steigt
Hypercholesterinämie: erhöhte Blutfettwerte
Liquorzirkulationsstörung: Störung des Abflusses von Hirnwasser in die äußeren Liquorräume und das Blutsystem
Myokardrevaskularisation: operative Verbesserung der Blutversorgung des Herzmuskels
Nicht-ST-Hebungsinfarkt (NSTEMI): Herzinfarkt, der keine typischen Infarktzeichen im EKG zeigt, ist eher ein kleinerer Infarkt, der nur wenig Herzmuskel zerstört

Odynophagie: schmerzhaftes Schlucken
Spondylophyten: Knochenanbauten durch Abnutzung oder Entzündung, meist an den Wirbelkörpern
vaskuläre Marklagerläsionen: vaskulär: die Blutgefäße betreffend; Marklager: Nervenfasern unter der Hirnrinde; Läsion: Beschädigung
ventral: Lagebezeichnung für vorne oder unten (Richtung Bauch)
zervikal: Lagebezeichnung für am Hals bzw. an der Halswirbelsäule ▮▮

21.2 Sprachtherapeutische Maßnahmen

Herr B wird während seines ganzen Aufenthalts sowohl in der geriatrischen Frühkomplexbehandlung als auch während der geriatrischen Rehabilitation logopädisch betreut.

21.2.1 Aufnahmebefund

Vor dem ersten Patientenbesuch sollten die Patientenakte und die Vorbefunde studiert werden. Gerade in der Geriatrie ist es wichtig, dass möglichst viele Informationen bekannt sind, bevor mit dem Patienten gesprochen wird. Dazu sind die Nebendiagnosen ebenso wichtig wie die Medikation. In den Befunden wird nach Hinweisen auf eine Dysphagie gesucht. Bereits in der sprachtherapeutischen Anforderung vom Arzt steht die Diagnose „hypoaktives Delir“. Es ist davon auszugehen, dass Herr B selbst wenig Auskunft geben kann.

▮▮ Klinischer Hintergrund

Zusammenhang Medikamente und Dysphagie

Gerade in der Geriatrie sind Sprachtherapeuten mit multimorbiden Patienten konfrontiert, die teilweise eine Mehrfachmedikation mit bis zu 15 verschiedenen Wirkstoffen erhalten. Wissenswert sind die Nebenwirkungen mancher Medikamente, die sich direkt oder indirekt auf die Schluckfähigkeit auswirken können:

- ACE-Hemmer (z. B. Ramipril) bei arterieller Hypertonie und chronischer Herzinsuffizienz; Nebenwirkungen: trockener Husten, Heiserkeit, Atemnot
- Beta-Blocker (z. B. Beloc ZOK®) bei Bluthochdruck, Herzinsuffizienz, Herzrhythmusstörungen; Nebenwirkungen: Müdigkeit, depressive Verstimmung, Asthma
- Neuroleptika (z. B. Haloperidol) bei Unruhe, Ängsten, Halluzinationen
  Nebenwirkungen: extrapyramidale Bewegungsstörungen, Akinese, Frühdyskinesien (Zungen- und Schlundkrämpfe), Spätdyskinesien im Gesicht
- Antidepressiva (z. B. Amitryptilin, Cipramil) bei Depression, Angst, Schmerzen
  Nebenwirkungen: sedierend, Mundtrockenheit, Verdauungsstörungen

(Pluschinski 2017) ▮▮

Ersteindruck

Herr B wird auf dem Zimmer angetroffen. Er liegt im Bett, das Kopfteil wird nach oben gestellt, sodass er einigermaßen aufrecht sitzt. Er kann sagen, wo er ist, aber er weiß nicht, welcher Tag heute ist oder welches Datum. Das ist bei seiner Krankengeschichte zunächst nicht verwunderlich. Auf die Frage nach dem Schlucken berichtet er, keine Schwierigkeiten zu haben. In der anderen Klinik habe er normal essen und trinken dürfen. Diese Aussage wird angezweifelt, da der Befund über einen beginnenden Morbus Forestier bereits bekannt ist. Im Hinblick auf das Sprechen fällt nichts auf, die Stimme ist altersentsprechend leicht rau, evtl. etwas heiser. Die Artikulation ist unauffällig, Herr B ist etwas kurzatmig, was bei seiner Herzerkrankung ebenfalls nicht verwundert. Die Verständlichkeit ist gegeben. Herr B selbst beklagt keine Veränderung des Sprechens oder der Stimme. Eine weitere Diagnostik in Richtung Dysarthrie ist daher nicht indiziert.

Klinische Schluckuntersuchung

Schluckanamnese

Herr B verneint jegliches Problem im Zusammenhang mit dem Schlucken:

- es bleibe nichts stecken
- er müsse nicht husten, weder beim Essen noch beim Trinken
- er ist nicht vermehrt verschleimt
- er kann alles kauen
- auch Tabletten bereiten keine Probleme

Überprüfung fazio-orale Motilität und Sensibilität

- es besteht eine leichte Hypomimie, Herr B starrt die Therapeutin an
- keine Auffälligkeiten der Beweglichkeit von Lippen, Zunge und Kiefer
- Herr B gibt keine Hypästhesien oder Parästhesien an
- willkürlicher Hustenstoß ist etwas abgeschwächt
- Würgreflex ist nur verzögert auslösbar
- Velumhebung ist vollständig
- Kehlkopfhebung ist palpatorisch reduziert

Schluckfunktionsprüfung

- 1 TL Wasser wird unauffällig geschluckt, ebenso der zweite und dritte TL
- 1 Schluck Wasser ruft ein Räuspern und leichtes Husten hervor
- 90-ml-Wasserschluck-Test ist positiv: Herr B kann den Becher nicht in einem Zug leeren, er muss 4-mal absetzen, weil er ständig räuspert und hustet
- 1 TL Götterspeise wird unauffällig geschluckt
- mehrere TL Götterspeise hintereinander führen zu einer „*wet voice*", Herr B räuspert sich durchgehend, löffelt jedoch weiter; er wird zunächst nicht gestoppt, denn wichtig ist, wie suffizient der Hustenreflex funktioniert; nach ca. einem ½ Becher hustet Herr B einmal sehr kräftig, aber die Stimme klingt nach wie vor sehr belegt; er trinkt nach, dabei kommt es wiederum zum Räuspern
- auf das Testen von Brot wird verzichtet, denn es besteht der Eindruck, dass sich Speise aufgestaut hat und nicht suffizient abgehustet und abgeschluckt werden kann
- Herr B ist nicht erfreut darüber, wird plötzlich ungehalten und verweigert jede weitere Mitarbeit

21

Schlussfolgerungen

Die klinische Schluckfunktionsprüfung ist nicht zufriedenstellend verlaufen. Herr B konnte auch nicht zeigen, welche kompensatorische Schlucktechnik beim Voraufenthalt in der anderen Klinik geübt worden sei. So muss das persönliche Urteil ausreichen und es fällt der Beschluss:

- keine orale Kost bis zur apparativen Schluckuntersuchung; Aspirationsgefahr erscheint zu hoch, die **Compliance** für eine vorsichtige Oralisierung unter Aufsicht mit pürierter Kost zu niedrig
- Anmeldung einer FEES
- bis dahin parenterale Ernährung über Infusion mit **Nutriflex** und **Olimel** (hochkalorische Infusionslösung, z. T. fetthaltig); Vermutung, dass Herr B eine Magensonde nicht tolerieren wird

Definition

Delir

Das Delir ist eine Hirnfunktionsstörung, welche sehr viele unterschiedliche organische und nichtorganische Ursachen haben kann. Bei 15–50 % der über 65-Jährigen in Krankenhäusern beobachtet man das Entstehen eines Delirs. Es äußert sich in Störungen des Bewusstseins, der Aufmerksamkeit, der Orientierung sowie in Wahnvorstellungen, Angst, Teilnahmslosigkeit oder auch Euphorie (Stechl et al. 2012). Man unterscheidet zwischen einem hypoaktiven, einem hyperaktiven und einem gemischten Delir. Die Dauer kann zwischen Tagen und Monaten schwanken. Prädiktoren für das Entwickeln eines Delirs sind u. a. ein hohes Alter, Mangelernährung oder Flüssigkeitsmangel.

21.2.2 Diagnostik

FEES Schluckuntersuchung

Die FEES wird nach Langmore-Protokoll (➤ Anhang III.5) durchgeführt:

- **Zugang:** komplikationslose Nasenpassage rechts
- **Ruhebeobachtung:** im Rachen reichlich klarer Schleim, Grad 2 (nach Murray; ➤ Tab. 21.2) – transiente Ansammlung im Larynx mit Schutzreflex; reizfreie, prominente Vorwölbung der Rachenhinterwand, die den Blick auf die Glottis behindert; laryngealen Strukturen sind, soweit einsehbar, unauffällig

Tab. 21.2 4-Punkte-Sekretbeurteilungsskala nach Murray (Kurzversion; Murray et al. 1996)

Grad	Beschreibung
0	normal (feucht)
1	Ansammlung Valleculae/Sinus piriformes
2	transient im Aditus laryngis
3	konstant im Aditus laryngis

- **Funktionsprüfung:** velopharyngealer Abschluss ist asymmetrisch links; Stimmlippenbeweglichkeit ist erhalten; Glottisschluss ist vollständig; Verschluss der supraglottischen Strukturen ist bei eingeschränkter Mitarbeit nicht prüfbar; die Epiglottisretroflexion ist unauffällig; die Zungenretraktion ist unauffällig; die Pharynxkontraktion ist beidseits vermindert
- **Sensibilität:** pharyngeale Sensibilität leicht vermindert, laryngeale Sensibilität deutlich reduziert
- **Schluckfunktionsprüfung:**
  - Speichel: Pooling in Valleculae und Sinus piriformes, leichtgradige Residuen Grad 1 (nach Kelly 2008; ➤ Tab. 21.3)
  - Götterspeise: kein Pooling, mittelgradige Residuen, Penetration, PAS 3 (Material dringt in den Luftweg ein, verbleibt oberhalb der Stimmlippen und wird aus dem Luftweg ausgestoßen; ➤ Anhang III.3)
  - klare Flüssigkeit: Leaking bis in die Valleculae, Penetration, keine Aspiration, PAS 3
  - Toastbrot: kein Pooling, mittelgradige Residuen Grad 2, postdeglutitive Penetration, PAS 5 (Material dringt in den Luftweg ein, kontaktiert die Stimmlippen und wird nicht aus dem Luftweg ausgestoßen), fragliche Aspiration, insuffiziente Kehlkopf-Clearance
- **kompensatorische Schluckmanöver:** Patient zeigt nur eingeschränkte Mitarbeit und ausgeprägte Ungeduld während der Untersuchung; nicht überprüfbar

Zusammenfassung: Es besteht nach BODS-SCORE (➤ Anhang III.4; Score 1:2, Score 2:4) eine mäßiggradige oropharyngeale Dysphagie für alle Konsistenzen bei vermutlich mechanischer Behinderung der Pharynxkontraktion, reduzierter laryngealer Sensibilität und verzögerter Schluckreflextriggerung

Kostvorschlag: homogen pürierte Kost, Flüssigkeiten leicht angedickt, ohne logopädische Anleitung, unter Logopädie klare Flüssigkeiten und halbfeste Kost

Procedere: intensive logopädische Therapie mit Anleitung kompensatorisches Schluckmanöver, Verlaufskontrolle nach Absprache

Tab. 21.3 Endoskopische Graduierung von Residuen (Kelly 2008; aus Dzwiewas & Warnecke 2018)

Grad	Schweregrad	Beschreibung
0	normal	keine Residuen oder benetzte Schleimhaut
1	leichtgradige Residuen	< 50 % der Spalträume gefüllt
2	mittelgradige Residuen	> 50 % der Spalträume gefüllt
3	hochgradige Residuen	Überlauf in den Larynxeingang

II Klinischer Hintergrund

Pathomechanismen der Dysphagie bei Morbus Forestier/ventralen zervikalen Spondylophyten

- stark eingeschränkte Halsbeweglichkeit
- Einengung von Hypopharynx und oberem Ösophagus
- mechanische Behinderung der Rachenperistaltik
- Behinderung der hyo-laryngealen Elevation
- Einengung des Spinalkanals, Läsion des N. recurrens laryngeus
- chronische Fibrosen und Entzündungen der pharyngo-ösophagealen Muskulatur
- Schmerzen beim Schlucken fester Speisen II

Die Vermutung des Aufstaus und Überlaufens von Nahrung in den Larynx hat sich bestätigt. Eine eindeutige Diagnostik mittels einer Videofluoroskopie (VFSS, ➤ Kap. 14.2.2) könnte genauer zeigen, ob und wieviel Aspirat vorhanden ist, leider wird diese Untersuchung im eigenen Haus nicht durchgeführt. Daher muss man sich auf die klinische Beobachtung verlassen und im Verlauf eine weitere FEES durchführen. Gleichzeitig werden die Entzündungswerte (➤ Kap. 20) von Herrn B im Hinblick auf eine mögliche Aspirationspneumonie im Auge behalten.

Schlussfolgerungen

- Herr B hat vor seiner Herz-OP nie über Schluckbeschwerden geklagt und lehnt künstliche Ernährung über eine Magensonde ab; daher weiterhin vorsichtige orale Ernährung mit pürierter Kost
- Flüssigkeiten leicht andicken lassen, da Sorge besteht, Herr B trinke ohne Aufsicht unkontrolliert und das würde die Aspirationsgefahr erhöhen

- Durchführung von regelmäßigem Ess-Schluck-Training/Essbegleitungen mit Herrn B
- Schwerpunkte der Schlucktherapie sind die Kehlkopfelevation, die Sensibilitätsförderung und das kompensatorische Schluckmanöver mit Kopfdrehung

FEES Schluckuntersuchung: Verlaufskontrolle
Nach 2½ Wochen, bevor Herr B in die geriatrische Rehabilitation geht, wird eine videoendoskopische Verlaufskontrolle durchgeführt. Es werden keine großen Fortschritte erwartet, da sich die Therapie eher schwierig gestaltet hat. Herr B ist jedoch mittlerweile ungehalten und möchte unbedingt wieder Brot essen dürfen. Im Folgenden werden nur die Ergebnisse der Schluckfunktionsprüfung aufgeführt.
Schluckfunktionsprüfung:

- Speichel: weiterhin Aufstau in Valleculae und Sinus piriformes, leichtgradige Residuen
- Pudding: kein Leaking, kein Pooling, mittelgradige Residuen in den Valleculae, nur durch Nachtrinken und Nachschlucken zu reinigen, PAS 1 (Material dringt nicht in den Luftweg ein)
- klare Flüssigkeit: Leaking in die Valleculae, leichtgradige Residuen, PAS 5; Schluckreflex wird verzögert ausgelöst
- angedickte Flüssigkeit: Leaking und Pooling in Valleculae und Sinus piriformes, leichtgradige Residuen; Überlauf über aryepiglottische Falte links; PAS 5
- Brot: kein Leaking, hochgradige Residuen mit Überlauf in den Larynxeingang; können nur durch mehrmaliges Nachschlucken und Nachtrinken gereinigt werden; PAS 3

Zusammenfassung: im Vergleich zur Voruntersuchung keine Verbesserung der Schluckfähigkeit, die Diagnose einer mäßiggradigen Dysphagie (BODS-Score gesamt 6 [2+4]; ➤ Anhang III.4) bleibt bestehen; Pathomechanismen sind gleich zum Vorbefund

Empfehlung: weiterhin homogen pürierte Kost, leicht angedickte Flüssigkeiten

Procedere: intensive logopädische Therapie, Erlernen eines kompensatorischen Schluckmanövers, Verlaufskontrolle nach Absprache

Schlussfolgerungen

- Kostformsteigerung ohne logopädische Begleitung ist nicht möglich
- adaptative Maßnahmen werden beibehalten
- erneuter Therapieversuch wird gestartet

21.2.3 Therapieziele

Herr B ist aufgrund seines Delirs schwer zugänglich. Außerdem ist die Sprachtherapeutin für ihn ein „rotes Tuch", nachdem veranlasst wurde, dass er nur pürierte Kost zu sich nehmen darf. Dennoch wird im Gespräch klar, dass er auf jeden Fall wieder „normal" schlucken möchte und nicht länger „diesen Fraß" essen werde.

Partizipation

- Herr B möchte wieder auf ganz normale Weise feste Kost zu sich nehmen

Aktivitäten

- er lernt eine kompensatorische Schlucktechnik (Kopfdrehung nach links)

Körperfunktionen

- Verbesserung der Kehlkopfelevation
- Verbesserung des Rachenreinigens (Nachschlucken, Hochhusten)
- Verbesserung der Sensibilität

21.2.4 Therapieinhalte

Herr B braucht sehr viel Zuwendung, Erklärungen und Informationen, warum er nicht das essen und trinken darf, was er möchte. Seine Ehefrau ist ebenfalls mit der Situation überfordert, umso mehr als Herr B in seinem deliranten Zustand wenig Einsicht zeigt. Die wichtigste Aufgabe besteht demnach darin, das Ehepaar über die Schluckstörung und die Konsequenzen aufzuklären.

Klinischer Hintergrund

Umgang mit deliranten Patienten

- Ruhe bewahren
- Ängste ernst nehmen
- Wahrnehmungen bestätigen
- sachte vom Thema ablenken
- Aufmerksamkeit schenken
- rechtzeitig zurückziehen

Aufklärungsarbeit

Die Arbeit mit Patienten mit Dysphagie erfordert die Aufklärung aller Beteiligten, die Aufklärung von Betroffenen genauso wie von Angehörigen und Betreuern. In der Akutsituation gibt es häufig fragende Gesichter, warum denn der Mann oder die Frau plötzlich nicht mehr essen und trinken darf. Aus Sicht der Beteiligten ist das verständlich: Für sie ist das Schlucken eine Fähigkeit wie das Laufen – man denkt nicht darüber nach, man tut es einfach. Die Vorgänge sind nicht sichtbar, daher auch so schwer zu greifen und fassbar zu machen. Folglich ist es wichtig, die Erklärungen möglichst anschaulich zu gestalten:

- anhand einer einfachen anatomischen Darstellung (Seitenansicht) kann der Schluckablauf so simpel wie möglich erklärt werden
- die Angehörige können bei der FEES dabei sein
- dem Patienten in einfachen Worten während der FEES die Strukturen und Störungen erklären; ihm zeigen, wo etwas nicht liegen bleiben darf

Außerdem müssen Lösungen und Hilfsstrategien angeboten werden. Was darf der Patient essen und trinken, was nicht. Hierzu wird z. B. eine Liste mit „gefährlichen" und „ungefährlichen" Nahrungsmitteln zusammengestellt. Es werden Schluckregeln (➤ Kap. 12.2.4) aufgestellt, die speziell für diesen Patienten gelten. Diese Informationen können gebündelt an die Angehörigen und Betreuenden weitergegeben werden.

Auch Frau B ist dankbar für jeden Tipp. Aber zunächst ist ihr Mann noch stationär in Behandlung, die Frage nach der Versorgung zu Hause stellt sich erst später.

Schlucktraining

Auch in der geriatrischen Rehabilitation zeigt sich Herr B wenig erfreut über die restituierenden Maßnahmen, die ihm angeboten werden. Der Plan enthält v. a. folgende Übungen:

- Kehlkopfelevationsübungen, z. B. modifiziertes Valsava-Manöver (➤ Kap. 13.2.4)
- Rachenreinigungsübungen, z. B. kräftiges/ch/, Hochhusten und Ausspucken
- Sensibilitätsübungen, z. B. Schluckversuche mit Eischips

Als kompensatorische Maßnahme wird das Einüben der Schlucktechnik probiert:

- **Kopfdrehung nach rechts oder links:** wird bei einseitiger pharyngealer oder laryngealer Schwäche oder bei sensiblen Störungen mit dem Effekt eingesetzt, dass der Bolus über die weniger betroffene Seite abgleiten kann, begünstigt außerdem die Öffnung des oberen Ösophagussphinkters

Leider macht Herr B nur mäßig gut mit. Ein richtig effektives Training ergibt sich nicht. Stattdessen wird der Schwerpunkt auf die **Essbegleitung** gelegt. Während der Mahlzeiten ergeben sich genügend Möglichkeiten, den Patienten in die richtige Richtung zu lenken.

Essbegleitung

Die Ess- und Trinkbegleitung dient der Sicherstellung der richtigen Kostform, trainiert kompensatorische Schluckmanöver und Haltungsänderungen und wird als regelmäßige Evaluation der Kostform genutzt. Sie ist zunächst eine wesentliche Aufgabe der Sprachtherapeutin, die dann im Verlauf an die Pflege delegiert werden kann.

INTERDISZIPLINÄR

Essbegleitung

Wichtige Voraussetzung für eine optimale Ess- und Trinkbegleitung sind die Rahmenbedingungen: Es sollte ausreichend ruhig im Raum sein. Fernseher und Radio sind ausgeschaltet, die Tür geschlossen. Der Patient wird in eine für das Schlucken physiologische Sitzposition gebracht. Hier bietet sich ein Mobilisationsstuhl oder die Lagerung im Herzbett an. Der Patient sollte bequem sitzen. Vor dem Essen wird der Mund inspiziert und ggf. gereinigt. Brille, Hörgeräte und Prothesen sollten vorher eingesetzt werden.

Durchführung:

- Patient ist optimal im Stuhl oder im Herzbett gelagert
- Schlucktherapeutin sitzt neben oder vor ihm, sodass er sie sehen kann; idealerweise sitzt sie etwas tiefer, damit er den Kopf eher nach unten neigt
- Essen wird so platziert, dass der Patient es sehen und riechen kann
- bei fehlendem Mundschluss hilft die Schlucktherapeutin mit dem Kieferkontrollgriff (➤ Kap. 16.2.4) von vorne oder von der Seite
- muss das Essen eingegeben werden, wird der Löffel von vorne in den Mund geschoben
- während des Essens sollte nicht oder nur in den Pausen zwischen den Schlucken gesprochen werden
- dem Patienten wird genügend Zeit zum Kauen und Schlucken gegeben, evtl. mit dem Schluckkontrollgriff (➤ Kap. 22.2.1) überprüfen
- während des Schluckens regelmäßige Phonationskontrollen durchführen und Aufforderungen zum Nachhusten oder -schlucken geben, sollte der

21

Verdacht auf Residuen oder Penetration/Aspiration bestehen
- nach dem Essen bleibt Patient noch mind. 20 Min. aufrecht sitzen

Absolute No-Gos bei der Essbegleitung:
- Therapeutin oder Pflegekraft steht niemals hinter dem Patienten
- Essen steht niemals dort, wo der Patient es nicht sehen kann
- während der Essenseingabe wird nicht mit Kollegen gesprochen, die noch im Zimmer sind
- Essen sollte die richtige Temperatur haben und wird ggf. noch einmal aufgewärmt
- wenn Patient das Essen nicht mag oder es ihm nicht schmeckt, sollte es ihm nicht aufgezwungen werden

Auch wenn es selbstverständlich klingt: Die Kost sollte zusätzlich ausreichende sensorische Reize liefern. Sie soll appetitlich aussehen, gut schmecken und riechen und eine angemessene Temperatur haben. Pürierte Kost in einer Form anzubieten, die sowohl schmeckt als auch appetitlich aussieht, ist eine Herausforderung für die Küche. Mithilfe von Formen, Spritztüten und Tellern, die eine Einteilung bieten, lässt sich das Aussehen der Mahlzeit verbessern.

Während des Mittagessens wird Herr B angeleitet, kleine Schlucke zu nehmen, vollständig abzuschlucken, bevor er den nächsten Schluck nimmt und dann kräftig nachzuhusten und zu räuspern. Beim Schlucken wird er aufgefordert, den Kopf zur linken Seite zu drehen. Hier muss improvisiert werden, denn in der FEES hat Herr B dieses Manöver verweigert. Daher werden beide Seiten ausprobiert. In seinem Fall besteht eine beidseitige Schwäche der Pharynxkonstriktion mit zusätzlicher Sensibilitätseinschränkung. Zudem erscheint dieses Manöver am einfachsten mit dem Patienten umzusetzen.

Bei den Mahlzeiten gemeinsam mit der Sprachtherapeutin gelingt die Einhaltung des Schluckmanövers einigermaßen, auch wenn Herr B wenig Geduld zeigt. In diesen Sitzungen werden auch kleine Mengen Brot unter strengster Anleitung probiert.

Was wäre, wenn …

… die Spondylophyten operativ entfernt würden?
Diese Maßnahme wird nicht sehr häufig durchgeführt. Eine vorbestehende Dysphagie kann sich zunächst durch die OP verschlechtern, sich dann aber in der Zeit der Erholung mit Unterstützung von Schlucktherapie deutlich zurückbilden (Dziewas & Warnecke 2018).

21.2.5 Therapieergebnisse

Die Therapieziele konnten nicht erreicht werden. Die schwierige Zusammenarbeit mit Herrn B ließ nur wenig Handlungsspielraum. Eine Verbesserung des Schluckvermögens war infolgedessen auch nicht zu erwarten. Die Ursachen sind neben dem Morbus Forestier auch in der Verdachtsdiagnose Morbus Parkinson zu suchen. Während seines Aufenthaltes in der geriatrischen Rehabilitation entwickelt Herr B eine Aspirationspneumonie (➤ Kap. 20), die ihn wieder um Einiges in seinen Fortschritten zurückwirft. Danach ist es noch schwieriger, mit ihm zu arbeiten. Eine Kostformsteigerung, auch in den Therapiesitzungen, ist nicht möglich. Letztlich wird Herr B mit der Empfehlung entlassen, weiterhin pürierte Kost und Flüssigkeiten schluckweise und getrennt vom Essen einzunehmen.

21.3 Zusammenfassung und Befund

Dies ist ein typisches Beispiel für einen geriatrischen über 70-jährigen Patienten, der die charakteristischen Erkrankungen Bluthochdruck, Herzinsuffizienz, Diabetes mellitus und vermutlich noch ein Parkinson-Syndrom zeigt. Die Entwicklung eines postoperativen Delirs ist nicht selten. Eine eingeschränkte Zusammenarbeit, die sich z. T. daraus ergibt, z. T. auch aus der allgemeinen körperlichen Schwäche, ist ebenfalls häufig in der Geriatrie anzutreffen. Die Sprachtherapeutin ist gefordert, aus den gegebenen Umständen das Beste zu machen. Ein Patient, der aufgrund kognitiver Einschränkung nur bedingt den Therapieanweisungen folgen kann oder will, erleichtert das Arbeiten nicht. Hier sind Souveränität und Anpassungsfähigkeit an die gegebenen Umstände gefordert. Diese Konfrontation erfolgt häufig im geriatrischen Bereich: Entwickeln multimorbide Patienten erst einmal eine Dysphagie, bringen sie selten genügend Ressourcen auf, diese wieder vollkommen zu kompensieren. Eine Faustregel in der (geriatrischen) Dysphagietherapie besagt daher: „Einmal de-oralisiert, immer de-oralisiert“.

Herr B durfte die ganze Zeit essen, aber einen richtigen Genuss hat er nicht mehr gehabt. Dies hat seine Lebensqualität ein Stückchen verschlechtert.

Andererseits wird ebenfalls der insgesamt positive Verlauf der Verbesserung des Allgemeinzustands veranschaulicht: Herr B kommt nach einem schweren Herzinfarkt ins Krankenhaus und kann aufgrund der direkt anschließenden rehabilitativen Maßnahmen nach ca. 7 Wochen wieder ins häusliche Umfeld entlassen werden. Konnte er anfangs gar nicht mehr aufstehen, geschweige denn gehen, so ist er bei Entlassung in der Lage, die Rehaklinik zu Fuß zu verlassen. Wenn man den Barthel Index (➤ Kap. 22.2.2) als Richtwert dafür nimmt, so liegt der anfangs in der Frühkomplexbehandlung bei 10 Punkten und kann bei Entlassung aus der Reha auf 75 Punkte gesteigert werden.

EXKURS

Ursachensuche

Die wenigsten Patienten mit ventralen zervikalen Spondylophyten entwickeln eine Dysphagie. 20–30 % der älteren Menschen weisen die knöchernen Veränderungen an der Halswirbelsäule auf, ohne dass sie unter Schluckbeschwerden leiden (Dziewas & Warnecke 2018). Daher muss immer auch eine neurogene Ursache für die Dysphagie in Betracht gezogen werden.

In diesem Fall muss man die Verdachtsdiagnose einer Parkinson-Erkrankung als zusätzliche neurogene Ursache für die Dysphagie vermuten, wenn auch die mechanische Behinderung deutlich zu sehen ist.

Im Akuthaus begegnet die Sprachtherapeutin häufiger Patienten, die eine Dysphagie **nach operativer Entfernung** der Spondylophyten zeigen. Hier zeigen sich ähnliche Symptome wie ohne OP, häufig mit massiven Sensibilitätsstörungen und stillen Aspirationen gekoppelt. Die Patienten tragen überdies wochenlang eine Halskrause, die das Schlucken zusätzlich mechanisch erschwert.

Empfehlung weiteres Vorgehen

Herr B konnte wieder nach Hause entlassen werden. Inwieweit er sich an die Kostformvorgaben halten wird, hat nur er in der Hand. Es wird eine Empfehlung für ambulante Logopädie sowie für eine Verlaufskontrolle des Schluckens in 3 Monaten ausgesprochen.

Befund für den Arztbrief

Bei Aufnahme besteht bei dem Patienten eine mäßiggradige Dysphagie nach BODS-Score gesamt 6 (2 + 4) für alle Konsistenzen bei vermutlich mechanischer Behinderung durch ventrale zervikale Spondylophyten bei Morbus Forestier, dadurch eingeschränkter Pharynxkonstriktion und Sensibilität. Die klinische und die FEES-Schluckuntersuchung zeigten eine hohe Aspirationsgefahr für halbfeste und feste Kost. Flüssigkeiten in kleinen Mengen konnten über eine ausreichende Kehlkopfreinigung kompensiert werden. Der Patient wurde zunächst mit pürierter Kost und leicht angedickten Flüssigkeiten eingestellt. Er wurde angeleitet, beim Schlucken den Kopf weit nach links oder rechts zu drehen, um ein sicheres Abschlucken zu gewährleisten. Unter logopädischer Anleitung gelang ihm dies ausreichend. Ebenso wurden ausführliche Gespräche mit ihm und der Ehefrau geführt und über die Maßnahmen und Konsequenzen der Schluckstörung aufgeklärt. Eine restituierende Therapie war bei hypoaktivem Delir mit nur wenig Compliance nicht möglich.

Bei Entlassung zeigen sich kaum Verbesserungen der Schluckfähigkeit: Er ist weiterhin mit pürierter Kost und schluckweise Flüssigkeiten unter Einhaltung der Schlucktechnik Kopfdrehung nach rechts oder links eingestellt. Die Diagnose der mäßiggradigen Dysphagie bleibt erhalten (BODS-SCORE 2 + 4).

LITERATUR

Dziewas R, Warnecke T. Neurogene Dysphagien. 2. Aufl. Stuttgart: Kohlhammer, 2018.

Heidenblut S, Zank S. Entwicklung eines neuen Depressionsscreening für den Einsatz in der Geriatrie. Zeitschrift für Gerontologie und Geriatrie 2010; 43(3): 170–176.

Kelly AM, Macfarlane K, Ghufoor K, et al. Pharyngeal residue across the lifespan: a first look at what's normal. Clin Otolaryngol 2008; 33: 348–351.

Murray J, Langmore SE, Ginsberg S, et al. The significance of accumulated oropharyngeal secretions and swallowing frequency in predicting aspiration. Dysphagia 1996; 11: 99-103. Dt. Übersetzung: Pluschinski P, Zaretsky E, Almahameed A, Hey C, et al. Sekretbeurteilungsskala nach Murray et al. für FEES®. Der Nervenarzt 2014; 85(12): 1582–1587.

Pluschinksi P. Dysphagiemanagement bei geriatrischen Patienten. Seminarskript, Oktober 2017.

Stechl E, Knüvener C, Lämmler G, Steinhagen-Thiessen E, Brasse G. Praxishandbuch Demenz. Erkennen – Verstehen – Behandeln. Frankfurt am Main: Mabuse-Verlag, 2012.

Walther EK. Vertebragene Dysphagie bei diffuser idiopathischer Skeletthyperostose (Morbus Forestier). Laryngo-Rhino-Otol. 1991; 70: 604–608.

KAPITEL

Katrin Eibl

22 Akinetische Krise mit Dysarthrie und Dysphagie bei Morbus Parkinson

Folgende Fragen werden in diesem Fallbeispiel beantwortet

- Was ist eine akinetische Krise bei Morbus Parkinson?
- Welche sprachtherapeutischen Diagnostikmaßnahmen sind bei einer akinetischen Krise möglich?
- Welche sprachtherapeutischen Therapiemaßnahmen eignen sich für die Behandlung einer Dysphagie bei Morbus Parkinson?
- Inwieweit beeinflussen die Parkinson-Medikamente die Dysphagie bei Morbus Parkinson?
- Wann ist die Anlage einer PEG-Sonde gerechtfertigt?

Definition

Akinetische Krise

Damit ist eine plötzlich auftretende Bewegungsunfähigkeit bei Patienten mit Morbus Parkinson, meist im späten Stadium, gemeint. Die Krise wird ausgelöst durch fieberhafte Infekte, Operationen oder tagelangen Medikamentenentzug. Ein Patient, der sich vorher noch gut bewegen konnte, wird dadurch plötzlich gelähmt, entwickelt einen starken Rigor sowie eine Dysarthrie und Dysphagie. Das Schlucken kann über längere Zeit nicht möglich sein, sodass rechtzeitig mit Flüssigkeitszufuhr und künstlicher Ernährung begonnen werden muss. Eine akinetische Krise ist intensivpflichtig, damit Medikamenteneinnahme und Flüssigkeitszufuhr überwacht werden können. Das Dopamin wird in löslicher Form über eine Magensonde verabreicht, meistens mit Amantadin oder L-Dopa, in seltenen Fällen auch mit Apomorphin subkutan.

Rigor (Muskelsteifheit bei Morbus Parkinson): Muskeln zeigen eine erhöhte Gesamtspannung beim Beugen und Strecken und werden dadurch steif. Dabei zeigt sich das sog. **Zahnradphänomen,** wenn sich bei der Untersuchung die Bewegungen der Gelenke nur schrittweise – wie beim Einrasten eines Zahnrades – bewegen lassen.

22.1 Falldarstellung

Phase A: Akuthaus und Phase B: Geriatrische Frühkomplexbehandlung

ANAMNESE

Herr S wurde mit dem Notarzt eingeliefert. Seine Haushälterin hat ihn liegend im Esszimmer vorgefunden. Er lag 4 Tage lang auf dem Bauch, bevor sie ihn fand. Er hat massive Schwellungen und Hämatome am Auge links, Jochbein links und Unterarm links. Er war wach, ansprechbar und zur Person orientiert, konnte sich aber nicht an einen Sturz erinnern. Er weiß noch, dass ihm schwindlig war und dass er zu schwach zum Aufstehen oder Drehen war.

Der 84-jährige Patient wird mit einem **Liegetrauma** mit multiplen **Drucknekrosen** nach einem Sturz unklarer Genese mit **Rhabdomyolyse** ins Krankenhaus eingeliefert. Es liegen ein bekannter **Morbus Parkinson,** ein **Restless-Legs-Syndrom,** ein **Glaukom** beidseits sowie eine **arterielle Hypertonie** vor. Die Blutwerte zeigen einen **Folsäuremangel** und eine **Hypophosphatämie.** Im Verlauf entwickelt er eine akute **hyperkapnische respiratorische Insuffizienz** bei schwerer Dysphagie mit Aspiration.

Sozialanamnese

Herr S lebt allein und hält sich täglich mit einer ½ Stunde Gymnastik fit. Er war Anwalt, ist nicht verheiratet, eine Schwester ist seine nächste Angehörige.

Verlauf

Herr S kommt zunächst auf die konservative Wachstation, entwickelt jedoch innerhalb der nächsten

2 Tage hohes Fieber, ein Delir und eine massive Verschleimung, zudem einen Blutdruckabfall und eine **Bradykardie** in der Nacht. Bei Verdacht auf eine schwere **Aspirationspneumonie** (➤ Kap. 20) mit kontinuierlicher Aspiration erfolgt daraufhin die **Intubation**. Nach 4 Tagen kann Herr S **extubiert** werden. Danach ist er weiterhin stark verschleimt, zeigt hohe Entzündungswerte im Blut und kann aufgrund einer schweren Dysphagie nicht oralisiert werden. Das erschwert auch die Gabe der Parkinson-Medikamente, woraufhin Herr S einen starken Rigor entwickelt. Gleichzeitig ist er aufgrund von **Exsikose** und **Kachexie** mit Verdacht auf **Malnutrition** zusätzlich geschwächt. Er wird zunächst über eine nasogastrale Ernährungssonde mit Eisen, Folsäure und Phosphat versorgt. Über die nächsten 8 Tage auf der Wachstation stabilisiert sich Herr S zunehmend, zeigt aber weiterhin eine schwere Dysphagie und einen ausgeprägten Rigor. Die Mobilisierung durch die Physiotherapie ist vorerst nur im Mobi-Stuhl möglich. Die Parkinson-Medikamente werden anfangs nur über Neupro-Pflaster, im Verlauf über die Sonde verabreicht, anstatt Levodopa bekommt er zunächst Madopar LT.

13 Tage nach Einweisung kann Herr S in die **geriatrische Frühkomplexbehandlung** (➤ Kap. 22.2.3) aufgenommen werden. Dort verbessert sich sein Zustand unter täglicher Physio-, Ergo- und Sprachtherapie. Während die Beweglichkeit täglich besser wird und Herr S wieder einige Schritte gehen kann, persistiert die Dysphagie. Dies führt zur Anlage einer PEG-Sonde (➤ Kap. 20.2.4). Herr S bekommt eine Verlängerung der Komplexbehandlung und zeigt dann endlich in der dritten Woche auch geringe Fortschritte im Bereich des Schluckens: Er kann unter Einhaltung der kompensatorischen Schlucktechnik Chin tuck (➤ Kap. 12.2.4) in der Therapie geringe Mengen pürierter Kost und leicht angedickter Flüssigkeiten zu sich nehmen. Herr S wurde weiter in eine geriatrische Rehabilitationsbehandlung entlassen.

Definition medizinischer Begriffe

Bradykardie: verlangsamter Herzschlag unterhalb der altersentsprechenden Herzfrequenz von 60 Schlägen/Minute (bei normalen Erwachsenen)
Drucknekrosen: Nekrose bedeutet wörtlich der Tod von Zellen, also das Absterben von Gewebezellen; durch das Nachwachsen von neuen Zellen kann sich das Gewebe wieder erholen, in diesem Fall war das lange Liegen ursächlich für den Zelltod
Exsikose: Austrocknung, starker Flüssigkeitsmangel
extubieren: Entfernen des Tubus/des Atemschlauchs, sobald Patient wieder selbstständig atmet
Glaukom (grüner Star): Augenerkrankung, die zu Gesichtsfeldeinschränkungen und im Verlauf zur Erblindung führen kann
hyperkapnische respiratorische Insuffizienz (erhöhter Kohlendioxidgehalt im Blut durch eine Störung der Lungenventilation): bei Herrn S durch die massive Verschleimung gepaart mit der reduzierten Vigilanz und einer Unfähigkeit der selbstständigen Sekretolyse (den Schleim effektiv abhusten können)
Hypophosphatämie: Mangel an Phosphat
Intubation:: Sicherung der Atemwege über Mund oder Nase durch Einführen eines Tubus (Schlauch/Hohlsonde), geht meist mit einer Sedierung einher
Kachexie: starker Gewichtsverlust, der pathologisch ist und auch die Organe befällt
Malnutrition: Mangelernährung, Fehlen wichtiger Bestandteile der Nahrung wie u. a. Eiweiß
Restless-Legs-Syndrom: Syndrom der unruhigen Beine ist gekennzeichnet durch ein Kribbeln und eine Unruhe in den Füßen und Beinen v. a. in Phasen der Ruhe, insbesondere in der Nacht; es wird zu den extrapyramidalen Hyperkinesien gezählt und ist Symptom eines gestörten **Dopimanstoffwechsels**; es tritt häufig in Zusammenhang mit Eisenmangel, Folsäuremangel oder eben auch Morbus Parkinson auf
Rhabdomyolyse: Auflösen quergestreifter Muskelfasern, z. B. nach traumatischen Einwirkungen wie langem Liegen

22.2 Sprachtherapeutische Maßnahmen

Herr S wird der Sprachtherapie am Folgetag der Einweisung vorgestellt. Er ist erweckbar und ansprechbar, zeigt aber längst eine deutliche Verschleimung. Dadurch ist bereits anzuzweifeln, ob das Schlucken möglich sei.

22.2.1 Aufnahmebefund

Ersteindruck

Der Patient wird im Bett liegend angetroffen. Er liegt auf der Seite, für eine Position im Herzbett (aufrechte Lagerung im Bett, ➤ Kap. 20.2.1) ist er zu schwach. Er ist wach, erwidert den Gruß und die gurgelige Stimme lässt die Sprachtherapeutin schon hellhörig werden. Im Mund ist ein Speichelaufstau sichtbar, am Mundwinkel der Speichelfluss. Das Sprechen ist sehr verwaschen und kaum verständlich. Die Pflege berichtet, dass er seit Stunden zwar leicht hustet, das Sekret aber nicht ausreichend mobilisieren kann, um es zu expektorieren oder abzuschlucken.

Die Sprachtherapeutin befühlt den Hals und fordert den Patienten zum Schlucken auf. Mittels des **Schluckkontrollgriffs** wird die Bewegung des Kehlkopfes erspürt. Herr S ist jedoch nicht in der Lage, einen Leerschluck auszulösen.

Herr S wird aufgefordert, kräftig zu husten. Mehr als ein leichtes Räuspern schafft er nicht.

Bei der Mundinspektion mittels eines Spatels ist ersichtlich, dass der Speichel auch im Rachen steht. Es ist erforderlich, dass Herr S transnasal abgesaugt wird.

Klinischer Hintergrund

Schluckkontrollgriff

Mit diesem Drei-Finger-Griff wird mittels Palpation die hyolaryngeale Elevation des Kehlkopfs nach oben und vorne überprüft. Die Therapeutin legt den Zeigefinger auf den Mundboden direkt in den Knick unter dem Kinn, den Mittelfinger auf den Schildknorpel und den Ringfinger auf den Ringknorpel. Wenn der Patient schluckt, bewegt sich der Kehlkopf die Finger entlang nach oben bis kurz über den Zeigefinger und wieder zurück.

Schlussfolgerungen

Schon der Ersteindruck vermittelt das Bild einer schweren Dysphagie, da selbst der Speichel nicht abgeschluckt wird. Auf einen Schluckversuch mit Götterspeise oder Wasser wird verzichtet, denn die **Aspirationsgefahr** erscheint zu hoch.

Die Aspirationsgefahr ergibt sich aus folgenden Informationen:

- es liegt ein bekannter Morbus Parkinson vor; es ist nicht auszuschließen, dass Herr S bereits vor dem Ereignis Probleme mit dem Schlucken hatte
- Patient lag 4 Tage in seiner Wohnung ohne Nahrung, Flüssigkeit und ohne seine Medikamente; eine akinetische Krise aufgrund mangelnden Dopamins ist ebenfalls nicht auszuschließen
- Herr S ist nur bedingt **vigilant**, er kann nicht im Bett aufgesetzt werden
- Sprechen ist stark verwaschen, es liegt eine Schwäche der Sprechmuskulatur vor
- **funktionelle Hypersalivation** (➤ Kap. 14.2.1), der Speichel läuft aus dem Mund und sammelt sich im Rachen an, Schluckfrequenz deutlich reduziert, womöglich ist der Schluckreflex aufgehoben
- sehr schwacher willkürlicher Hustenstoß, bei Aspiration wäre keine vollständige Reinigung möglich
- reflektorischer Hustenreflex scheint stark gemindert, da Herr S auf die Speichelaspirationen nur mit schwachem Husten reagiert; es ist fraglich, wie er auf Wasser reagiert

Der Patient muss täglich aufs Neue befundet werden, folgende Empfehlungen werden ausgesprochen:

- Herr S wird zunächst auf NPO (non per os/nil per os) gesetzt
- auch die Tabletten darf er nicht einnehmen
- regelmäßiges transnasales bzw. orales Absaugen wird empfohlen
- bei besserer Vigilanz wird er erneut befundet

22.2.2 Diagnostik

Herr S wird nach der Erstbefundung aufgrund von einer plötzlich auftretenden **respiratorischen Insuffizienz** in der Nacht intubiert. Nach 4 Tagen wird er erfolgreich extubiert. Danach ist Herr S durchgehend wach, jedoch weiterhin noch stark verschleimt. Durch die Kollegen der Physiotherapie wird Atemtherapie zur **Sekretolyse** (Verflüssigung und Mobilisierung des Sekrets zum besseren Abhusten) durchgeführt. Er kann auch in den Stuhl mobilisiert werden, in dem er ca. 2 Stunden lang sitzen bleiben kann.

Klinische Schluckuntersuchung (KSU)

Am Tag nach der Extubation wird Herr S neu befundet. Er sitzt im Stuhl, ist zu seiner Person orientiert und befolgt alle Aufforderungen. Das Sprechen ist nur noch leicht verwaschen, er ist gut verständlich.

Überprüfung fazio-orale Motilität und Sensibilität

- mimische Muskeln sind vollständig und symmetrisch beweglich, jedoch in Ausführung leicht verlangsamt
- Zungenbeweglichkeit ist in alle Richtungen erhalten, jedoch in Auslenkung und Kraft reduziert
- vollständige Velumhebung
- auslösbarer Palatalreflex
- Würgereflex nicht auslösbar
- Herr S gibt keine Sensibilitätsstörungen an

Überprüfung Leerschluck und Hustenstoß

- Herr S kann über Pumpbewegungen einen Leerschluck auslösen
- Kehlkopfelevation ist palpatorisch leicht reduziert
- willkürlicher Hustenstoß ist sehr schwach

Überprüfung Schluckfunktion

- Speichelresiduen bei Inspektion des Rachens
- bei 1 TL Wasser kommt es zu postdeglutitivem leichten Husten; Testschluck wird noch 2-mal wiederholt, jedes Mal hustet Herr S
- bei 1 TL Götterspeise kommt es zu keinem Husten
- Schluckversuch wird mit Götterspeise wiederholt; nach dem dritten Löffel kommt es zu postdeglutitivem Husten, jedoch deutlich verspätet; Kehlkopfclearance erscheint unvollständig, da Herr S noch sehr häufig nachhustet
- deutlich reduzierte Kehlkopfhebung bei allen Schlucken
- Brot wird nicht getestet, da hohe Aspirationsgefahr vermutet wird

Schlussfolgerungen

Die KSU lässt weiterhin eine hohe Aspirationsgefahr vermuten:

- suffizientes Speichelschlucken nicht gegeben
- willkürlicher Hustenstoß sehr schwach
- reflektorischer Hustenstoß zwar vorhanden, aber nicht suffizient
- bei Götterspeise gibt es Hinweise auf einen pharyngealen Aufstau mit Penetration oder Aspiration
- bei Wasser liegt der Verdacht auf Aspiration nahe

Die Zungenmotilität ist zwar vorhanden, aber noch schwach, das Sprechen ist zwar besser, aber ebenfalls noch leicht verwaschen.

Es steht fest, dass eine apparative Schluckuntersuchung erforderlich ist, um die Entscheidung für eine Oralisierung zu treffen. Da Herr S sich auf der Intensivstation befindet, eignet sich eine Videoendoskopie (FEES, ➤ Kap. 12.2.2), die auch am Bett durchgeführt werden kann:

- Herr S muss weiterhin über die nasogastrale Magensonde ernährt werden
- Medikamente müssen weiterhin als Pflaster oder lösliches Levodopa substituiert werden
- medikamentöse Reduktion der Speichelproduktion ist zu diskutieren (➤ Kap. 14.2.4)

Mit Herrn S wird besprochen, dass das Essen und Trinken im Moment noch zu gefährlich ist und eine Schluckuntersuchung gebraucht wird, um festzustellen, ob er essen und trinken darf und wenn ja, was er essen und trinken darf. Herr S willigt nicht sofort in die Untersuchung ein, er möchte sich zunächst mit seiner Schwester und seinem Hausarzt besprechen.

INTERDISZIPLINÄR

Aufklärung für die instrumentelle Schluckuntersuchung

Bevor eine apparative Schluckuntersuchung durchgeführt werden kann, sollte der Patient über die Untersuchung aufgeklärt werden. Die Aufklärung wird in jedem Haus unterschiedlich gehandhabt: In manchen Kliniken reicht eine kurze Aufklärung direkt vor der Durchführung, in anderen gilt die 24-Stunden-Regelung. Dies bedeutet, dass der Patient noch einen Tag Bedenkzeit hat und sein Einverständnis in dieser Zeit auch widerrufen kann. Die Aufklärung kann nur über einen Arzt erfolgen.

Patienten, die aus unterschiedlichen Gründen (Wachheit, Kognition) nicht selbst entscheiden können, brauchen einen Betreuer, der für sie unterschreibt. Oft liegt vor der Erkrankung noch kein Betreuer vor, dieser wird dann in einem Eilverfahren bestellt. Herr S hat seine Schwester als Betreuerin. Sie muss also zunächst erreicht werden, damit man sie über die FEES aufklären kann. Dies kann wiederum 1–2 Tage in Anspruch nehmen, sodass es dauert, bevor die Sprachtherapeutin weitere Erkenntnisse durch eine FEES bekommt.

Überprüfung Sprechen/Stimme/Atmung

Im Rahmen der Schluckdiagnostik gibt es ausreichend Gelegenheit, den Patienten sprechen zu hören. Die Artikulation ist noch leicht verwaschen, die Phonation etwas heiser, die Verständlichkeit aber gegeben. Die heisere Stimme kann auch Folge der Intubation sein und sich in den nächsten Tagen remittieren. Priorität hat ganz klar das Schlucken, auf eine explizite Dysarthrie-Diagnostik wird zunächst verzichtet, auch aufgrund der Gesamtsituation: Patient ist frisch extubiert und wenig belastbar. Sollte sich in den nächsten Tagen keine Verbesserung des Sprechens ergeben, wird ein Dysarthrie-Screening (➢ Kap. 7.2.2) durchgeführt.

Schlussfolgerungen

- Patient ist ausreichend verständlich
- verwaschene Artikulation kann von der allgemeinen Schwäche und reduzierten Vigilanz herrühren
- heisere Phonation kann Folge der Intubation sein

FEES

Herr S ist sehr vorsichtig und braucht lange Bedenkzeit, sodass die FEES erst im Rahmen der geriatrischen Frühkomplexbehandlung durchgeführt werden kann, also nach 12 Tagen. Die klinischen Schluckversuche in diesen Tagen haben leider immer wieder das gleiche Bild gezeigt: schon nach wenigen Schlucken Götterspeise erfolgte ein verspäteter Hustenstoß. Größere Mengen Pudding waren nicht möglich. Eine Oralisierung außerhalb der logopädischen Therapie wird daher weiterhin ausgeschlossen.

FEES Befund (Langmore-Protokoll, ➢ Anhang III.5)

Unkomplizierte Nasenpassage rechts parallel zur liegenden Magensonde.

Ruhebeobachtung: Speichelaufstau Grad 2 (nach Murray, ➢ Kap. 21.2.2): transiente Ansammlung im Aditus laryngis, außerdem im Nasopharynx; laryngeale Strukturen morphologisch unauffällig, Stimmlippen unauffällig (➢ Abb. 22.1)

Funktionsprüfung: vollständiger velopharyngealer Abschluss, erhaltene Stimmlippenbeweglichkeit (/hiii/), Glottisschluss (Atem anhalten) nicht prüfbar, Verschluss der supraglottischen Strukturen (Pressen) ist nicht prüfbar; Epiglottisretroflexion (Leerschluck) ist vermindert, Zungenbasisretraktion (engl. / paul /) ebenfalls, Pharynxkonstriktion (glissando / huiii /) ist beidseits vermindert

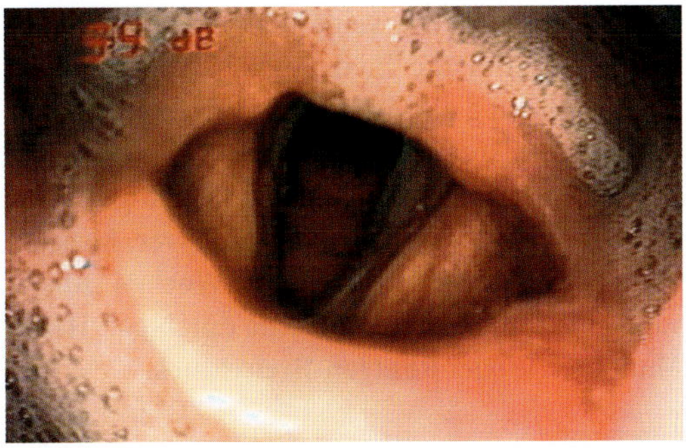

Abb. 22.1 FEES-Befund [M858]

Sensibilität: pharyngeale Sensibilität reduziert, laryngelae Sensibilität (Antippen Aryknorpel) deutlich reduziert

Schluckfunktionsprüfung:

- Speichel: Pooling in Valleculae und Sinus piriformes, hochgradige Residuen Grad 3 (nach Kelly, ➢ Kap. 21.2.2), PAS 8 (Material dringt in den Luftweg ein, passiert bis unter die Stimmlippen und es wird keine Bemühung zum Ausstoßen unternommen; ➢ Anhang III.3)
- Pudding: Pooling in Valleculae und Sinus piriformes, hochgradige Residuen Grad 3 (nach Kelly), PAS 7 (Material dringt in den Luftweg ein, passiert bis unter die Stimmlippen und wird nicht aus der Trachea ausgestoßen, trotz Bemühung)
- Flüssigkeit: Pooling in Valleculae und Sinus piriformes, hochgradige Residuen Grad 3 (nach Kelly), PAS 7

Der Schluckreflex wird verzögert ausgelöst, vorwiegend am Larynxeingang (Aspiration).

Zusammenfassung: Es besteht eine schwere oropharyngeale Dysphagie nach BODS-Score 4 und 8, (➢ Anhang III.4) mit Störung der pharyngealen und vermutlich auch der ösophagealen Phase bei verzögertem Schluckreflex und verminderter Zungenbasisretraktion bei Leaking und Pooling von Flüssigkeiten und Pudding sowie Residuen in den Valleculae und den Sinus piriformes. Verdacht auf Öffnungsstörung des oberen Ösophagussphinkters (OÖS; ➢ Kap. 14) bzw. Motilitätsstörung der Speiseröhre.

Empfehlung: Vorerst keine orale Kost (NPO), intensive logopädische Therapie mit Sensibilitätstraining, Kräftigung der Zungen- und Rachenmuskulatur und Kehlkopfelevationstraining. Schluckversuche mit Götterspeise/Pudding und angedickten Flüssigkeiten. Anleitung Shaker-Manöver, Masako-Manöver. Wiedervorstellung in 2 Wochen. Abklärung einer ösophagealen Ursache durch ggf. **HRM-Manometrie** oder **Röntgen-Breischluck.**

EXKURS

Ursachen für Dysphagie bei Morbus Parkinson

Orale Vorbereitungsphase:
- mangelnder Mundschluss
- eingeschränkte Speichelkontrolle
- eingeschränkte Boluskontrolle und Bolustransport (für feste und flüssige Konsistenzen)
- orale Residuen

Orale Phase:
- Pumpbewegungen, Schwierigkeiten, Schluckreflex auszulösen
- fragmentiertes Schlucken (*piecemeal deglutition*): gerade beim Trinken können nur kleine Schlucke hintereinander genommen werden

Pharyngeale Phase:
- Residuen im Hypopharynx, insbesondere in den Valleculae
- reduzierte Kehlkopfelevation
- Penetrationen und Aspirationen, viele davon still, weniger als Folge einer Sensibilitätsstörung, vielmehr bei reduziertem Hustenstoß und schwachem Glottisschluss
- Öffnungsstörung am OÖS

Ösophageale Phase:
- Motilitätsstörungen der Speiseröhre
- Reflux
- multiple Kontraktionen
- Achalasie

Aufgrund des Befunds der Schluckuntersuchung und der wenigen Fortschritte in Richtung Oralisierung entscheiden die Geriater, Herrn S eine PEG-Sonde (➤ Kap. 20.2.4) zu legen. Herr S erklärt sich in Absprache mit seiner Schwester damit einverstanden. Die zuständige Sprachtherapeutin ist demgegenüber zunächst skeptisch, denn sie glaubt, dass Herr S mithilfe intensiver Therapie wieder schlucken könnte. Auch ethische Überlegungen spielen hier eine Rolle: Herr S ist bereits 84 Jahre alt und mit vielen Diagnosen multimorbid. Die Anlage einer PEG-Sonde in dieser Situation bedeutet oft, dass die Prognose, dass sie wieder entfernt werden kann, eher ungünstig ist. Das bedeutet auch, dass Herr S, sollte er pflegebedürftig werden, wenig Chancen auf therapeutische Maßnahmen hätte – denn die Kalorien-, Flüssigkeits- und Tablettenzufuhr wären über die PEG-Sonde gewährleistet. Letztendlich war die Entscheidung sinnvoll, da Herr S auch nach 3-wöchigem Aufenthalt noch nicht wieder vollständig oralisiert werden konnte.

Definition

Röntgen-Breischluck (Ösophagus-Breischluck): im Gegensatz zur Videofluoroskopie (VFSS, ➤ Kap. 14.2.2) radiologische Schluckuntersuchung mit nur 2–6 Bildern/Sek.; kann höchstens schwere Aspirationen und grobe Funktionsstörungen detektieren, insbesondere der Speiseröhre, darüber hinaus nur wenig Aussagekraft über die Pathomechanismen bei einer Dysphagie

High-Resolution-Manometrie: zur Erfassung von Störungen der Motilität der Speiseröhre, des oberen und unteren Ösophagussphinkters über ca. 20–30 Drucksensoren, die im Zentimeterabstand in der Speiseröhre platziert werden

Befunde geriatrisches Assessment

Das standardisierte geriatrische Assessment zeigt folgende Ergebnisse:
- **Pflege:** Barthel-Index: 10 bei Aufnahme, 15 bei Entlassung
- **Physiotherapie:** Timed up & Go: bei Aufnahme und Entlassung nicht prüfbar; Tinetti-Test: bei Aufnahme 1, bei Entlassung 14

EXKURS

Das geriatrische Assessment ist eine Erfassung und Bewertung der gesundheitlichen und sozialen Situation des Patienten. Aus den verschiedenen Blickwinkeln der beteiligten Professionen wird ein Gesamtbild erstellt, welches die medizinischen, psychologischen, psychischen, körperlichen und sozialen Daten eines Patienten erfasst. Jede Berufsgruppe sammelt je nach Fragestellung mittels Anamnese, Screening- und Testverfahren sowie Untersuchungen Daten. Ziel dieser Assessments ist es, sowohl die Wünsche des Patienten und seiner Angehörigen zu ermitteln, als auch therapeutische Zielsetzungen und Behandlungsformen zu finden.
- **Barthel-Index:** bewertet die Selbstpflege, Motilität und Ernährungssituation des Patienten; dazu gehören Waschen, Anziehen, Kontinenz, Transfer, Essen;

22

erreicht werden können bis zu 100 Punkte in 5er, 10er, 15er Schritten; der Barthel-Index ist abrufbar z. B. unter https://rsf.uni-greifswald.de/fileadmin/uni-greifswald/fakultaet/rsf/lehrstuehle/ls-flessa/gm-2/GM2_ADL.pdf
- **Timed up and go-Test (TUG,** Podsiadlo & Richardson 1991): hier wird die Gehgeschwindigkeit gemessen; dazu nimmt man die Zeit vom Aufstehen, Gehen, Drehen, Zurückgehen und wieder Hinsetzen
- **Tinetti-Test** (Tinetti 1986): analysiert das Gangbild und das Gleichgewichtspotenzial; Patient wird beim Sitzen, Aufstehen, im Stand, bei Drehung, beim Gehen und Hinsetzen beobachtet; beim Gehen werden insbesondere der Start, die Schrittlänge, -symmetrie, -kontinuität, die Geradlinigkeit des Ganges, die Rumpfhaltung sowie die Spurbreite erfasst; es kann eine Höchstzahl von 28 Punkten erreicht werden; hilfreich ist dieser Test bei der Erkennung von Gleichgewichtsstörungen und der Einschätzung des Sturzrisikos
- **Handkraft:** spiegelt den generellen Kraftzustand eines Patienten wider
- **Mini-Mental-Status-Test (MMST**, Fohlstein, Fohlstein & McHugh 1975): Screening zum Erkennen von demenziellen Prozessen; umfasst die Bereiche Orientierung, Gedächtnis, visuell-räumliche Fähigkeiten, Sprache und Rechnen; es hat einen Score von 0–30 Punkten und teilt in folgende Schweregrade ein:
  - 27–30 Punkte: keine Demenz
  - 23–27 Punkte: Hinweise auf MCI
  - 18–23 Punkte: leichte Demenz
  - 10–17 Punkte: mittelschwere Demenz
  - 0–9 Punkte: schwere Demenz

(Ivemeyer & Zerfaß 2006)
- **Uhrentest:** wird i.d.R. gemeinsam mit dem MMST durchgeführt, ein Blatt mit einem Kreis; Patient wird aufgefordert, eine Uhr mit Ziffern und Zeigern einzuzeichnen; die Uhrzeit, die er einzeichnet, soll er daraufhin noch einmal als digitale Uhrzeit (wie auf einem Fahrplan) aufschreiben
  - beide Tests sind abrufbar unter: www.rmht.de/images/pdf_tests/Minimental_Test_und_Uhrentest.pdf
- **DIA-S** (Depression im Alter Skala; Heidenblut & Zank 2010): ist ein Fragebogen mit 10 Aussagen, der einfach anzuwenden ist und nur geringe Anforderungen an die Patienten stellt; Auswertung gibt Hinweise auf eine depressive Verstimmung bzw. den Verdacht auf eine Depression:
  - 0–2 Punkte: unauffällige Stimmung
  - ab 3 Punkten: Depressionsverdacht
  - ab 4 Punkten: eine Depression von Krankheitswert ist wahrscheinlich
  - abrufbar unter: www.dggpp.de/Arbeitsmaterial/docs/depression/DIA-Skala.pdf

- **Ergotherapie:** Handkraft rechts: bei Aufnahme 18, bei Entlassung 20; Handkraft links: bei Aufnahme 10, bei Entlassung 12
- **Neuropsychologie:** Mini Mental Status (MMST): bei Aufnahme 17
  DIA-S: 5 Punkte – Herr S zeigt sich von der Situation stark belastet, weitere Gesprächstermine werden vereinbart

Zur Abklärung einer möglichen Störung der Speiseröhre, entweder der Öffnung oder der Motilität, wird leider weder ein Röntgen-Breischluck noch eine HRM-Manometrie durchgeführt. Stattdessen findet eine **ÖGD, eine Ösophago-Gastro-Duodenoskopie,** sog. Magenspiegelung statt. Hierbei kann man die Organe in ihrer Struktur beurteilen, man sieht Tumore oder Engstellen (Stenosen), aber die Beweglichkeit kann man nicht beurteilen. Bei Herrn S zeigt sich eine Stenose im Zwölffingerdarm, die behandelt wird.

Das bedeutet, dass an der Hypothese einer gestörten Öffnung des OÖS festgehalten wird, weil der FEES-Befund sehr eindrücklich darauf hinweist. Entsprechende therapeutische Maßnahmen werden durchgeführt.

22.2.3 Therapieziele

Die Beschreibung dieses Falles zieht sich von der Akut- bis in die Frühreha-Phase. Entsprechend verändert sich die Zielsetzung weg von der paternalistischen, durch die Sprachtherapeutin vorgegebenen, hin zu einer partizipativen, durch den Patienten bestimmten.

Partizipation

Langfristiges Ziel für Herrn S ist die Wiederstellung der Selbstständigkeit beim Essen und Trinken. Vor seinem Sturz hatte er laut eigenen Angaben und Bestätigung durch die Haushälterin keine Schluckprobleme. Er konnte alles essen und trinken. Herr S lebt allein und möchte auch wieder zurück nach Hause. Das Essen und Trinken ist ihm sehr wichtig, in der Therapie dreht sich viel um die Akzeptanz der derzeitigen **De-Oralisierung.** Er versteht nicht, warum er nichts essen darf und fragt jedes Mal nach.

- Herr S wird langfristig wieder in der Lage sein, mit Unterstützung zu Hause zu wohnen und selbstständig fast alles essen und trinken zu können

Aktivitäten

- mittelfristig kompensatorisches Schluckmanöver erlernen und anwenden
- mittelfristig kleine Menge pürierte Kost unter Aufsicht essen können
- mittelfristig unter Aufsicht angedickt trinken können
- langfristig zu Hause selbstständig pürierte Kost essen dürfen
- langfristig zu Hause selbstständig unangedickt trinken dürfen unter Einhaltung eines Schluckmanövers

Körperfunktionen

- Kräftigung der Zungenbeweglichkeit in alle Richtungen innerhalb der nächsten 2 Wochen und Entfernen intraoraler Residuen
- Kräftigung der Zungenbasisretraktion innerhalb der nächsten 2 Wochen und damit pharyngeale Residuen verhindern
- Kräftigung der Pharynxkonstriktion innerhalb der nächsten 2 Wochen und pharyngeale Residuen expektorieren
- Kräftigung der Kehlkopfhebung innerhalb der nächsten 2 Wochen
- Funktion des OÖS verbessert sich in den nächsten 2 Wochen
- Sprechen normalisiert sich in den nächsten 2 Wochen im Zusammenhang mit der Kräftigung des Allgemeinzustands

EXKURS

Geriatrische Frühkomplexbehandlung

Seit 2004 gibt es im Katalog der DRGs *(Diagnosis Related Groups)* eine **Geriatrische frührehabilitative Komplexbehandlung.** Diese ist meist in einem Krankenhaus oder einer Rehabilitationsklinik angesiedelt und muss folgende Kriterien erfüllen:

- interdisziplinäres Team unter fachärztlicher Leitung eines Geriaters
- standardisiertes Assessment bei Aufnahme in mind. vier Bereichen (Mobilität, Selbsthilfefähigkeit, Kognition, Emotion) und bei Entlassung in mind. zwei Bereichen (Mobilität, Selbsthilfefähigkeit)
- wöchentliche Teambesprechung mit fachbezogener Dokumentation
- aktivierend-therapeutische Pflege durch geschultes Pflegepersonal
- teamintegrierter Einsatz von mind. zwei der folgenden Fachdisziplinen: Physikalische Therapie/Physiotherapie, Ergotherapie, Logopädie, Psychologie/Neuropsychologie

Die Komplexbehandlung umfasst entweder 7, 14 oder 21 Tage. Bei entsprechender Indikation kann sie verlängert werden. Die Zahl der Therapieeinheiten ist festgelegt, jede Einheit dauert mind. 30 Minuten. Das Ziel ist die weitest mögliche Wiederherstellung der Selbstständigkeit bzw. des prämorbiden Zustands. Ganz im Sinne der ICF geht es um die Teilhabe und Lebensqualität alter Menschen. Die wöchentliche Teambesprechung trägt alle medizinischen, funktionellen, sozialen, kognitiven und psychologischen Aspekte des jeweiligen Patienten zusammen, um die therapeutischen Maßnahmen zu evaluieren und ggf. zu adaptieren.

22.2.4 Therapieinhalte

Auf der Intensiv- und später auf der Wachstation ist Herr S nur max. 20 Minuten belastbar. Er ist zwar wach und befolgt Aufforderungen, erschöpft jedoch schnell. Später in der geriatrischen Frühkomplexbehandlung entwickelt er sich positiv, sodass er sogar kurze Strecken mit Rollator und mit Hilfe eines Physiotherapeuten laufen kann.

Die angewendeten schlucktherapeutischen Maßnahmen sind restituierend, kompensatorisch und zuletzt auch adaptiv.

Thermische Stimulation

In der Akutphase beschränkt sich die Therapie auf die Aufrechterhaltung der Schluckfunktion, indem trotz Aspirationsgefahr Schluckversuche mit kleinen Mengen geeister Götterspeise durchgeführt werden. Die geeiste Götterspeise setzt einen ausreichend starken Reiz für die Auslösung des Schluckreflexes und sie lässt sich gut abhusten. Die **restitutierende Maßnahme** ist hier also die thermische Stimulation und das Anregen des Schluckablaufs.

Rachenreinigen

Gleichzeitig wird **kompensatorisch** gearbeitet, indem Herr S vor und während der Schluckversuche regelmäßig zum Rachenreinigen und Expektorieren aufgefordert wird. Bei bestehender Hypersalivation ist es wichtig, dass Herr S den Speichel ausspuckt. Das Rachenreinigen kann man mit einem kräftigen [x] anleiten. Die dadurch hochgeförderten Residuen werden entweder abgeschluckt oder ausgespuckt.

22

Bei Herrn S ist aufgrund der vermuteten Aspirationsgefahr das Ausspucken sicherer.

Zungenkräftigungsübungen

Begleitend werden Übungen zur Kräftigung und Beweglichkeit der Zunge durchgeführt.

Shaker-Manöver

Durch die Ergebnisse in der FEES wird vermutet, dass ein Hauptproblem der Dysphagie bei Herrn S die fehlende Öffnung des OÖS ist. Dadurch bleibt der Bolus am Speiseröhreneingang liegen bzw. wird regurgitiert. Sowohl Flüssigkeiten als auch Pudding konnten als mäßiggradige Residuen in den Sinus piriformes gesehen werden (➤ Kap. 22.2.2). Das Shaker-Manöver (➤ Kap. 14.2.4) ist ein **evidenzbasiertes Therapieverfahren,** welches nachgewiesenermaßen die Kehlkopfhebung verbessert und somit auch den Zug auf die Öffnung des OÖS. Jetzt ist Herr S ein 84-jähriger Patient mit einem bekannten Morbus Parkinson, der sich gerade von einer akinetischen Krise erholt. Die Anleitung des Shaker-Manövers ist sehr streng und folgt einem standardisierten Programm. Es werden also zunächst Abstriche bei der Anleitung gemacht, denn Herr S schafft in den ersten Sitzungen nicht alle erforderlichen 30 Wiederholungen.

Herr S wird angeleitet, folgendes zu tun:

- „Legen Sie sich auf den Rücken. Heben Sie den Kopf und zählen Sie bis 10. Dann legen Sie den Kopf wieder ab.
- Jetzt heben und senken Sie den Kopf 10-mal hintereinander.
- Machen Sie eine Pause von 30 Sekunden.
- Heben und senken Sie den Kopf 10-mal hintereinander."

Masako-Manöver

Zur Verbesserung der Zungenretraktion und somit zur Vermeidung von Residuen in den Valleculae wird Herr S angeleitet, die Zunge zwischen die Zähne zu nehmen und dann gleichzeitig zu schlucken (➤ Kap. 14.2.4).

Leider gelingt es Herrn S nicht. Alternativ dazu wird folgende Übung durchgeführt: Mit einer Kompresse wird seine Zunge zwischen Daumen und Zeigefinger genommen und festgehalten. Dann Herrn S auffordern, die Zunge zurückzuziehen. Für einen kurzen Moment dagegenhalten. Diese Übung 8-mal wiederholen.

Chin tuck

Neben den oben beschriebenen Übungen werden in jeder Sitzung Schluckversuche mit teelöffelweise Götterspeise, Pudding, Wasser oder Tee gemacht, sowohl angedickt als auch nicht angedickt. Herr S wird aufgefordert, bei jedem Schluck den Kopf Richtung Brust zu neigen, also das Kinn nach unten zu nehmen. Nach jedem Schluck soll er nachhusten und nachschlucken. Dieses **kompensatorische Schluckmanöver** soll sich Herr S für die Zukunft aneignen, um das langfristige Therapieziel zu erreichen, eine Oralisierung mit weicher Kost und Flüssigkeiten. Es hat sich gezeigt, dass gerade Patienten mit Morbus Parkinson von dieser Schlucktechnik profitieren und aspirationsfrei schlucken können.

Zusätzlich zur Schlucktherapie bekommt Herr S ein Scopolamin-Pflaster verschrieben, um die funktionelle Hypersalivation (➤ Kap. 14.2.4) einzudämmen. Darunter zeigt sich eine deutliche Verbesserung der Sialorrhoe.

Was wäre, wenn ...

Wie wird das Dopamin substituiert, wenn es nicht oral eingenommen werden kann?

Dies ist ein sehr häufig auftretendes Problem bei Parkinson-Patienten. Wenn sie aufgrund eines Infekts, eines Anfalls oder einer Operation geschwächt oder nicht wach sind, können sie ihre Medikamente nicht oral einnehmen. Gerade im fortgeschrittenen Stadium beginnt damit ein Teufelskreis: Die Patienten entwickeln zunehmend einen Rigor, der auch die Sprech-und Schluckmuskulatur erfasst und dadurch das Schlucken erschwert. Alternativen dazu sind Pflaster, die den Wirkstoff über die Haut abgeben (Neupro-Pflaster) oder Dopamin in löslicher Form, z. B. Madopar LT. Jeder Parkinson-Patient ist individuell auf seine Erkrankung mit der Dosis und Form von Dopamin eingestellt. Jedwede Veränderung der Dosis und Medikamenteneinnahme wirkt sich auf seine Beweglichkeit, Wachheit und Kognition aus. Es sollte also das Ziel sein, möglichst schnell wieder auf die ursprüngliche Dosierung und Medikation zurückzukommen.

Welche alternativen Übungen gibt es zur Anbahnung der Kehlkopfhebung, wenn der Patient das Shaker Manöver nicht durchführen kann?
Gerade in der Geriatrie trifft die Sprachtherapeutin häufig auf Patienten, die eine reduzierte Kehlkopfhebung und womöglich eine verzögerte OÖS-Öffnung im Rahmen einer Presbyphagie oder einer primären neurogenen Dysphagie haben. Diese Patienten sind selten so fit, dass sie das Shaker Manöver komplett durchführen können. Alternative Übungen sind:

- Patient liegt auf dem Rücken; Kopf hochheben, halten und bis 10 zählen
- Patient sitzt gerade; Zunge an den hinteren Gaumen drücken, halten und gleichzeitig schlucken, 8-mal wiederholen
- modifiziertes Valsava Manöver (➤ Kap. 13.2.4): Sprechübungen: „Hok, Hek, Hik, Huk"; dabei das / k / ganz kräftig sprechen, 8-mal
- Sprechübungen: „K" kräftig sprechen; dabei Zunge kurz und fest hochdrücken, bevor sie mit einer kräftigen Aspiration gelöst wird [k … h], 8-mal
- Übungen aus dem LSVT LOUD-Programm (➤ Kap. 7.2.4), die auch eine Verbesserung der Schluckfunktion bewirken sollen
- Einsatz des Atemtrainers EMST (*Electric Muscle Strength Training*), ein kleines Gerät, welches die Verbesserung der Hustenfunktion, der Atmung und gleichzeitig des Schluckens bewirken soll; es gibt bereits vielversprechende Ergebnisse für oropharyngeale Dyshagien bei Parkinson-Patienten, die u. a. eine messbare Verbesserung der Kehlkopfelevation zeigen (Suttrup & Warnecke 2016)

… der Patient die PEG-Anlage verweigert?
Dies ist das gute Recht eines jeden Patienten. In jedem Fall muss eine solche Maßnahme mit Pro- und Kontra-Argumenten diskutiert werden. Die Anlage einer PEG-Sonde kann eine therapeutische Maßnahme darstellen, insofern als eine gewisse Zeit mit künstlicher Ernährung überbrückt werden muss. Sie kann auch eine endgültige Maßnahme sein, wenn hinreichend belegt ist, dass der Patient nie wieder oralisiert werden kann. Häufig liegt die Situation dazwischen: Der Patient ist derzeit nicht in der Lage, selbstständig zu essen und zu trinken, die Erkrankung ist bis zu einem gewissen Grad reversibel, aber dennoch sind die Ressourcen des Betroffenen begrenzt. Bei Herrn S hätte man die Ernährung über die nasogastrale Sonde nur noch 1 oder 2 Wochen fortführen können, eine vollständige Oralisierung war aber noch nicht absehbar, die Anlage der PEG-Sonde war somit therapeutisch sinnvoll. Hätte er sie verweigert, hätte man parenteral mit hochkalorischen Infusionen und zusätzlicher Teiloralisierung in der Therapie weitergearbeitet.

… keine FEES-Untersuchung durchgeführt werden kann?
Wenn der Patient die Schluckuntersuchung verweigert oder wenn nicht die Möglichkeit besteht, eine FEES durchführen zu lassen, dann sind gezielte therapeutische Maßnahmen nur eingeschränkt möglich. Ohne die FEES liegt keine eindeutige Zuweisung von Pathomechanismen vor, nur klinische Vermutungen, Grundlage ist allein die klinische Erfahrung. Das bedeutet auch, dass weiterhin Schluckversuche durchgeführt werden und und ein langsames Herantasten an die verschiedenen Konsistenzen stattfinden muss. Eine Oralisierung kann nur unter engmaschiger Überwachung durchgeführt werden. Im schlimmsten Fall bleibt der Patient de-oralisiert, da die Aspirationsgefahr nicht verantwortet werden kann. Im Fall von Herrn S war die FEES hilfreich bei der Detektion einer gestörten OÖS-Öffnung, die zu gezielten therapeutischen Maßnahmen geführt hat.

… der Patient sich nicht an die kompensatorische Schlucktechnik hält?
Dies ist ein allgemeines Problem, welches der Sprachtherapeutin im Umgang mit ihren Dysphagie-Patienten begegnet, was sie nicht beeinflussen kann. Patienten und Angehörige werden angeleitet, es werden Erklärungen gegeben und Gründe geliefert. Aber die Therapeutin kann nicht bei allen Mahlzeiten dabei sein. Ist der Patient wieder zu Hause, ist es seine Entscheidung, ob er sich daran hält oder nicht:

- hilfreich sind FEES-Untersuchungen, in denen den Patienten live gezeigt werden kann, wie

gut sie mit und ohne Schlucktechnik schlucken; diese Herangehensweise ist in der Therapie auch als Biofeedback nutzbar
- grundsätzlich müssen kompensatorische und adaptive Therapiemaßnahmen mit den Wünschen und Bedürfnissen des Patienten abgestimmt werden, denn letztlich geht es um seine Lebensqualität; die Sprachtherapeutin kann Grenzen bestimmen, innerhalb derer der Patient mit möglichst viel Genuss, gleichzeitig aber noch sicher essen und trinken kann

22.2.5 Therapieergebnisse

Der Verlauf des Falls von Herrn S ist erfreulich. Er zeigt sich in allen Therapien motiviert und setzt die Instruktionen der Übungen so gut es geht um. Zu Beginn der Therapie auf der Intensivstation arbeitet Herr S trotz der geringen Belastbarkeit gut mit: Die Zungenkräftigungsübungen setzt er um, während der Schluckversuche ist er konzentriert und hält sich an die Vorgaben. Dennoch muss ihm jeden Tag aufs Neue erklärt werden, warum er noch nichts essen und trinken darf. Mit der Besserung des Allgemeinzustands, der Verlegung auf die Station der geriatrischen Frühkomplex-Rehabilitation bessern sich die Zungenbeweglichkeit und das Sprechen. Trotz der Parkinson-Erkrankung hat Herr S eine kräftige, deutliche und verständliche Sprechweise. Mit den Kehlkopfelevationsübungen wird ein besseres Abschlucken bzw. Expektorieren der Prüfkonsistenzen in der Therapie erreicht und im Verlauf auch eine beginnende Oralisierung mit zunächst pürierter Kost in kleinen Mengen gemeinsam mit der Sprachtherapeutin. Die Verbesserung von Zungenbasisretraktion, Kehlkopfhebung und Öffnung des oberen Ösophagussphinkters sind allerdings schwer objektivierbar: Palpatorisch war die hyolaryngeale Elevation weiterhin reduziert und eine weitere FEES zur Verlaufskontrolle stand aus. Klinisch war deutlich: es kommt weiterhin zu Aufstau und Residuen im Pharynx, die aber gut gereinigt werden können. Die Therapieziele auf der Ebene der Körperfunktionen und -strukturen wurden daher größtenteils erreicht. Auf der Ebene der Aktivitäten und Partizipation zeigen sich beginnende Erfolge: Herr S ist in der Lage, Chin tuck anzuwenden, setzt es allerdings noch nicht konsequent ein. Er kann damit in Kombination mit Rachenreinigen einen Becher Götterspeise bzw. ca. 100 ml Apfelmus zu sich nehmen. Die Flüssigkeiten werden weiterhin auch in den Schluckversuchen leicht angedickt, da die Aspirationsgefahr bei weiterhin gemindertem Hustenreflex besteht. Das langfristige Ziel der Rückkehr nach Hause mit selbstständiger Nahrungs-und Flüssigkeitsaufnahme steht noch in der Ferne, ist aber nicht unerreichbar. Er ist mobil am Rollator für eine Strecke von 50 m und kann einige Treppen steigen. Insgesamt ist er noch schwach, kann aber seine Belastbarkeit gut einschätzen und macht genügend Pausen. Die anschließende geriatrische Rehabilitationsmaßnahme kann ihren Beitrag leisten, dass das Teilhabeziel erreicht wird.

22.3 Zusammenfassung und Befund

Herr S ist ein geriatrischer Patient, dessen Krankheitsverlauf in vielen Kliniken zu sehen ist. Der initialen akuten Phase folgt eine geriatrische Komplexbehandlung (entsprechend einer Frührehabilitations-Maßnahme), die dann übergeht in eine geriatrische Reha. Mittlerweile bieten viele Kliniken die frührehabilitative Komplexbehandlung in der Geriatrie an. Für viele alte, multimorbide Patienten besteht darin die Chance, sich von einer schweren Erkrankung soweit wieder zu erholen, dass sie zurück in ihr häusliches Umfeld können.

Auch Herr S profitiert davon, direkt nach der intensivmedizinischen Behandlung in die geriatrische Frühreha-Behandlung übernommen worden zu sein. Trotz seines schweren Liegetraumas mit akinetischer Krise, Aspirationspneumonie und schwerem Rigor als Folge, kann er nach ca. 4-wöchigem stationären Aufenthalt ca. 50 m mit Rollator gehen, normal sprechen und mit logopädischer Unterstützung kleine Mengen essen. Die Anlage der PEG-Sonde hilft dabei, die Parkinson-Medikamente einnehmen zu können, ausreichend Kalorien und Flüssigkeit zu erhalten sowie in der Schlucktherapie ohne störende nasogastrale Sonde mitzuarbeiten.

Empfehlung weiteres Vorgehen

Da Herr S sich im Rahmen des stationären Aufenthaltes so erfreulich erholte und eine Rückkehr nach Hause angestrebt wird, wird empfohlen, dass er eine weitere rehabilitative Maßnahme besucht, wo er intensive physio-, ergo- und sprachtherapeutische Behandlungen erfahren kann.

Befund für den Arztbrief

Bei dem Patienten bestand initial eine schwere Dysphagie nach BODS-Score gesamt 12 (BODS 1:4; BODS 2:8) für alle Konsistenzen. In der klinischen Schluckuntersuchung zeigte er einen stark verzögerten Schluckreflex bei funktioneller Hypersalivation, eine verminderte Zungenbeweglichkeit und -kraft und deutliche Hinweise auf Aspiration von Flüssigkeiten und Götterspeise. Der Patient wurde zunächst auf NPO gesetzt und mit einer nasogastralen Sonde versorgt. Zudem bestand initial eine mäßiggradige Dysarthrie mit verwaschener Artikulation, heiserer Phonation und mäßiggradiger Verständlichkeit. Der Patient war leicht desorientiert und wenig belastbar. In der Schlucktherapie wurden zunächst Schluckübungen mit geeister Götterspeise und Zungenkräftigungsübungen durchgeführt. In einer FEES wurde die Aspirationsgefahr bestätigt: Es zeigten sich dort v. a. Residuen von Flüssigkeit und Pudding in den Valleculae und Sinus piriformes, die nicht abgeschluckt werden konnten. Bei Verdacht auf eine Störung der pharyngealen und ösophagealen Phase bei Störung der Öffnung des oberen Ösophagussphinkters wurden in der Schlucktherapie insbesondere Kehlkopfelevationsübungen (in Anlehnung an das Shaker Manöver), Zungenbasiskräftigungsübungen und die kompensatorische Schlucktechnik des Chin tuck (Kopfneigung nach vorne zur Brust) mit Rachenreinigen und Ausspucken durchgeführt. Da eine Oralisierung nicht möglich war, wurde der Patient mit einer PEG-Sonde versorgt.

Bei Entlassung zeigen sich Verbesserungen in allen Bereichen: Die Dysarthrie hat sich komplett remittiert. Trotz eines bestehenden Morbus Parkinson sind Phonation, Sprechatmung und Artikulation unauffällig. Es besteht weiterhin eine mittelschwere Dysphagie nach BODS-Score gesamt 9 (BODS 1: 2, BODS 2: 7) für alle Konsistenzen. Der Patient darf in der Schlucktherapie unter Einhaltung der kompensatorischen Schlucktechnik bis zu 100 ml Pudding und leicht angedickte Flüssigkeiten zu sich nehmen. Eine intensive Fortführung der Schlucktherapie ist dringend indiziert. Die Therapieinhalte sollten die Schwerpunkte Kräftigung der Zungenretraktion, der Kehlkopfelevation sowie das Einhalten der Schlucktechnik mit Nachhusten und Nachräuspern sein. Außerdem sollte eine Verlaufskontrolle der Schluckfunktion mittels FEES erfolgen.

LITERATUR

Fohlstein MF, Fohlstein SE, McHugh PR. Mini-Mental-State: a practical method for grading the cognitive state of patients for the clinician. Journal of Psychiatric Research 1975; 12: 189–198.

Heidenblut, S. & Zank, S. (2010). Entwicklung eines neuen Depressionsscreenings für den Einsatz in der Geriatrie. [Development of a new screening instrument for geriatric depression]. Zeitschrift für Gerontologie und Geriatrie, 43 (3),170–176.

Ivemeyer D, Zerfaß R. Demenztests in der Praxis. Ein Wegweiser. München: Urban & Fischer, 2006.

Nebel A, Deuschl G . Dysarthrie und Dysphagie bei Morbus Parkinson. 2. Aufl. Stuttgart: Thieme, 2008.

Podsiadlo D, Richardson S. The Timed "Up & Go": a test of basic functional mobility for frail elderly persons. J Am Geriatr Soc 1991; 39:142–148.

Prosiegel M, Weber S. Dysphagie. Diagnostik und Therapie. 2. Auflage. Heidelberg: Springer, 2013.

Suttrup I, Warnecke T. Dysphagia in Parkinsońs Disease: Pathophysiology, Diagnosis and Therapy. Fortschr Neurol Psychiatr 2016; 84: 1: S18–23.

Tinetti ME (1986) Performance-oriented assessment of mobility problems in elderly patients. J Am Geriatr Soc 34:119–126.

Wagner-Sonntag E. Schluckstörungen und Therapiemöglichkeiten bei typischen und atypischen Parkinsonsyndromen. Nervenheilkunde 2009; 12: 865–869.

KAPITEL

23 Differenzierung zwischen Demenz und Aphasie

Katrin Eibl

Folgende Fragen werden in diesem Fallbeispiel beantwortet

- Woran erkennt man eine Demenz?
- Wie differenziert man eine Demenz von einer Aphasie?
- Welche Diagnostikmöglichkeiten für eine Demenz stehen zur Verfügung?

Definition

Demenz

Der Begriff leitet sich aus dem Lateinischen ab und bedeutet „ohne Geist/ohne Verstand". Es ist eine progrediente Erkrankung des Gehirns, die per definitionem mind. zwei höhere kognitive Leistungen wie Sprache, Gedächtnis, Denken, Lernfähigkeit, Entscheidungsfähigkeit und zeitlich-räumliche Orientierung beeinträchtigt. Die Beeinträchtigungen kommen allmählich und müssen bei Diagnosestellung bereits mehr als 6 Monate lang bestehen. Die Folgen einer Demenz beeinflussen das Verhalten im sozialen, beruflichen, familiären und emotionalen Bereich. Eine Störung der Sinneswahrnehmung oder des Bewusstseins liegt dabei nicht vor. Stärkster Risikofaktor für das Erkranken an Demenz ist das Alter: Man spricht von einer jährlichen Inzidenzrate von 300.000 Neuerkrankungen pro Jahr. 2015 leidet jeder sechste 80-Jährige an einer Demenz, jeder zweite über 90-Jährige. Weil Frauen eine höhere Lebenserwartung haben, erkranken diese häufiger. Weitere sekundäre Ursachen sind Bluthochdruck, Diabetes mellitus, Adipositas, Nikotin- und Alkoholkonsum, außerdem Ernährung, Bewegung, soziale Einbindung und Bildungsniveau. Dabei trifft es auch gesund und aktiv lebende Menschen, den Sportler wie den Bewegungsmuffel, den Professor genauso wie den LKW-Fahrer.

Die Erkrankung wird in drei Stadien eingeteilt (➤ Tab. 23.1):

1. leichte Demenz: hier zeigen sich leichte Beeinträchtigungen im Alltag
2. mittelschwere Demenz: die Betroffen brauchen bereits Hilfe bei der Lebensführung
3. schwere Demenz: es kommt zur dauerhaften Pflegebedürftigkeit

Sie kann mit Medikamenten, sog. Antidementiva, etwas verlangsamt, aber nicht aufgehalten werden. Sinnvoll sind zusätzliche Therapien aus der Physio-, Ergo- und Sprachtherapie, die der körperlichen und kognitiven Aktivierung dienen.

(Steiner 2010; Heidler 2015; DAG 2010)

23.1 Falldarstellung

Phase A: Akuthaus

ANAMNESE

Frau W kommt auf die Stroke Unit, weil sie am Morgen verwirrt war und kein verständliches Wort herausgebracht hat. Außerdem hatte sie ein Taubheitsgefühl der rechten Gesichtshälfte. Ihr Mann hat sofort den Notarzt gerufen und sie wurde ins Krankenhaus gebracht. Dort angekommen ist sie bereits wieder ansprechbar, aber die Sprache ist noch etwas durcheinander. Das Taubheitsgefühl hat sich zuvor zurückgebildet

Die 82-jährige Patientin ist eine Woche vorher beim niedergelassenen Neurologen vorstellig geworden, der eine Alzheimerdemenz diagnostizierte.

Neurologischer Befund

Patientin ist wach, zeitlich nicht orientiert, örtlich und zur Person orientiert. Keine Dysarthrie. Leichte sensorische Aphasie. Regelrechter Hirnnervenstatus. Keine Paresen, Muskeleigenreflexe mittellebhaft seitengleich, leichte **Anisokurie** rechts im Vergleich zu links.

Tab. 23.1 Symptome der drei Stadien der Alzheimer Demenz (AD; nach Kastner & Löbach 2014, aus Eibl 2019)

Leichte AD	Mittelschwere AD	Schwere AD
verminderte Merkfähigkeit	Auswahl an Kleidungsstücken wird zunehmend schwerer	Verhaltensstörungen
vertraute Dinge werden verlegt	Probleme beim Einkaufen	Betroffene kann sich nicht mehr allein waschen bzw. anziehen
Leistungsverschlechterung im Beruf und bei gesellschaftlichen Anlässen	Körperpflege wird vernachlässigt	Harninkontinenz Stuhlinkontinenz
Beeinträchtigungen werden nur im intensiven Gespräch erkennbar	bei alltäglichen Dingen ist Hilfe notwendig	Gangstörung bis Bettlägerigkeit
Verabredungen werden vergessen	psychische Symptome, z. B. Angst, Wahn	Sprachverlust
fehlende Orientierung in unbekannter Umgebung	sprachliche Auffälligkeiten, falsche Wortwahl	
Wortfindungsstörungen		

Keine Pyramidenbahnzeichen. Tonus unauffällig. Oberflächensensibilität intakt. Keine koordinativen Defizite. Finger-Nase- und Knie-Hacke-Versuch unauffällig. Keine latenten oder manifesten Paresen.

Medizinische Diagnosen

- **transitorisch-ischämische Attacke,** am ehesten arterio-arteriell
- NIHSS (➤ Kap. 1.1) bei Aufnahme 2, bei Entlassung 0
- mRS (➤ Kap. 1.1) bei Aufnahme 1, bei Entlassung 0
- **Alzheimer-Demenz**
- **koronare Herzkrankheit (KHK)**
- arterielle Hypertonie
- Diabetes mellitus Typ 2
- Hypercholeresterinämie

Der internistische Befund ist unauffällig. Im CCT sieht man eine ausgeprägte globale Atrophie ohne Hinweis auf eine Ischämie.

Neuropsychologisches Konsil

Die Patientin ist zur Person und Situation orientiert. Zeitlich und räumlich ist sie komplett desorientiert. Im **MMST** (Mini Mental Status Test, Folstein et al. 1975, ➤ Kap. 22.2.2) erreicht sie 9 Punkte. Neben der Orientierungsstörung zeigt sie eine schwere Störung der Aufmerksamkeit, des Gedächtnisses und der visuo-konstruktiven Fähigkeiten. Im **Uhrentest** (➤ Kap. 22.2.2) zeigt sie eine komplette Zahlendesorganisation. Insgesamt weist der Befund auf eine schwere demenzielle Störung hin.

Sozialanamnese

Frau W wohnt mit ihrem Ehemann im Eigenheim. Sie haben drei Söhne, die alle verheiratet sind, und drei Enkelkinder. Sie ist von Beruf Hebamme. Bisher gibt es keine familiären Belastungen. Dem Ehemann sind die zunehmende zeitliche Desorientierung und die Wortfindungsstörungen aufgefallen. Der Hausarzt empfahl daher ein neurologisches Konsil.

Definition medizinischer Begriffe

Anisokurie: Ungleichheit der Pupillenweite
koronare Herzkrankheit (KHK): Durchblutungsstörung des Herzmuskels aufgrund verengter Herzkranzgefäße
transitorisch-ischämische Attacke (TIA): kurzzeitige Durchblutungsstörung des Gehirns mit neurologischen Ausfällen, die sich aber innerhalb weniger Stunden wieder zurückbilden; eine TIA kann Vorbote eines Schlaganfalls sein

23.2 Sprachtherapeutische Maßnahmen

Frau W wird am Folgetag von der zuständigen Sprachtherapeutin auf der Stroke Unit aufgenommen. Ein standardisierter Schluckversuch (➤ Kap. 12.2.1) ist bereits durch die Pflege durchgeführt worden. Das Ergebnis war unauffällig. Auf der konsiliarischen Anforderung an die Sprachtherapie steht die Frage nach einer Aphasie.

23.2.1 Aufnahmebefund

Ersteindruck

Frau W ist freundlich zugewandt, mobil, sitzt an der Bettkante und hat gerade zu Mittag gegessen. Das Schlucken ist bereits abgeklärt, das Sprechen ist unauffällig. Es wird ein hausinternes Screening der Sprache durchgeführt. Dies ist ein Standardprozedere für die Patienten auf der Stroke Unit. Den heutigen Wochentag kann sie nicht nennen. Auf die Frage wo sie sich befindet, kann sie das Krankenhaus benennen. Sie spricht flüssig, zeigt aber viele Wortfindungsstörungen und dadurch Pausen in der Spontansprache. Inhaltlich sind wenig Informationen enthalten, Frau W nutzt viele Floskeln und Stereotypien.

Screening Stroke Unit

Das Screening umfasst das Prüfen des auditiven Sprachverständnisses anhand von sechs Aufforderungen, z. B. „Heben Sie den rechten/linken Arm", das Benennen von 22 hoch- und niederfrequenten Items (z. B. Koffer, Tomate, Gießkanne), das Nachsprechen von 20 Floskeln, Wörtern und Sätzen (z. B. Auf Wiedersehen, Schaf, Kegel, Passen Sie doch auf!), das laute Lesen von 12 Wörtern und Sätzen (z. B. Pappe, Humor, Das Auto überholte den Radfahrer) und das Schreiben nach Diktat aus dem AAT (Aachener Aphasie Test, Huber et al. 1983).

Schlussfolgerungen

- Befolgen der Aufforderungen ist unproblematisch
- beim Benennen zeigen sich einige semantische Paraphasien bzw. Ausschmückungen, z. B. „Apfelbaum, Birnbaum" für BAUM, „eine Schere, die offen ist" für SCHERE
- laute Lesen gelingt gut
- Schreiben nach Diktat gelingt auf Wortebene gut, auf Satzebene kommt sie durcheinander und zeigt einige Paragraphien mit Auslassungen und Additionen von Graphemen
- trotz der sprachsystematischen Auffälligkeiten bestehen Zweifel, dass noch eine Aphasie vorliegt, so wie sie initial beschrieben wurde:
  - Frau W verhält sich nicht wie ein Mensch, der einen plötzlichen Sprachverlust erlitten hat; sie zeigt keinen Leidensdruck beim Sprechen; sie sucht zwar nach Wörtern, aber es erscheint der Patientin nicht ungewöhnlich; sie spricht als ob nichts anders wäre als sonst
  - beim Benennen zeigt sie kein Suchverhalten, sondern elaboriert und nennt redundante Informationen
- gezielteres Screening zum Erkennen der Demenz ist indiziert

Klinischer Hintergrund

Alzheimer-Demenz (AD)

Das Leitsymptom der beginnenden AD ist die Beeinträchtigung im **Gedächtnis.** Die Betroffenen können neue Inhalte nicht mehr abspeichern, sie werden „vergesslich". Als zweites Leitsymptom zeichnen sich die zunehmenden **Wortfindungsstörungen** aus. Als drittes Leitsymptom werden Defizite in den **visuo-konstruktiven Leistungen** genannt, welches man in Testungen wie dem Uhrentest oder dem MMST, bei dem eine abstrakte Figur abgezeichnet werden muss, nachweisen kann.

Das **Kommunikationsverhalten** von Patienten mit AD (oder auch anderen Demenzformen) ist v. a. **pragmatisch auffällig:** Die Betroffenen verzetteln sich in ihren Erzählungen, holen weit aus, schmücken mit vielen unwesentlichen und redundanten Details aus, verlieren dabei den roten Faden, lassen den Gesprächspartner nicht ausreden oder halten sich nicht an Gesprächskonventionen.

Die **sprachliche Symptomatik** bei AD ähnelt im Frühstadium recht häufig der einer Aphasie:

- lexikalisch: Wortfindungsstörungen in der Spontansprache und semantische Paraphasien beim Benennen
- grammatikalisch: Vereinfachung der Sprache durch einfache aktive Sätze, wenig Passivkonstruktionen, starke Pronominalisierungen, die es für den Zuhörer schwierig machen zu folgen
- auditives Sprachverständnis: Probleme bei komplexen Satzstrukturen, Abstraktionen, bildhaften oder ironischen Ausdrücken
- Lesesinnverständnis: Verständnis von Texten ist bereits eingeschränkt

Im Verlauf der Erkrankung ist die Sprachverarmung soweit fortgeschritten, dass sie nicht mehr kaschiert werden kann und auch Dritten auffällt:

- Sprachproduktion: mehr Floskeln, Stereotypien und Perseverationen, starke Wortfindungsstörungen, sehr viele semantische Paraphasien
  - lexikalisch: Verwendung von Prototypen oder Oberbegriffen einer Kategorie (Katze, Hund, Vogel sind alles „Hund" bzw. „Tier")
  - morphologisch-syntaktische Fehler, mehr Satzfragmente
- auditives Sprachverständnis: zunehmend eingeschränkt
- Lesesinnverständnis: zunehmend eingeschränkt, aber meist etwas besser erhalten

(Gutzmann & Brauer 2007)

Im Spätstadium der Alzheimer Demenz wird die Sprache inhaltsleer, es werden nur noch einzelne Wörter oder Silben geäußert, häufig nur als Echolalie. Eine spontane Sprachproduktion findet nicht mehr statt und eine verbale Kommunikation mit dem Erkrankten ist nicht mehr möglich (Gutzmann & Brauer 2007).

23.2.2 Diagnostik

Es gibt keine standardisierte sprachtherapeutische Diagnostik der Demenz. Für die Diagnose stehen viele neuropsychologische Screening- und Testverfahren zur Verfügung, die von Ärzten oder Psychologen durchgeführt werden. Diese erfassen die sprachsystematischen und kommunikativen Fähigkeiten nur am Rand und nicht ausreichend für eine gezielte sprachtherapeutische Behandlung.

Differenzierung zwischen Aphasie und Demenz

Die Abgrenzung einer Aphasie von einer Demenz ist insbesondere im Frühstadium nicht leicht zu treffen, da sich die Fehler insbesondere auf lexikalischer und syntaktischer Ebene sehr ähneln. Auffällig werden die Unterschiede auf der Ebene der Pragmatik, im Kommunikationsverhalten. Ein Mensch mit Aphasie verhält sich anders im Gespräch: i. d. R. hält er sich an die Konversationsregeln. Er ist bemüht darum, sich korrekt auszudrücken, zeigt im Gegensatz zu Menschen mit Demenz meistens einen Leidensdruck und bemüht sich um eine erfolgreiche Kommunikation. Bei Menschen mit Demenz ist das häufig nicht der Fall: sie reden einfach drauflos, das Ergebnis der Kommunikation ist nicht relevant. Sie geben entweder zuviel oder zuwenig Informationen, sie verstehen vieles sehr wörtlich (Konkretismus), können nicht abstrahieren oder zwischen den Zeilen lesen. Eine Sprachanstrengung findet man hier eher selten. Die Defizite bei einer Aphasie sind auf allen sprachlichen Ebenen und in allen Modalitäten zu finden. Bei einer Demenz, zumindest zu Beginn, ist gerade die Schriftsprache länger erhalten. Nicht zuletzt tritt die Aphasie plötzlich auf, während der Sprachabbau bei Demenz langsam und schleichend vorangeht. Man geht i. d. R. davon aus, dass bei einer Aphasie häufig Zugriffsstörungen die Ursache für die sprachsystematischen Defizite sind, während es sich bei einer Demenz um den Verlust sprachlichen Wissens handelt. Die Unterschiede und Gemeinsamkeiten sind in ➤ Tab. 23.2 aufgeführt.

Das bedeutet, dass sich eine Diagnostik, die die Unterschiede zwischen beiden Störungsbildern hervorhebt, nicht nur auf der rein sprachsystematischen Ebene bewegt, sondern v. a. auch den Gebrauch der Sprache und das Gesprächsverhalten überprüft. Der Fokus liegt mehr auf der ICF-Ebene der Aktivitäten und Teilhabe, weniger auf der Ebene der Körperfunktionen.

Zurück zu Frau W: Überprüft werden muss, wie sich die Demenz auf ihre sprachsystematischen Leistungen auswirkt. Dazu wurde ein Screening zusammengestellt, das folgende Elemente überprüft:

- Diskursverhalten
- Textproduktion und -rezeption in Bezug auf Kohärenz
- Semantik und Lexik
- Abstraktionsvermögen und Verständnis bildlicher Sprache

Screening Demenz

Benennen niederfrequente Nomina (aus Boston Naming Test BNT)

Von den insgesamt 30 Nomina aus dem BNT (Kaplan, Goodglass, Weintraub 2001) soll Frau W 21 benennen. Von denen benennt sie sechs spontan, bei

Tab. 23.2 Unterschiede und Gemeinsamkeiten zwischen Aphasie und Sprachabbau bei Demenz

	Aphasie	Demenz
Beginn	plötzlich	schleichend
Ursache	Zugriffsstörung	Verlust sprachlichen Wissens
Verlauf	Rückgang der Symptomatik	Zunahme der Symptomatik
Kommunikationsverhalten	Einhaltung der Diskursregeln	Verletzung von Diskursregeln
Korrekturverhalten	Korrekturversuche	keine Korrekturversuche
Textproduktion	Wortfindungsstörungen, Kohärenz erhalten	Kohärenz wird nicht eingehalten, Verlust des „roten Fadens"
Sprachverständnis	Beeinträchtigung je nach Schweregrad	Beeinträchtigung bei bildhafter Sprache und Abstraktionen
Semantik	Wortfindungsstörungen, semantische Paraphasien	Wortfindungsstörungen, semantische Paraphasien
Phonologie	phonematische Paraphasien	meist erhalten Ausnahme: primär progrediente Aphasie, logopenische Form
Syntax	Probleme mit komplexen Strukturen, Agrammatismus (➤ Kap. 3), Paragrammatismus (➤ Kap. 2)	Vereinfachung syntaktischer Strukturen, Pronominalisierung

den anderen findet sie immer eine mehr oder weniger zutreffende Umschreibung. In den meisten Fällen besitzt sie also die semantische Information und kann sie bruchstückhaft abrufen. Sie zeigt dabei Unsicherheiten oder bezieht persönliche Erfahrungen mit ein. Einige semantische Merkmale sind vorhanden, andere nicht verfügbar, so kommt es zu semantisch nahen Fehlbenennungen, weil Frau W v. a. Assoziationen durchführt und sich so die Gegenstände erschließt. In ➤ Tab. 23.3 sind einige Reaktionen protokolliert und eine mögliche Analyse vorgestellt.

Sprichwörter erklären

Wie bereits erwähnt ist ein wesentlicher Unterschied zwischen einer Aphasie und einer Demenz, dass bei Letzterer die Interpretation von bildhafter Sprache gestört ist. Dadurch werden Redewendungen, Metaphern und Sprichwörter wörtlich genommen und verstanden. Das beobachtet man seltener bei einer Aphasie.

Frau W erkennt im Kern die Redewendungen, es fällt ihr dennoch schwer, diese genau zu definieren.

Beispiele:

AUF DER NASE HERUM TANZEN
Frau W: „Ah jaja, dann muss ich mich anstrengen und ihm ordentlich die Leviten lesen, dass er zuhause, nach Hause gehen kann"

DEN KOPF IN DEN SAND STECKEN
Frau W: „Ja, das sind Menschen, die ä sich schämen oder ä nicht ä nichts sagen wollen, was ihnen im Gemüt ist und so weiter. So könnte ich es vielleicht definieren. Und ä ä da muss man mal ordentlich dahinter sagen und ä ihn die Leviten lesen so will ich e sagen"
AUF DIE PAUKE HAUEN
Frau W: „Ja, dann ä geh ich ä in die Stadt und kaufe gut ein und gehe ins Käffchen und dann fahre ich mit aller Freude nach Haus und erzähl das meinem Mann ... dass ich allein unterwegs war"

Frau W hat noch die Bedeutung erfasst, an den Erklärungen fallen die Weitschweifigkeit und der Bezug zu persönlichen Erfahrungen auf. Sie abstrahiert nicht, sondern stellt einen Bezug zu sich selbst und ihrer Umgebung her. Eine Perseveration ist ebenfalls vorhanden.

Spontansprache

Bei einer Unterhaltung mit Frau W soll sie von ihrem Besuch auf der Dult (bayrisch für Freimarkt) erzählen. Dabei treten stark die Wortfindungsstörungen zutage, dennoch gelingt es ihr, Informationen über den Ausflug zu vermitteln. Auffällig sind ebenfalls die unvollständigen Sätze, die Einschübe mit Stereotypien und Floskeln und die wenigen Inhaltswörter.

Tab. 23.3 Beispiele Benennen BNT Frau W

Item	Reaktion	Analyse
Vulkan	Da explodiert etwas … a diese schweren … a … die in die Luft fliegen	assoziiert Explosion, evtl. Steine/Lavabrocken
Eichel	Ne ä…keine nuschel ä Muschel, sondern der Nikolaus bringt die Nüsse, ist aber noch nicht reif	erkennt die Baumfrucht, hat die Kategorie Nüsse, assoziiert weg davon zum Nikolaus
Schnecke	Eine Schnecke, aber ich kann nicht erkennen, was das für eine ist	Unsicherheit trotz Erkennens
Kaktus	Die pieksdinger da, wie sagt man dazu, ich hab mich gestochen an den Dingern, schon ordentlich, ist eine Distel, eine Distel oder eine Dornensache	• Merkmale: Stacheln, pieksen • Paraphasie: Distel • Neologismus: Dornensache
Harfe	Eine … ä … Geige … kann eine Geige sind oder in der Kirche ist das auch, ist ein größeres Teil	• Merkmale: Saiten, Größe • assoziiert evtl. Kirchenmusik
Pyramide	Zelte oder im Sommer, da geht man dahin oder man geht in die weltweite raus, so mehr Leute rein passen, weil's größer ist	erkennt Form, hat Wissen um die Entfernung (Neologismus: Weltweite) und Größe
Spargel	Achja, hab ich noch gegessen, bevor wir hierhin gefahren sind … kann man, soll man ins Wasser legen, kochen	• Kategorie: Lebensmittel • kennt Zubereitung
Pfeife	Ach tu mal hier die Klingel weg! … wenn man etwas wichtiges braucht oder schnell etwas braucht, ja eine … ich möchte diese Dinge an … da ruft man ja jemanden mal	assoziiert, weiß um den Klang und die Funktion
Iglu	Oh, das hat meine Großmutter gebacken. Dann hat da auch Ferien gefeiert, hat man gesagt, och komm mit in die Hütte (Pat. erzählt weiter von den Ferien bei der Oma)	assoziiert erst die Form (evtl. Gugelhupf), dann die Funktion: Wohnen
Spicker	Solche Dinge liebe ich nicht, die kriegt man in'n Rücken geschmiert. ah … nee, mein Mann hat damit gespielt	• erkennt Spiel • Merkmal: unangenehm, wenn man es berührt

Transkript Gespräch Therapeutin mit Frau W über Dultbesuch:

W: Ja, ich geh so gerne auf die Dult.
TH: Tatsächlich? Was machen Sie denn da auf der Dult?
W: Jaja, ä mit meinem Mann natürlich und dann gehen wir, zuallererst die die ähm die wie heißen se, die mögen wir so gerne, die Knacker, die … ä und das dampft dann da …
TH: Ist das was zu essen?
W: Jaja, da gehen wir dann sofort hin dass man dann gemütlich über die Dult gehen kann. Ja.
TH: Das heißt, erst essen Sie was!
W: Ja, erst ja ä Bonbons halt, da kommt die Tüte, ach, wie heißt das denn nochmal?
TH: Meinen Sie gebrannte Mandeln?
W: Gebrannte Mandeln. Das war das Erste.
TH: Das ist das Erste. Und dann?
W: Dann gehen wir durch den schönen Spaziergang und dann gucken wir hier und gucken wir da, dann haben wir fertig gegessen mit den Mandeln, die Tüte war recht groß und dann fahren wir wieder nach Hause
TH: Och, wie schön!
W: Es kann aber auch später werden, je nachdem, aber wir essen und trinken nicht so, wie in dem ä ä das machen wir nicht.
TH: Keine Maß Bier?
W: Nein, nein, mein Mann fährt doch Auto
TH: Achso, das geht dann ja nicht.
W: Um Gottes Willen.

Nacherzählung Text

Aus dem AAT-Supplement „Texte verstehen" werden Frau W insgesamt zwei Geschichten vorgelesen, die sie nacherzählen soll. Auch hierbei stellt sie einen persönlichen Bezug her und gibt die Geschichte aus ihrer Sicht wieder, als kenne sie die Personen. Den wesentlichen Kern erfasst sie, sie kann sich aber weder die Namen noch die Redewendung merken.

23

Klinischer Hintergrund

Beispiel eines informellen Screenings zum Sprachabbau bei Demenz (Anhang V.1)

- Spontansprache: kurzer Dialog über den Beruf oder das Hobby
- Bildbeschreibung, z. B. Cookie Theft (Goodglass & Kaplan 1976)
- Beschreibung einer kurzen Handlungssequenz, z. B. Kaffee kochen
- Nacherzählen eines kurzen Textes, z. B. AAT-Supplement Texte nacherzählen
- Benennen von Bildkarten, z. B. aus Neurolinguistischer Aphasiediagnostik: Wortproduktionsprüfung (Blanken et al. 1999)
- Erklären von Sprichwörtern und Redewendungen
- semantische und phonologische Wortflüssigkeit
- Uhrentest (nach Shulmann; verfügbar unter: www.pflege.de/leben-im-alter/krankheiten/demenz/test/uhrentest/
- oder kognitiver Teil der Aphasie Checkliste ACL (➤ Kap. 1.2.2)

Schlussfolgerungen

- Frau W zeigt deutliche semantisch-lexikalische Defizite: sie hat noch viel semantisches Wissen, kann es aber nur bruchstückhaft abrufen
- ist sehr geschickt darin, die Dinge zu umschreiben, auch wenn sie sich dabei in Allgemeinheiten verliert
- im Wesentlichen gelingt es ihr, mit Hilfe des Gesprächspartners, Informationen zu vermitteln
- bemerkt ihre Probleme manchmal, zeigt aber keinen Leidensdruck
- zur Person ist sie noch ausreichend orientiert, zum Ort nicht sicher, zur Zeit gar nicht
- es besteht keine Aphasie, sondern eine fortgeschrittene Demenz mit beginnendem Sprachabbau

EXKURS

Sprachtherapeutische Diagnostik bei Demenz

VABIA:
- VABIA (Test kognitiver und kommunikativer Fähigkeiten, Valutazione die Bisogni dell Anziano, Baretter & Gaio 2009) ist Diagnostikinstrument für die Sprachtherapeutin bei Patienten mit Demenz; Kompetenzprofil kann erstellt werden, das Hinweise darauf liefert, ob und wieviel Hilfe die Betroffenen brauchen; VABIA ist keine Testbatterie, sondern ein strukturiertes Interview, das für jeweils ca. 30 Minuten an zwei Terminen stattfindet; Bereiche Orientierung, Gedächtnis, nonverbales Kommunikationsverhalten, praktische Fähigkeiten und Sprache werden überprüft; dabei führt Untersucherin ein Gespräch mit der Patientin über ihre Vergangenheit, ihre Familie, Berufstätigkeit und persönliche Interessen; Gespräche werden protokolliert und bewertet
  - im Bereich **Kommunikation:**
    - Sprachverständnis, Sprachproduktion, kommunikative Aktivität, Pragmatik, Spontansprache, Atmung – Stimme – Artikulation, nonverbale Kommunikation, Schriftsprache
  - im Bereich **Kognition:**
    - Aufmerksamkeit, Lernfähigkeit, Gedächtnis, Orientierung (räumlich und zeitlich), gnostische Fähigkeiten, praktische Fähigkeiten, konstruktive Fähigkeiten, logisches Denken
- für die Interviews hat die Untersucherin einen kleinen Koffer mit Realgegenständen (u. a. Bleistift, Münzen, Uhr, Schlüssel), die sie geschickt einsetzt, um bestimmte Fähigkeiten zu überprüfen
- der VABIA nimmt keine Schweregradeinteilung vor, sondern ermittelt einen sog. **Kommunikationstyp,** der von aktiv über passiv über inadäquat bis hin zu Nonkommunikator reicht; der Kommunikationstyp bestimmt, wieviel Therapieangebote der Patientin gemacht werden sollten

Zürcher Demenz Diagnostik (Z-DD):
- Zusammenstellung von verschiedenen Frage- und Testbögen für die Patienten und ihre Angehörigen, um das Thema Sprachabbau, Kommunikation, Aktivitäten im Alltag sowie Textproduktion und -verständnis; von der Forschergruppe um Jürgen Steiner zusammengestellt und im Internet verfügbar unter: www.hfh.ch/fileadmin/files/documents/Dokumente_Expertenwissenonline/Sprache_und_Demenz/Z-FAKA_sprachanamnese_062018_str_nb.pdf

Bogenhausener Semantik-Untersuchung (BOSU):
- Screening (Glindemann, Klintwort, Ziegler et al. 2002), überprüft nur die Semantik, sowohl verbal als auch non-verbal; gibt einen guten Einblick in mögliche Defizite bei semantischen Merkmalen (Funktion, Farbe, Form) und wurde im Bereich Demenz erprobt (Geist 2011)

Aphasie Check Liste (ACL) (Kalbe, Reinhold, Ender 2002):
- es gibt einen kognitiven Teil, der Einblick in die Leistungen Gedächtnis, Aufmerksamkeit und logisches Denken gibt; auch hier wurde bei der Entwicklung eine Stichprobe von 10 Patienten mit Demenz einbezogen (Geist 2011)

23.2.3 Therapieziele

Frau W bleibt nicht lange genug im Krankenhaus, um mit ihr gemeinsam Ziele zu formulieren. Exemplarisch werden hier Ziele genannt, die für Betroffene mit Demenz, im Frühstadium, zutreffen könnten.

Partizipation

Unumstritten ist sicherlich, dass die Betroffenen möglichst lange ihren Alltag bewältigen sollten, dass sie möglichst lange in ihrem sozialen und familiären Umfeld integriert bleiben, so gut es ihre kognitiven und körperlichen Fähigkeiten zulassen. Hilfreich bei Patienten mit Demenz sind Routinen und eine klare Tagesstruktur. Hinderlich sind wechselnde Umgebungen: An Demenz Erkrankte kompensieren in ihrer häuslichen Umgebung viel besser als z. B. im Krankenhaus. Häufig berichten Angehörige, dass ihnen der kognitive Abbau zu Hause gar nicht aufgefallen wäre, während er sich im Krankenhaus plötzlich deutlich manifestiert. Ziele auf der Ebene der Teilhabe sind daher:

- möglichst lange im häuslichen Umfeld bleiben
- möglichst lange soziale Kontakte und Aktivitäten aufrechterhalten

Aktivitäten

- zum Stammtisch gehen
- als Mitglied in einem Verein z. B. die Vereinsabende besuchen, die regelmäßigen Aktivitäten (Singen, Radfahren, Schach spielen, etc.) beibehalten
- beim Metzger/Bäcker/Supermarkt einkaufen
- das Frühstück/Mittagessen/Abendessen vorbereiten
- mit den Kindern/Enkelkindern telefonieren

Körperfunktionen

Auf dieser Ebene geht es nicht um Restitution, sondern um möglichst langen Erhalt der Fähigkeiten und Kompensation bereits beeinträchtigter Funktionen. Im Frühstadium kann man auf jeden Fall auch sprachsystematische Übungen einflechten, z. B. Wortassoziationsübungen, Anagramme legen (Scrabble), Kreuzworträtsel lösen, Ratespiele, Satzergänzungen, kurze Texte formulieren/verstehen. Ziele können sein:

- kurze Geschichte über die Schulzeit formulieren
- Einkaufsliste schreiben
- Rezept schreiben
- 10 Wörter zu einem Thema, z. B. Garten, Haustiere, Kochen finden
- persönliche Daten nennen und aufschreiben können (Name, Adresse, Familie, Beruf)
- Weg zum Bäcker beschreiben
- Bushaltestelle und die Busnummer nennen können

EXKURS

Entstehung der Alzheimer-Demenz

Die AD ist die am besten erforschte Demenzform und es gibt mittlerweile eine anerkannte Hypothese, die den kognitiven Abbau erklärt, die **Amyloid-Kaskaden-Hypothese.** In vereinfachter Form besagt diese, dass sich bei der Spaltung von dem Amyloid-Vorläufer-Protein (APP) kleine Stücke absondern und außerhalb der Zellmembran zu den sog. *Plaques* verklumpen. Diese stören die Reizweiterleitung zwischen den Neuronen. Gleichzeitig bilden sich Neurofibrillenbündel (*tangles*) aus Tau-Proteinen, die durch eine chemische Reaktion (Phosphorylierung) verändert wurden. Dadurch lösen sich diese von den Axonen, was zu einem Zusammenbruch des Reiztransports führt und im Verlauf zum Absterben der Nervenzellen. Somit sind die Eiweißablagerungen und die Eiweißablösungen verantwortlich für eine gestörte Reizweiterleitung und das Absterben von Gehirnzellen. Dies beginnt im **Hippokampus,** dem Sitz des Gedächtnisses, und setzt sich dann durch das Gehirn fort. Zusätzlich liegt eine Transmitterstörung vor: Es wird zu wenig **Acetylcholin** ausgeschüttet, welches u. a. für die Lernfähigkeit zuständig ist und somit erklärt, warum an Demenz Erkrankte keine neuen Inhalte mehr aufnehmen können.

(Heidler 2015; Stechl, Knüvener, Lämmler et al. 2012)

23.2.4 Therapieinhalte

Im Unterschied zur Arbeit mit Menschen mit Aphasie geht es bei Patienten mit Demenz ganz stark um den *Erhalt* der kommunikativen Fähigkeiten und dem Verhalten im Alltag. Geht es bei den Patienten mit Aphasie, zumindest in der Akut- und Postakutphase, noch vorrangig um die Form (Lexik, Syntax,

Phonologie), steht bei der Demenz die Funktion im Vordergrund. Bei Menschen mit Aphasie wird eine symptomorientierte Therapie durchgeführt, bei Menschen mit Demenz eine umgekehrt symptomorientierte Therapie (➤ Tab. 23.5).

Das Thema Behandlung von dementen Patienten in der Sprachtherapie ist nicht unumstritten (Diskussionsforum Sprachheilarbeit 2011): Manche Vertreter plädieren dafür, dass die Sprachtherapie nicht zuständig ist, weil sie hier nicht restituierend arbeiten kann, im besten Fall kompensierend, im schlechtesten Fall nur palliativ. Andere sind überzeugt, dass die sprachtherapeutische Expertise in den Bereichen Kommunikation, Sprechen und Schlucken auf jeden Fall im Bereich Demenz gefordert ist.

Ob eine Sprachtherapeutin Patienten mit Demenz behandelt liegt nicht zuletzt an den Vorgaben des Arbeitsumfelds: Ist die Arbeitsstelle in einer freien Praxis, in einem Krankenhaus, einer neurologischen Reha-Klinik oder einer geriatrischen Station, einer Tages- oder Reha-Klinik? Stehen zeitliche und personelle Kapazitäten bereit? Ist sie in ein entsprechendes multidisziplinäres Team eingebunden? Gleichzeitig müssen Patienten motiviert sein, Krankheitseinsicht und Leidensdruck haben, an ihrer Situation etwas verbessern bzw. verändern zu wollen.

Sprachtherapeutisch liegen genügend Therapieansätze vor, die gut auf Demenzpatienten übertragen werden können bzw. die speziell für diese Patientengruppe entwickelt wurden.

Für die Sprachtherapie bei Demenz gelten ähnliche Prinzipien wie in der Aphasietherapie (➤ Kap. 3.2.4). Dazu gehören u. a. eine Beziehung aufbauen, sich immer wieder neu auf den Patienten einstellen und an sein Krankheitsstadium anpassen, kreativ sein in der Sitzung, eine Intervalltherapie anbieten und v. a. an den erhaltenen Fähigkeiten arbeiten (➤ Tab. 23.4).

Tab. 23.4 Therapieprinzipien in der sprachtherapeutischen Behandlung von Demenz (Eibl 2019)

Prinzipien	Beschreibung
ICF-orientierte Herangehensweise	Ebene der Teilhabe und Aktivitäten
direkte Maßnahmen	mit dem Primärbetroffenen
indirekte Maßnahmen	Beratung und Information der Sekundärbetroffenen
umgekehrt symptomorientierte Therapie (USOT)	an den erhalten Fähigkeiten arbeiten
fehlerfreies Lernen	Vermeidung von Fehlern in der Übungssituation, therapeutische Hilfen ans Leistungsniveau angepasst
Beziehung	Empathie, Vertrauen, Aufrichtigkeit dem Patienten gegenüber
Körpersprache	Körpersprache des Patienten aufnehmen, eigene Körpersprache kontrollieren
Intervalltherapie	hochfrequente Phasen mit Therapiepausen abwechseln
Kontinuität	Setting (zeitlich, räumlich, inhaltlich) gleichmäßig und zuverlässig gestalten
Flexibilität	an das jeweilige Stadium der Demenz anpassen, Ziele regelmäßig neu definieren
Kreativität	Inhalte der Situation und der Reaktion des Patienten anpassen

Kommunikationstraining

In diesem Bereich können Methoden wie **PACE** (➤ Kap. 3.2.4), **MODAK** (➤ Kap. 11.2.4) oder die **Sprach-Spiele** nach Pulvermüller eingesetzt werden. Auch der Handlungsorientierte Ansatz (**HOT**, Weigl & Reddemann-Tschaikner 2002), der eigentlich für die Kindertherapie entwickelt wurde, lässt sich gut in diesen Bereich übertragen. Die Therapie kann einzeln oder auch in Gruppen stattfinden.

Besondere Therapieprogramme für Menschen mit Demenz sind:

- **ASTRAIN,** Alzheimer Sprach Training (Köpf 2001)
- **KODOP,** Kommunikation – Dokumentation – Präsentation (Steiner 2010)

Beide Verfahren arbeiten mit der Erstellung von kurzen Texten, die biografisch geprägt sind. Dabei werden Wortassoziationen, Satzbildung, Lesen und Schreiben eingesetzt.

Biografie-Arbeit

Dies ist ein sehr wichtiger Ansatz, der auch von den Kollegen der Ergo- und Psychotherapie verwendet

Tab. 23.5 Therapiemaßnahmen bei Menschen mit Demenz (Eibl 2019)

Symptomorientierte Therapie (SOT)	Umgekehrt-symptomorientierte Therapie (USOT)
sprachsystematische Übungen auf lexikalisch-semantischer Ebene: • Wortfelder erarbeiten • Benennübungen • assoziative Übungen	Biografie-Arbeit auf verschiedenen Ebenen: ASTRAIN
auf Textebene: • kurze Texte produzieren, z. B. Handlungssequenzen • kurze Texte verstehen	KODOP, HOT
auf phonologischer Ebene: • Anagramme • Buchstabieren	ASTRAIN
auf pragmatischer Ebene: • PACE • MODAK • Sprachspiele, z. B. *Vertellekes* • Sprachspiele nach Pulvermüller	ASTRAIN
schriftsprachliche Übungen: • kurze Texte lesen • Einkaufsliste schreiben • Rezepte schreiben	HOT

wird. Dabei geht es darum, den Menschen in seiner Identität zu stärken. Mithilfe von Betreuungspersonen und Angehörigen rekonstruiert man das Leben des Betroffenen in all seinen Facetten: Herkunft, Familie, Beruf, Vorlieben und Abneigungen, Charaktereigenschaften, Bildung und Glaube (Heidler 2015; Steiner 2010). Gerade im Verlauf der Erkrankung verlieren viele Patienten ihre Erinnerungen und manche Eigenschaften verstärken sich. Manche Verhaltensweisen der Betroffenen erscheinen einem befremdlich, aber sie lassen sich aus der Biografie heraus erklären.

Ziel ist es, in Einzel- und Gruppentherapien biografische Details hervorzuholen und sie z. B. in einem kleinen Album festzuhalten, das mit Fotos und Andenken ausgeschmückt werden kann.

Einen Überblick über Therapiemaßnahmen bei Menschen mit Demenz gibt ➤ Tab. 23.5.

Was wäre, wenn …

… die Patientin zusätzlich eine schwere flüssige Aphasie hat?

In dem Fall muss zunächst die Aphasie genauer untersucht werden, z. B. mittels BIAS (Bielefelder Aphasie Screening, Richter et al.2006, ➤ Kap. 1.2.1) oder ACL (Aphasie Check Liste, Kalbe et al. 2002). Es würden die dominierenden, störenden Symptome wie z. B. Perseverationen, automatisierte Sprache und phonematische Paraphasien behandelt und unterbunden. Ziel wäre es, die Aphasie soweit in den Griff zu bekommen, dass ein Kommunikationstraining durchgeführt werden könnte. Eine Empfehlung für ambulante Sprachtherapie wird ausgesprochen.

23.2.5 Therapieergebnisse

Frau W ist in ihrer alltäglichen Kommunikationsfähigkeit leicht eingeschränkt. Sie ist noch in der Lage, Informationen zu vermitteln, wenn auch nur bruchstückhaft. Die Hilfe und das Nachfragen des Gesprächspartners sind erforderlich. Sie hat Glück gehabt, dass es nur eine TIA war und kein ausgebildeter Schlaganfall. Die sprachsystematischen Defizite scheinen sich im Vergleich zu vorher nicht verstärkt zu haben. Positiv für Frau W ist ihr offenes Wesen und ihre Mitteilungsfreudigkeit. Auch wenn sie keinen Leidensdruck zeigt, so würde sie von regelmäßiger Sprachtherapie profitieren können.

23.3 Zusammenfassung und Befund

Gerade im Akuthaus gibt es häufig Grenzfälle, bei denen nicht klar ist, ob die Sprachstörung eine Aphasie ist oder ob sie von einer Demenz herrührt. Es kommen auch Patienten elektiv in die Neurologie zur Abklärung. Dann ist die sprachtherapeutische Expertise gefragt. Es muss gezielt nach Anzeichen und Indizien für oder gegen eine Demenz gesucht werden. Eine mögliche Vorgehensweise wird in diesem Fall beschrieben. In Fällen von vaskulärer Demenz (kognitivem Abbau aufgrund von mehreren kleinen oder einigen großen Gefäßläsionen) ist eine Abgrenzung oft schwierig, denn der Sprachabbau kann ebenfalls akut auftreten und von vielen neuropsychologischen Störungen wie Defiziten in der Aufmerksamkeit, der Konzentrationsfähigkeit und dem Arbeitsgedächtnis begleitet werden (➤ Kap. 1.2.2). Die Diagnose ist dann meistens ein Ergebnis der multidisziplinären Zusammenarbeit von Ärzten, Neuropsychologen, Ergotherapeuten und Sprachtherapeuten.

Empfehlung weiteres Vorgehen

Frau W wird empfohlen, ambulante Sprachtherapie in Anspruch zu nehmen. Sie weiß um ihre Wortfindungsstörungen und ist dem Vorschlag gegenüber offen. Außerdem soll sie in Halbjahres-Abständen zum Neurologen gehen, der die Alzheimer Demenz begleitet.

Befund für den Arztbrief

Bei der Patientin bestand initial eine leichte flüssige akute Aphasie sowie ein Taubheitsgefühl der rechten Gesichtshälfte. Beides hatte sich bei Aufnahme auf der Stroke Unit remittiert. Das Schlucken war erhalten.

Es wurde eine sprachtherapeutische Befundung mit einem Screening zum Benennen, Verstehen, Nachsprechen, Lesen und Schreiben durchgeführt. Hinweise auf eine Aphasie ergaben sich nicht. Bei Entlassung besteht eine mittelgradige Form von Sprachabbau bei Alzheimer Demenz.

Die Spontansprache ist gekennzeichnet durch Wortfindungsstörungen, viele semantische Paraphasien und unvollständige Sätze. Mit Hilfe des Gesprächspartners ist die Patientin in der Lage, ihre Bedürfnisse und Informationen zu vermitteln. Das Sprachverständnis für die Situation und für einfache Gespräche ist erhalten. Das Lesen auf Satzebene sowie das Schreiben auf Wortebene sind ebenfalls erhalten.

Eine ambulante Sprachtherapie ist indiziert, um die kommunikativen Fähigkeiten der Patientin zu fördern und zu erhalten.

LITERATUR

Baretter A, Gaio F. Test kognitiver und kommunikativer Fähigkeiten (VABIA). Bedürfnisse alter Menschen einschätzen und bewerten. München: Elsevier, 2009.

Deutsche Alzheimer Gesellschaft e.V. Das Wichtigste über die Alzheimer-Krankheit und andere Demenzformen. Ein kompakter Ratgeber. 18. Aufl. Berlin, 2010.

Diskussionsforum: Demenzen – welchen Platz haben sie im Handlungsfeld der Sprachtherapie. Die Sprachheilarbeit 2011, 2 (56): 58–64.

Eibl K. Sprachtherapie in der Neurologie, Geriatrie und Akutrehabilitation. München: Elsevier, 2019.

Folstein MF, Folstein SE, McHugh PR. „Mini Mental State" A practical method for grading the cognitive state of patients for the clinician. Journal of Psychiatric Research 1975; 12:189–98.

Geist B. Demenzen – ein Handlungsfeld der Sprachtherapie. Sprachheilarbeit 2011; 2: 50–57.

Glindemann R, Klintwort D, Ziegler W, Goldenberg G. Die Bogenhausener Semantik-Untersuchung (BOSU). München: Urban & Fischer, 2002.

Gutzmann H, Brauer T. Sprache und Demenz. Diagnose und Therapie aus psychiatrischer und logopädischer Sicht. Idstein: Schulz-Kirchner, 2007.

Heidler MD. Demenz. Einteilung, Diagnostik und therapeutisches Management. Idstein: Schulz-Kirchner, 2015.

Huber W, Poeck K, Weniger D, Willmes K. Aachener Aphasie Test. Göttingen: Hogrefe, 1983.

Kalbe E, Reinhold N, Ender U. Aphasie-Check-Liste (ACL). Köln: Prolog, 2002.

Kaplan E, Goodglass H, Weintraub S. Boston Naming Test. Philadelphia: Lea & Febiger, 2001.

Kastner U, Löbach R . Handbuch Demenz. 3. Aufl. München: Elsevier, 2014.

Köpf G. ASTRAIN. Das Alzheimer Sprachtraining. Oberhausen: Laufen, 2001.

Stechl E, Knüvener C, Lämmler G, Steinhagen-Thiessen E, Brasse G. Praxishandbuch Demenz. Erkennen – Verstehen – Behandeln. Frankfurt am Main: Mabuse-Verlag, 2012.

Steiner J. Sprachtherapie bei Demenz. Aufgabengebiet und ressourcenorientierte Praxis. München, Basel: Ernst Reinhardt Verlag, 2010.

Weigl I, Reddemann-Tschaikner M. HOT – ein handlungsorientierter Therapieansatz für Kinder mit Sprachentwicklungsstörungen. Thieme: Stuttgart, 2002.

Anhang Teil V

V.1 Screening Demenz

Patient: ______________________ Datum: ______________________

Diagnose: ______________________ Therapeut/in: ______________________

SCREENING DEMENZ

Spontansprache (Audioaufnahme) Gespräch über persönliche Daten (Name, Geburtsdatum, Familie, Anschrift), Beruf, Hobbies, zeitliche und örtliche Orientierung

Linguistische/ Pragmatische Merkmale	unauffällig	auffällig
Persönliche Daten		
Zeitliche Orientierung		
Räumliche Orientierung		
Sprachverständnis		
Wortfindung		
Redefluss		
Paraphasien (sem./phon.)		
Perseveration/Echolalie		
Satzbau		
Kohärenz		
Diskursverhalten		
Turn-taking		
Reparaturverhalten		
Störungsbewusstsein		

Bildbeschreibung Cookie Theft (Audioaufnahme)

Transkript	Proposition
	Küche
	Mutter
	Kind
	Hocker
	Wasser
	Keksdose
	läuft über
	wäscht ab
	klauen
	sind leise
	träumt
	fällt um

Auffälligkeiten	unauffällig	Paraphasien	Sonstiges
Phonologie			
Semantik			
Syntax/Morphologie			
Kohärenz			

Handlungssequenz Kaffee kochen (evtl. mit Bildmaterial unterstützen)

Propositionen	unauffällig	Auffälligkeiten/Reaktion
Kanne mit Wasser füllen		
in die Maschine einfüllen		
Kaffeefilter einsetzen		
mit Kaffee füllen		
Maschine anschalten		

Nacherzählung Der Nordwind und die Sonne

Propositionen	unauffällig	Auffälligkeiten/Reaktion
Nordwind und Sonne wetten		
Wanderer im warmen Mantel		
Mantel ausziehen		
Nordwind bläst stark		
Sonne scheint stark		
Wanderer zieht Mantel aus		
Sonne ist der Stärkere		

Benennen Nomina und Komposita (n=22)

Item	Reaktion	Korrekt
Koffer		
Baum		
Bett		
Banane		
Motorrad		
Elefant		
Tomate		
Kerze		
Pfau		
Fuß		
Schraube		
Trompete		
Kürbis		
Gabel		
Gießkanne		
Kinderwagen		
Regenschirm		
Schaukelstuhl		
Hubschrauber		
Kühlschrank		
Tennisschläger		
Zahnbürste		

Sprichwörter erklären (n = 5)

Sprichwort	unauffällig	Auffälligkeiten/Reaktion
Der Apfel fällt nicht weit vom Stamm.		
Der dümmste Bauer erntet die dicksten Kartoffeln.		
Es ist noch kein Meister vom Himmel gefallen.		
Auch ein blindes Huhn findet mal ein Korn.		
Wer im Glashaus sitzt, sollte nicht mit Steinen werfen.		

Wortflüssigkeit (1 Minute Zeit; Stoppuhr)

Item	Anzahl	Auffälligkeiten/Reaktion
Tiere		
Supermarkt		
Buchstabe „P“		
Buchstabe „K“		

Schreiben Wörter und Sätze (AAT-Schriftsprache) **(n = 11)**

Item	Reaktion	Korrekt
(Name des Patienten)		
Tal		
Quark		
Schlucht		
Künstler		
Montage		
Heiterkeit		
Leichtmetallleiter		
Sie wird seine Frau		
Er glaubte heiter zu sein		
Wohin wird sie es mir bringen		

Uhrentest (nach Shulman 1993; separates Blatt, Kreis ist vorgegeben)
Aufgabenstellung: „Zeichnen Sie eine Uhr, die 11:10 Uhr anzeigt.“

Sprichwort	Beschreibung	Score
Score 1 = Uhr ist perfekt	Ziffern 1–12 an korrekter Stelle, Uhrzeit korrekt eingezeichnet	
Score 2 = leichte visuell-räumliche Fehler	Abstände zwischen den Ziffern, Verwendung von Linien, Verdrehung des Ziffernblatts	
Score 3 = fehlerhafte Uhr bei erhaltener visuell-räumlicher Darstellung	Nur ein Zeiger, Uhrzeit als Text, keine Uhrzeit	
Score 4 = mittelgradige Desorganisation, korrektes Einzeichnen der Uhr unmöglich	Unregelmäßige Abstände, keine Ziffern, Ziffern größer als 12, Rechts-Links-Umkehr	
Score 5 = schwergradige visuell-räumliche Desorganisation	s. Score 4, nur stärker ausgeprägt	
Score 6 = keine Darstellung der Uhr		

Register